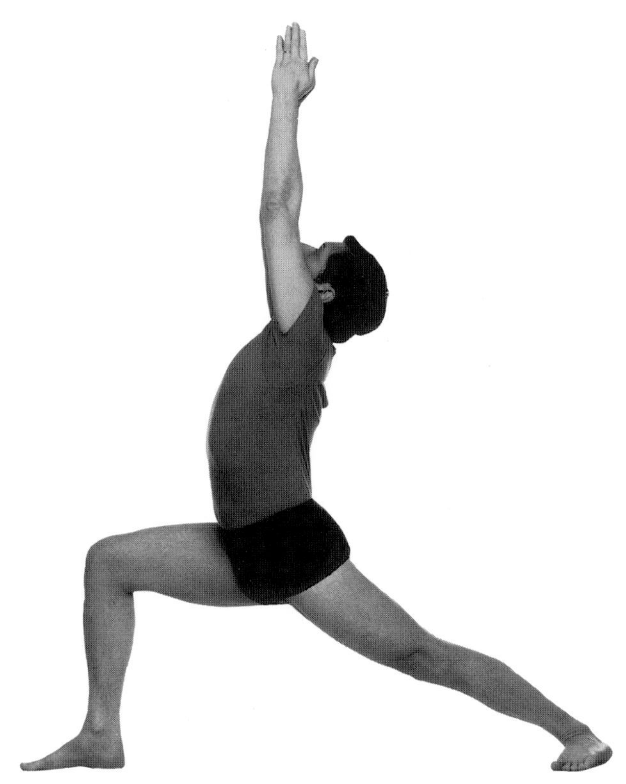

YOGA
GYMNASTIK

für Entspannung, Energie und Wohlbefinden

Unserem Guru,
der uns seine Kunst lehrte und
unser Leben lenkte.

Möge das Licht seines Wissens
andere erleuchten,
den Pfad des Yoga fortzusetzen.

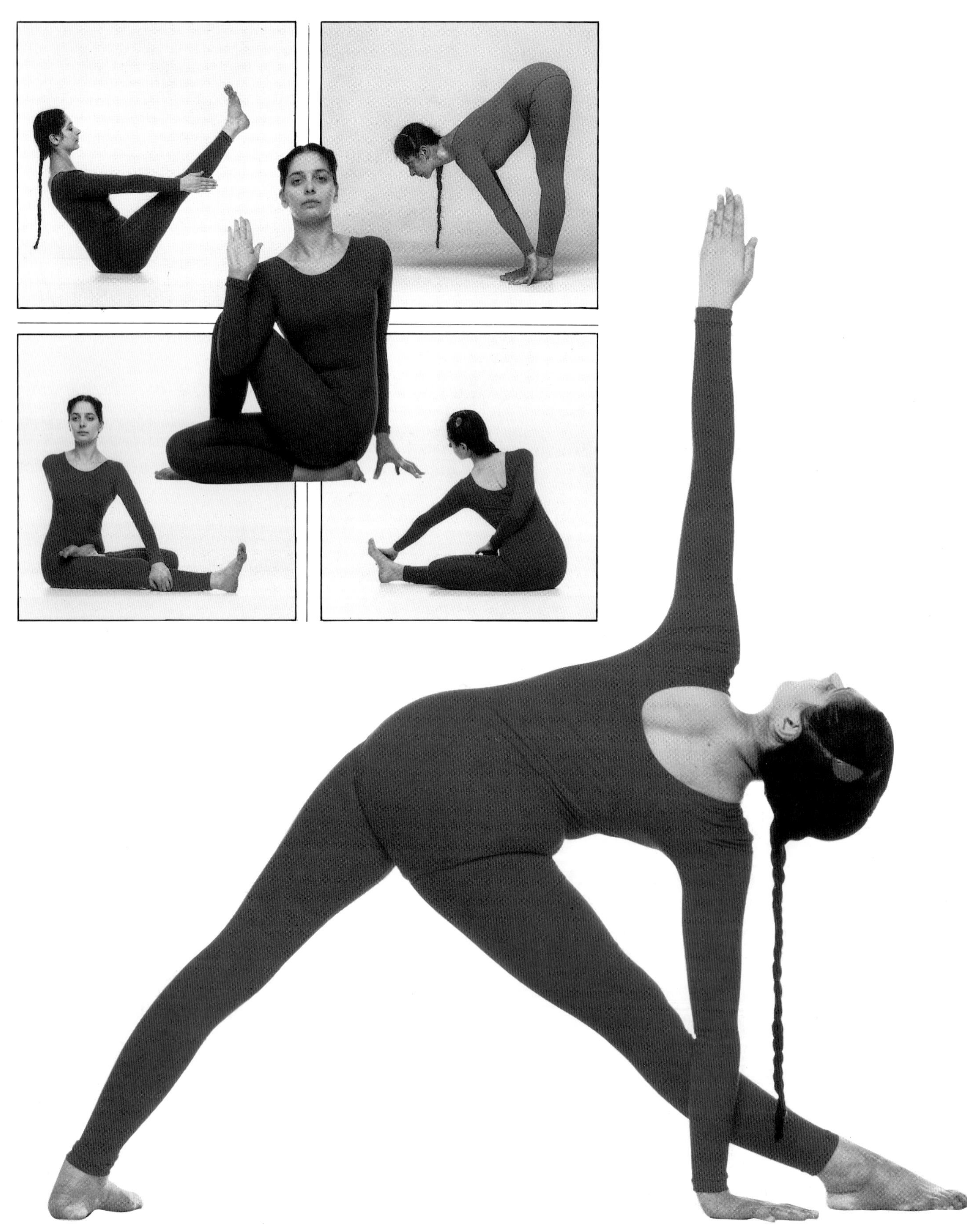

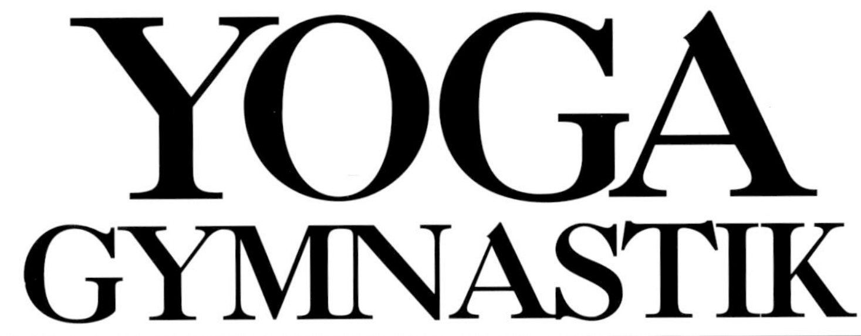

YOGA GYMNASTIK

für Entspannung, Energie und Wohlbefinden

Silva, Mira & Shyam Mehta

Das Handbuch der weltweit meistpraktizierten IYENGAR-Methode mit mehr als 400 Schritt-für-Schritt-Anleitungen

Christian Verlag

Aus dem Englischen übersetzt von Bettina Blank
(Seite 6 bis 163 und 175 bis 192)
und Barbara Müller (Seite 164 bis 174)

Fachliche Beratung: Ernst Adams
Redaktion und Register: Angelika Franz
Korrektur: Norbert Westermayer
Herstellung: Dieter Lidl
Umschlaggestaltung: Hans Graupner & Partner
Satz: Josef Fink GmbH, München

9. Auflage 2004

Die Originalausgabe unter dem Titel
Yoga The Iyengar Way
wurde erstmals 1990 im Verlag Dorling Kindersley Limited,
London, veröffentlicht.

Ein Dorling Kindersley Buch
Druck und Bindung: Toppan Printing, Hongkong

Printed in China

ISBN 3-88472-198-4

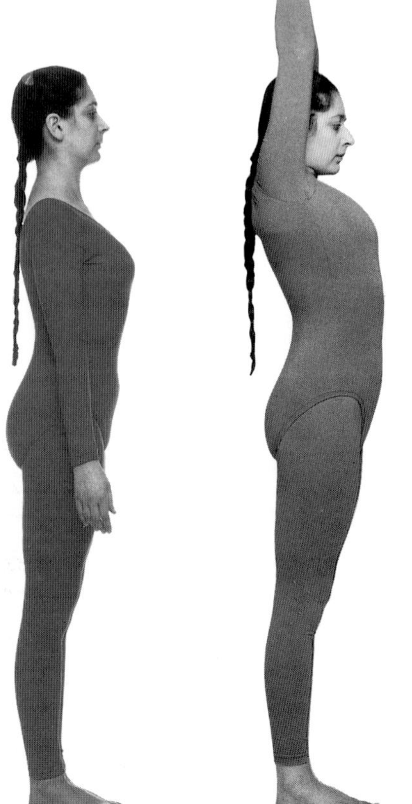

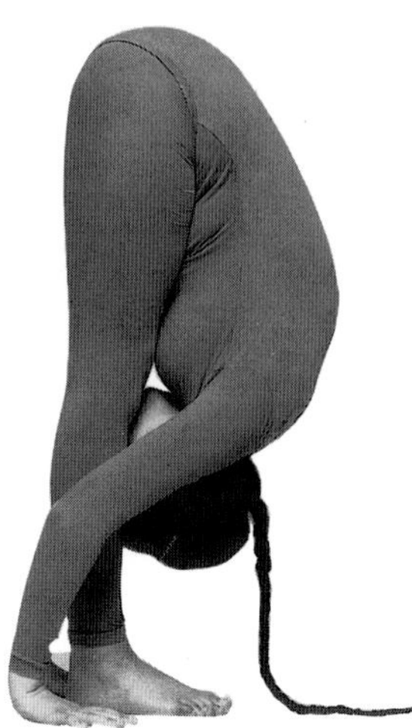

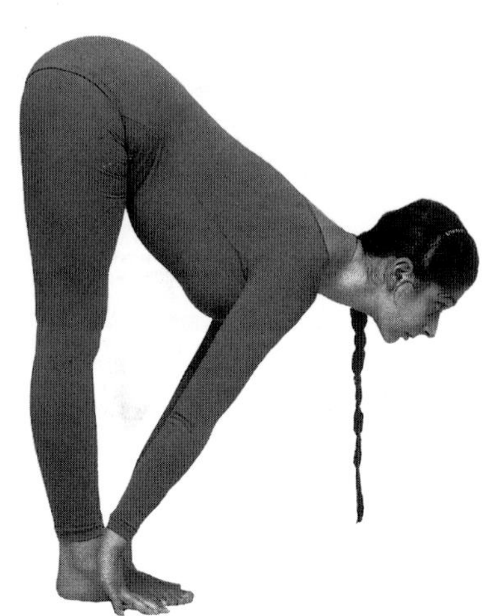

Inhalt

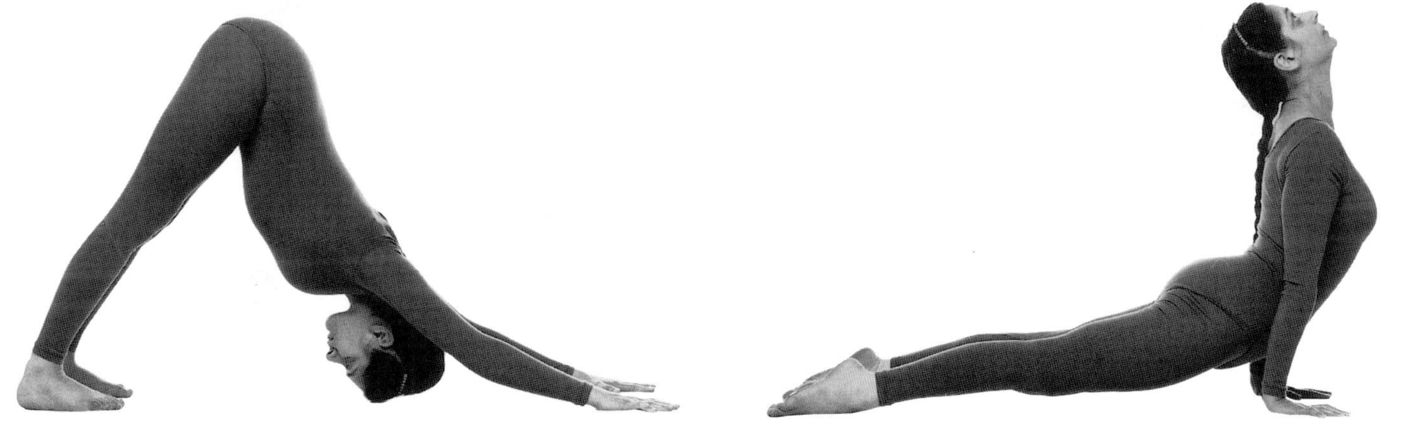

Vorwort

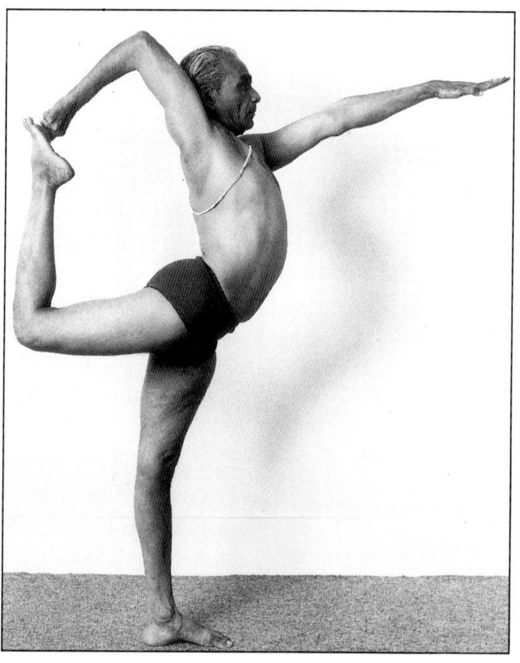

B. K. S. Iyengar in Naṭarajāsana

Es bereitet mir eine große Freude, das Manuskript zu *Yogagymnastik für Entspannung, Energie und Wohlbefinden* (englischer Titel: *Yoga - The Iyengar Way*) von Silva, Mira und Shyam Mehta lesen zu dürfen.

Dieses Buch ist eine gelungene Verbindung von östlichem Gedankengut und westlichem Verständnis. Die Erklärungen sind einfach, und ich bin sicher, daß die Leser Einblicke in die Kunst des Yoga gewinnen und den Nektar körperlicher Gesundheit, spiritueller Erfüllung und geistiger Zufriedenheit genießen werden.

Yoga ist eine unsterbliche Kunst, Wissenschaft und Philosophie, die einmalige psychoanatomische Grundlage für das physische, mentale, intellektuelle und spirituelle Wohlbefinden der Menschheit. Seit den Anfängen der Zivilisation hat die Lehre als präzise psychophysische Wissenschaft eine hohe Bedeutung erlangt, die sie in den nächsten Jahrhunderten behaupten wird.

Es gibt viele verschiedene Zellarten in unserem Körper, mit jeweils eigenen physischen, physiologischen, emotionalen, intellektuellen und spirituellen Aufgaben. Wir wissen, daß jede der Zellen einzigartig ist. Diese Zellen sind die Perlen des Lebens. In der Yogapraxis absorbiert jede Zelle bewußt eine ausreichende Menge an frischem Blut und lebensspendender Energie zur Versorgung der im Menschen verkörperten Seele. In ruhiger Gelassenheit erfahren wir dann das Selbst durch das Selbst und lassen es im Schoße unserer Seele ruhen (*jivatman* = Geist, Seele; Selbst).

Ich freue mich, an dem Werk meiner Schüler teilhaben zu dürfen. Das Buch beinhaltet viele meiner Anregungen. Es wäre schön, wenn seine Leser die Kunst des Yoga schätzen lernten und sie regelmäßig praktizierten.

B. K. S. Iyengar

Ramamani Iyengar Memorial Yoga Institute, Pune

Die Autoren

Als Zentrum der Familie stets seine Pflicht erfüllend, wird dem Familienoberhaupt, das frei ist von Tugend und Untugend und seine Sinne beherrscht, Erlösung zuteil. Das Familienoberhaupt, das die Kunst des Yoga praktiziert, bleibt rein von Sünde; und wenn es zum Schutze der Menschheit sündigt, wird es nicht vergiftet.

ŚIVA SAṀHITĀ, V. 187

Yoga verleiht die Kraft für ein erfülltes Leben voller Freude. Das Alleinsein während des Übens macht offen für die weltlichen Fragen und fördert die innere Stärke. Davon profitieren sowohl Familie und Freunde als auch die Arbeit. Den Nutzen des Yoga im Alltag möchten wir mit einem kurzen Abriß unserer Lebensgeschichten dokumentieren.

Silva Mehta

Mit 25 Jahren erlitt ich bei einem Unfall eine Wirbelsäulenfraktur mit Quetschung. Ich hatte furchtbare Schmerzen. Ärzte, Chirurgen, Heilpraktiker und Orthopäden prophezeiten, daß ich mit fünfzig im Rollstuhl sitzen würde. Einige Jahre später litt ich unter Osteoarthritis.

Damals lebte ich in Indien. Ein befreundeter Heilpraktiker sagte mir: »Bei deiner Arthritis hilft nur eins - Yoga und Herr Iyengar.« Ich wußte nur sehr wenig über Yoga, doch knappe drei Wochen später saß ich in einem Kurs von B. K. S. Iyengar, und seitdem haben meine Kinder und ich, sooft sich die Gelegenheit bot, immer wieder seine Kurse besucht. Ein indisches Sprichwort lautet: »Wenn der Schüler bereit ist, erscheint der Guru.« Wir müssen wohl bereit gewesen sein.

Durch Yoga war ich zuweilen auf wundersame Weise von Schmerzen befreit, und Euphorie und freudige Aufregung erfüllten mich. Ich begann, meine durch die Schmerzen hervorgerufenen Depressionen abzuschütteln. Über die Jahre hinweg hat Yoga meine körperliche Gesundheit verbessert und mir neue Perspektiven und Optimismus geschenkt. Statt im Rollstuhl zu sitzen, helfe ich heute anderen, ihre körperlichen Leiden zu überwinden. Yoga zu lehren, bedeutet für mich reichen Lohn und Befriedigung.

Shyam Mehta

Schon als wir klein waren, hatten meine Schwester und ich viel Spaß in Herrn Iyengars Yogakursen. Später, während des Studiums, beschäftigte ich mich intensiver mit Yoga. Meine Disziplin wurde dadurch belohnt, daß ich neue Stellungen beherrschen lernte und mir gewohnte Stellungen weniger Unbehagen bereiteten. Ich begann, was ich von Iyengar über die Yogaphilosophie gelernt hatte, zu vertiefen und veranstaltete selbst Kurse.

Nach meinem Examen wurde ich Versicherungsstatistiker. Dank meines Yogatrainings kann ich mich viele Stunden am Stück konzentrieren und Streß gut bewältigen.

Für mich sind die Nutzen des Yoga mehr moralischer oder geistiger als körperlicher Natur. Gewiß, bei Kopfweh, anderen Wehwehchen oder zuwenig Schlaf sind die *āsanas* eine wichtige Hilfe. Worauf es aber ankommt, ist, daß Yoga den Geist ruhig und klar macht, mich Probleme zu Hause oder bei der Arbeit bewältigen, auf lange Sicht planen und Situationen nüchtern beurteilen läßt.

Yoga gibt mir Entschlußkraft und die Gabe, die Höhen und Tiefen des Lebens gelassen zu akzeptieren. Yoga zeigt mir eine Richtung auf für mein Streben nach Vervollkommnung - wie ich menschlicher, verständnisvoller, toleranter werden und mich auch in ethischer Hinsicht verbessern kann. Ich kann mein Leben immer wieder in Frage stellen und trotzdem ein harmonisches Familienleben führen und Erfolg im Beruf haben. Meine Frau Rukmini teilt mein Interesse für Yoga.

Mira Mehta

Von Kindesbeinen an war ich stets mit Yoga und Herrn Iyengars Kursen konfrontiert. Ich war ein schwächliches Kind, litt unter einer Wirbelsäulenverkrümmung sowie starken Nacken- und Beinschmerzen. Noch bevor ich zwanzig war, wurden die Rückenschmerzen chronisch und zehrten an meiner Kraft und Konzentration.

Als Erwachsene setzte ich mich dann ernsthafter mit Yoga auseinander. Häufige Besuche im Institut in Indien halfen mir, meine Gesundheit, Kraft und Beweglichkeit langsam, aber sicher zu verbessern. Die Beschwerden von früher sind so gut wie verschwunden, und ich meistere die Stellungen jetzt viel leichter.

Yoga verleiht mir nicht nur Gleichmut, sondern hat auch meinen Charakter gestärkt. Ich kann anderen zuhören und ihre Meinungen verstehen, und ich kann im Sinne des allgemeinen Wohls denken.

Auch an der Universität war Yoga für mich hilfreich. Als mein Interesse stärker wurde, belegte ich spezielle Kurse, um mehr über die indische Philosophie zu erfahren. Während der Vorbereitung auf mein Diplom stellte ich fest, daß ich immer mehr Zeit auf Yoga verwandte. Von da an schenkte ich ihm nun all meine Aufmerksamkeit, und ich habe den Entschluß bis heute nie bereut.

Einleitung

Disziplin, Selbststudium und Hingabe an Gott sind die Grundlagen der Yogapraxis.

»Tapas svādhyāyeśvarapraṇidhānāni kriyāyogaḥ«, YOGA SŪTRA II. 1

Die indische Philosophie unterscheidet drei gedankliche Fäden, die unmittelbar zusammenlaufen: Arbeit *(karma)*, Wissen *(jñāna)* und Hingabe *(bhakti)*.

Das obige Zitat aus den Yoga-Aphorismen *(Yoga Sūtra)* des Patañjali verweist auf diese Differenzierung, die Grundlage für die drei Teile dieses Buches ist. *Tapas* bezieht sich auf das disziplinierte Üben der Stellungen, *svādhyāya* meint das Studium des Selbst und der Yogaphilosophie, *Īśvarapraṇidhāna* zeigt den Weg der Hingabe, ohne die die Yogaübung nicht vollständig ist.

Nutzen des Yoga

Der Mensch besteht aus drei Komponenten: Körper, Geist und Seele. Für ein zufriedenes Leben müssen drei Bedürfnisse erfüllt sein: Das physische Bedürfnis ist Gesundheit, das psychologische ist Wissen, das seelische oder spirituelle Bedürfnis ist innerer Friede. Die Erfüllung dieser Bedürfnisse bedeutet Harmonie.

Die Probleme der modernen Gesellschaft betreffen alle drei Aspekte. Die modernen technologischen Errungenschaften sind ein zweifelhafter Segen. Schnelle Transportmittel und hoher Komfort gehen zu Lasten des körperlichen Wohls. Arbeitserleichternde Apparate machen körperliche Anstrengung meist überflüssig, so daß die Muskeln steif werden und degenerieren. Durch den Bewegungsmangel entstehen Rückenleiden, Nackenbeschwerden, Gliederschwere und Gehprobleme. Die extensive Nutzung visueller Medien führt zu Kopfschmerzen und Überanstrengung der Augen.

Die in einer konkurrenzbetonten Welt typischen mentalen Ängste nagen an der inneren Kraft und begünstigen durch Streß verursachte Beschwerdebilder wie Schlaflosigkeit, Störungen der Verdauungs- und Atemwege, Nervosität. Fehlt die stille Auseinandersetzung mit dem Selbst und damit ein Ausgleich zu den herrschenden Zwängen, wird die Lebensqualität beeinträchtigt.

Moderne Theorien sind eine Verschmelzung alter und neuer Überzeugungen. Künstliche, von Besitzstreben und Selbstsucht gespeiste Werte führen zu einer Entfremdung vom eigentlichen Sinn des Lebens. Durch den Glaubensverlust kann ein Gefühl des Verlusts der eigenen wahren Identität entstehen.

Bei all diesen Problemen hilft Yoga. Auf körperlicher Ebene befreit er von zahllosen Beschwerden. Das Üben der Stellungen gibt dem Körper Kraft und erzeugt Wohlbefinden.

In psychologischer Hinsicht schärft Yoga den Geist und fördert die Konzentration. Emotionale Ausgeglichenheit und das Interesse für das Wohl der Mitmenschen wachsen. Aber was noch wichtiger ist: Yoga gibt Hoffnung. Das Üben der Atemtechniken wirkt beruhigend. Seine Philosophie rückt das Leben in die richtige Perspektive. Spirituell gesehen, befähigt Yoga zu Bewußtsein und Stille. Durch Meditation gelangt man zu innerem Frieden.

Yoga ist daher eine praktische Form der Philosophie, die alle Wesensaspekte des Menschen einbezieht. Durch Ausbildung von Selbstdisziplin und Bewußtsein wird die Weiterentwicklung des Individuums gefördert.

Unabhängig von Alter, Gesundheit, Lebensumständen und Religion kann jeder Yoga praktizieren.

Stufen des Yogaweges

Yoga ist eine klassische indische Lehre, die sich mit der Suche des Menschen nach der Seele beschäftigt. Das Wort »Yoga« bedeutet sowohl den Weg zur Entdeckung der Seele als auch das Einswerden damit.

Vor etwa 2000 Jahren faßte Patañjali die Yogalehre in einer einzigen Abhandlung, dem *Yoga Sūtra*, zusammen. Für Yogaanhänger in der ganzen Welt besitzt dieser Text höchste Autorität.

Yoga besteht aus acht Gliedern oder Stufen:

1 Allgemeine ethische Ordnungen *(yama)*
2 Regeln individuellen Verhaltens *(niyama)*
3 Übung der Yogastellungen *(āsana)*
4 Üben der Yoga-Atemlenkung *(prāṇāyāma)*
5 Zurückziehen der Sinne von der Außenwelt *(pratyāhāra)*
6 Sammlung, Konzentration *(dhāraṇā)*
7 Meditation *(dhyāna)*
8 Erleuchtungserleben, Überbewußtsein *(samādhi)*

In jedem Stadium der Übung kann es zu Erleuchtungserlebnissen kommen, die über die Ebene geistigen und körperlichen Strebens hinausreichen.

Yoga beruht auf ethischen Grundordnungen *(yama)* und individuellen Vorschriften *(niyama)*. Diese allgemeinen Maximen findet man in jeder Gesellschaft. Vom praktischen Standpunkt aus beginnt Yoga daher auf der Stufe der Körperstellungen *(āsanas).*

Jedes Glied ist ein Teil des Ganzen. Die Tradition lehrt, daß selbst Fortgeschrittene *āsana* und *prāṇāyāma* weiterhin üben sollten, um ihren Körper gesund zu erhalten.

Yogācharya B. K. S. Iyengar

In Indien ist es Tradition, daß heiliges Wissen von einem geistigen Führer vermittelt wird, der Lehrer, Ratgeber und Vorbild ist. Dieser Guru ist jemand, der die Dunkelheit der Ignoranz beseitigt und an ihre Stelle das Licht der Erkenntnis setzt. Der Guru führt den Schüler auf dem geistigen Pfad. Er besitzt Weisheit, Güte, Toleranz sowie die Kraft und Fähigkeit, anderen zu helfen. Sein Wissen ist verbindlich.

Yogācharya B. K. S. Iyengar ist ein solcher Lehrer in diesem Jahrhundert. Er ist weltweit einer der wichtigsten Botschafter des Yoga und hat sein Leben dessen Lehre gewidmet. Sein Leben folgt den philosophischen Prinzipien des Yoga. Gemeinsam mit seiner Familie ist er ein Vorbild für ethisches und tolerantes Verhalten und soziales Bewußtsein.

B. K. S. Iyengar begann 1936 mit seiner Lehrtätigkeit. Er war damals 18 Jahre alt. Heute ist er über 70, und seine Schüler schätzen ihn nach wie vor als Quelle des Wissens und der Inspiration. Perfektionismus, Detailgenauigkeit in der Theorie und Religiosität in der Praxis kennzeichnen seine Lehre und die von ihm begründete Yogaschule.

Sein Unterricht führt die Teilnehmer, mit Rücksicht auf ihre Schwächen, allmählich vom Anfängerniveau auf die Fortgeschrittenenstufe. Diese kontinuierliche Steigerung ist pädagogisch sinnvoll und sichert einen dauerhaften Erfolg; seine Methodik ist daher bei vielen Pädagogikexperten anerkannt.

Millionen von Schülern rund um den Globus folgen seiner Lehre. Iyengar-Institute und -Zentren gibt es in Europa, Australien, Kanada, Israel, Japan, Neuseeland, Südafrika und USA sowie in Indien.

B. K. S. Iyengar besitzt im indischen Pune ein eigenes Institut, an dem auch seine älteste Tochter Geeta und sein Sohn Prashant lehren. Geeta Iyengar ist vielbeachtete Autorin des Buches *Yoga: A Gem for Women.* Prashant Iyengar widmet sich darüber hinaus der Erkundung der Yogaphilosophie.

Zu B. K. S. Iyengars Schülern zählen viele berühmte Persönlichkeiten, doch sein größtes Verdienst ist es, der breiten Masse Yoga nahegebracht zu haben, so daß alle von ihm profitieren können.

B. K. S. Iyengars Beitrag zur Yogalehre

Obwohl er die Yogalehre populär machte, bewahrte er doch ihre ursprüngliche Reinheit. Yoga ist Philosophie, Wissenschaft, Kunst und Therapie in einem. B. K. S. Iyengar erkannte alle diese Aspekte, entfaltete sie und leistete so einen herausragenden Beitrag zur Theorie und zum Verständnis des Yoga. Er hat über alle wichtigen Fragen zum Thema geschrieben, und seine Bücher gelten als moderne Klassiker, die sowohl zum Nachschlagen als auch als praktische Ratgeber verwendet werden. Die Titel *Light on Yoga* (deutscher Titel: *Licht auf Yoga), The Concise Light on Yoga, Light on Prāṇāyāma,* (deutscher Titel: *Licht auf Prāṇāyāma), The Art of Yoga* und *The Tree of Yoga* wurden in viele Sprachen übersetzt. Gegenwärtig arbeitet B. K. S. Iyengar an einer verbindlichen Übersetzung und Interpretation von Patañjalis Aphorismen, von denen eine Kurzfassung *(Yoga Sūtra of Patañjali)* bereits verfügbar ist. Das Buch *Iyengar: His Life and Work* enthält neben Berichten seiner Schüler eine kurze Biographie des Meisters.

B. K. S. Iyengar systematisierte über zweihundert *āsana-* und *prāṇāyāma*-Techniken und entdeckte ihre zugrundeliegenden anatomischen Prinzipien. Er zeigte, wie man die Körperteile bei den Übungen korrekt positioniert, damit jeder einzelne Bereich sowie die verschiedenen physiologischen Systeme ihr Funktionspotential voll ausschöpfen. Durch ein detailliertes Ausloten der Körperstellungen wird der gesamte Muskel- und Gelenkapparat beansprucht.

Yoga ist somit eine Herausforderung für Körper, Geist und Seele, die dadurch ihre gewohnten Grenzen überschreiten und in Einklang miteinander gebracht werden.

B. K. S. Iyengar hat die Verwendung der Stellungen im Therapiebereich vorangetrieben. Um den größtmöglichen Nutzen für Patienten mit Körpergebrechen zu erreichen, entwickelte er Methoden der Übungsabwandlung. Führende Mediziner in Indien und rund um den Globus schätzen seine profunde Kenntnis des Körpers und seine Krankheitserklärungen aus der Sicht des Yoga. Er ist als Experte für die Behandlung komplexer medizinischer Probleme anerkannt.

B. K. S. Iyengar verknüpfte neue therapeutische Erkenntnisse mit frischen Ansätzen im Bereich der Meditation. Das Konzept der Meditation in Bewegung ist ein Angelpunkt seiner Arbeit. Meditation bedeutet vollständiges Bewußtsein und Aufgehen in den Yogapositionen. Körper und Geist kommunizieren auf subtile Weise miteinander und befinden sich in harmonischem Einklang. Während jeder Bewegung findet ein kontinuierlicher Austausch zwischen beiden Ebenen statt. Das durch Meditation in Bewegung erlangte Bewußtsein wird in den Alltag übertragen.

Nicht zuletzt betrachtet B. K. S. Iyengar Yoga als Kunst. Die Körperhaltungen haben Anmut und Grazie, und ihre kunstvolle Darbietung wurde von ihm propagiert und perfektioniert. Durch Betonung des ästhetischen Elements schuf er einen visuellen Anreiz und ermunterte Tausende, sich aktiv mit Yoga zu beschäftigen.

Über dieses Buch

Dieses Buch beschreibt die grundlegenden Regeln und Übungen des Yoga. Es basiert auf der dreißig Jahre langen Erfahrung der Autoren als Schüler von B. K. S. Iyengar und als Lehrer seiner Methode. Die Erklärungen sind eine Hilfe für Anfänger. Einige charakteristische Punkte seiner Lehre werden detailliert aufgezeigt.

Aus Gründen der Übersichtlichkeit ist dieses Buch in drei Teile gegliedert, die jedoch untrennbar zusammengehören. Neben den Techniken werden verschiedene philosophische und praktische Gesichtspunkte näher beleuchtet.

Teil I: Der Körper befaßt sich mit den Körperhaltungen *(āsanas)*. Er beinhaltet allgemeine Hinweise, Schritt-für-Schritt-Anleitungen und Fotos von 108 Stellungen. Aus Platzgründen mußten einige wichtige ausgelassen werden, die in *Licht auf Yoga* und *Yoga: A Gem for Women* nachgeschlagen werden können. Die Übungsabfolge orientiert sich an der in *Licht auf Yoga.*

Teil II: Der Geist enthält Anweisungen zur Atemlenkung (prāṇāyāma). Der Leser wird in die Theorie und Technik des Zurückziehens der Sinne *(pratyāhāra)* eingewiesen. Eine Abhandlung über die Philosophie des Yoga schließt sich an.

Teil III: Die Seele beschäftigt sich mit den Zielsetzungen des Yoga und wie sie durch Übung erreicht werden können.

Am Ende des Buches finden Sie Kurse, therapeutische Übungsreihen und Literaturhinweise.

DER GEBRAUCH DES SANSKRIT

Das Iyengar-System folgt der Methode des klassischen Yoga, die Sanskritwörter zur Bezeichnung der *āsanas, prāṇāyāma*-Techniken und philosophischen Begriffe verwendet. Die Terminologie wird weltweit verwendet. B. K. S. Iyengar selbst hat viele Körperhaltungen benannt. Die Namen symbolisieren den verborgenen Sinn der *āsanas* - einige beschreiben ihre Form oder ihre Funktion, andere beziehen sich auf indische Götter, Weise oder Tiere.

Das Erlernen der Sanskritwörter für die Körperhaltungen trägt zum Verständnis der Thematik bei. Nachstehend finden sich die wichtigsten Ausspracheregeln.

Zur Aussprache des Sanskrit

Die Betonung liegt im allgemeinen auf der ersten Silbe. Der Längsstrich über einem Vokal bezeichnet seine Länge. Die Vokale werden wie folgt ausgesprochen:

a wie in acht; **ā** wie in Vater
i wie in Tinte; **ī** wie in Tier
u wie in null; **ū** wie in gut
e wie in See; **ai** wie in klein
o wie in rot; **au** wie in laut
c wird **tsch** ausgesprochen (z. B. Ardha candrāsana wird Ardha **tsch**andrāsana ausgesprochen, Paścimottānāsana wird Pasch**tsch**imottānāsana ausgesprochen)
j wird **dsch** ausgesprochen
ṭ ṭh ḍ ḍh ṇ werden alle mit zurückgebogener Zungenspitze am oberen Gaumen gesprochen
t th d dh n sind Dentallaute; die Zungenspitze berührt die Zähne. **th** ist wie **t**, **dh** wie **d** zu sprechen
ś ṣ werden **sch** ausgesprochen (z. B. Śīrṣāsana wird **Schīrsch**āsana ausgesprochen, Pārśvakoṇāsana wird Pār**sch**vakoṇāsana ausgesprochen)
ṛ ist ein vokalisches r und wird **ri** ausgesprochen
ḥ wird mit Nachhall des vorhergehenden Vokals ausgesprochen (z. B. **aḥ** = **aha**; **iḥ** = **ihi**; **uḥ** = **uhu**)
jñ wird **gnya** ausgesprochen (z. B. jñāna wird **gnyā**na ausgesprochen)
ṅ steht vor **k** oder **g** (wird ausgesprochen wie n in Enkel oder lang)
ñ steht vor **c** oder **j** (wird ausgesprochen wie n in Vintschgau oder Pandschab)
ṁ steht vor einem Konsonanten und nasaliert den vorhergehenden Vokal (wie z. B. n in französisch danse)

Die Schreibung des Sanskrit folgt der wissenschaftlichen Transliteration, wie sie international üblich ist.

TEIL I

DER KÖRPER

ĀSANA & ÜBUNG

Anmut, Schönheit, Stärke, Vitalität und
Festigkeit schmücken den Körper durch Yoga.

YOGA SŪTRA, III. 47

Āsanas

*Bemühen wir uns um die Wurzel des Baumes, werden Knospen sprießen und ihren Duft verströmen.
Bemühen wir uns um den Körper, duften Geist und Seele.*

B. K. S. IYENGAR

Durch ihre weitreichende Wirkung schöpfen Yoga-*āsanas* und Entspannungstechniken unsere physischen und mentalen Ressourcen vollständig aus. Dadurch sind wir verschiedenen Alltagssituationen besser gewachsen und unterstützen die Gesundheit nachfolgender Generationen.

Die Förderung der Gesundheit

Gesundheit bedeutet ein harmonisches Gleichgewicht aller Körperelemente, anatomischer und physiologischer Systeme und deren optimale Funktion. Diese komplexen Systeme müssen reibungslos und ohne Unterbrechung zusammenwirken, was unter gewöhnlichen Umständen nicht der Fall ist. Auch mentale, moralische und emotionale Aspekte sollten im Einklang stehen. Die Bewußtheit der Seele schließlich rundet die Gesundheit ab und setzt den Menschen in Bezug zum Universum. Das Streben nach diesem Ziel ist das Hauptanliegen von Yoga.

Patañjalis *Yoga Sūtra* (I.30, 31) nennt diverse physische und psychologische Defekte, die allgemein fortschrittshemmend sind: Krankheit, geistige Trägheit, Zweifel, Gleichgültigkeit, Stumpfheit, Genußsucht, falsche Begriffsbildung und das Unvermögen, einen einmal erreichten Fortschritt aufrechtzuerhalten; hinzu kommen psychophysische Störungen wie Kummer, seelische Not, Gliederzittern und ungleichmäßiges Atmen.

Yoga ist ein geeignetes Instrument, diese Probleme in den Griff zu bekommen.

Mit diesem Ziel definierte Patañjali die drei Aufgaben *tapas, svādhyāya* und *Īśvarapraṇidhāna* als Eckpfeiler der Yogapraxis. Hier geht es nur um die erste – *tapas* (Selbstdisziplin, Eifer, Fleiß). Ohne Fleiß und Hingabe erzielt man bei den Übungen keine Fortschritte. Die geschulte Disziplin überträgt sich auf andere Lebensbereiche.

Tapas bedeutet Wärme, Hitze, Feuer. Es ist die Kraft gemeint, die man gewinnt, wenn man all sein Denken und Handeln ohne Ablenkung auf ein einziges Ziel richtet. Derart konzentriertes Denken und Handeln wirkt selbst energieerzeugend.

Gesundheit ist nicht selbstverständlich, sondern die Folge intensiver Bemühung. Hier kommen die *āsanas* ins Spiel. *Āsanas* müssen mit *tapas* praktiziert werden, um eine optimale Wirkung zu erreichen.

Āsanas sind ein unverzichtbares Yogaelement. Sie sind keine Gymnastik, sondern Hintergrund psychologischer und physiologischer Prozesse. Sie sind untrennbar mit allen Yogaelementen verbunden; in der Ethik verwurzelt, münden sie in eine neue Bewußtseinsdimension. Im Yoga kontrolliert der Körper den Geist, damit in einem späteren Stadium beide gemeinsam in Harmonie mit der Seele treten.

Yoga-*āsanas* beeinflussen und durchdringen jede Zelle und jedes Gewebe, um sie zum Leben zu erwecken.

Die vielen unterschiedlichen Körperhaltungen verbinden sich zu einem Übungssystem, das den Körper kräftigt, die Organfunktion optimiert und geistig wachhält.

Bei den *āsanas* ist die saubere Ausführung wichtig. Dazu sind exaktes Strecken, Gegenstrecken und Widerstände nötig. So werden Haut, Gewebe und Muskelstruktur nach dem Skelett ausgerichtet.

Die Stellungen und Stellungsabfolgen können verschiedenartig wirken: stimulierend, beruhigend, energiespendend, kräftigend, konzentrationsfördernd, innerlich besänftigend usw. Diese nutzenbringenden Nebeneffekte sind der Lohn für die richtige Ausführung der Yogaübungen. Übungen im Stehen sind vitalisierend, Sitzstellungen beruhigend, Drehübungen reinigend, Übungen in Rückenlage spenden Ruhe, in Bauchlage bringen sie frische Energie. Umkehrhaltungen geben mentale Kraft, Balanceübungen ein Gefühl der Leichtigkeit, Rückwärtsbeugen heben die Stimmung, und schnell ausgeführte aneinandergereihte Übungen fördern die Wendigkeit.

Die Entspannung ist eine Kunst für sich. Ihre Qualität hängt von der Intensität der vorausgegangenen Übungen ab.

Yogaübungen lindern viele der häufigsten Körperbeschwerden, chronische Leiden eingeschlossen. Sie nehmen Einfluß auf spezifische Körperteile wie Gelenke, Leber, Nieren und Herz. Das Bewegen und Strecken in den diversen Stellungen sowie die umgekehrte Positionierung der inneren Organe verbessern die Körperfunktionen. Der Körper wird mit sauerstoffreichem Blut gefüllt, entschlackt und zur Ruhe gebracht. Herz und Lungen, Muskeltonus, Durchblutung, Atmung und die allgemeine Widerstandskraft profitieren davon.

Auf diesen Prinzipien basiert die therapeutische Seite des Yoga.

Die Wichtigkeit des Übens

Regelmäßiges Üben ist das A und O beim Yoga. Nur durch konsequentes Üben verändert der Schüler seinen Körper und seinen Geist.

Ein Grundsatz des Yoga empfiehlt, beim Handeln nicht auf das Ergebnis zu schielen. Regelmäßiges Üben sollte daher um seiner selbst willen stattfinden, unabhängig von Erfolg oder Mißerfolg. Dieser Weg führt zu Gleichmut.

Das Üben sollte systematisch angelegt sein und mit einfachen Haltungen begonnen werden.

Erst wenn man diese mühelos beherrscht, geht man zu schwierigeren *āsanas* über. Allmählich gelangt man zu mehr Verständnis und tiefer innerer Teilnahme. Die Grundhaltungen werden ständig wiederholt, denn auf ihnen gründet alles Wissen.

Das kumulative Übungsschema bedeutet, daß zunächst eine Übungsfolge gelernt wird, bevor man die zweite lernt und diese dann zusammen mit der ersten wiederholt. Beherrscht man die dritte Folge, folgt die Wiederholung mit Übungsfolge eins und zwei usw.

Am Anfang macht man rasch Fortschritte. Später wird meist ein Niveau erreicht, auf dem man sich scheinbar nur wenig verbessert. Diese Phase überwindet man jedoch nach einiger Zeit. Es dauert etwa zwei Jahre, bis man sich in den Stellungen wohl fühlt, sie versteht und die verschiedenen Körperteile aufeinander bezogen bewegen kann. Allerdings müssen zuerst die einzelnen Haltungen genau erarbeitet werden.

Das Üben erfordert Fleiß und Anstrengung. Am Anfang scheint die Mühe größer zu sein als das Ergebnis, und Rückschläge sind häufig. Aber mit etwas Durchhaltevermögen macht man auch mit wenig Aufwand Fortschritte. Laut Patañjali ist man ein Meister, sobald man die *āsanas* ohne Anstrengung beherrscht.

Entscheidend ist die präzise Übungsausführung. Anfangs gelingt die Körperausrichtung nur ungefähr, und erst mit der Zeit gewinnt man mehr Genauigkeit. Ist die korrekte Position erreicht, wird der Energiefluß nicht unterbrochen.

Eine hingebungsvolle Einstellung ist ebenfalls notwendig. Das heißt zunächst einmal, daß man einen festen Übungsrhythmus einhält. Als zweites gehört dazu der Glaube an die Wirksamkeit von Yoga, und drittens ist ein Streben nach Perfektion, das sensible Herantasten an die eigenen Grenzen erforderlich. Zusammen mit einer eisernen Übungsdisziplin macht diese Einstellung es leichter, die Unwägbarkeiten des Alltags zu bewältigen.

Mit zunehmendem Fortschritt verbessert sich die Gesundheit, werden die Feinheiten der Stellungen einsichtig, vertieft sich das Verständnis, und schließlich stellt sich ein Gefühl höchster Befriedigung ein. Für den, der Yoga hingebungsvoll praktiziert, ist das spirituelle Ziel bald in Sicht.

Grundsätzliches über das Üben

Die auf das Üben verwendete Zeit und Mühe stehen proportional zum Ergebnis. Manche Schüler sind mit dem Resultat von 20 bis 30 Übungsminuten einmal wöchentlich zufrieden. Andere finden zwei bis drei Mal pro Woche ideal, während sehr Eifrige möglicherweise jeden Tag üben.

Āsanas kann man zu jeder Tageszeit praktizieren. Morgens ist der Körper noch steif, aber der Kopf frei; am Abend ist der Körper beweglicher, der Geist aber schon etwas erschöpft.

Das Üben sollte Freude machen und stimulierend wirken. Es sollte konstruktiv in allen Lebensbereichen eingesetzt werden, um den vielfältigen Nutzen der *āsanas* auszuschöpfen.

Es dauert eine Weile, bis man die *āsanas* perfekt beherrscht. Oft muß man länger bei den Zwischenstufen verweilen, um sie mühelos zu bewältigen, und auch die Endposition verlangt einen hohen Übungsaufwand. Gewöhnlich werden die Stellungen zwei- oder dreimal wiederholt. Mit der Zeit erschließen sich einem dann auch die Details der beschriebenen Stellungen.

Ein besonderes Augenmerk kommt der Atmung zu. Ohne besondere Anweisungen sollte man ganz normal atmen. Zwischen den Übungsstadien sollte ein bis zweimal geatmet werden, um den Geist zu beruhigen.

Statt in Bewegungslosigkeit zu verharren, bringt man sich kontinuierlich in eine optimale Haltung und stabilisiert diese dann. Danach kann weiter an der Übungsausführung »gefeilt« werden. Die Folgen sollte man einstudieren (siehe Kurse, S. 175). *Āsanas* aus verschiedenen Kapiteln werden in der Regel in einer Sitzung ausgeführt. Jede dieser Gruppen beansprucht den Körper in unterschiedlicher, sich ergänzender Weise.

Um Verletzungen vorzubeugen, sollte man die *āsanas* eines Schwierigkeitsgrades gründlich lernen und erst danach an die nächste Stufe herangehen (siehe S. 14).

Zur Verbesserung der Haltungen ist es oft hilfreich, Gegenstände oder Möbel als Hilfsmittel einzusetzen. Oftmals versteht man die Stellungen dann auch besser.

Es ist empfehlenswert, Yogakurse zu belegen und, wenn möglich, individuelle Korrektur durch einen qualifizierten Yogalehrer zu erhalten.

Die Übungen sollten – sofern nicht anders angegeben – mit offenen Augen und geschlossenem Mund durchgeführt werden.

Vorsichtsmaßregeln

- Magen und Verdauungssystem sollten leer sein. Nach einem schweren Essen sollte man vier Stunden, nach leichterer Kost zwei Stunden warten.
- Keine enge Kleidung tragen, die Atmung, Verdauung oder Durchblutung behindern könnte.

- Nicht in kalten Räumen oder direktem Sonnenlicht üben.
- In den Stellungen nicht den Atem anhalten, da dies Verspannungen verursacht. Augen, Ohren, Hals und Bauch sollten entspannt sein.
- Zum Schutz vor Verletzung den Körper nicht dazu zwingen, über seine Grenzen hinauszugehen.
- Rückenschmerzen und andere Schwachpunkte kommen durch die Übungen zutage. Ist das der Fall, probieren Sie die therapeutischen Übungsreihen, oder bitten Sie einen Lehrer um Rat.
- Anhaltende Schmerzen in einer Stellung sind die Folge unkorrekten Übens oder eines körperlichen Problems.
- Bei Erschöpfung wurde zu lange oder in falschen Positionen geübt. Mitunter sind auch schwache Konstitution oder Krankheit die Ursache.

Menstruation und Schwangerschaft

- Während der Menstruation sollten normale *āsana*-Folgen vermieden werden, denn sie könnten gefährlich sein. Der Körper ist jetzt erhitzt und bedarf kühlender Techniken. Am Ende des Buches finden Sie hierfür geeignete Vorschläge.
- Da Schwangere ein zweites Leben in sich tragen, sollte in dieser Zeit wegen der vielen physiologischen Veränderungen nicht mit Yoga begonnen werden.
- Wer bereits einen Kurs besucht, sollte den Lehrer informieren, sobald die Schwangerschaft bestätigt wurde.
- In der 11., 12. und 13. Woche der Schwangerschaft sollten keine Übungen gemacht werden.
- Keine *āsanas* ausführen, die beengend auf die Bauchregion wirken.
- Es auf keinen Fall zu Erschöpfung oder Atemlosigkeit kommen lassen.
- Bei Komplikationen oder früheren Fehlgeburten gynäkologischen Rat einholen.

Schwierigkeitsgrade der Übungen

Die Übungen sind in neun Kapitel gegliedert: Stellungen im Stehen und im Sitzen, Drehübungen, Übungen im Liegen, Umkehrhaltungen, Balanceübungen, Rückwärtsbeugen, springend ausgeführte und entspannende Übungen. Die Kapitel sind nach Schwierigkeit geordnet. Die *āsanas* sind in vier Schwierigkeitsgrade unterteilt, die durch das Rautensymbol am Ende der Eingangsbeschreibung gekennzeichnet sind:

♦ Anfänger
♦♦ Allgemein – für Durchschnittsschüler
♦♦♦ Mittelschwer – für regelmäßig Übende
♦♦♦♦ Schwierig – für sehr intensiv Übende

Hinweise und Erklärungen

Zwischenschritte und Schlußstellung sind erklärt und abgebildet, soweit es aus Platzgründen möglich ist. Neben den Fotos finden sich einige Schlüsselbegriffe.

Arbeiten in der Stellung gibt Anweisungen zur Perfektionierung der *āsanas. Übungsvorschläge* nennt alternative Übungsmethoden oder Anregungen zur Übungserleichterung durch Hilfsmittel.

Fokus erläutert spezielle Übungsdetails, und *Reflexionen* behandelt verschiedene philosophische und praktische Aspekte. Diese sind für die Übung, in deren Zusammenhang sie stehen, besonders relevant, aber auch allgemein im Yoga von Bedeutung.

Nach Möglichkeit wurde bei der Bezeichnung der Körperteile auf medizinische Fachtermini verzichtet. Den Fotos unten und rechts sind die verwendeten Begriffe zu entnehmen.

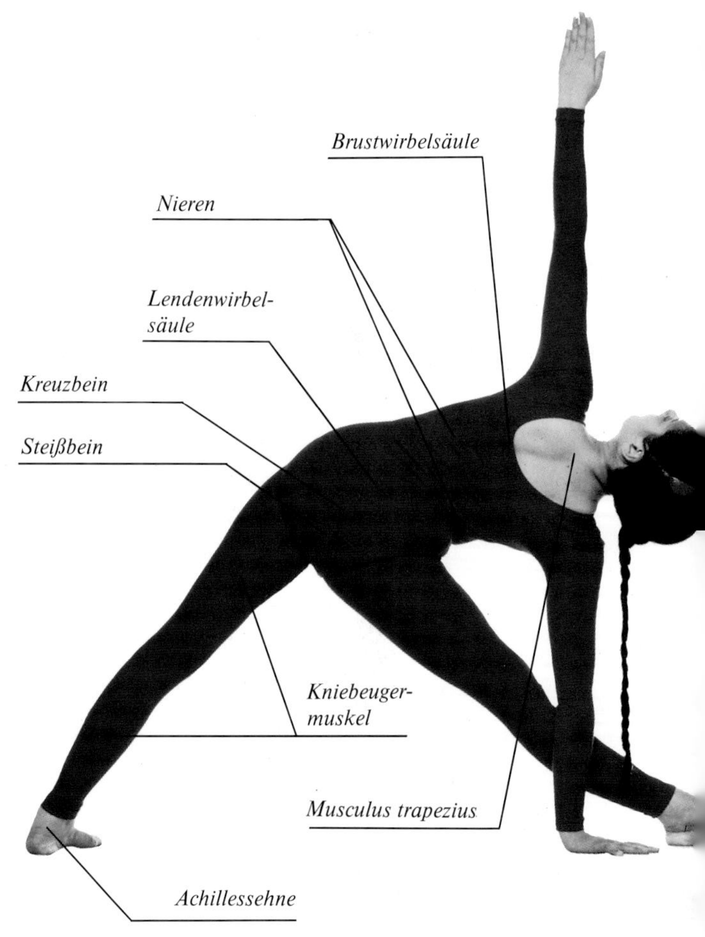

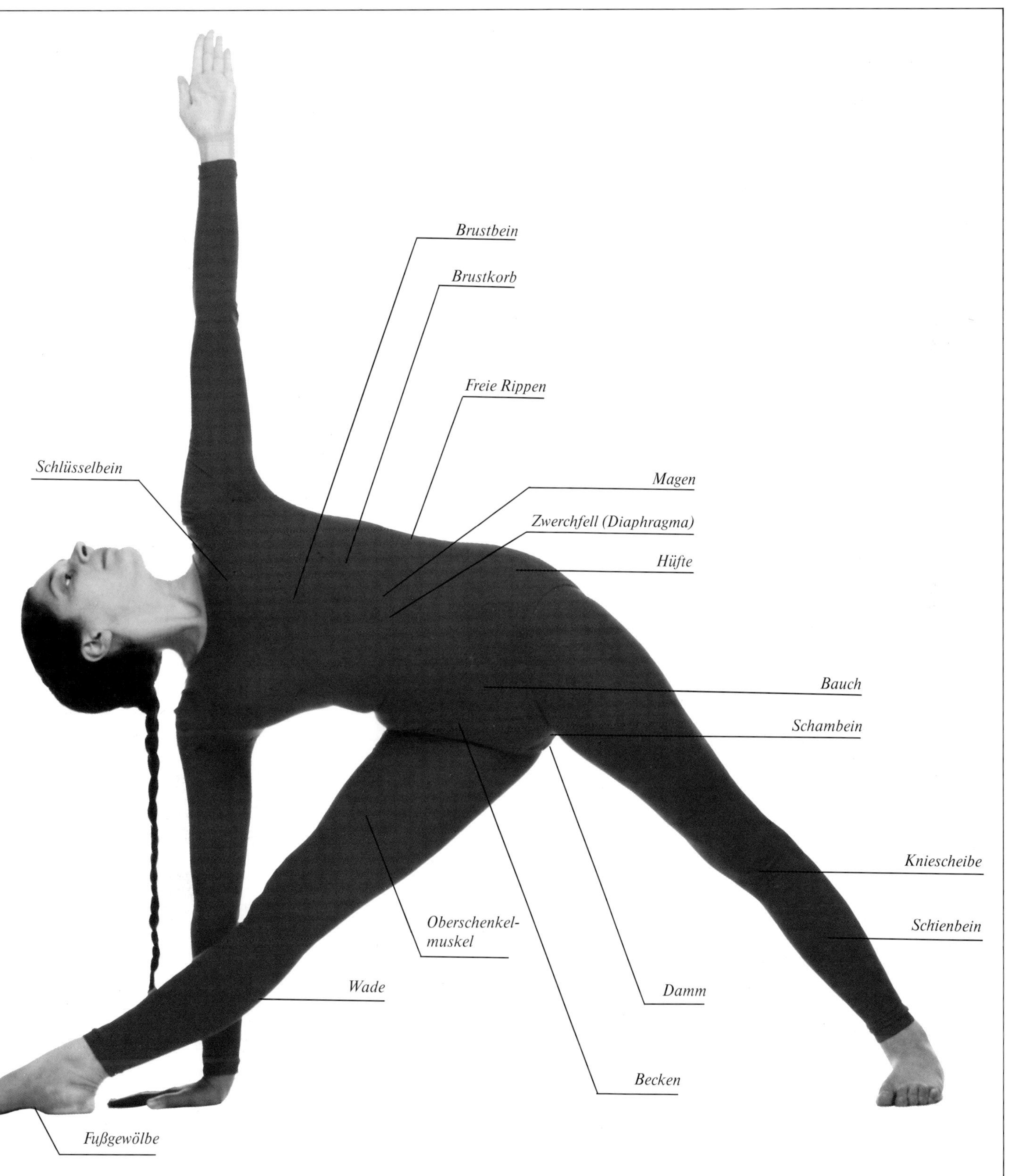
Brustbein
Brustkorb
Freie Rippen
Schlüsselbein
Magen
Zwerchfell (Diaphragma)
Hüfte
Bauch
Schambein
Kniescheibe
Schienbein
Oberschenkel-
muskel
Wade
Damm
Becken
Fußgewölbe

Eine ausgewogene Übungsfolge beinhaltet *āsanas* mehrerer Kapitel in unterschiedlicher Zusammenstellung. Aus diesem Grund finden Sie auf S. 175–184 Kurse mit allmählich schwieriger werdenden *āsanas* in systematischer Abfolge.

Personen mit kleinen Beschwerden sollten die therapeutischen Übungsreihen auf S. 185–187 ausprobieren, bis Linderung eintritt. Bei ernsteren Problemen sollte ein spezialisierter Lehrer konsultiert werden.

Die Philosophie des āsana-*Übens*

Das Üben der *āsanas* ist untrennbar in die Yogaphilosophie eingebettet. Viele Details werden genannt, die nach und nach in die Ausführung einfließen sollten. Das Einnehmen der Körperhaltungen ist eine physische Aktivität; für die völlige innere Teilnahme sind zusätzlich Verständnis und das Umsetzen minuziöser Details erforderlich.

Im menschlichen Körper gibt es Millionen von Zellen, die alle nach Nahrung verlangen. Die Übungen müssen den ganzen Körper durchdringen, um Zellstoffwechsel und Durchblutung zu fördern. Hierfür ist es notwendig, durch nichts eingeschränkt zu sein. Die Bewegungen beginnen zuerst mit den Gelenken, Knochen und Muskeln, erst später wird die Haut mit einbezogen, wodurch auch kleinste Muskeln beteiligt sind.

Die Haut ist ein Sinnesorgan. Durch ihre Sensibilisierung werden Botschaften an das Gehirn gesendet, das neue Bewußtseinsbahnen erforscht.

Diese feinen Modifikationen und das Erkunden entlegener Körperwinkel erfordern mentale Anstrengung, die völlige Konzentration des Geistes auf den jeweiligen Körperteil. Diese mentale Kraft wird verinnerlicht. Die absolvierte Übung wird dem Gehirn automatisch eingeprägt, und dieses wirft die Information wie ein Spiegel zurück, ohne selbst aktiv zu sein.

Diese reflektierende Haltung schärft den Geist. Geist und Körper werden belebt, ein Gefühl der Erfüllung entsteht. Es gibt immer wieder neue Ziele und Wahrnehmungen, die zu erreichen lohnenswert ist. Auf diese Weise wird Yoga zum lebenslangen Quell der Herausforderung und Freude.

GLOSSAR DER YOGABEGRIFFE

Yogaübungen werden mit Begriffen bezeichnet, die immer wieder auftauchen und sich auf verschiedene Körperteile beziehen. Hier eine Reihe von Schlüsselbegriffen für bestimmte Knochen- und Muskelbewegungen:

Ausrichten; nach der Mitte ausrichten
Rumpf und Gliedmaßen nach der Körpermittellinie ausrichten.

Hochziehen
Muskeln parallel zum Knochen anziehen.

Strecken/dehnen
Muskeln gleichmäßig in die Länge ziehen und ohne Anspannung strecken.

Anspannen; »greifen«
Halten der Stellung durch Muskelanspannung.

Hartmachen
Muskeln fest gegen den Knochen drücken.

»Schlagen«
Muskel intensiv gegen den Knochen bewegen, um diesen in die gewünschte Richtung zu bringen.

Mit Leben erfüllen
Bewußtsein und Energie in einem Körperbereich aufrechterhalten.

Anheben/wegheben
Mit stabiler Basis einzelne Körperteile von den darunterliegenden wegheben. Dadurch entsteht Raum für die richtige Streckung und innere Öffnung.

Festmachen
Als Bestandteil der Dehnung Gelenke strecken.

Öffnen
In einem Körperbereich Raum schaffen.

Entspannen
Bewußt Verspannungen in Kopf und Körper lösen. In den Stellungen verharrt der Kopf in ruhiger Aufmerksamkeit. Bewegungen nach Möglichkeit direkt im betreffenden Körperteil spüren. Die Streckungen werden dadurch merkbar effektiver.

Drehen
Jeweiligen Körperteil in der gesamten Länge drehen, benachbarte Körperteile in die gleiche Richtung drehen.

Loslassen
Anspannungen in einem Bereich auflösen.

Einziehen
Jeweiligen Körperteil tiefer in den Körper hineinziehen.

Übungen im Stehen

Wir wollen die Āsanas mit Energie füllen, gleichzeitig aber entspannt und gelassen bleiben.

B. K. S. IYENGAR

Die Übungen im Stehen wirken belebend. Sie erfrischen Geist und Körper, denn sie lösen Spannungen und lindern Schmerzen. Sie fördern die Verdauung, regulieren die Nierenfunktion und beheben Verstopfungen. Durchblutung und Atmung werden unterstützt. Rücken, Hüften, Knie, Hals und Schultern werden durch die Übungen gekräftigt und beweglich gemacht. Die Standpositionen vermitteln darüber hinaus die elementaren Bewegungsgrundsätze. Diese sind sowohl für die Stellungen als auch im Alltag wichtig, denn sie machen uns bewußt, wie wir richtig sitzen, stehen und gehen.

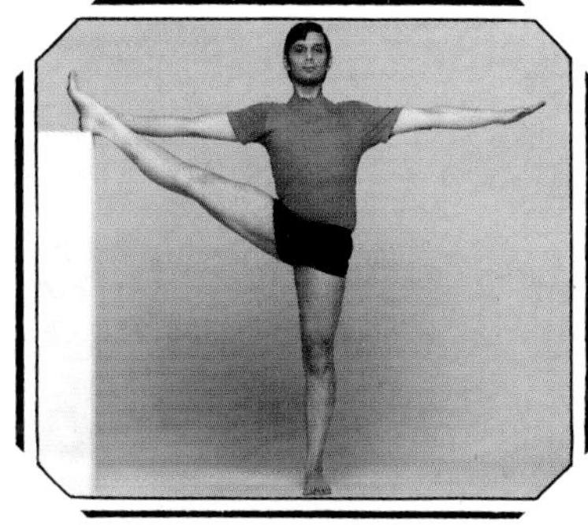

Übungshinweise

Sie sollten auf einer rutschfesten Unterlage arbeiten. Präzision ist entscheidend, denn selbst kleine Ungenauigkeiten beim Ausrichten können die Haltung verzerren. Daher befinden sich vor Übungsbeginn Körper und Füße parallel zu den Wänden, und der Körper ist zentriert. Durch sorgfältiges Üben gewinnen die Stellungen an Genauigkeit.

Um Energie aufzubauen und Trägheit zu bekämpfen, sollten die Bewegungen dynamisch durchgeführt werden, Rumpf und Gliedmaßen sind betont langgestreckt. Sich anzustrengen heißt nicht, sich zu verspannen; es ist wichtig, zu lernen, wie man locker bleibt.

Das Hineinspringen in die Stellungen macht Körper und Geist wach und fördert die Koordination. Beim Springen landen die Füße parallel in gleichem Abstand zur Mittellinie, die Arme bewegen sich gleichzeitig mit den Füßen seitlich nach außen.

Mitunter hilft es, die Standpositionen mit dem Rücken zur Wand einzustudieren und so die Ausrichtung zu prüfen. Sie können auch den Rücken im rechten Winkel zur Wand bringen, den hinteren Fuß dagegenstemmen und den Rumpf davon wegstrecken. Das hilft, das hintere Bein nicht schwach werden zu lassen.

Vīrāsana (S. 50) kann während oder im Anschluß an die Standpositionen ausgeführt werden, als Erholung oder falls die Beine sehr müde sind.

Vorsicht: Bei Beschwerden wie hohem Blutdruck, Herzerkrankungen oder nervösen Störungen keine Stellungen im Stehen ausführen.

Während der Menstruation, in den ersten drei Monaten der Schwangerschaft oder bei Schwangerschaftsproblemen sollten Sie ebenfalls diese anstrengenden Übungen weglassen.

Verzichten Sie auf Sprünge, wenn Sie einen Knie- oder Rückenschaden haben oder wenn Sie schwanger sind. Die Füße in diesem Fall nacheinander seitwärts in die Grätsche bringen.

Tāḍāsana

TĀḌA = Berg; *ĀSANA* = Stellung

Der Körper richtet sich nach oben auf, die Basis ist fest wie ein Fels; der Geist ist ruhig und aufmerksam. Tāḍāsana lehrt uns Gleichgewicht, Zentriertheit sowie gleichmäßiges, gerichtetes Strecken. Diese Prinzipien gelten für alle Stellungen. ♦

Füße

Aufrecht stehen, nach vorne schauen. Füße stehen zusammen, Zehen und Fersen in einer Linie, große Zehen und Innenseiten der Fußknöchel berühren sich.

Einen Moment lang Fußsohlen anheben, von der Mitte des Fußgewölbes aus nach vorne strecken, wieder aufsetzen. Jetzt die Fersen heben, von der Mitte des Fußgewölbes aus nach hinten strecken und wieder aufsetzen. Die Fußsohlen sind jetzt gestreckt. Alle Zehen am Boden halten und nach vorne dehnen.

Gewicht gleichmäßig über Innen- und Außenrand der Füße, Sohlen und Fersen verteilt halten. Fußgewölbe angehoben lassen, leicht auf den Füßen stehen.

Beine

Beine senkrecht strecken; Innen- und Außenknöchel anheben, Achillessehnen nach oben dehnen. Schienbeinknochen anheben. Wadenmuskeln und Haut der Schienbeine hochziehen. Beine zeigen weiterhin nach vorne, Innenseiten der Knie zusammenbringen.

Knie festmachen, indem die Kniescheiben in die Kniegelenke hineingezogen werden; Innen- und Außenknie zurückziehen. Kniekehlen öffnen und strecken, ohne sie zu überdehnen.

Oberschenkelknochen heben, Oberschenkelmuskeln bis zum oberen Ende der Oberschenkel hochziehen. Oberschenkel zusammendrücken, Muskeln zu den Knochen ziehen. Gewöhnlich hängen Haut und Gewebe der Oberschenkel nach unten; zieht man sie hoch, befinden sie sich parallel zu den Knochen. Das gilt auch für andere Körperteile. Zum Schluß Haut und Gewebe am oberen Ende der Oberschenkelrückseiten einziehen.

Untere Rumpfpartie

Vorne, an den Seiten und hinten Raum zwischen Schenkeln und Rumpf schaffen. Hüften anheben. Steiß- und Kreuzbein nach vorne und nach oben bewegen, dann die Wirbelsäule und den Rumpf lang machen. Schambein etwas zurückhalten, untere Bauchpartie und die Organe der Bauchregion ohne Spannung hoch- und zurückbewegen.

Die Muskeln der Anusregion leicht zusammenziehen, um Steiß- und Kreuzbein anzuheben. Gesäßmuskeln nach innen und oben ziehen. Rundherum die Taille einziehen, nach oben recken, um Raum zwischen Becken und Brustkorb zu schaffen. Die Nierengegend in den Körper hineinziehen.

Obere Rumpfpartie

Zwerchfell und Brustkorb anheben. Zwerchfell und freie Rippen nach außen öffnen.

Brustwirbelsäule und den hinten gelegenen Teil der Rippen nach innen bewegen. Schlüsselbeine anheben, durch Wegbewegen der vorderen Rippen vom Brustbein den Brustkorb weit öffnen. Fühlen Sie, wie der Brustkorb sich innen öffnet.

Oberen Brustkorbbereich und Schlüsselbeine anheben. Haut an den Schultern zu den Schulterblättern zurückziehen. Schulterblätter in den Rücken hineindrücken und senken, ohne daß die hinteren Rippen zusammensacken.

Schultern entspannen und tief lassen. Vorne vom Hals weg seitlich auseinanderbringen.

Arme

Oberarme nach außen drehen, Arme nach unten strecken, Handflächen zeigen zu den Oberschenkeln. Danach Arme und Hände entspannen und locker hängen lassen.

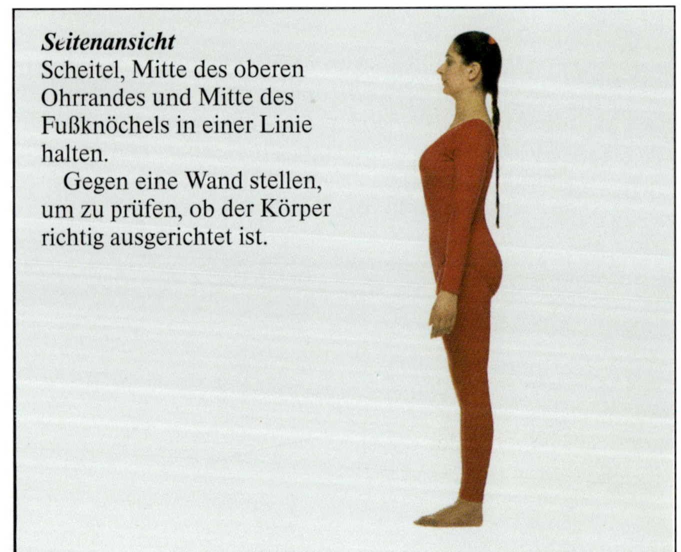

Seitenansicht
Scheitel, Mitte des oberen Ohrrandes und Mitte des Fußknöchels in einer Linie halten.

Gegen eine Wand stellen, um zu prüfen, ob der Körper richtig ausgerichtet ist.

Ausrichtung
Dies bedeutet, die Haltung des Körpers auf sensible Art einzustellen. Die Körperhälften sowie Vorder- und Rückseite sollten sich genau gegengleich parallel zueinander befinden. Ist ein kleiner Finger gekrümmt, der andere aber gerade, verliert die Stellung an Genauigkeit.

Balance
Es handelt sich dabei um eine subtile Feinabstimmung, die Schwerkraft, Leichtigkeit, Zentriertheit und Ausrichtung ins Gleichgewicht setzt.

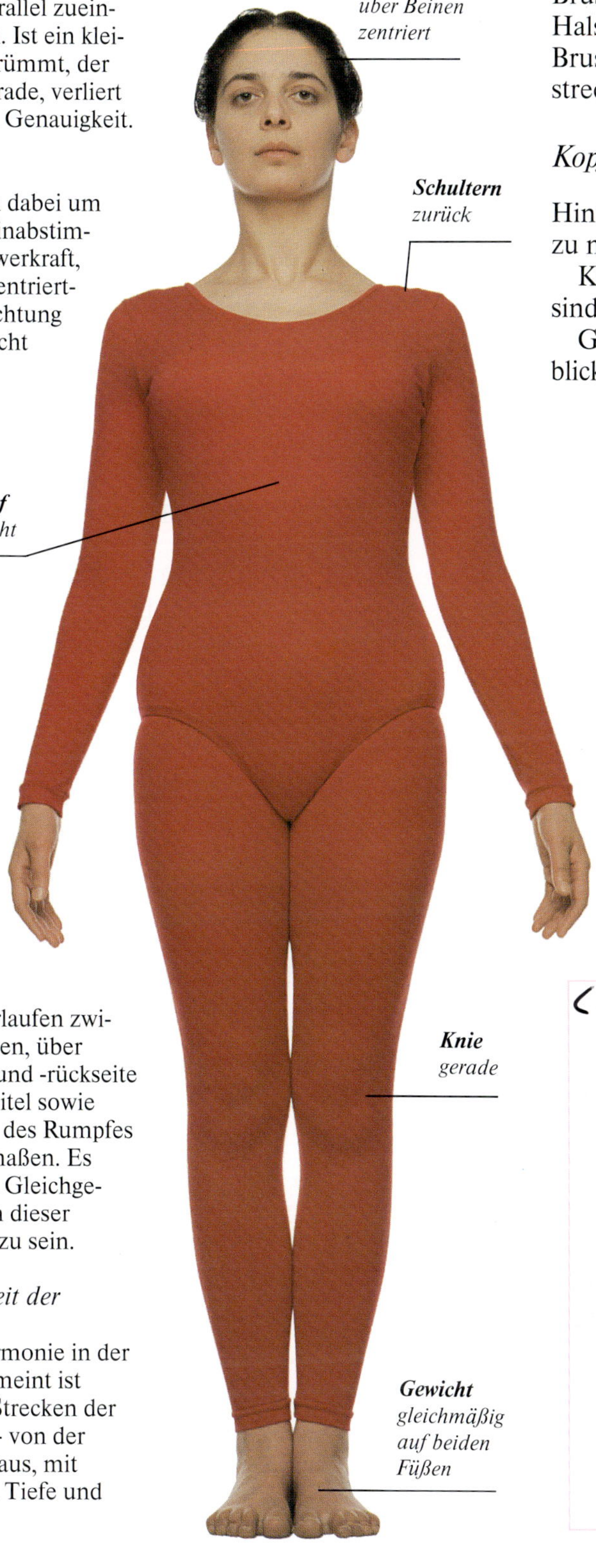

Kopf
über Beinen zentriert

Schultern
zurück

Rumpf
aufrecht

Knie
gerade

Gewicht
gleichmäßig auf beiden Füßen

Zentrieren
Mittellinien verlaufen zwischen den Beinen, über Körpervorder- und -rückseite hoch zum Scheitel sowie über die Seiten des Rumpfes und der Gliedmaßen. Es unterstützt den Gleichgewichtssinn, sich dieser Linien bewußt zu sein.

Gleichmäßigkeit der Streckung
Sie erzeugt Harmonie in der Bewegung. Gemeint ist das simultane Strecken der Körperhälften - von der gleichen Höhe aus, mit gleicher Länge, Tiefe und Intensität.

Hals

Den Hals lang strecken. (Der Hals wird geschmeidig und dehnfähig, wenn Sie andere Stellungen üben.) Bei gekrümmtem Rücken verkürzt sich der Hals automatisch. Brustwirbelsäule deshalb in den Rumpf hineinbewegen, Hals von unterhalb der Schulterblätter her strecken. Brustbein heben, Halsvorderseite von der Halsgrube aus strecken. Hals und Nacken nicht verspannen.

Kopf

Hinterkopf vom Nacken wegheben, um den Kopf leicht zu machen.

Kopf geradehalten, das Kinn ist waagrecht, die Ohren sind senkrecht.

Gesicht entspannen, mit weichen Augen geradeaus blicken. 30 bis 40 Sekunden so stehen, gleichmäßig atmen.

REFLEXION
Das Einnehmen der Stellung bringt Ruhe. Auf das präzise Ausrichten der Gliedmaßen folgen korrekte Dehnungen und Gleichgewicht. Friede und Einheit sind gegenwärtig. Ihr Geist erfüllt jeden Teil des Körpers und schafft Harmonie. Das ist Yoga.

ŪRDHVA HASTĀSANA

ŪRDHVA = *nach oben, oberhalb*
HASTA = Hand

Beide Arme nach vorne und dann nach oben strecken. Ellenbogen festmachen (siehe Fokus S. 21). Handflächen öffnen, Finger zusammenlassen. 20 bis 30 Sekunden so bleiben, dann Arme wieder nach unten bringen. ♦

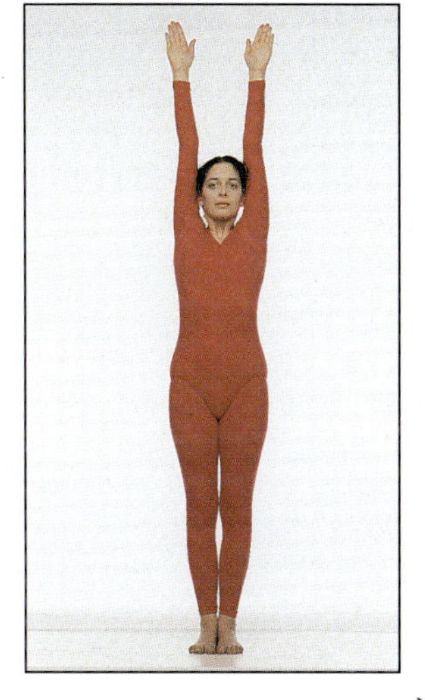

Utthita hasta pādāṅguṣṭhāsana I

UTTHITA = gestreckt; *HASTA* = Hand; *PĀDA* = Fuß; *PĀDĀṄGUṢṬHA* = Daumen oder Zehe

Diese beiden Stellungen kräftigen die Beine und den unteren Rücken. ♦

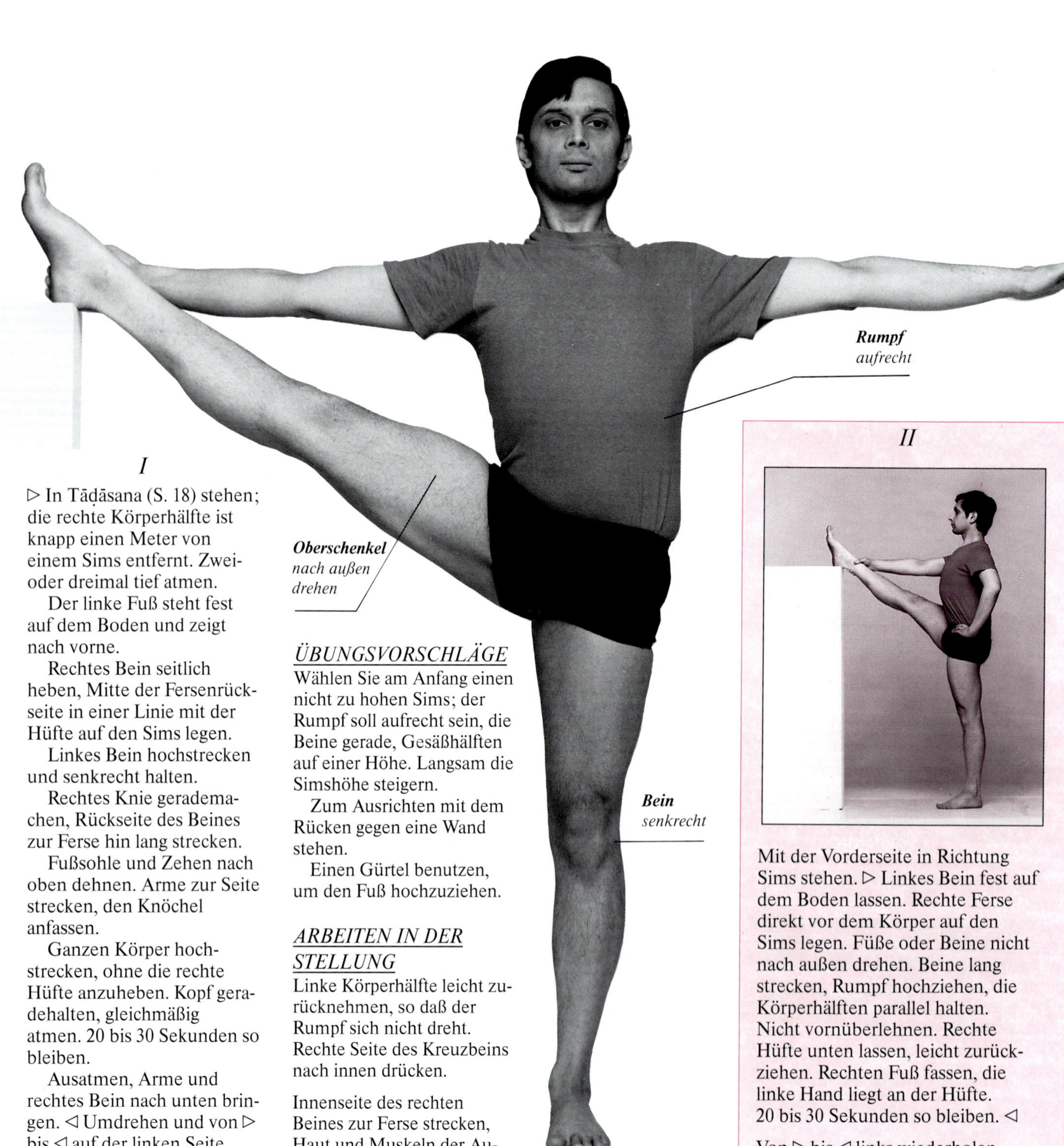

I

▷ In Tāḍāsana (S. 18) stehen; die rechte Körperhälfte ist knapp einen Meter von einem Sims entfernt. Zwei- oder dreimal tief atmen.

Der linke Fuß steht fest auf dem Boden und zeigt nach vorne.

Rechtes Bein seitlich heben, Mitte der Fersenrückseite in einer Linie mit der Hüfte auf den Sims legen.

Linkes Bein hochstrecken und senkrecht halten.

Rechtes Knie gerademachen, Rückseite des Beines zur Ferse hin lang strecken.

Fußsohle und Zehen nach oben dehnen. Arme zur Seite strecken, den Knöchel anfassen.

Ganzen Körper hochstrecken, ohne die rechte Hüfte anzuheben. Kopf geradehalten, gleichmäßig atmen. 20 bis 30 Sekunden so bleiben.

Ausatmen, Arme und rechtes Bein nach unten bringen. ◁ Umdrehen und von ▷ bis ◁ auf der linken Seite wiederholen.

ÜBUNGSVORSCHLÄGE

Wählen Sie am Anfang einen nicht zu hohen Sims; der Rumpf soll aufrecht sein, die Beine gerade, Gesäßhälften auf einer Höhe. Langsam die Simshöhe steigern.

Zum Ausrichten mit dem Rücken gegen eine Wand stehen.

Einen Gürtel benutzen, um den Fuß hochzuziehen.

ARBEITEN IN DER STELLUNG

Linke Körperhälfte leicht zurücknehmen, so daß der Rumpf sich nicht dreht. Rechte Seite des Kreuzbeins nach innen drücken.

Innenseite des rechten Beines zur Ferse strecken, Haut und Muskeln der Außenseite zur Hüfte ziehen.

II

Mit der Vorderseite in Richtung Sims stehen. ▷ Linkes Bein fest auf dem Boden lassen. Rechte Ferse direkt vor dem Körper auf den Sims legen. Füße oder Beine nicht nach außen drehen. Beine lang strecken, Rumpf hochziehen, die Körperhälften parallel halten. Nicht vornüberlehnen. Rechte Hüfte unten lassen, leicht zurückziehen. Rechten Fuß fassen, die linke Hand liegt an der Hüfte. 20 bis 30 Sekunden so bleiben. ◁

Von ▷ bis ◁ links wiederholen.

Vṛkṣāsana

VṚKṢA = Baum

Die Baum-Stellung fördert den Gleichgewichtssinn und ergibt eine sehr schön anzusehende Streckung des Körpers. ♦

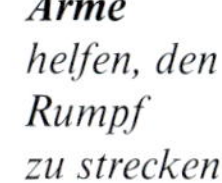

Arme *helfen, den Rumpf zu strecken*

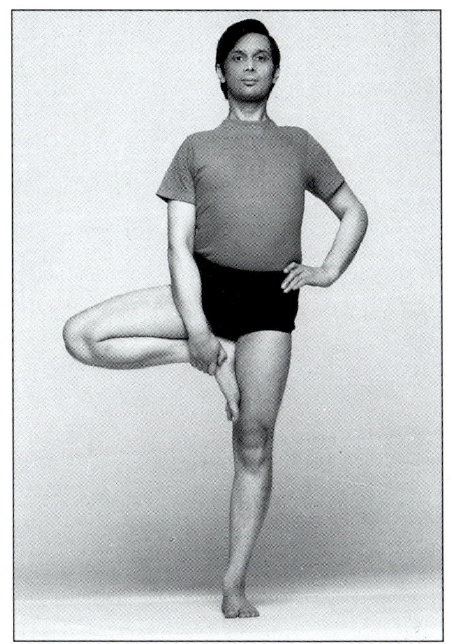

1 Tāḍāsana (S. 18) einnehmen. ▷ Fest auf dem linken Bein stehen. Fuß stabil aufsetzen, das Bein lang strecken. Linke Hand an die Hüfte legen. Rechtes Bein zur Seite abwinkeln, den Fuß fassen, Fußsohle oben gegen die Innenseite des linken Oberschenkels drücken. Darauf achten, daß Hüfte und Oberschenkel nicht abweichen. Innenseite des Schenkels hart machen. Linkes Knie strecken, rechtes Knie in einer Linie mit der rechten Hüfte zurücknehmen. Hüften anheben, Taille und Brustkorb hochstrecken.

ÜBUNGSVORSCHLÄGE

Üben Sie in der Nähe einer Wand, die Sie im Bedarfsfall stützt.

Wenn Sie die Handflächen nicht mit geraden Ellenbogen zusammenlegen können, halten Sie die Arme parallel.

2 Arme seitlich strecken, Handflächen nach oben drehen, dann die Arme über den Kopf strecken. Handflächen zusammenführen, Ellenbogen gerade lassen. Körperseiten lang strecken, Kopf geradehalten. Gleichmäßig atmen, 20 bis 30 Sekunden Gleichgewicht halten. Arme und Bein nach unten bringen, dabei ausatmen. ◁

Von ▷ bis ◁ auf der linken Seite wiederholen.

Fokus *Arme hochstrecken*
Arme und Finger senkrecht hochstrecken; Körperseiten anheben. Nicht die Schultern wölben, Schulterblätter fest am Brustkorb lassen.

Ellenbogen festmachen
Außenseite der Ellenbogen in die Ellenbogengelenke drücken und Innenseiten der Ellenbogen strecken.

Knie *nach hinten gedrückt*

ARBEITEN IN DER STELLUNG

Lernen Sie, das Gleichgewicht zu halten. Große Zehe und Innenkante des linken Fußes auf dem Boden lassen. Innenseite des rechten Oberschenkels nach außen öffnen, oberes Ende der Außenseite zur Hüfte hin einziehen.

Wirbelsäule und Schulterblätter nach innen bewegen, oberen Brustkorb mehr strecken.

Stehen Sie fest, indem Sie sich auf die Plazierung des linken Fußes und die Streckung des Beines, Rumpfes und der Arme konzentrieren.

उत्थित त्रिकोणासन

Utthita trikoṇāsana

UTTHITA = gestreckt; *TRIKOṆA* = Dreieck

Die Streckung von Gliedmaßen und Rumpf in unterschiedliche Dreiecke verbessert die Ausrichtung und schult den Richtungssinn. ♦

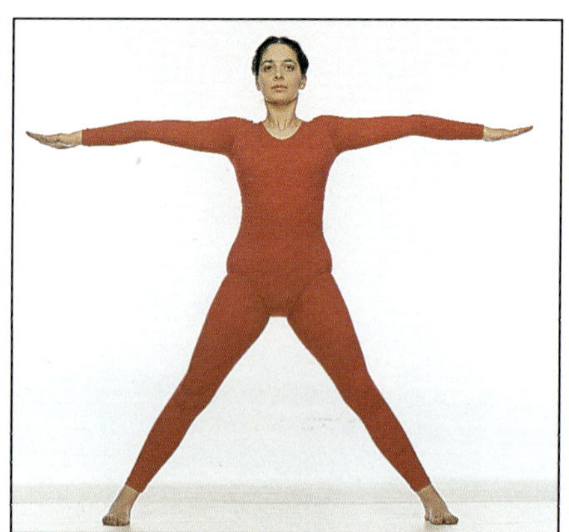

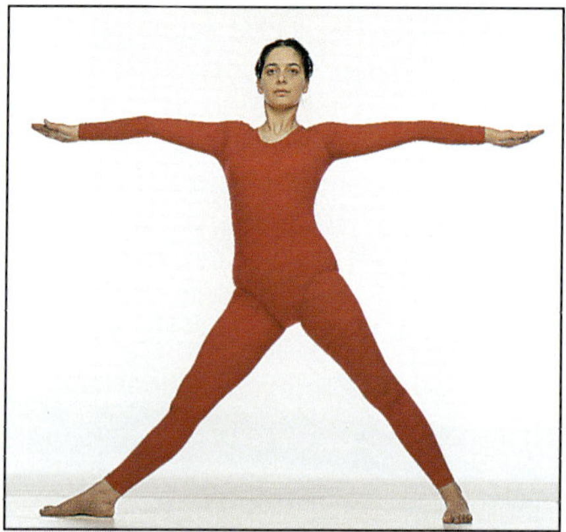

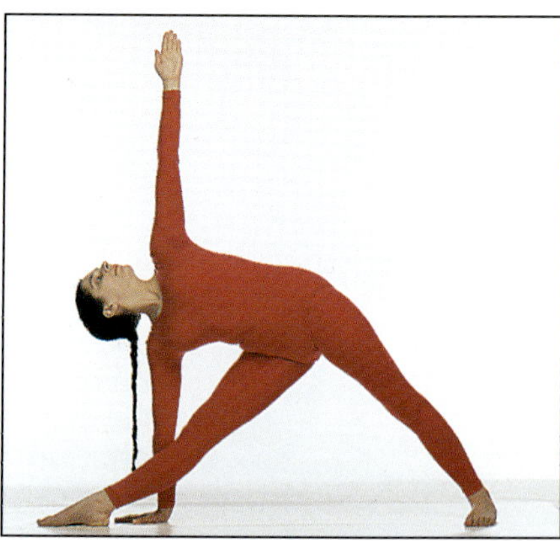

1 Tāḍāsana (S. 18) einnehmen. Mit einem tiefen Einatmen in die Grätsche springen, Füße im Abstand von einem bis 1,25 Meter voneinander entfernt aufsetzen. Während des Springens die Arme in Schulterhöhe zur Seite strecken. Handflächen weisen zum Boden.

Füße parallel lassen, Zehen sind nach vorne gerichtet. Sohlen strecken, Fußgewölbe anheben. Knie grademachen, die Schienbeine, Knie und Oberschenkel hochstrecken. Nun die Innenschenkel voneinander »wegschlagen« (siehe Fokus S. 43). Hüfte anheben, Rumpf hochstrecken, Brustkorb öffnen, Kopf aufrecht halten.

Arme vom Brustbein bis zu den Daumen und von der Wirbelsäule bis in die kleinen Finger verlängern. Ellenbogen festmachen (siehe Fokus S. 21). Handflächen öffnen, die Finger zusammenlassen und strecken.

2 ▷ Linken Fuß 15 Grad nach innen drehen, rechtes Bein im Hüftgelenk 90 Grad ausdrehen, so daß die Mitten von Oberschenkel, Knie und großer Zehe nach rechts zeigen (siehe Fokus unten).

Die Füße beim Drehen nach vorne strecken. So plazieren, daß rechte Ferse und linkes Fußgewölbe eine Linie bilden. Beine hochstrecken, linken äußeren Fußrand, rechte Innenferse und große Zehe nach unten drücken. Knöchel anheben. Knie festmachen (siehe Tāḍāsana, Beine, S. 18). Schenkelmuskeln hochziehen. Arme gestreckt lassen. Atem nicht anhalten.

Fokus *Hinteren Fuß nach innen drehen*
Fußballen heben und nach innen drehen, dann die Ferse heben und auswärtsdrehen. Beim Drehen des Fußes nicht die hintere Hüfte nach vorne bringen.

Vorderes Bein ausdrehen
Fußballen anheben, auf der Ferse drehen, dann die Ferse nach innen nehmen. Bein von der Innen- zur Außenseite des Oberschenkels drehen, sonst bewegt es sich in die falsche Richtung.

Füße in eine Linie bringen
Vordere Ferse in eine Linie mit dem Fußgewölbe des hinteren Fußes bringen. Der Fuß zeigt gerade nach vorne. Gewölbe des hinteren Fußes anheben. Beide Füße von der Ferse nach vorne strecken.

3 Ausatmen, seitlich zum rechten Bein beugen, rechte Handfläche oder Fingerkuppen an der Außenseite der Ferse aufsetzen; Finger und Zehen zeigen in die gleiche Richtung. Linken Arm hochstrecken, die Handfläche zeigt nach vorne.

Bei der Neigung die Hüften nach links bewegen. Den Rumpf nach oben drehen, in Richtung Kopf strecken. Den Kopf leicht zurücknehmen, drehen und nach oben schauen. Ist Ihr Nacken verspannt, nur geradeaus schauen. 20 bis 30 Sekunden so bleiben, normal atmen. ◁

Einatmen, Rumpf aufrichten und zur Mitte drehen. Von ▷ bis ◁ auf der linken Seite wiederholen. Mit einem Sprung die Beine schließen, Arme nach unten bringen.

ÜBUNGSVORSCHLÄGE

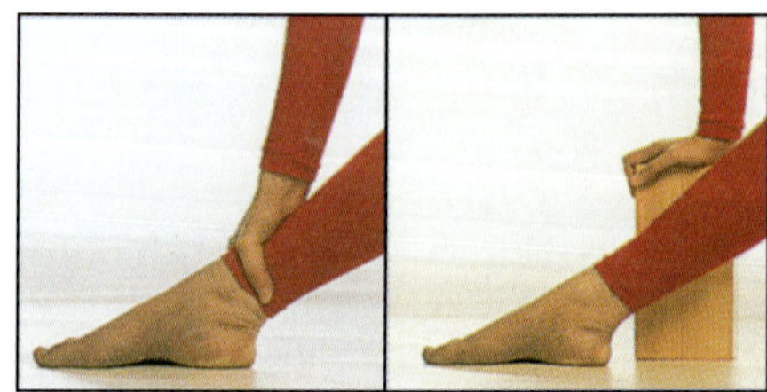

Das Fußgelenk festhalten oder die Hand auf einem Holzklotz aufsetzen.

Arme
in einer Linie
Körpervorderseite
nach oben drehen
Innenseite der Beine
nach außen drehen

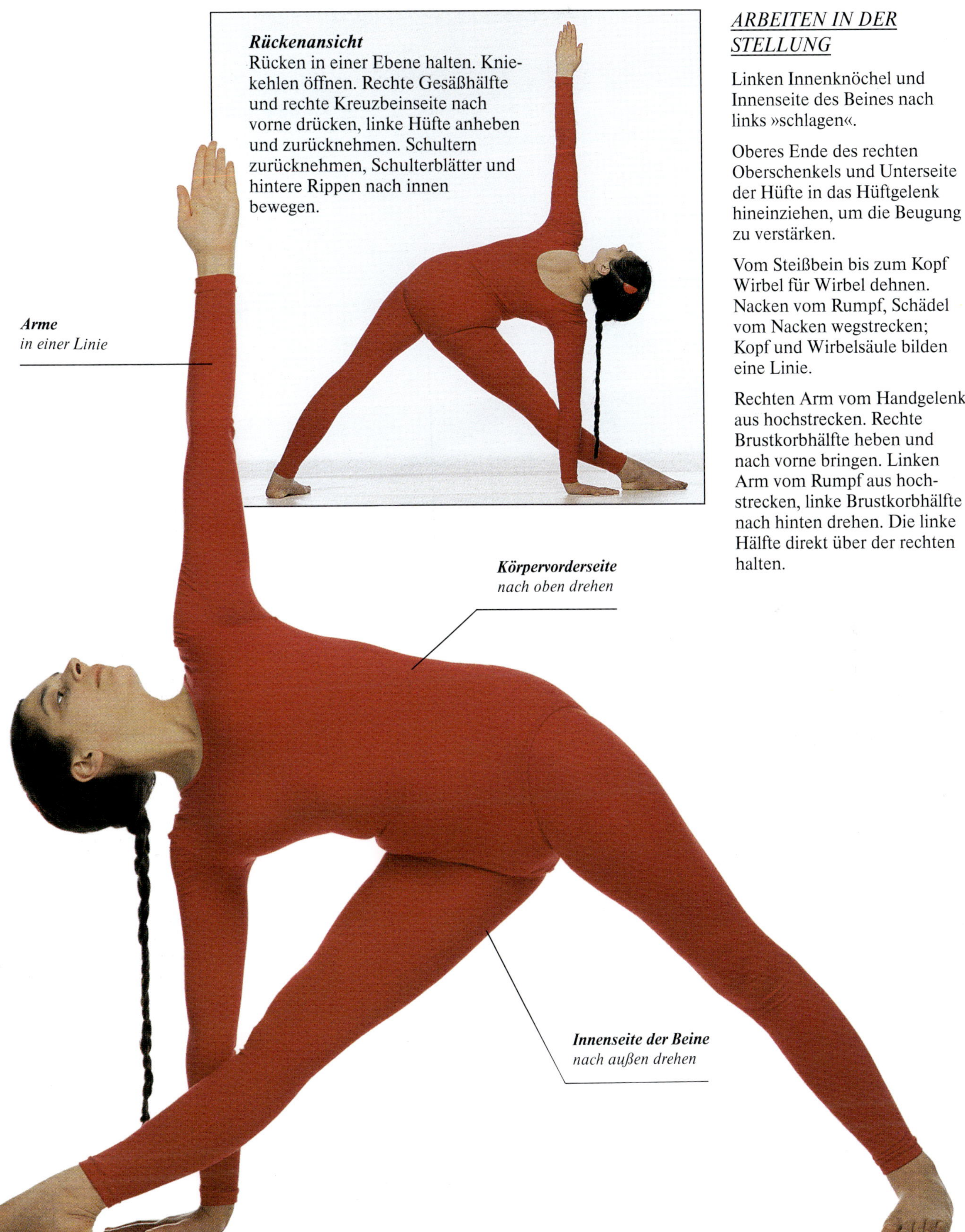

Rückenansicht
Rücken in einer Ebene halten. Kniekehlen öffnen. Rechte Gesäßhälfte und rechte Kreuzbeinseite nach vorne drücken, linke Hüfte anheben und zurücknehmen. Schultern zurücknehmen, Schulterblätter und hintere Rippen nach innen bewegen.

ARBEITEN IN DER STELLUNG

Linken Innenknöchel und Innenseite des Beines nach links »schlagen«.

Oberes Ende des rechten Oberschenkels und Unterseite der Hüfte in das Hüftgelenk hineinziehen, um die Beugung zu verstärken.

Vom Steißbein bis zum Kopf Wirbel für Wirbel dehnen. Nacken vom Rumpf, Schädel vom Nacken wegstrecken; Kopf und Wirbelsäule bilden eine Linie.

Rechten Arm vom Handgelenk aus hochstrecken. Rechte Brustkorbhälfte heben und nach vorne bringen. Linken Arm vom Rumpf aus hochstrecken, linke Brustkorbhälfte nach hinten drehen. Die linke Hälfte direkt über der rechten halten.

Utthita pārśvakoṇāsana

UTTHITA = gestreckt; *PĀRŚVA* = seitlich; *KOṆA* = Winkel

In dieser Stellung wird der Rumpf über dem rechtwinklig gebeugten Bein schräg nach oben gestreckt. Die gesamte Rumpfseite wird vom Fuß bis in die Fingerspitzen gedehnt. ♦

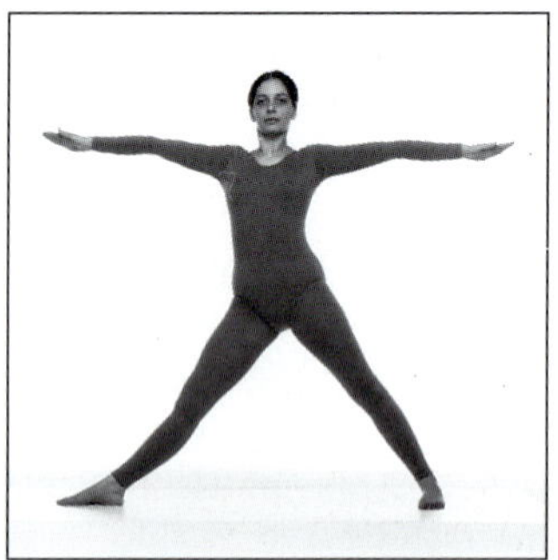

1 Tāḍāsana (S. 18) einnehmen. Einatmen und wie in Trikoṇāsana (S. 22) in die Grätsche springen, Füße 1,25 bis 1,40 Meter voneinander entfernt aufsetzen. ▷ Linken Fuß 15 Grad nach innen drehen, rechtes Bein 90 Grad ausdrehen. Füße in eine Linie bringen.

ÜBUNGSVORSCHLÄGE

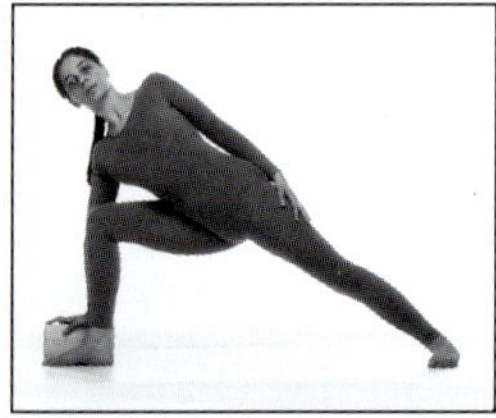

Hand auf einem Holzklotz aufsetzen.

Oberen Arm auf der Hüfte ruhen lassen.

Mit dem Rücken zu einer Wand stehen, Füße etwas von der Wand entfernt. Rechte Hüfte von der Wand wegbewegen, rechtes Knie und linke Hüfte näher zur Wand bringen.

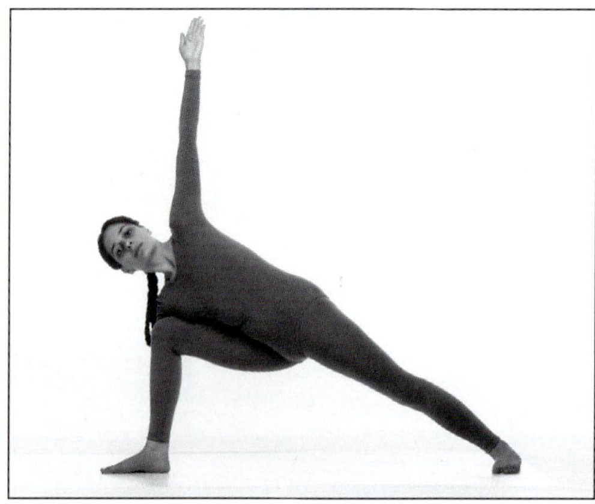

2 Ausatmen und dabei das rechte Bein zum rechten Winkel beugen (siehe Fokus S. 28); Rumpf seitlich zum Bein neigen, rechte Hand neben den Außenrand des rechten Fußes setzen, Finger und Zehen zeigen in dieselbe Richtung. Rechten Arm gerademachen, linken Arm hochgestreckt halten.

Bei der Neigung Körpergewicht auf der Außenkante des linken Fußes und der Ferse des rechten Fußes halten. Den rechten Oberschenkel und Oberarm gegeneinander drücken, um den Brustkorb nach oben zu drehen, das Knie zeigt in einer Linie mit der Hüfte direkt nach rechts.

Rechtes Schienbein senkrecht halten; das Knie befindet sich genau über dem Fußgelenk. Wadenmuskel hochziehen. Oberes Ende des rechten Oberschenkels sinken lassen, bis er parallel zum Boden ist. Die Muskeln des Oberschenkels sollen weich bleiben. Ein- oder zweimal atmen.

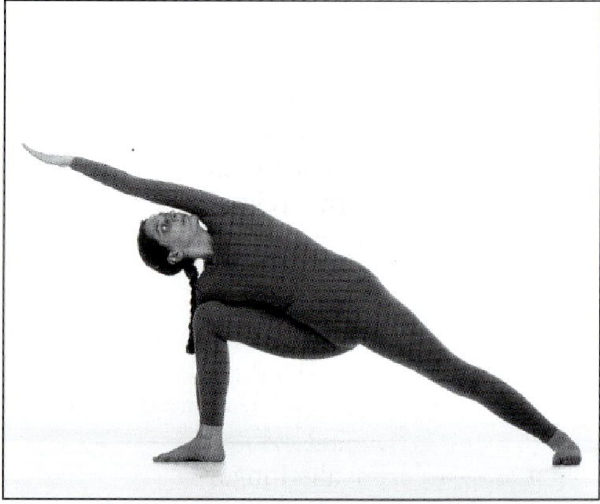

3 Mit der Handfläche nach unten weisend, linken Arm über den Kopf strecken, so daß der Oberarm sich über dem Ohr befindet. Rumpf strecken und tiefer zum gebeugten Bein ziehen, Oberschenkelkopf und Hüftunterseite tief in das Hüftgelenk hineinziehen.

Gesamte rechte Rumpfseite nach vorne bringen, linke Seite zurücknehmen.

Hüften, Taille und Brustkorb so weit wie möglich nach rechts strecken. Spüren Sie die Dehnung vom linken Außenknöchel bis zu den Fingerspitzen der linken Hand. Den Kopf in einer Linie mit der Wirbelsäule halten und leicht zurücknehmen. Kopf drehen und nach oben schauen. 20 bis 30 Sekunden so bleiben und gleichmäßig atmen.

Einatmen, rechtes Bein gerademachen und aufrichten. Zur Mitte drehen, wenn nötig, die Arme sinken lassen. ◁ Auf der linken Seite von ▷ bis ◁ wiederholen. Ausatmen, die Beine schließen, Arme nach unten bringen.

उत्थित पार्श्वकोणासन

Fokus *Drehen und oberen Arm strecken*
Arm über den Kopf nehmen, im Schultergelenk von der Außenseite (kleiner Finger) nach innen drehen, die Innenseite des Oberarms zeigt zum Ohr, die Handfläche nach unten. Oberarm von der Achselhöhe aus strekken, Ellenbogen festmachen (siehe Fokus S. 21); die Innenseite des Unterarms, Handgelenk und Hand immer mehr strecken; Handfläche horizontal öffnen, die nebeneinanderliegenden Finger lang strecken; alle Fingerknöchel flach halten. Hand und Arm bilden eine Linie.

Rückenansicht
Kreuzbein und Wirbelsäule nach innen, Schultern zurück, Schulterblätter nach innen.
Hüfte *und* ***Rumpf*** *nach oben drehen*
Oberschenkelansatz *sinkend*
Inneres Knie *fest*
Schienbein *aufsteigend*

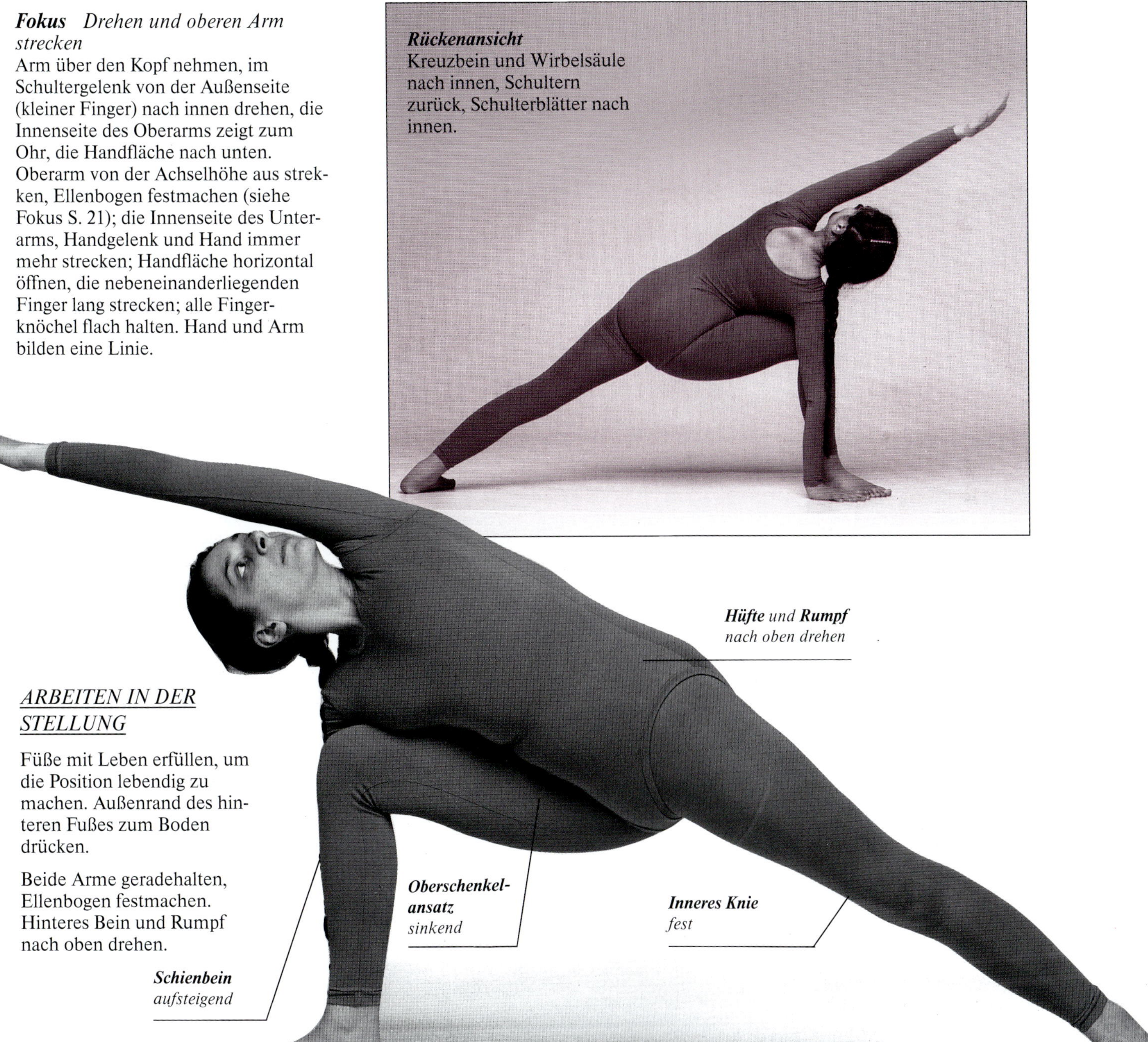

ARBEITEN IN DER STELLUNG

Füße mit Leben erfüllen, um die Position lebendig zu machen. Außenrand des hinteren Fußes zum Boden drücken.

Beide Arme geradehalten, Ellenbogen festmachen. Hinteres Bein und Rumpf nach oben drehen.

वीरभद्रासन १

Vīrabhadrāsana I

VĪRABHADRA = ein Krieger aus der indischen Mythologie

Eine durch Vitalität gekennzeichnete Übung, die den Körper mit Kraft erfüllt. ♦
Nicht geeignet für Personen mit Herzerkrankungen oder hohem Blutdruck.

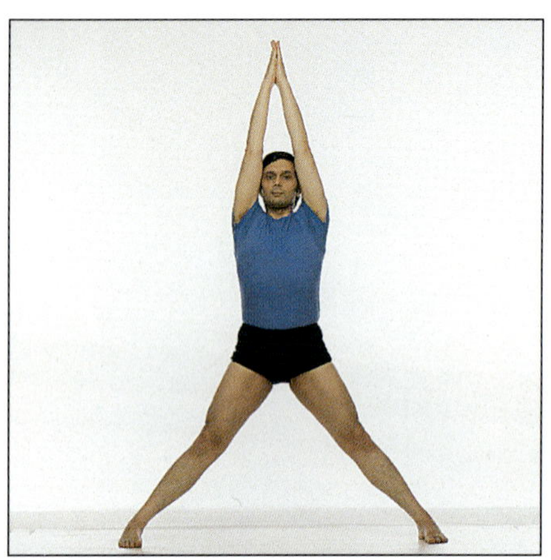

1 Tāḍāsana (S. 18) einnehmen. Einatmen und dabei in die Grätsche springen, Füße im Abstand von etwa 1,25 bis 1,40 Meter voneinander entfernt aufsetzen; Arme zur Seite strecken. Oberarme im Schultergelenk drehen, so daß die Handflächen zur Decke zeigen. Arme geradehalten, dann nach oben nehmen, bis sie parallel sind. Brustkorbseiten und Achselhöhlen strecken. Arme zurücknehmen und nahe zusammenbringen, Handflächen aufeinanderlegen, Finger hochstrecken. Ellenbogen festmachen (siehe Fokus S. 21).

ÜBUNGSVORSCHLÄGE

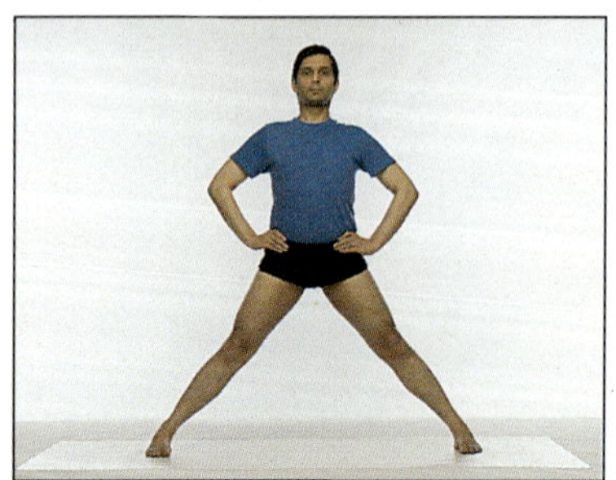

Arme parallel halten.

Um die Lendenwirbelsäule nicht zu überlasten, die Hände bei der Übung auf den Hüften ruhen lassen. Hände leicht in die Hüften drücken, Rumpf nach oben strecken.

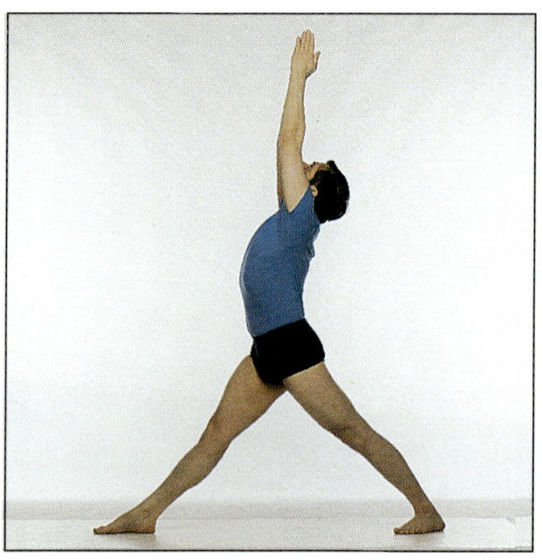

2 ▷ Linken Fuß 45 bis 60 Grad nach innen drehen, rechten Fuß 90 Grad ausdrehen, Rumpf ebenfalls drehen, so daß er in die gleiche Richtung wie das rechte Bein zeigt. Beinrückseite und Hüfte gemeinsam mit dem Fuß drehen (sonst wird das Knie eventuell überlastet). Füße in eine Linie bringen (siehe Fokus S. 22).

Die Körperhälften parallel halten, rechte Hüfte leicht zurücknehmen. Schambein, Nabel, Brustbein und Nasenrücken sind zentriert und zeigen geradeaus (nach rechts). Die Taille zurücknehmen und Rumpf und Arme hochstrecken.

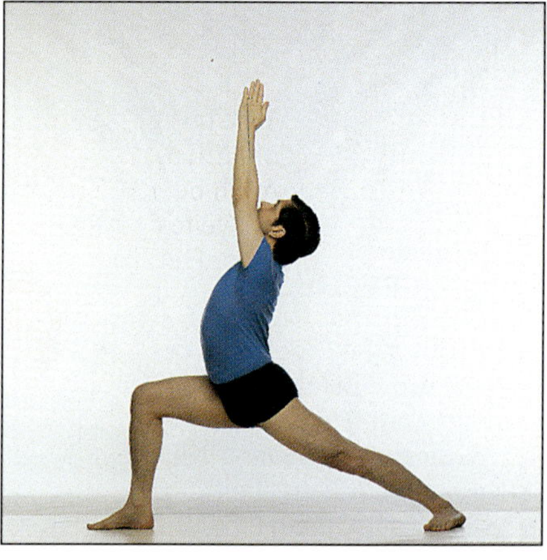

3 Ausatmen und rechtes Bein zum rechten Winkel beugen, wobei das linke Bein fest auf dem Boden bleibt; das Schienbein befindet sich senkrecht, der Oberschenkel parallel zum Boden (siehe Fokus S. 28). Das Knie zeigt geradeaus nach vorne. Steiß- und Kreuzbein senkrecht halten.

Beim Beugen des Knies den Rumpf gedreht und die Hüften angehoben halten. Danach den ganzen Rumpf lang strecken, Brustkorb anheben, den Kopf in den Nacken bringen und nach oben schauen. Nicht den Hals überdehnen oder den Nacken übertrieben zusammendrücken. 20 bis 30 Sekunden so bleiben, gleichmäßig atmen.

Einatmen, rechtes Knie gerademachen, hochkommen und zur Mitte drehen. ◁ Wenn nötig, die Arme sinken lassen. Von ▷ bis ◁ auf der linken Seite wiederholen. Ausatmen, mit einem Sprung die Beine schließen, Arme erst zur Seite, dann nach unten bringen. In Uttānāsana I (S. 44) verweilen.

Fokus *Überanstrengung vermeiden*
Bleiben Sie bei den Übungen entspannt und locker. Gesicht, Hals und Bauch nicht verkrampfen. Vor Übungsbeginn zwei- oder dreimal tief atmen, um den Geist zu beruhigen. Auch bei maximaler Streckung ganz normal weiteratmen und nicht den Atem anhalten. Der Kopf bleibt völlig passiv. Verspannungen blockieren den Energiefluß; die korrekte Übungsausführung hingegen erzeugt Energie.

ARBEITEN IN DER STELLUNG

Linkes Knie geradmachen. Innenknöchel und Innenseite des Fußgewölbes heben, äußere Ferse zum Boden drücken. Rechten Oberschenkel tiefer bringen, rechte Hüfte heben, damit das Hüftgelenk nicht eingeengt wird. Becken-, Taille- und Brustkorbseiten jeweils in einer Höhe halten.

Rumpf und Arme weiter strecken, Schultern nach hinten nehmen, Schulterblätter und hintere Rippen nach innen drücken, um den oberen Teil des Brustkorbs zu öffnen.

Linke Gesäßhälfte vom Steißbein zur Seite hin öffnen, während die linke Hüfte nach vorne gebracht wird. Rechte Gesäßhälfte in Richtung Steißbein bewegen, während die rechte Hüfte nach hinten gedreht wird.

Rumpfmitte *zeigt nach vorne*
Steißbein *nach unten,* ***Hüften*** *hoch*
Oberschenkel *in Richtung Decke hochgezogen*
Unterseite des Oberschenkels *locker*

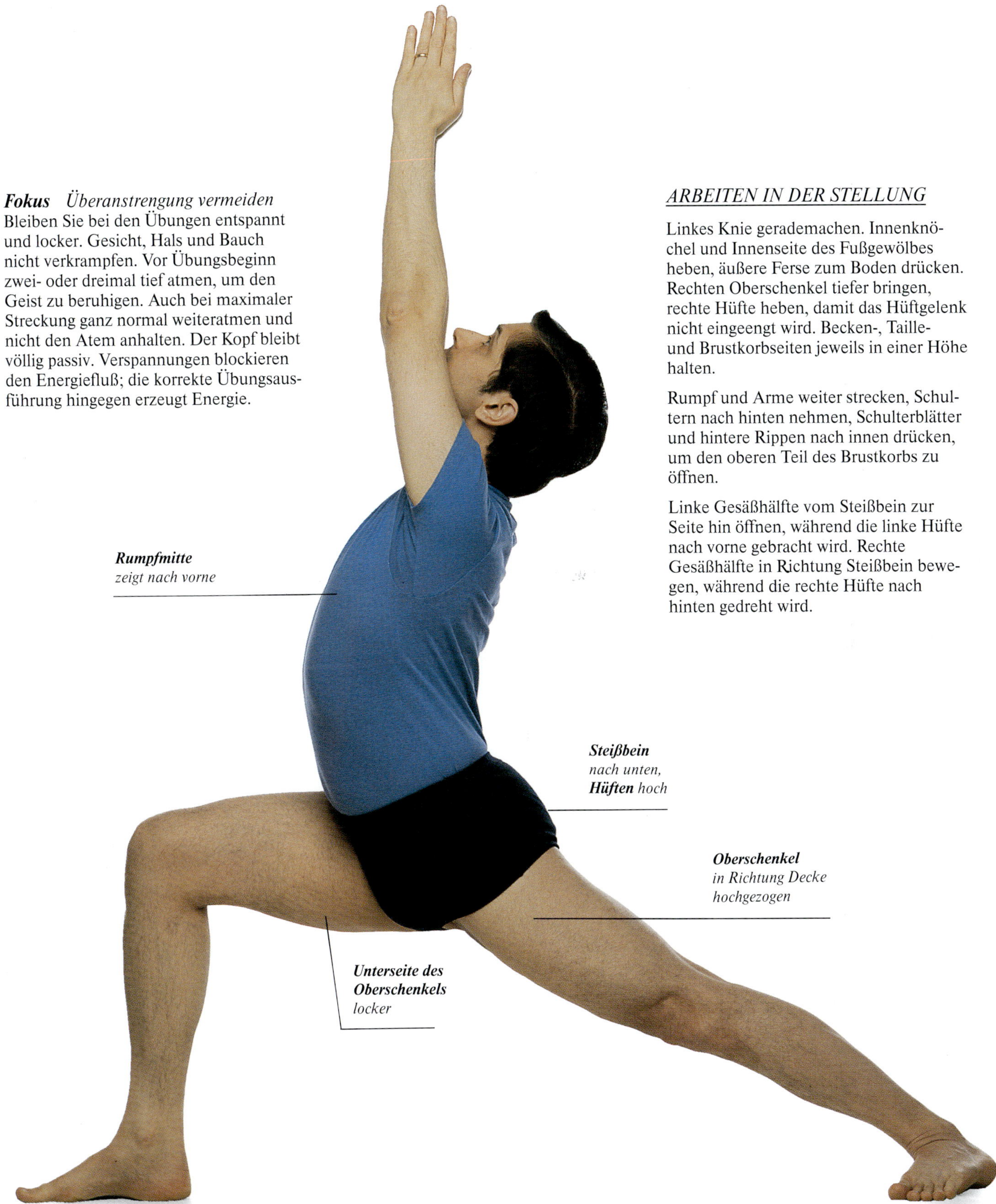

Vīrabhadrāsana II

VĪRABHADRA = ein Krieger aus der indischen Mythologie

Dies ist die zweite Krieger-Stellung. Der Körper hebt sich aufrecht von den Beinen hoch; die Arme strecken sich in entgegengesetzter Richtung zur Seite. ♦

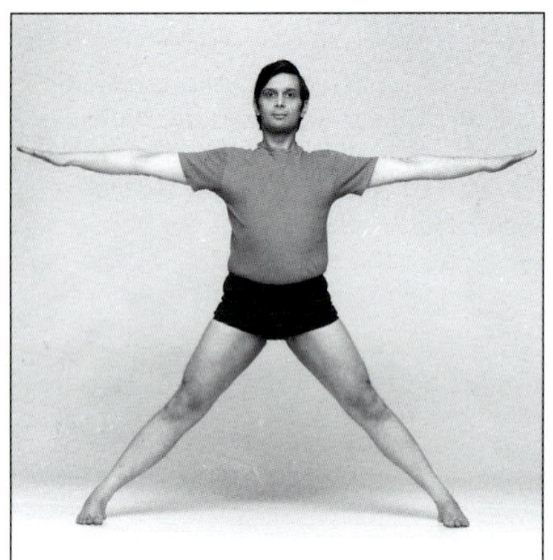

1 Tāḍāsana (S. 18) einnehmen. Einatmen, in die Grätsche springen, Füße 1,25 bis 1,40 Meter voneinander entfernt aufsetzen, die Arme sind seitlich gestreckt.

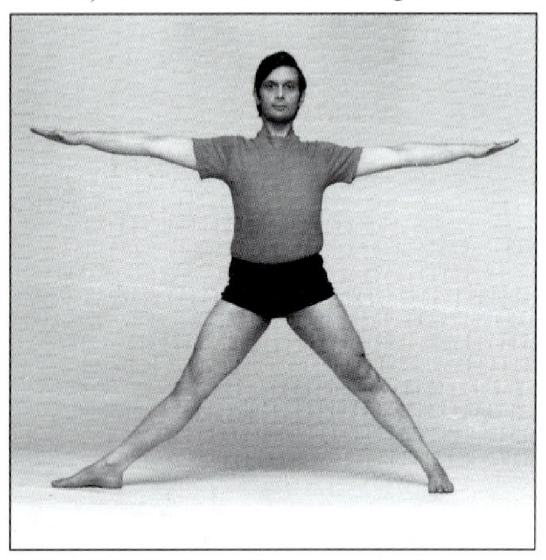

2 ▷ Linken Fuß 15 Grad nach innen drehen, rechtes Bein 90 Grad ausdrehen. Linkes Knie festmachen (siehe Tāḍāsana, Beine, S. 18). Den Rumpf hochstrecken.

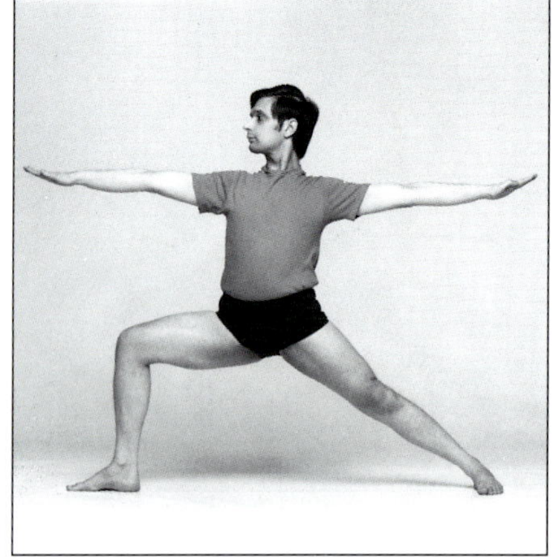

3 Ausatmen und rechtes Bein zum rechten Winkel beugen. Das Becken im linken Hüftgelenk neigen, so daß der Rumpf senkrecht bleibt. Hüften anheben, der Rumpf ist nach vorne gerichtet.

Außenkante des linken Fußes auf den Boden drücken, das Bein bleibt fest. Rechte Ferse ebenfalls auf den Boden drücken; rechte Hüfte, rechte Rumpfseite und Wirbelsäule nach vorne bringen. Rechten Innenschenkel zum Knie strekken, das Knie nach rechts drehen, so daß es direkt geradeaus zeigt (siehe Fokus rechts). Oberen Außenschenkel in das rechte Hüftgelenk hineinziehen. Schultern entspannen, Arme weiter vom Rumpf wegstrecken, vom Brustbein bzw. von der Wirbelsäule bis in die Fingerspitzen beider Hände hinein langziehen. Beide Arme anschauen, sie sollen sich in einer Linie befinden. Danach linken Arm hart machen, Kopf drehen und über den rechten Arm schauen. 20 bis 30 Sekunden so bleiben, normal atmen.

Einatmen, hochkommen und zur Mitte drehen. ◁ Von ▷ bis ◁ auf der linken Seite wiederholen. Mit einem Sprung die Beine schließen, Arme senken.

Fokus *Fußgelenke und Füße*
Die Füße sollen ihre natürliche Form behalten. Sohlen, Zehen und Fußgewölbe strecken, dann Fußgewölbe heben. Innen- und Außenseite der Fußgelenke von unterhalb der Knöchel her anheben. Haut des Fußrückens in Richtung Beine ziehen.

Bein zum rechten Winkel beugen
Fest auf der Ferse stehen. Schienbein senkrecht halten, das gebeugte Knie befindet sich genau über dem Fußgelenk. Wadenmuskeln hochziehen. Oberschenkel parallel zum Boden halten. Die Unterseite des Oberschenkels ist entspannt und bewegt sich in Richtung Kniekehle. Haut und Muskeln der Kniekehle in das Kniegelenk hineinziehen.

Schultern und Arme
Schulterrückseite sinken lassen. Oberarme am Ansatz etwas senken, Arme aber weiterhin waagrecht halten. Innen- und Unterseiten der Arme länger strecken. Haut und Muskeln der Armaußenseiten hart machen. Ellenbogen festmachen, Arme in einer Linie mit den Fingerspitzen strecken, Handgelenke unten halten. Die Mittelfinger weisen gerade zur Seite.

ARBEITEN IN DER STELLUNG

Linken Innenknöchel anheben. Linke Hüfte nach außen öffnen, Innenseite des linken Beines nach links ziehen.

Brustbein und hintere Rippen anheben. Rechte Rumpfseite nach rechts, linke Seite nach links öffnen.

Steißbein, Lendenwirbel und Nieren nach innen bewegen. Wirbelsäule und Körperseiten strecken. Schulterblätter nach innen nehmen, den Rücken gerade halten.

REFLEXION
Durch Ausführung der Āsanas setzen wir den Körper immer neuen Herausforderungen aus, die wiederum bestimmte Reaktionsmuster wecken. Drückt man zum Beispiel die Ferse auf den Boden, wird der Fuß automatisch nach vorne gestreckt; das Bein reagiert mit einer Streckung nach oben. Funktionieren die Āsanas auf der einen Körperseite gut, ist das eine Herausforderung an die andere Seite, sich genauso intensiv zu bemühen. Dieses Wechselspiel erhöht Bewußtsein und Sensibilität des gesamten Körpers.

***Arm** zieht zurück*
***Rumpf** senkrecht*
***Hüftgelenk** eingezogen*
***Außenknöchel** nach unten*
***Innere Ferse** auf den Boden gedrückt*

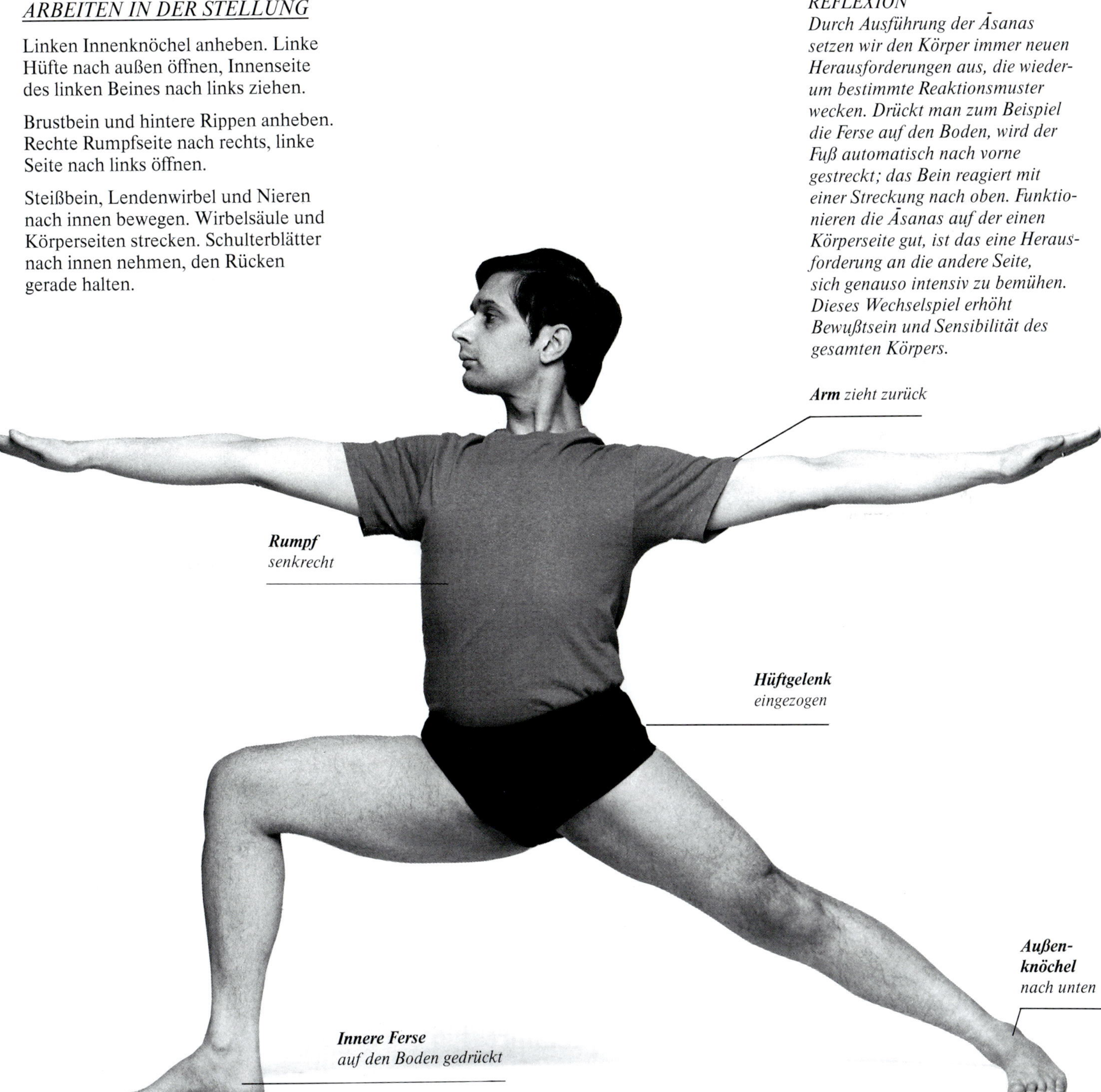

Ardha candrāsana

ARDHA = halb; *CANDRA* = Mond

Der gestreckte Rumpf, seitlich über ein ausgewogenes Bein geneigt, erinnert an den Mond am Firmament Indiens. ♦

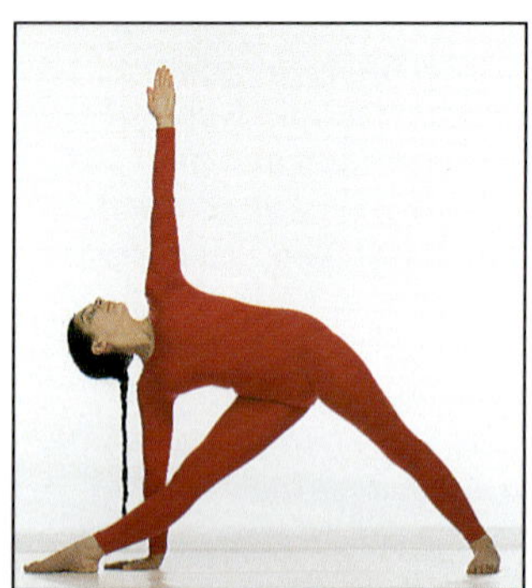

1 Tāḍāsana (S. 18) einnehmen. Einatmen und in die Grätsche springen, Füße mit einem bis 1,25 Meter großen Abstand voneinander aufsetzen; Arme seitlich strecken. ▷ Linken Fuß 15 Grad nach innen drehen, rechten Fuß 90 Grad ausdrehen. Ausatmen und den Rumpf dabei nach rechts in Trikoṇāsana (S. 22) herabneigen; drehen und intensiv strecken. Stellung zwei oder drei Atemzüge lang halten.

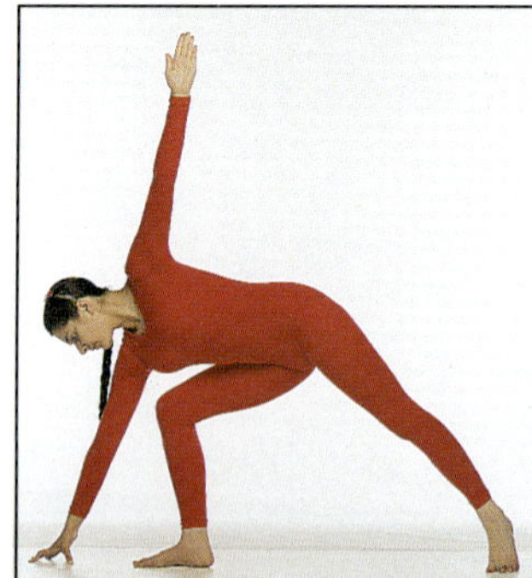

2 Ausatmen, rechtes Knie beugen, linken Fuß etwas zum rechten Fuß hinbewegen. Fingerkuppen der rechten Hand auf den Boden aufsetzen, die Hand nach oben wölben (siehe Fokus gegenüber). Sie befindet sich etwa 30 Zentimeter vor dem rechten Bein - entweder in einer Linie mit ihm oder ein wenig seitlich versetzt.

ÜBUNGSVORSCHLÄGE

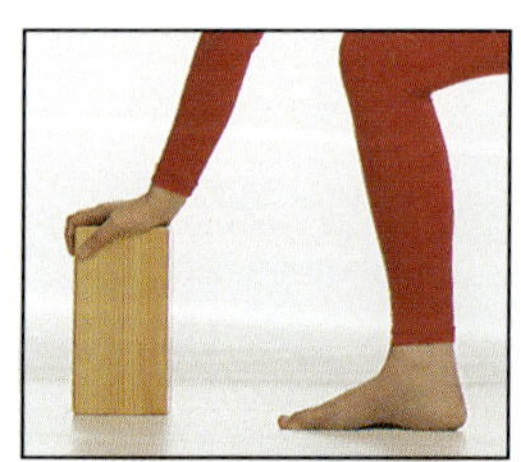

Zur Unterstützung des Gleichgewichts mit dem Rücken an einer Wand üben. Linke Hüfte, linker Fuß und der Kopf berühren die Wand. Damit das hintere Bein angehoben bleibt, den Fuß auf einen Sims legen.

Die rechte Hand auf einen Holzklotz aufsetzen.

Linken Arm entlang der Rumpfseite gestreckt halten.

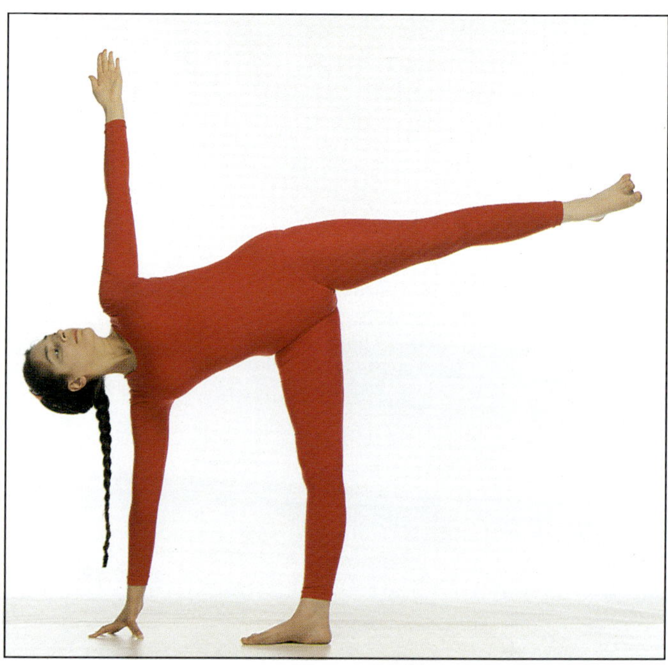

3 Jetzt gleichzeitig linkes Bein heben und gestreckt lassen, rechtes Knie gerademachen und rechtes Bein hochstrecken. Rechten Arm gerademachen, den linken Arm als Verlängerung in die Luft strecken.

Auf dem rechten Fuß stehen, besonders auf Ferse, großer und zweiter Zehe. Das rechte Knie festmachen (siehe Tāḍāsana, Beine, S. 18) und Oberschenkelmuskeln hochziehen. Die Muskeln an der Außenseite des Oberschenkels zum Knochen und nach oben ziehen. Oberschenkelrückseite nach vorne bewegen, so daß das Bein genau senkrecht und nicht nach hinten gelehnt steht.

Untere Bauchpartie nach oben drehen; linke Hüfte anheben und zurücknehmen; sie soll sich genau über der rechten Hüfte befinden. Den Rumpf vom Schambein in Richtung Kopf lang strecken, linkes Bein und innere Ferse vom Rumpf wegstrecken. Bein und Körperseite in einer Linie halten, Zehen nach vorne richten. Fußsohle und Zehen dehnen.

Kopf drehen und nach oben schauen. Gleichmäßig atmen und 20 bis 30 Sekunden so stehen bleiben.

Ausatmen, rechtes Knie beugen und linkes Bein senken. Rechtes Bein gerademachen und zu Trikoṇāsana übergehen. Darauf achten, daß die Füße in einer Linie und in korrektem Abstand zueinander stehen. Zwei- oder dreimal atmen.

Einatmen, hochkommen und zur Mitte drehen. ◁ Von ▷ bis ◁ auf der linken Seite wiederholen. Ausatmen, die Beine mit einem Sprung schließen, Arme senken.

ARBEITEN IN DER STELLUNG

Lernen Sie, das hintere Bein zu heben und synchron dazu Ihr vorderes Bein und den Arm zu strecken, wenn Sie die Position einnehmen.

Innen- und Außenseite des rechten Fußgelenks heben und das Bein vom Fußgewölbe aus nach oben ziehen. Beide Knie geradernachen. Wirbelsäule horizontal vom Steißbein bis zum Hinterkopf strecken. Rechte Seite der Wirbelsäule, rechte Niere und die rechten hinteren Rippen in den Rumpf hineinnehmen, um besser drehen zu können.

Arme
von der Schulter aus strecken
Rumpf
nach oben drehen
Beininnenseite
zur Ferse strecken
Bein
senkrecht

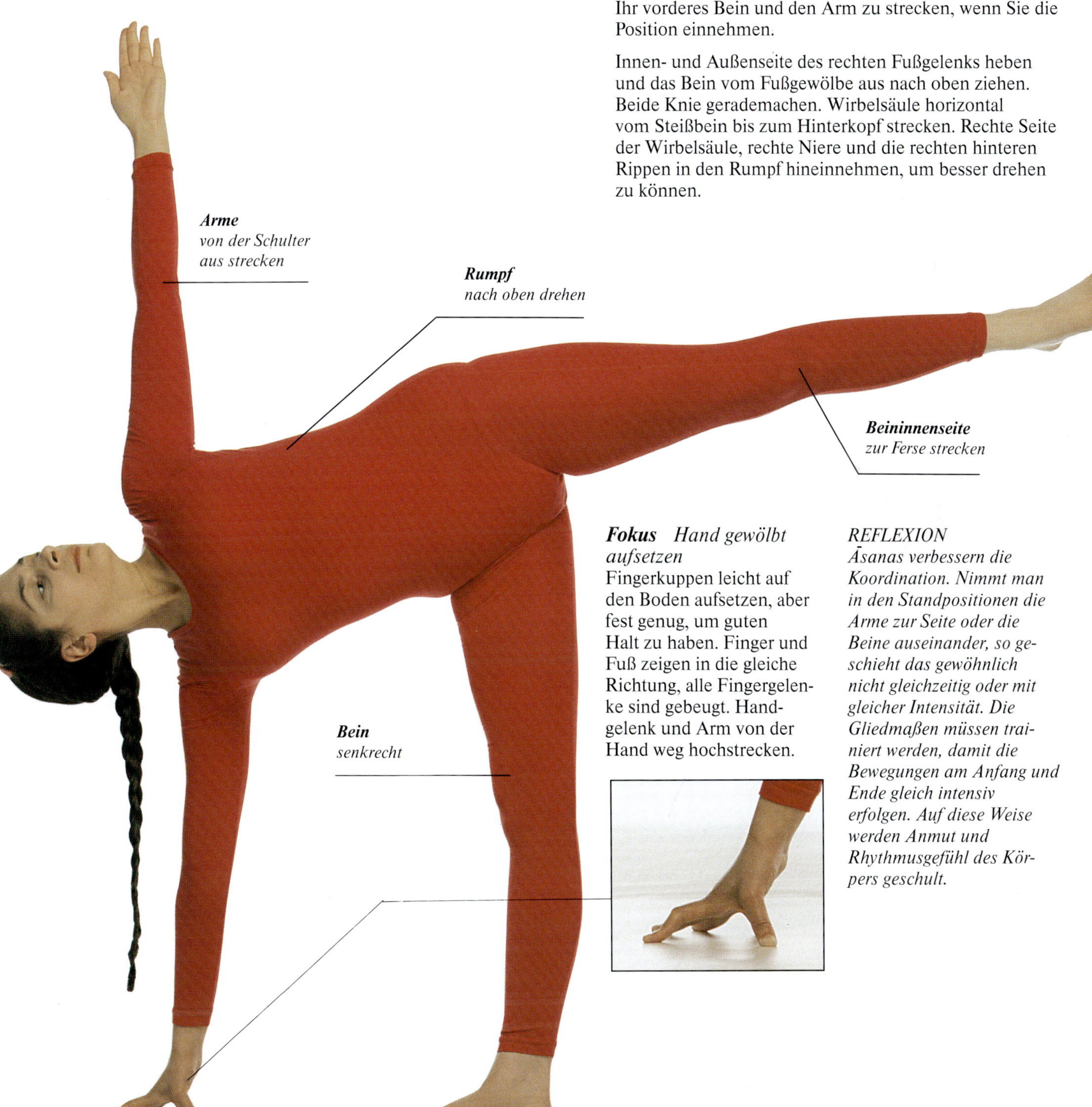

Fokus *Hand gewölbt aufsetzen*
Fingerkuppen leicht auf den Boden aufsetzen, aber fest genug, um guten Halt zu haben. Finger und Fuß zeigen in die gleiche Richtung, alle Fingergelenke sind gebeugt. Handgelenk und Arm von der Hand weg hochstrecken.

REFLEXION
Āsanas verbessern die Koordination. Nimmt man in den Standpositionen die Arme zur Seite oder die Beine auseinander, so geschieht das gewöhnlich nicht gleichzeitig oder mit gleicher Intensität. Die Gliedmaßen müssen trainiert werden, damit die Bewegungen am Anfang und Ende gleich intensiv erfolgen. Auf diese Weise werden Anmut und Rhythmusgefühl des Körpers geschult.

Vīrabhadrāsana III

VĪRABHADRA = ein Krieger aus der indischen Mythologie

Die dritte und schwierigste Krieger-Stellung kombiniert Kraft, Dynamik und Balance. ♦

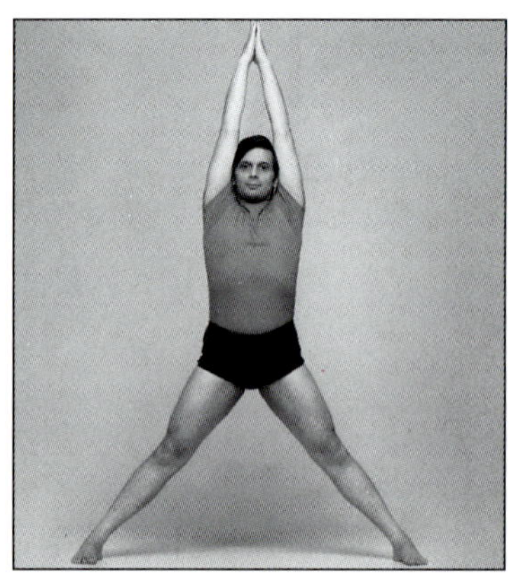

1 Tāḍāsana einnehmen (S. 18). Einatmen und in die Grätsche springen, Füße im Abstand von 1,25 bis 1,40 Meter voneinander entfernt aufsetzen; Arme seitlich strecken. Wie in Vīrabhadrāsana I (S. 26) Arme und Rumpf hochstrecken.

2 ▷ Linkes Bein und linken Fuß 45 Grad nach innen, rechten Fuß 90 Grad nach außen und Rumpf ganz nach rechts drehen. Während des Ausatmens rechtes Knie beugen und Vīrabhadrāsana I einnehmen.

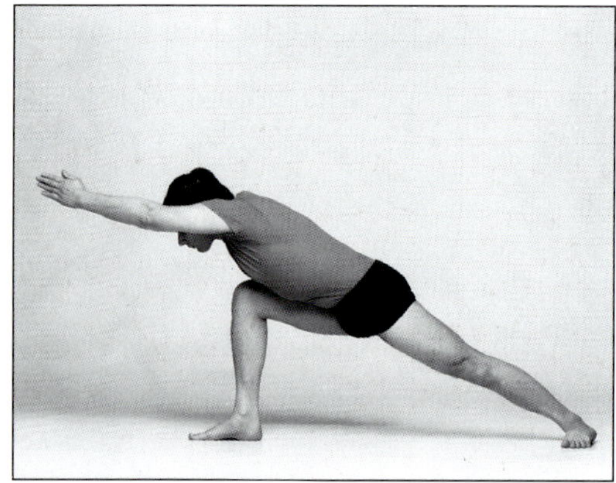

3 Ausatmen, Rumpf über das rechte Bein beugen, tief in das rechte Hüftgelenk hineingehen. Brustkorb auf den Oberschenkel bringen. Rechten Fuß fest auf dem Boden lassen, Rumpf und Arme nach vorne strecken. Linke Ferse heben, Bein drehen; die Beinrückseite zeigt jetzt zur Decke.

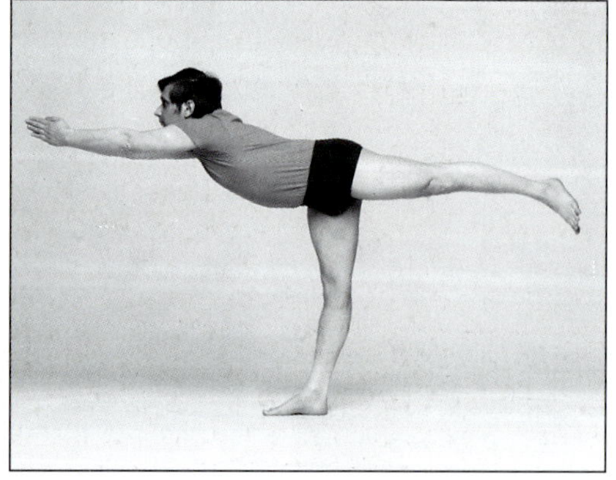

4 Gleichzeitig a) Hüften und Körpergewicht nach vorne auf das rechte Bein bringen, b) Bein gerademachen und c) linkes Bein zur Ausrichtung bringen und es auf Hüfthöhe anheben, während d) die linke Hüfte weiterhin unten bleibt.

Auf dem rechten Bein Gleichgewicht halten, Hüften auf gleiche Höhe bringen, linkes Bein nach hinten strecken. Das Knie ist zum Boden gekehrt, Ferse und Zehen sind gestreckt. Arme und Rumpf gleichzeitig nach vorne strecken, linkes Bein zurückstrecken. Rumpf, Arme und linkes Bein parallel zum Boden, den Brustkorb unten halten. Um den Nacken zu entspannen, den Kopf kurz senken, dann wieder heben und den Blick geradeaus richten. Balancieren und dabei die horizontale Streckung 20 bis 30 Sekunden lang bewahren. Nicht den Atem anhalten.

Ausatmen und dabei das rechte Bein beugen, linkes Bein senken und Vīrabhadrāsana I einnehmen.

Hochkommen, Bein gerademachen, Richtung Mitte drehen. ◁

Von ▷ bis ◁ auf der linken Seite wiederholen. Danach Arme zur Seite nehmen, mit einem Sprung die Beine schließen und die Arme sinken lassen. In Uttānāsana I (S. 44) ausruhen.

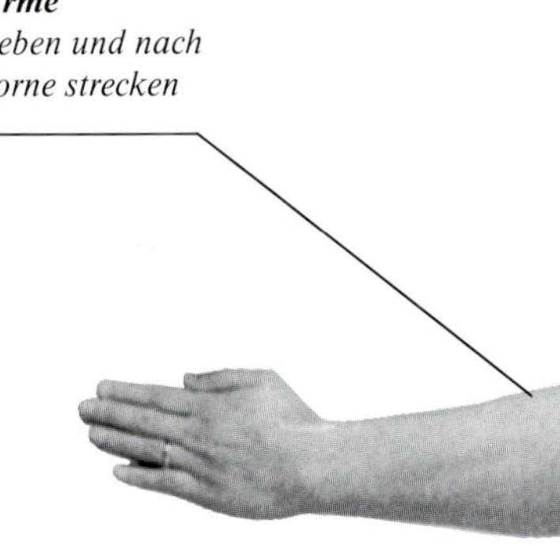

Arme
heben und nach vorne strecken

ARBEITEN IN DER STELLUNG

Rechte Ferse und Zehen fest auf dem Boden lassen, Kniescheibe anziehen, Oberschenkelmuskeln nach oben ziehen. Die Innen- und Außenseite des Beines bis zum Oberschenkelansatz hin strecken. Das linke Bein fest lassen.

Brustkorb nicht sich zusammenziehen lassen, sondern Vorderseite des Körpers lang in Richtung Kopf strecken. Schulterblätter in den Rücken hineindrücken, Achselhöhlen und Oberarme nach vorne strecken, während Sie das linke Bein nach hinten strecken. Ellenbogen festgemacht lassen.

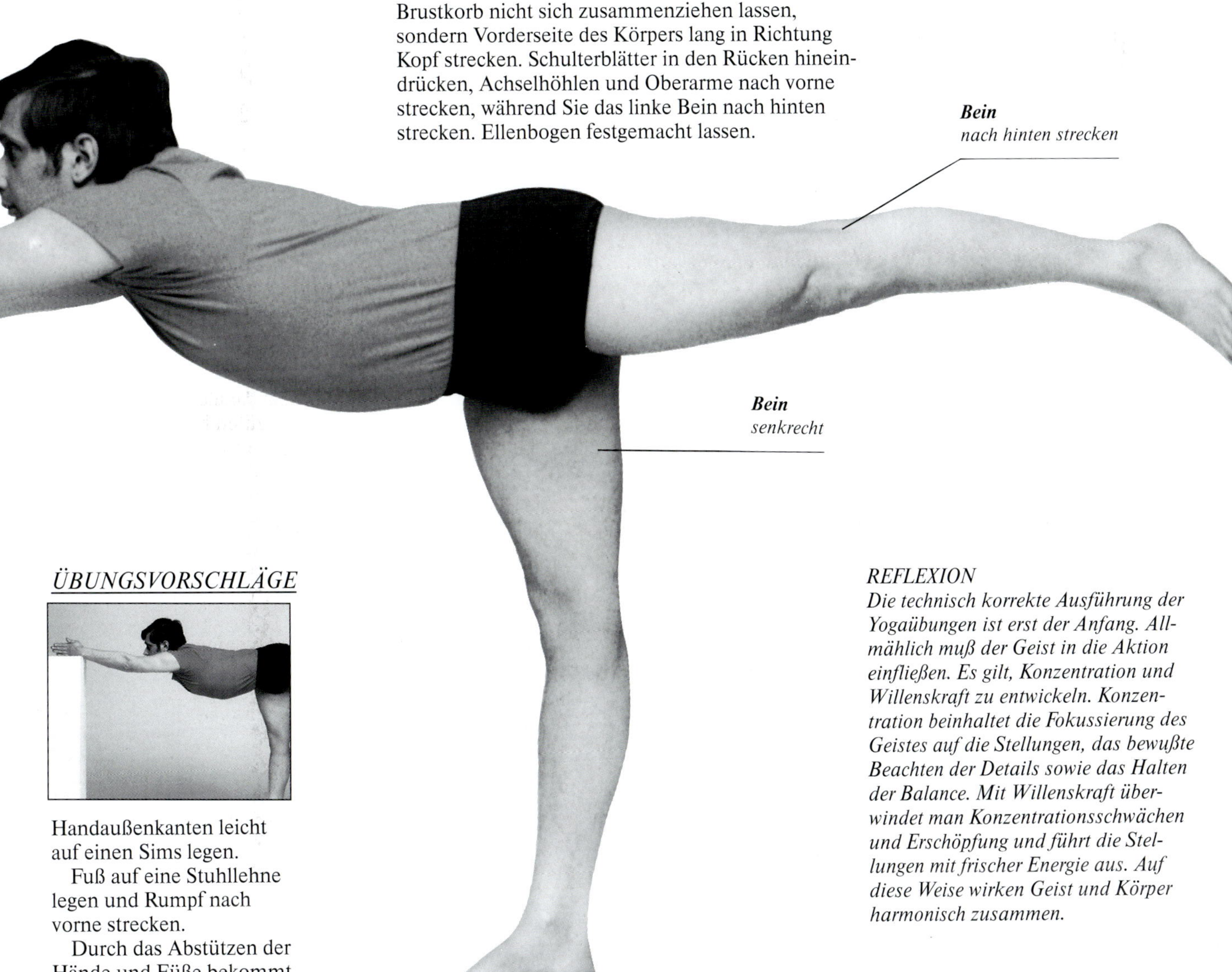

ÜBUNGSVORSCHLÄGE

Handaußenkanten leicht auf einen Sims legen.

Fuß auf eine Stuhllehne legen und Rumpf nach vorne strecken.

Durch das Abstützen der Hände und Füße bekommt man ein besseres Verständnis für die korrekte Körperlinie bei dieser Übung.

REFLEXION

Die technisch korrekte Ausführung der Yogaübungen ist erst der Anfang. Allmählich muß der Geist in die Aktion einfließen. Es gilt, Konzentration und Willenskraft zu entwickeln. Konzentration beinhaltet die Fokussierung des Geistes auf die Stellungen, das bewußte Beachten der Details sowie das Halten der Balance. Mit Willenskraft überwindet man Konzentrationsschwächen und Erschöpfung und führt die Stellungen mit frischer Energie aus. Auf diese Weise wirken Geist und Körper harmonisch zusammen.

Parivṛtta trikoṇāsana

PARIVṚTTA = umgekehrt, gedreht; *TRIKOṆA* = Dreieck

In dieser Stellung ist der Rumpf um ganze 180 Grad nach hinten gedreht. ◆◆

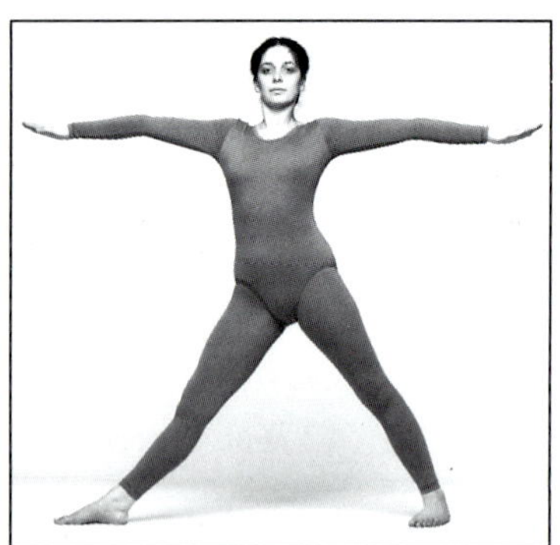

1 In Tāḍāsana (S. 18) einatmen, in eine ca. 1 Meter breite Grätsche springen. ▷ Linkes Bein und linken Fuß 45 bis 60 Grad nach innen, rechtes Bein 90 Grad nach außen drehen. Rechte Ferse in einer Linie zur Mitte des linken Fußgewölbes plazieren.

ÜBUNGSVORSCHLÄGE

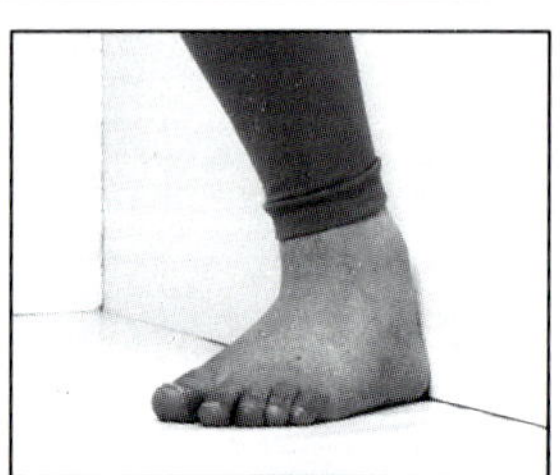

Um die korrekte Ausrichtung zu lernen, üben Sie die Stellung, während Sie im rechten Winkel zu einer Wand stehen. Hintere Ferse gegen die Wand drücken (oben), die Rumpfrückseite befindet sich parallel zur Wand. Rumpf zentrieren, vorwärts neigen und dann nach rechts drehen.

Setzen Sie die Hand auf einem Holzklotz auf.

Die obere Hand kann auf der Hüfte ruhen.

Wenn Sie noch nicht beweglich genug sind, lassen Sie die untere Hand neben der Innenseite Ihres Fußes.

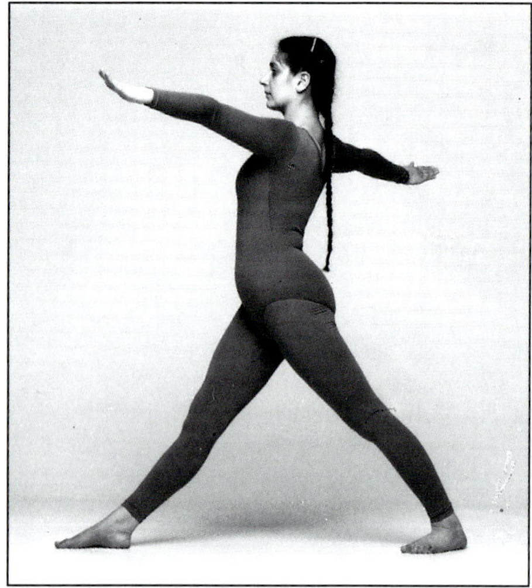

2 Rechtes Bein hochstrecken, linkes Bein nach hinten »schlagen«, dabei so weit wie möglich nach innen drehen. Gleichzeitig linke Hüfte und linke Rumpfseite nach vorne sowie rechte Seite leicht zurücknehmen, bis beide Körperhälften parallel zueinander sind. Nun den Rumpf hochstrecken, die Arme zur Seite gestreckt lassen.

(Die Vorderseite des Körpers - Schambein, Nabel und Brustbein - zeigt jetzt direkt geradeaus [nach rechts], Körperrückseite und Wirbelsäule zeigen direkt nach hinten [nach links].)

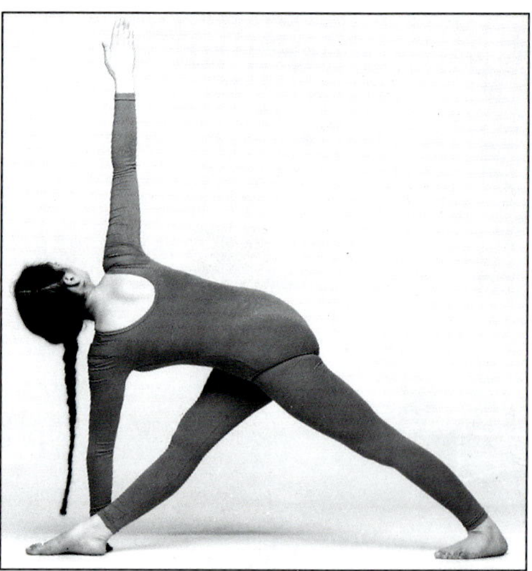

3 Linke Ferse auf den Boden drücken. Ausatmen und gleichzeitig die linke Rumpfseite nach unten zum rechten Fuß schwingen und die rechte Seite nach oben drehen. Linken Arm von der Schulter aus strecken, bis die Hand neben der Fußaußenkante auf dem Boden ruht. Mit den Fingern abdrücken, um den Rumpf weiter zu drehen.

Machen Sie sich den Verlauf der Wirbelsäule gegenwärtig: Halten Sie Ihr Rückgrat zentriert, und drehen Sie es um die eigene Achse; der Oberkörper folgt der Drehung der Wirbelsäule. Mit den Hüften nicht seitlich ausweichen.

Den ganzen Rücken, vom Steißbein bis zum Kopf, strecken. Hüften, Taille und Brustkorb drehen. Die linke Niere, linken hinteren Rippen und Schulterblätter in den Körper hineinbewegen, den Brustkorb über das rechte Bein bringen. Danach die Körpervorderseite, vom Schambein bis zum Bauch, vom Bauch bis zum Brustkorb und vom Brustkorb bis zu den Schultern, in die Länge ziehen. Rechten Arm hochstrecken, Kopf drehen, zur Decke schauen. 20 bis 30 Sekunden in der Stellung bleiben, gleichmäßig atmen.

Einatmen und hochkommen. Zur Mitte drehen. ◁ Auf der linken Seite von ▷ bis ◁ wiederholen, dann mit einem Sprung die Beine schließen und die Arme senken.

Hüften gedreht
Wirbelsäule
vom Steißbein aus gestreckt und gedreht
Bein
»zurückgeschlagen«

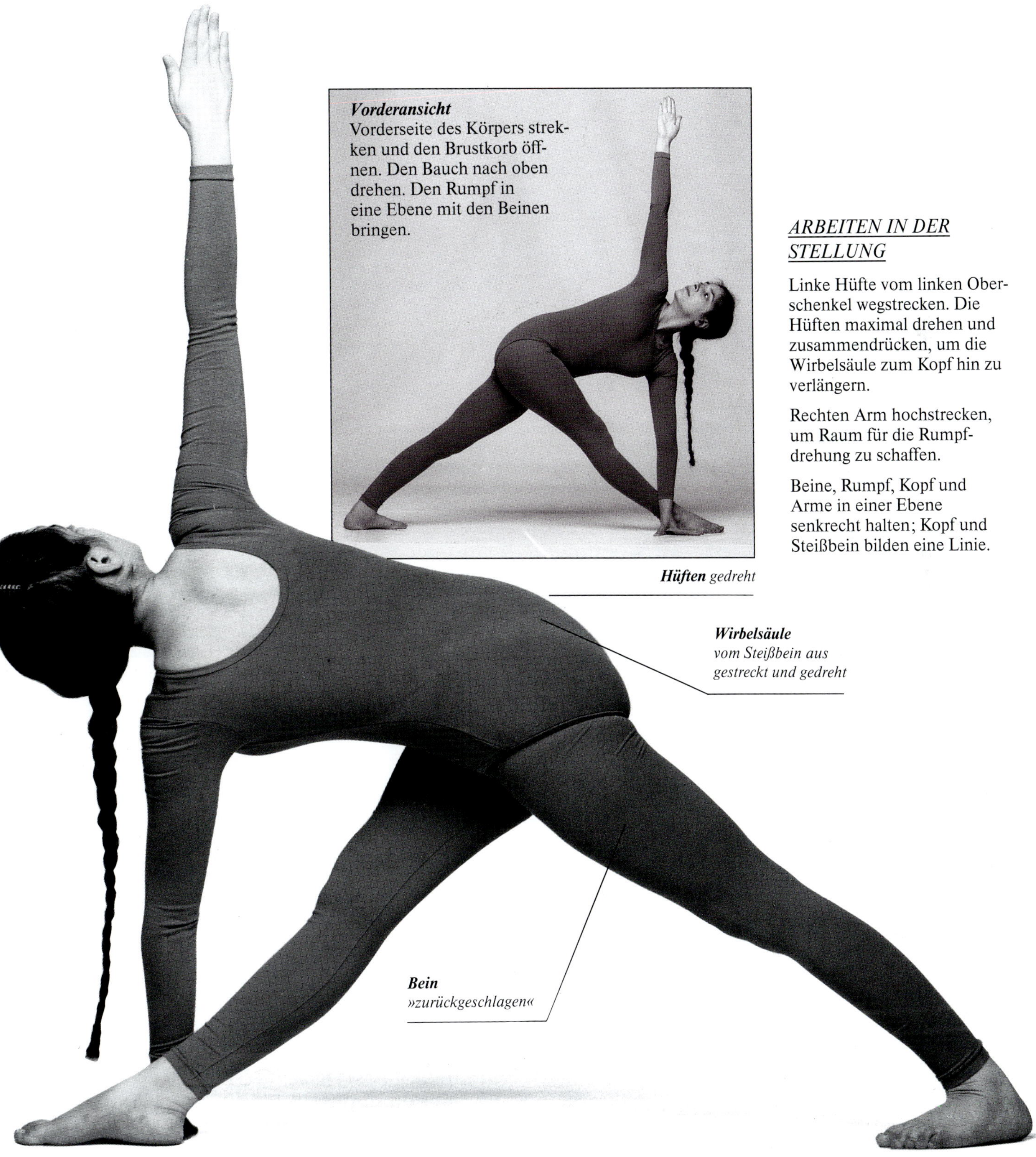

Vorderansicht
Vorderseite des Körpers strecken und den Brustkorb öffnen. Den Bauch nach oben drehen. Den Rumpf in eine Ebene mit den Beinen bringen.

ARBEITEN IN DER STELLUNG

Linke Hüfte vom linken Oberschenkel wegstrecken. Die Hüften maximal drehen und zusammendrücken, um die Wirbelsäule zum Kopf hin zu verlängern.

Rechten Arm hochstrecken, um Raum für die Rumpfdrehung zu schaffen.

Beine, Rumpf, Kopf und Arme in einer Ebene senkrecht halten; Kopf und Steißbein bilden eine Linie.

Parivṛtta pārśvakoṇāsana

PARIVṚTTA = gedreht; *PĀRŚVAKOṆA* = seitlicher Winkel

Der gestreckte Arm liegt fest am gegengesetzten gebeugten Bein; der Rumpf ist um 180 Grad nach hinten gedreht. ◆◆

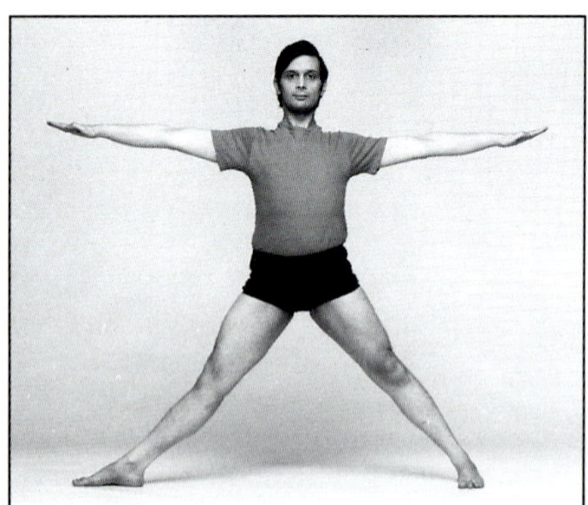

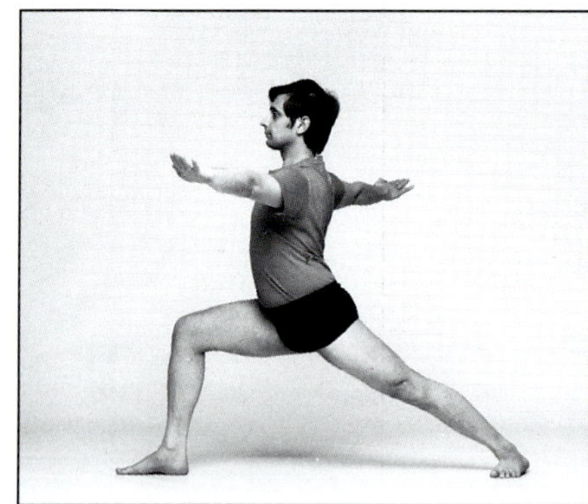

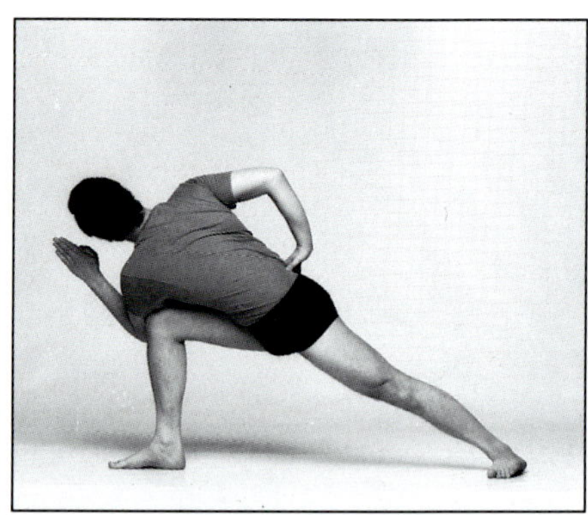

1 Tāḍāsana (S. 18) einnehmen. Einatmen und in die Grätsche springen, Füße im Abstand von 1,25 bis 1,40 Meter voneinander entfernt aufsetzen; die Arme seitlich strecken. ▷ Linkes Bein und linken Fuß 60 Grad nach innen, rechtes Bein 90 Grad nach außen drehen; Füße in eine Linie bringen. Den Rumpf hochstrecken.

2 Linke Hüfte weit nach innen drehen, rechtes Bein zum rechten Winkel beugen, Rumpf zum rechten Bein drehen. Das Steißbein zeigt direkt nach hinten, die Mitten des Scham- und Brustbeins weisen gerade nach vorne.

Außenrand der linken Ferse auf dem Boden lassen.

ÜBUNGSVORSCHLÄGE

Linke Ferse anheben, das Bein drehen, Oberschenkelvorderseite und Knie sind zum Boden gerichtet. Auf Zehenspitzen stehen. Die Sohle ist senkrecht, die Ferse zeigt zur Decke. Das Knie gerade lassen.

Um besseren Halt zu haben, können Sie vor einer Wand üben. Die Ferse ruht an der Wand, die Zehen stehen auf dem Boden.

Legen Sie die obere Hand an die Hüfte.

3 Ausatmen, dabei drehen und die linke Körperseite zum rechten Knie neigen. Linken Arm beugen, mit gestrecktem Unterarm und gestreckter Hand außen gegen das rechte Knie legen. Rechte Hand an die rechte Hüfte legen, die Hüfte zum Steißbein einziehen, damit das Steißbein zentriert bleibt.

Linken Oberarm gegen den Oberschenkel pressen, um die linke Brustkorbseite nach rechts zu bringen. Bauch nach oben zusammendrücken, weg vom rechten Oberschenkel. Vorderseite des Körpers, vom Schambein bis zum Kopf, strecken. Die rechte Rumpfseite nach oben und hinten drehen.

4 Jetzt den linken Arm strecken und die Hand auf den Boden bringen. Drehung und Streckung des Rumpfes werden beibehalten.

Rechte Schulter zurücknehmen, rechten Arm nach oben und über das Ohr strecken, die Handfläche zeigt nach unten. Kopf zurücknehmen, drehen und nach oben schauen. Gleichmäßig atmen, 20 bis 30 Sekunden so bleiben.

Einatmen und hochkommen; zur Mitte drehen. Knie grademachen, Arme zur Seite strecken. ◁ Wenn nötig, senken Sie die Arme einen Moment; dann wieder hochnehmen.

Von ▷ bis ◁ auf der linken Seite wiederholen. Beine schließen, die Arme nach unten bringen.

Rumpf
gedreht und gestreckt
Vorderer Oberschenkel
angehoben
Hinterer Oberschenkel
tief

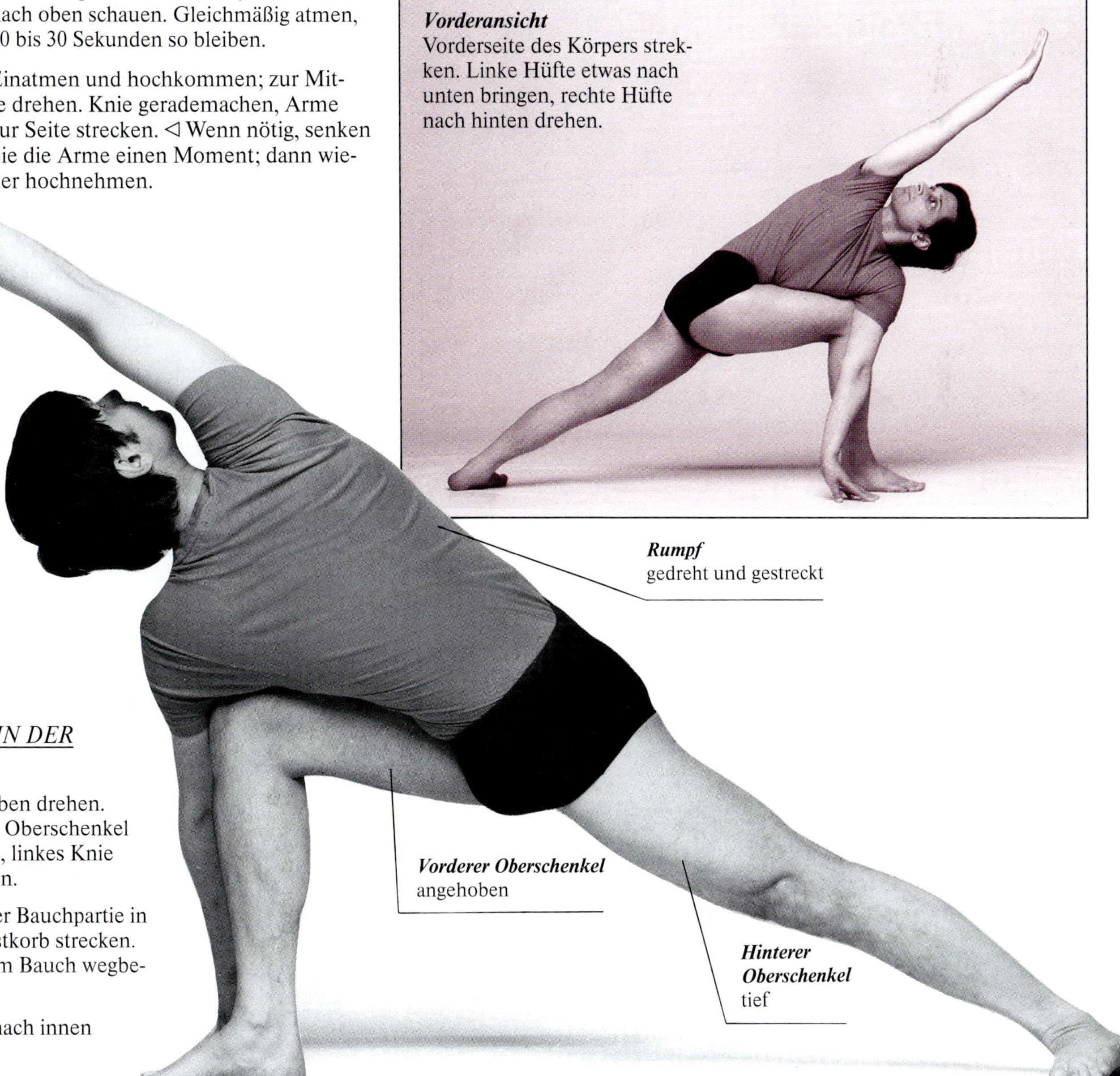

Vorderansicht
Vorderseite des Körpers strecken. Linke Hüfte etwas nach unten bringen, rechte Hüfte nach hinten drehen.

ARBEITEN IN DER STELLUNG

Weiter nach oben drehen. Dabei rechten Oberschenkel nicht anheben, linkes Knie gestreckt lassen.

Die Organe der Bauchpartie in Richtung Brustkorb strecken. Zwerchfell vom Bauch wegbewegen.

Den Rücken nach innen wölben.

परिवृत्त अर्ध चन्द्रासन

Parivṛtta ardha candrāsana

PARIVṚTTA = gedreht; *ARDHA* = halb; *CANDRA* = Mond

Die gedrehte Halbmond-Stellung, bei der der Rumpf um 180 Grad nach hinten gedreht wird, während man auf einem Bein balanciert. ◆◆

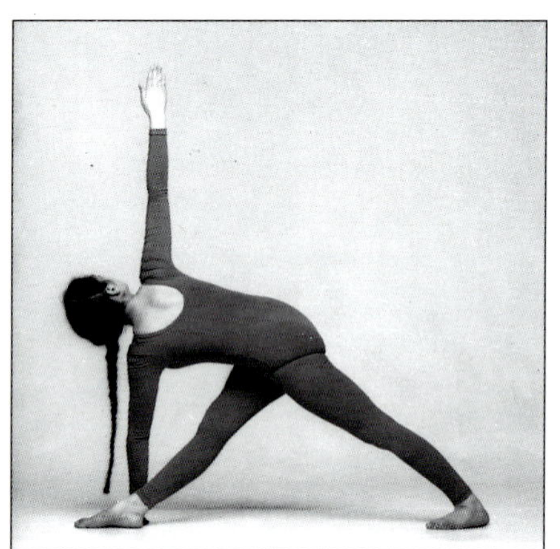

1 Tāḍāsana (S. 18) einnehmen. Einatmen und in die Grätsche springen, Füße im Abstand von einem bis 1,25 Meter voneinander entfernt aufsetzen; die Arme zur Seite strecken. ▷ Linkes Bein und linken Fuß 60 Grad nach innen, rechten Fuß 90 Grad nach außen drehen. Füße in eine Linie bringen (siehe Fokus S. 22). Die Verbindungslinie zwischen den Füßen ist das Zentrum, über dem der Rumpf gestreckt und gedreht wird. Ausatmen und in Parivṛtta trikoṇāsana (S. 34) gehen; die linke Hand wird neben der Außenkante des rechten Fußes aufgestützt, der rechte Arm ist in die Luft gestreckt und der Rumpf nach hinten gedreht. Zwei- oder drei Atemzüge lang in dieser Stellung verweilen.

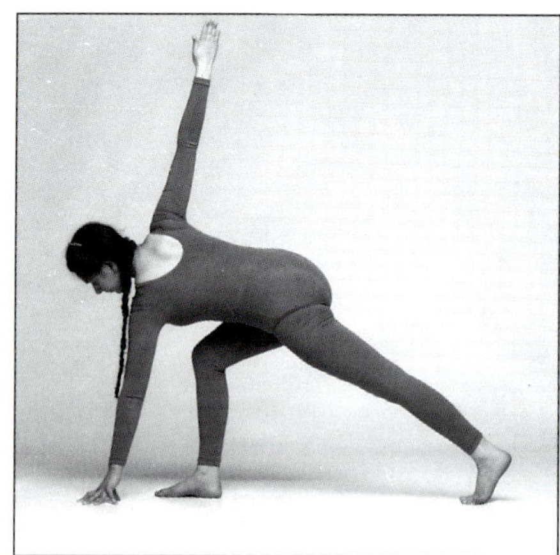

2 Rechtes Knie beugen, linke Hand etwa 30 Zentimeter vor dem rechten Fuß, in einer Linie mit ihm, aufsetzen, linken Fuß etwas nach innen nehmen.

ÜBUNGSVORSCHLÄGE

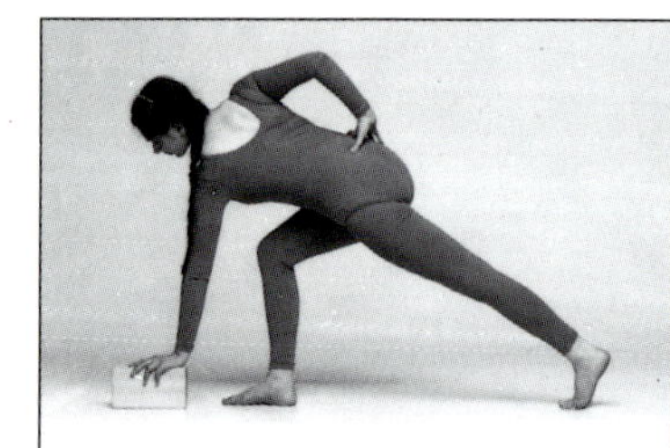

Rechte Hand auf die rechte Hüfte legen. Wenn Sie noch nicht beweglich genug sind, linke Hand auf der Innenseite des rechten Fußes lassen.

Die Hand auf einem Holzklotz neben dem rechten Fuß aufsetzen.

Den Fuß auf einen Sims legen.

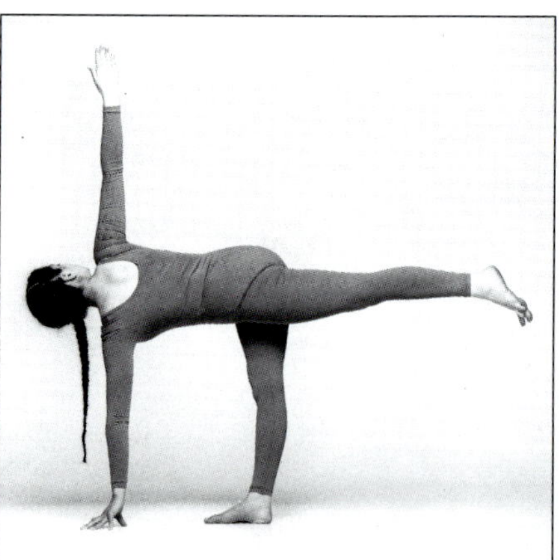

3 Gewicht des Körpers und die Hüften nach vorne nehmen; rechtes Bein gerade machen, linkes Bein auf Hüfthöhe anheben und so drehen, daß Knie und große Zehe nach unten weisen und die Beinrückseite zur Decke zeigt.

Rechtes Bein hochstrecken, Ferse und Zehen bleiben fest, das Fußgewölbe ist angehoben. Linkes Bein zurückstrecken, Ferse, Fußsohle und Zehen lang strecken. Rumpf drehen, linke Hüfte und linke Rumpfseite etwas nach unten bringen und dann nach rechts bewegen. Rechte Seite anheben und nach hinten drehen. (Die Vorderseite des Körpers zeigt jetzt ganz nach hinten.) Wirbelsäule, am Steißbein beginnend, strecken. Das linke Bein bleibt fest. Fingerkuppen der linken Hand auf den Boden drücken, den Arm nach außen drehen, linke Rumpfseite nach vorne bringen. Zum Schluß den rechten Arm kräftig hochstrecken, Kopf drehen und hochschauen. 20 bis 30 Sekunden Balance halten.

Ausatmen, rechtes Bein beugen, linkes Bein zurück und zum Boden nehmen. In Parivṛtta trikoṇāsana (S. 34) gehen.

Einatmen, hochkommen und nach vorne drehen. ◁ Von ▷ bis ◁ auf der linken Seite wiederholen. Mit einem Sprung die Beine schließen und die Arme senken.

परिवृत्त अर्ध चन्द्रासन

ARBEITEN IN DER STELLUNG

Rumpf und linkes Bein strecken und dadurch weiter auseinanderbringen. Linken Oberschenkel und linkes Knie sehr fest machen.

Linke Seite der Wirbelsäule in den Rumpf hineinziehen. Linke Brustkorbseite über das rechte Bein bringen, damit die Stellung gut ausgerichtet bleibt.

Hintere Rippen flach machen, Brustkorb weiter drehen. Brust- und Bauchpartie nach oben drehen.

Rumpf drehen
Bein nach hinten strecken
Schulterblätter nach innen nehmen

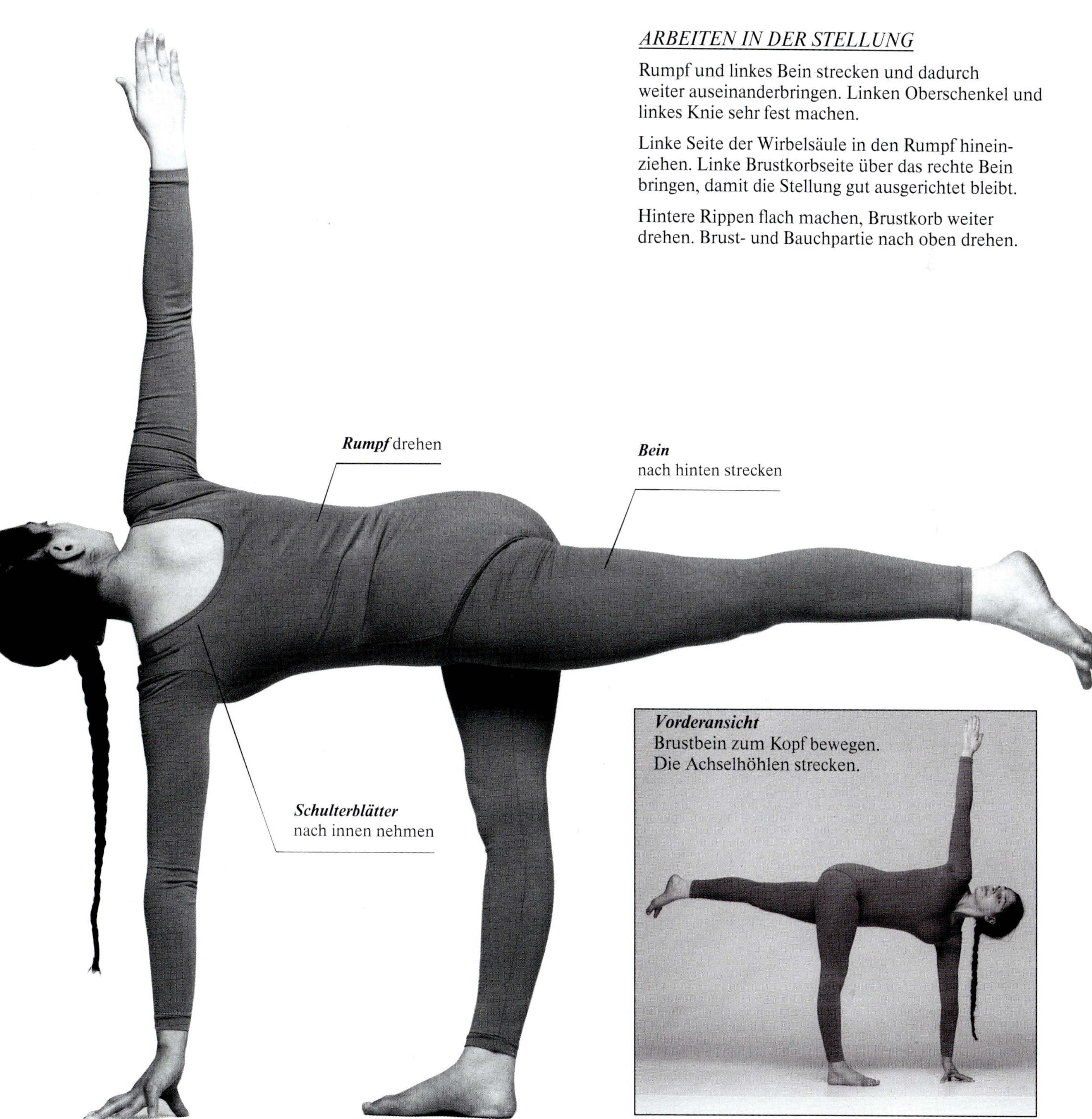

Vorderansicht
Brustbein zum Kopf bewegen.
Die Achselhöhlen strecken.

Pārśvottānāsana

PĀRŚVA = seitlich; *UTTĀN* = Streckung

Der Rumpf wird erst nach oben und dann nach unten über die Beine gestreckt. Die Hände befinden sich wie zum Gebet gefaltet hinter dem Rücken. ♦

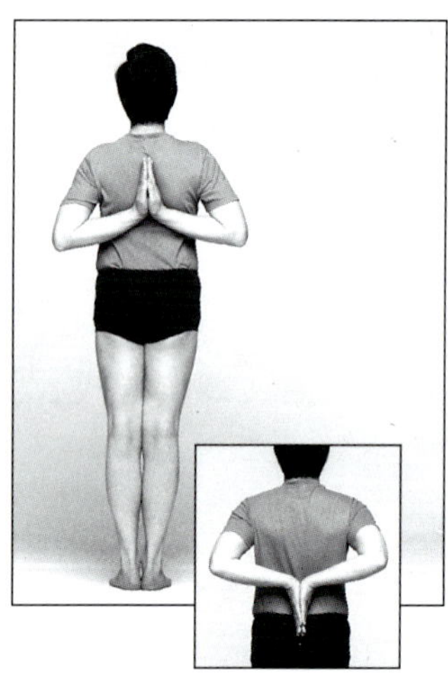

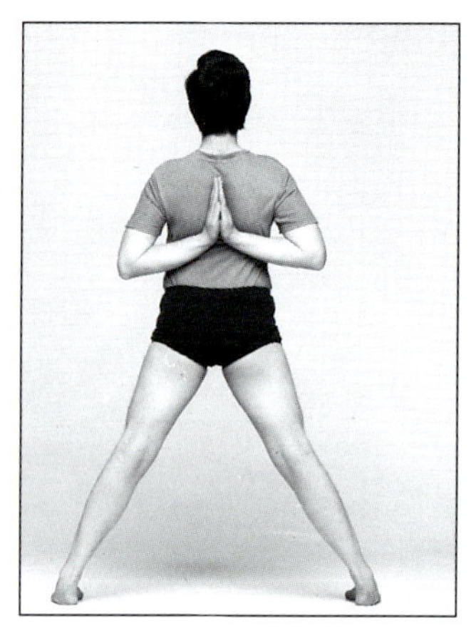

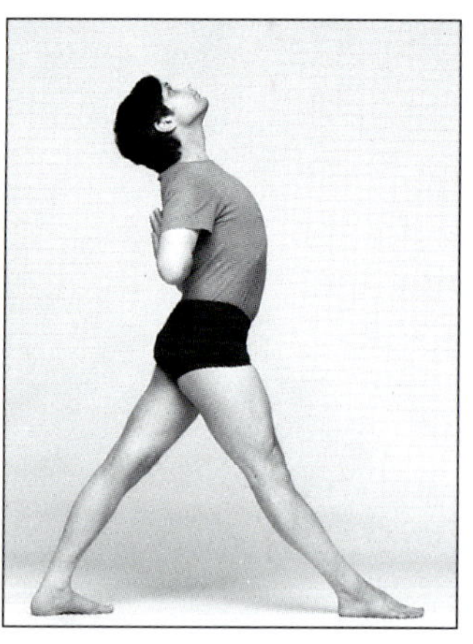

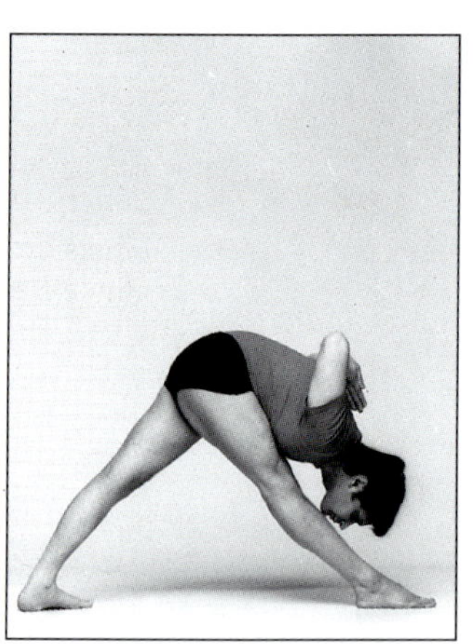

1 Tāḍāsana (S. 18) einnehmen. Handflächen hinter dem Rücken zusammenführen, die Finger liegen parallel und zeigen nach unten. Hände zum Rumpf und dann nach oben drehen. Nehmen Sie sie so hoch wie möglich zwischen die Schulterblätter. Die Handballen zusammenlegen, kleine Finger in die Wirbelsäule drücken. Finger hochstrecken, alle Knöchel flach machen. Oberarme nach außen drehen, Schultern und Ellenbogen zurück und nach unten nehmen.

2 Einatmen, in die Grätsche springen, Füße 1 bis 1,25 Meter voneinander aufsetzen. Nicht in der Lendenwirbelsäule einsinken, Steiß- und Kreuzbein in den Körper gedrückt lassen. Rumpf hochstrecken, Brustkorb öffnen.

ÜBUNGSVORSCHLÄGE

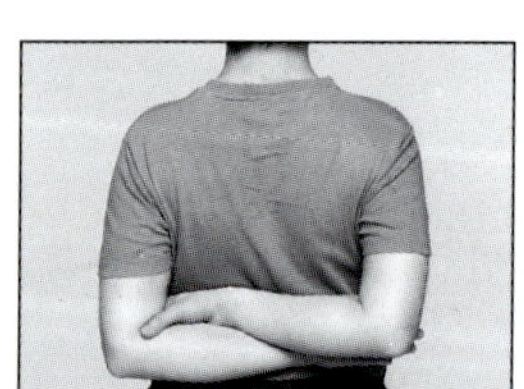

Wenn Sie die Handflächen nicht hinter dem Rücken zusammenlegen können, fassen Sie statt dessen Ihre Ellenbogen.

Bei mangelnder Beweglichkeit oder Rückenproblemen Hände auf einen Sims legen und Rumpf in die Waagrechte bringen wie in Uttānāsana I (S. 44).

Hände links und rechts vom Fuß auf den Boden aufsetzen.

Für einen besseren Halt den hinteren Fuß gegen eine Wand stellen (siehe Parivṛtta trikoṇāsana, S. 34).

3 Linkes Bein und linken Fuß etwa 60 Grad nach innen, das rechte Bein 90 Grad nach außen drehen, Hüften und Rumpf nach rechts drehen; Schambein, Nabel und Brustbein sollen nach vorne (nach rechts), die Wirbelsäule direkt nach hinten zeigen.

Die Beine fest lassen. Linkes Bein und linke Körperseite nach vorne drehen. Rechtes Bein und rechte Körperseite leicht zurückziehen.

Hüften, Taille und Brustkorb hochstrecken, um beide Körperhälften gleichmäßig zu dehnen. Kreuzbein, Lendenwirbel und Nieren in den Rumpf und nach oben nehmen, die obere Wirbelsäule nach innen wölben.

Brustkorb wölben, Brustbein in Richtung Kinn bewegen. Den Kopf zurücklegen, nach oben schauen, ohne den Hals zu überdehnen.

Einen Moment so bleiben, gleichmäßig atmen.

4 Ausatmen, dabei Rumpf über das rechte Bein senken und strecken; Sitzknochen auseinanderbringen, obere Enden der Oberschenkel zurückbewegen, linke Körperseite diagonal zum rechten Fuß hin strecken. Mit der Neigung ausatmen. Hüften, untere Bauchpartie und Brustkorb näher zum Bein bewegen; das Brustbein befindet sich über der Mitte des Beines. Den Kopf auf das Schienbein legen und Kopf und Nacken entspannen. 20 bis 30 Sekunden so verweilen, gleichmäßig atmen.

Einatmen und hochkommen. Rumpf hochstrecken, den Kopf heben. Nach vorne drehen. ◁ Von ▷ bis ◁ auf der linken Seite wiederholen, dann die Beine mit einem Sprung schließen und die Hände loslassen.

Übungsalternative
Statt wie in Schritt 4 nach oben zu kommen, zur Mitte drehen und Kopf und Rumpf tief lassen. Füße und Rumpf nach links drehen (Rumpf über das linke Bein gebeugt) und so bleiben. Einatmen, hochkommen, nach oben strecken, Kopf zurücknehmen. Erneut über das linke Bein beugen, unten bleiben; zur Mitte hochkommen, Rumpf heben, Füße springend schließen, die Hände loslassen.

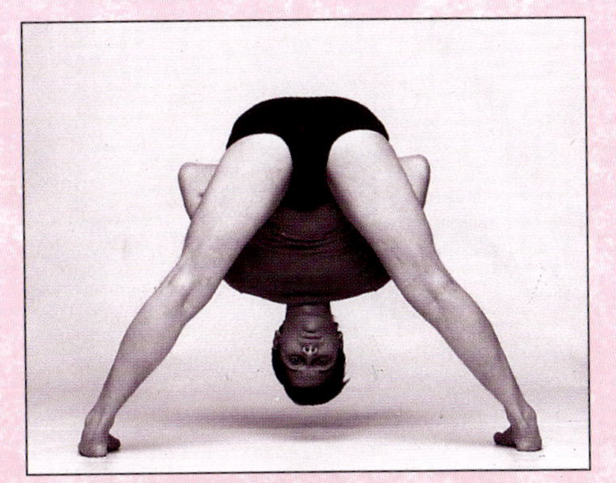

ARBEITEN IN DER STELLUNG

Die Außenkante des hinteren Fußes immer mehr auf den Boden pressen, um nicht zuviel Gewicht auf das vordere Bein zu legen. Die Hüften in einer Höhe halten und die Sitzknochen anheben, während Sie den Körper vorwärtsneigen.

Ellenbogen nach oben nehmen.

Vorderes Bein vom Kopf »wegschlagen«, hinteres Bein vom vorderen Bein »wegschlagen«.

Fokus *Beine drehen, wenn der hintere Fuß weit nach innen gedreht ist.*
Hinteren Fuß 60 Grad nach innen drehen, dabei Bein und Hüfte mitdrehen. Oberschenkelansatz nach hinten ziehen, so daß sich Ihr Körpergewicht dadurch auf die Beinrückseite verlagert und die Ferse auf den Boden gedrückt wird. Vorderen Fuß ausdrehen (siehe Fokus S. 22); Hüfte einziehen, so daß der Rumpf direkt nach vorne (nach rechts) zeigt. Hüften und Beine synchron miteinander bewegen.

Ellenbogen *anheben*

Rumpf *über das Bein strecken*

Beine *hoch- und nach hinten strecken*

Prasārita pādottānāsana I

PRASĀRITA = geweitet, ausgedehnt; *PĀDA* = Fuß, Bein; *UTTĀN* = gedehnt, gestreckt

Eine Ruhestellung, bei der man die Beine weit grätscht und hochstreckt. ♦

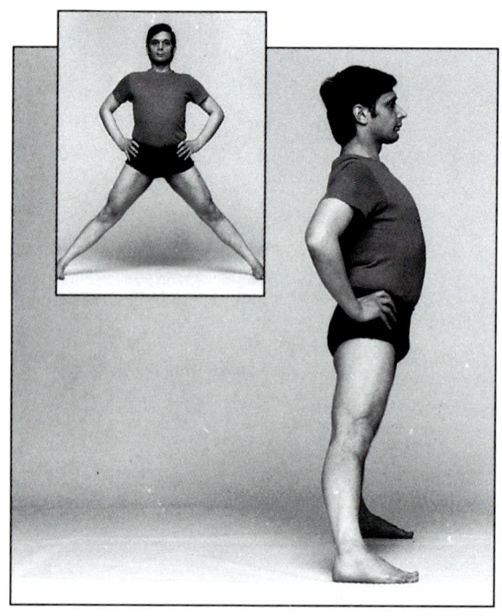

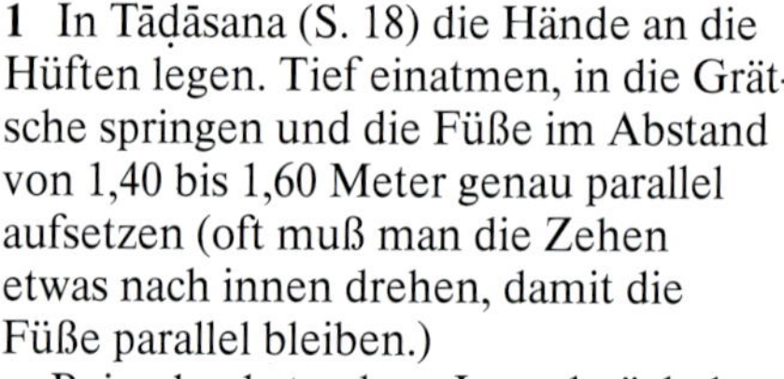

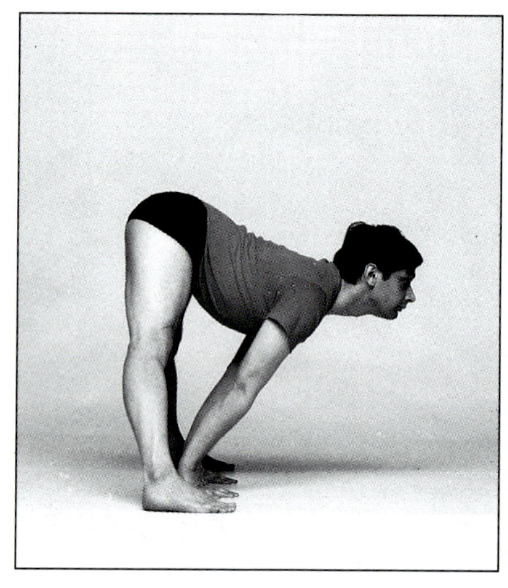

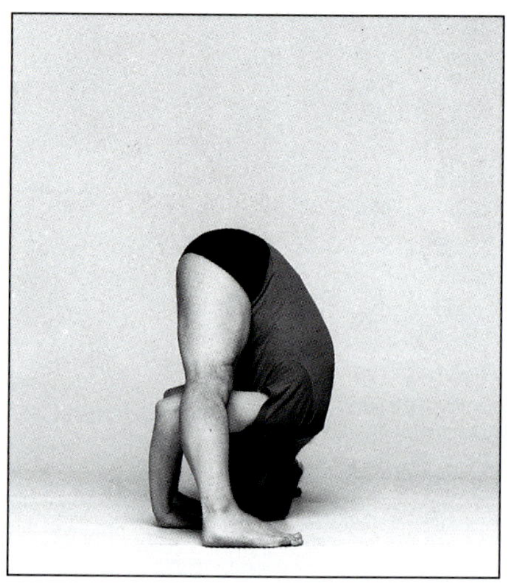

1 In Tāḍāsana (S. 18) die Hände an die Hüften legen. Tief einatmen, in die Grätsche springen und die Füße im Abstand von 1,40 bis 1,60 Meter genau parallel aufsetzen (oft muß man die Zehen etwas nach innen drehen, damit die Füße parallel bleiben.)

Beine hochstrecken; Innenknöchel, Schienbeine, Knie und Oberschenkel nach außen »schlagen« (siehe Fokus gegenüber).

Den Rumpf vom Hüftansatz aus hochstrecken. Zwei- oder dreimal atmen, Brustkorb heben, Schultern zurücknehmen.

2 Ausatmen und dabei den Rumpf in die Waagrechte neigen. Die Handflächen zwischen den Beinen auf den Boden legen, etwa schulterweit voneinander entfernt. Sitzknochen auseinanderbringen, um im Iliosacralgelenk Raum zu schaffen und einer Überlastung der Lendenwirbelsäule vorzubeugen. Die Handballen zum Boden drücken, Handflächen und Finger nach vorne strecken. Ellenbogen festmachen, Arme vom Handgelenk aus strecken.

Die Ansätze der Oberschenkel zurückgezogen halten, den Rumpf von den Sitzknochen aus in Richtung Kopf strekken. Hüften, Taille und Brustkorb nach unten bringen, dabei den oberen Brustkorbteil nach vorne bewegen, um ein leichtes Hohlkreuz zu bilden. Kinn anheben und geradeaus nach vorne schauen. 20 bis 30 Sekunden so bleiben, gleichmäßig atmen.

3 Ausatmen, Ellenbogen in einer Linie mit den Schultern nach hinten abwinkeln. Rumpf ganz tief neigen, Scheitelpunkt zum Boden bringen.

Unterarme senkrecht, Oberarme parallel zum Boden halten. Rumpf und Kopf entspannen. 30 Sekunden so bleiben, gleichmäßig atmen.

Einatmen und hochkommen; Hände an die Hüften legen, den Rumpf geradémachen. Wenn nötig, Füße etwas nach innen bringen. Ausatmen, Beine mit einem Sprung schließen, Arme senken.

ÜBUNGSVORSCHLÄGE

In Schritt 2 Hände unterhalb der Schultern aufsetzen und die Arme senkrecht lassen.

In der Schlußposition können Sie den Kopf auf einen Holzklotz oder ein festes Kissen aufsetzen.

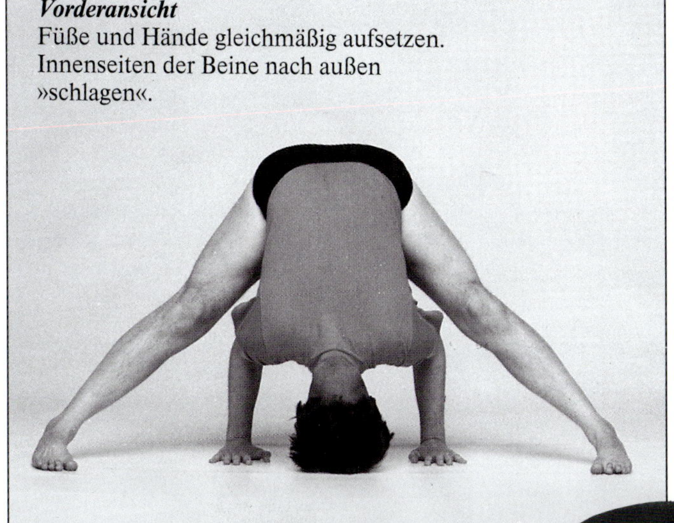

Vorderansicht
Füße und Hände gleichmäßig aufsetzen. Innenseiten der Beine nach außen »schlagen«.

ARBEITEN IN DER STELLUNG

Fußaußenseiten auf dem Boden, Knie gestreckt lassen. Beinposition unter Kontrolle halten, das Hochziehen der Beine und deren Abstand beibehalten. Wenn die Füße zu weit auseinanderrutschen, werden die Muskeln im Schritt und in den Oberschenkeln leicht überdehnt oder reißen. Oberschenkel am Ansatz nach oben ziehen. Sitzknochen anheben.

Kopf näher zu den Beinen, Hände weiter nach hinten bewegen, ohne daß die Schultern zusammenfallen oder die Halspartie gestaucht wird.

Die Verteilung des Körpergewichts zwischen Füßen, Händen und Kopf immer wieder korrigieren.

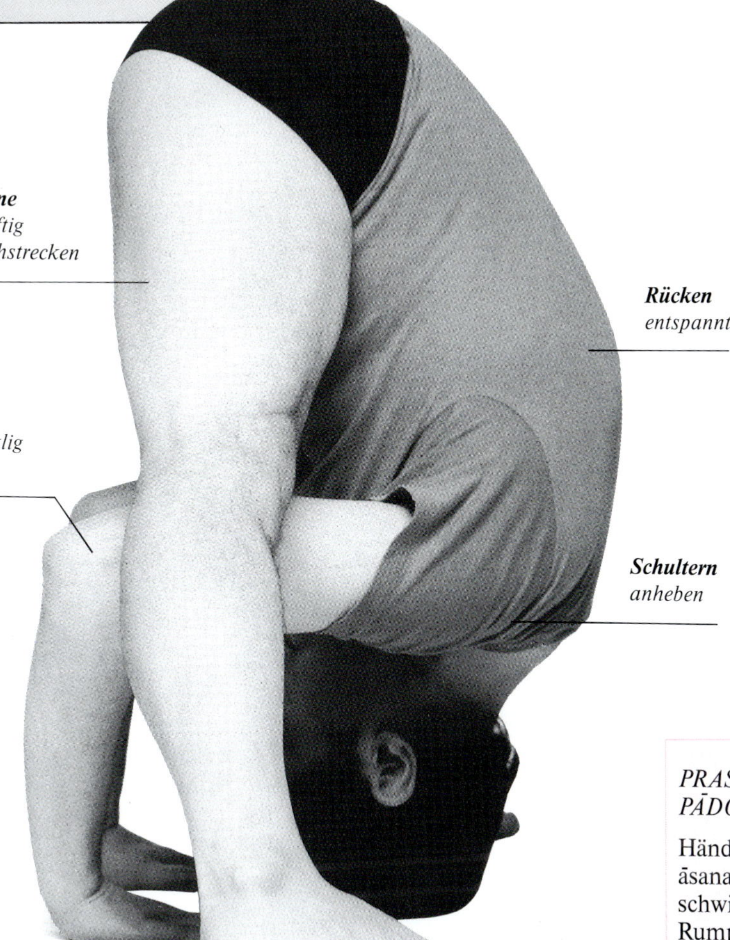

Beine *kräftig hochstrecken*

Rücken *entspannt*

Arme *rechtwinklig gebeugt*

Schultern *anheben*

Fokus *Beine nach außen »schlagen«*
Mit einer kräftigen Bewegung Innenseiten der Beine voneinander wegbringen; die Position der Füße bleibt unverändert.

PRASĀRITA PĀDOTTĀNĀSANA II

Hände wie in Pārśvottānāsana (S. 40) falten. Dies ist schwieriger, weil der Rumpf ohne Unterstützung der Hände gesenkt wird.
◆◆◆

Uttānāsana I

UTTĀNA = Streckung

Eine Uttānāsana-Version, die die Entspannung fördert und den Körper passiv in die Länge zieht. ♦

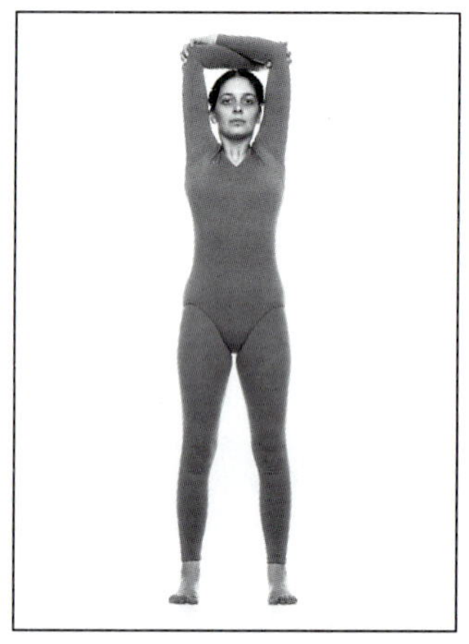

1 Im aufrechten Stand Füße etwa 30 Zentimeter öffnen. Ellenbogen fassen, einatmen und Arme über dem Kopf strecken. Dann die Ellenbogen zurücknehmen.

2 Ausatmen, Rumpf und Arme sinken lassen, die senkrecht stehenden Beine kräftig hochstrecken. An den Ellenbogen ziehen, den ganzen Körper nach unten strecken. Kopf- und Halspartie entspannen.

ÜBUNGSVORSCHLÄGE

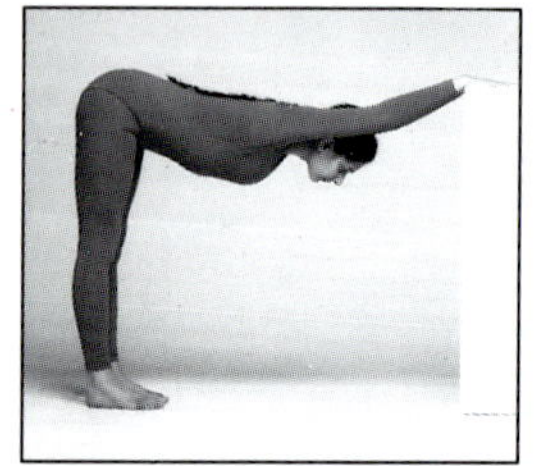

Wenn Sie sich nicht so tief beugen können, legen Sie die Hände in Hüfthöhe auf einen Sims. Nach vorne strecken.

Beine weiter öffnen.

Bei Ischiasproblemen nehmen Sie die Fersen nach außen und die Zehen nach innen.

ARBEITEN IN DER STELLUNG

Mehr Abstand zwischen den Sitzknochen schaffen.

Der Bauch ist entspannt und bewegt sich zum Brustkorb. Hüften und untere Bauchpartie näher an die Oberschenkel heranbringen.

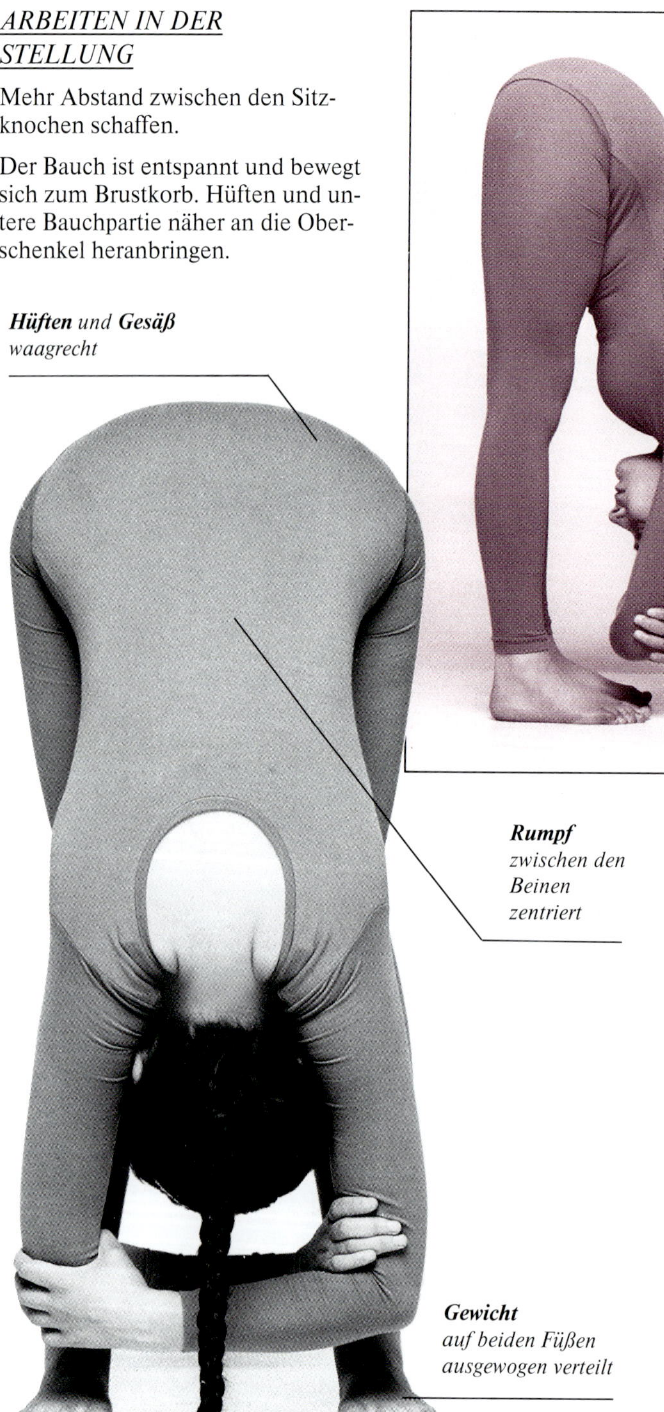

Seitenansicht
Körpergewicht ein wenig nach vorne auf die Fußballen verlagern, damit die Beine nicht schräg nach hinten geneigt sind.

Fokus *Knie award*

Uttānāsana II

Die Beine werden intensiv hoch-, der Rumpf wird kräftig nach unten gestreckt. ♦♦

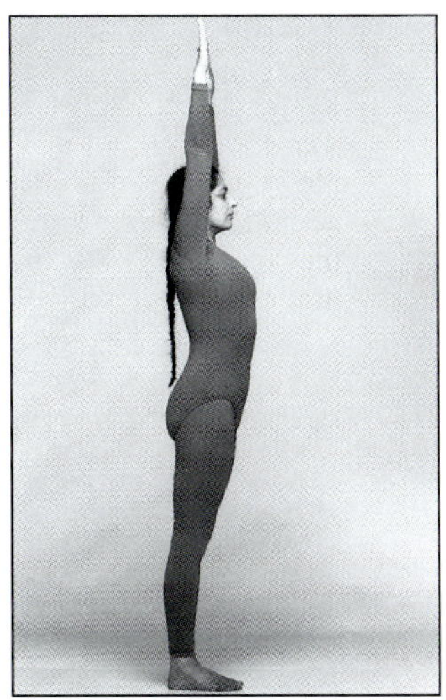

1 Tāḍāsana (S. 18) einnehmen. Einatmen und Arme wie in Ūrdhva hastāsana (S. 19) hochstrecken.

ÜBUNGSVORSCHLÄGE

Wenn es Ihnen an Beweglichkeit fehlt, Füße etwa 30 Zentimeter voneinander entfernt aufstellen.

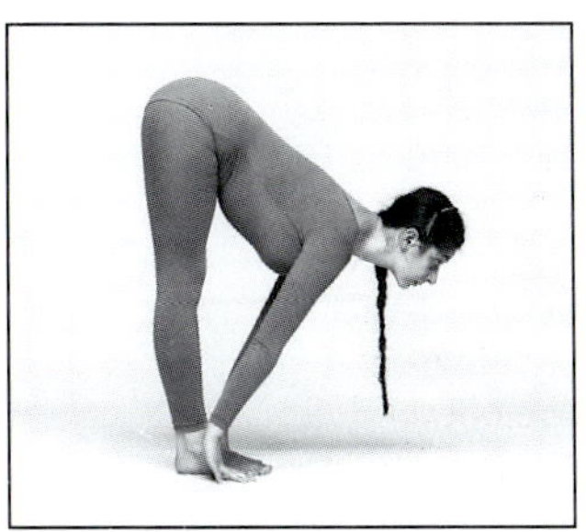

2 Ausatmen und dabei Rumpf und Arme nach unten schwingen, Hände neben den Füßen oder etwas weiter hinten aufsetzen. Den Blick nach vorne richten.

Beim Neigen des Rumpfes Sitzknochen weg von den Oberschenkeln nach außen bewegen.

3 Hüften, Bauch und Brustkorb näher zu den Beinen bringen, Kopf an die Schienbeine legen. Den Rumpf nach unten strecken; Bauch, Kopf und Hals entspannen.

Knie gestreckt lassen, Oberschenkelmuskeln nach oben ziehen. 20 bis 30 Sekunden so bleiben, gleichmäßig atmen.

Einatmen, in den Stand aufrichten und die Arme hochstrecken. Ausatmen und Arme senken.

Rumpf *an die Beine gelegt*
Schienbeine Knie *und* **Oberschenkel** *in einer senkrechten Linie*

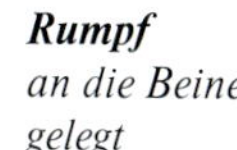

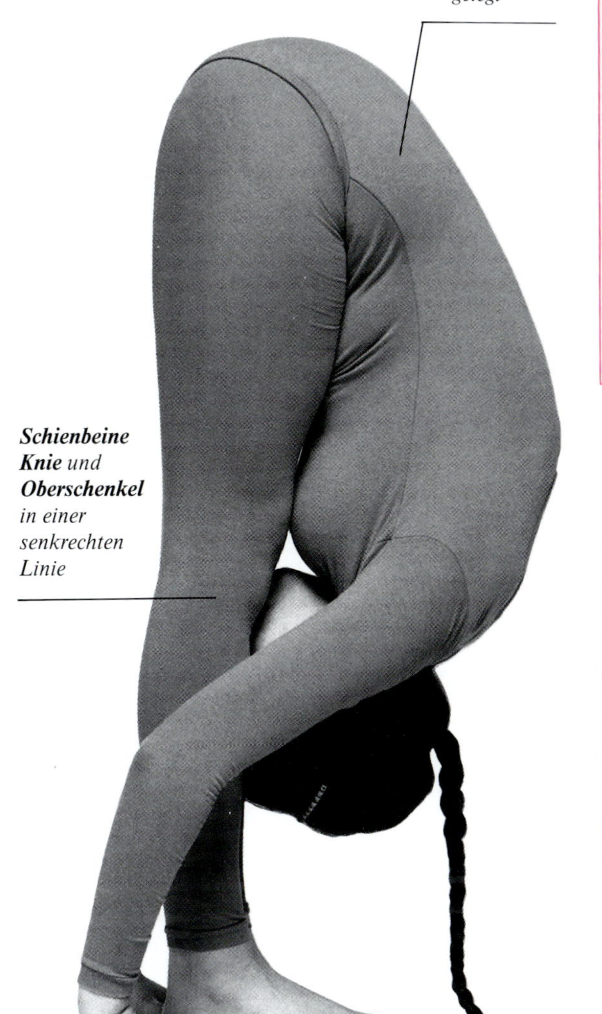

VARIATION

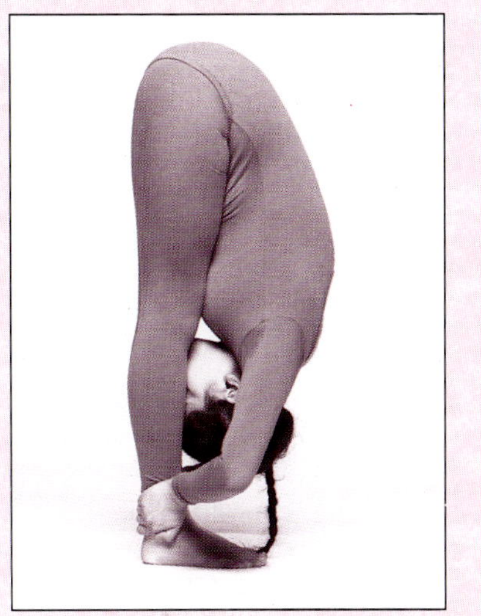

Fußgelenke von hinten umfassen, Ellenbogen nach außen abwinkeln. An den Fußgelenken ziehen, um so die Rumpfseiten nach unten zu strecken und die Wirbelsäule länger werden zu lassen. ♦♦♦

ARBEITEN IN DER STELLUNG

Auf die Füße achten (siehe Tāḍāsana, Füße, S. 18). Die Zehen aktiv halten.

Innenseiten der Fußgelenke, Knie und Schenkel zusammenhalten. Die Streckung sollte bis in die Oberschenkelansätze hineinreichen. Hüftgelenke nach innen rollen.

Vorderseite des Körpers und Wirbelsäule nach unten verlängern, Schulterblätter in Richtung Taille ziehen.

गरुडासन

Garuḍāsana

GARUḌA = Adler-Gottheit aus der indischen Mythologie

In dieser Balanceübung sind Arme und Beine eng umeinandergeschlungen. ♦

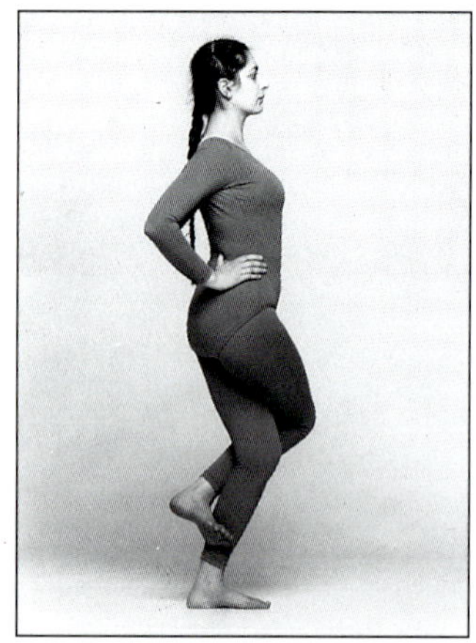

1 Tāḍāsana (S. 18) einnehmen, die Hände ruhen an den Hüften. ▷ Beine leicht beugen, rechtes Bein heben, auf dem linken balancieren. Ausatmen und dabei rechten Oberschenkel und rechtes Knie über das linke Bein kreuzen und rechtes Schienbein hinter die linke Wade bringen. Zehen des rechten Fußes innen am linken Schienbein einhaken.

2 Ellenbogen beugen und vor dem Brustkorb überkreuzen. Unterarme hochstrecken; Daumen weisen zum Kopf. Linken Ellenbogen über den rechten kreuzen und fest in die rechte Ellenbogenbeuge betten. Rechte Hand zum Gesicht bewegen, linke Hand vom Kopf entfernen, Hände aneinander vorbeiführen und Finger der rechten Hand gegen die linke Handfläche legen.

Ellenbogen auf Schulterhöhe heben. Hände und Finger hochstrecken. Gleichmäßig atmen, 20 bis 30 Sekunden Balance halten.

Verschränkung von Armen und Beinen lösen, aufrecht stehen. ◁ Von ▷ bis ◁ wiederholen; das rechte Bein ist nun Ihr Standbein.

Ellenbogen *angehoben*

Oberschenkel *überkreuzt*

Fuß *stabil*

ARBEITEN IN DER STELLUNG

Konzentrieren Sie sich auf Ihr Gleichgewicht. Stehen Sie fest auf dem linken Fuß; Ferse und große Zehe lassen Sie auf dem Boden.

Das Knie nicht nach außen drehen.

Lernen Sie, den Rumpf mit gebeugten Beinen nach oben zu strecken.

Vorderansicht
Arme und Beine sind fest umeinandergeschlungen. Die Taille ist nach oben gestreckt.

Fokus *Arm- und Beinbewegungen synchron ausführen*
Üben Sie, sowohl das rechte Bein mit einer Bewegung um das linke zu schlingen, als auch die Arme mit einer einzigen Bewegung zu verschränken. Später bewegen Sie Arme und Beine synchron.

उत्कटासन

Utkaṭāsana

UTKAṬA = kraftvoll, mächtig

Die gebeugten Beine bilden zusammen mit dem gestreckten Rumpf und den gespannten Armen eine dynamische Zickzacklinie. Arme und Fersen werden entgegengesetzt gestreckt, die Hüften gehen wie zum Sitzen nach unten. ♦

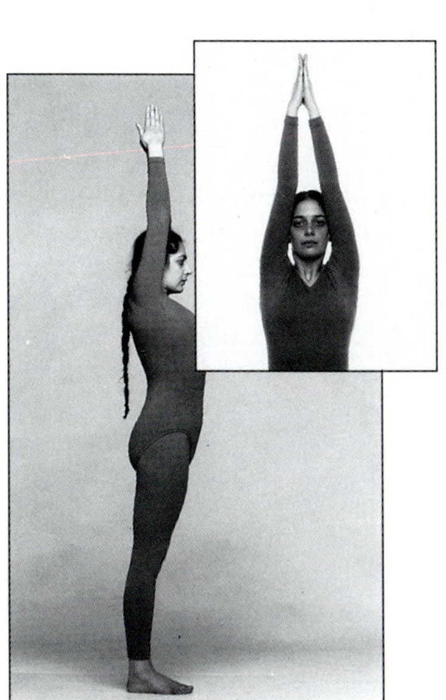

1 Tāḍāsana (S. 18) einnehmen. Einatmen und Arme nach vorne und dann über den Kopf strecken. Handflächen gegeneinander legen (oder Arme parallel halten).

2 Die Fersen bleiben auf dem Boden. Arme und oberen Rumpf angehoben lassen, ausatmen, Beine etwa 60 Grad beugen. Fußgelenke, Knie und Hüften beugen.

Die Muskeln der Körperrückseite anspannen und lang hochstrecken. Nieren, hintere Rippen und Schulterblätter weit nach innen nehmen. Bauch strecken, Brustkorb heben, Achselhöhlen strecken. Ellenbogen gestreckt lassen, den Blick gerade nach vorne richten. 20 bis 30 Sekunden so bleiben und gleichmäßig atmen.

Ausatmen, dabei die Beine grademachen und die Arme senken.

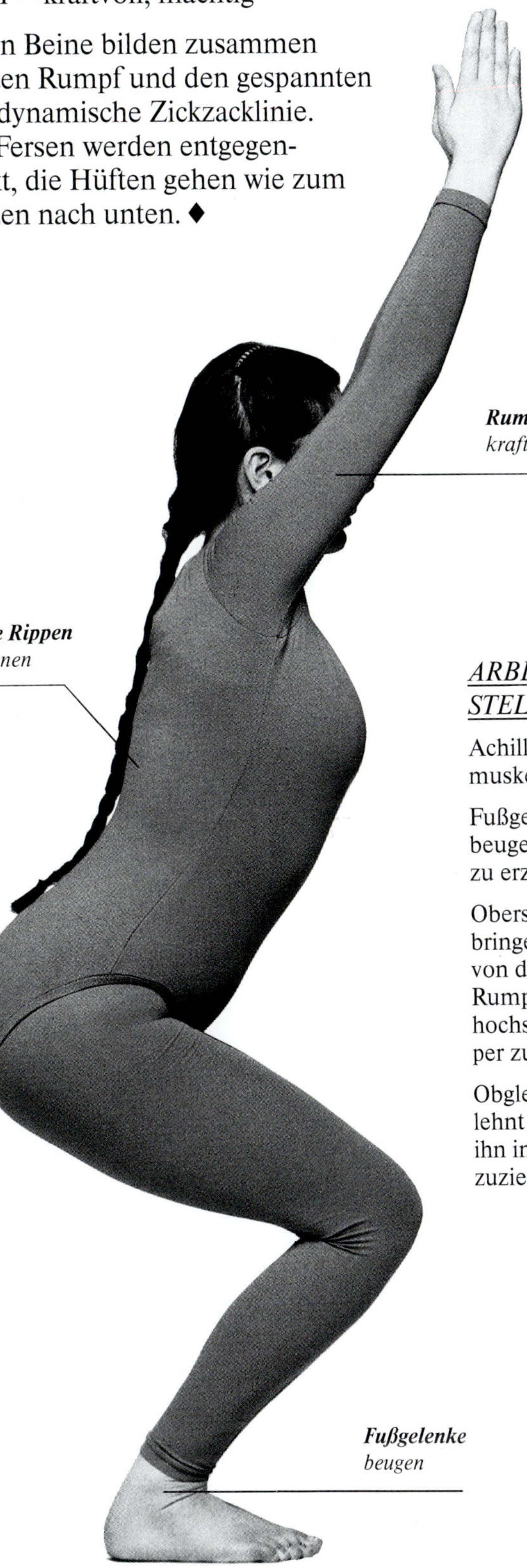

Rumpf** und **Arme
kraftvoll nach oben

Hintere Rippen
nach innen

Fußgelenke
beugen

ARBEITEN IN DER STELLUNG

Achillessehnen und Wadenmuskeln hochstrecken.

Fußgelenke und Knie weiter beugen, um spitzere Winkel zu erzielen.

Oberschenkelansätze tiefer bringen, Hüften und Bauch von den Beinen wegheben. Rumpf und Arme lang hochstrecken, ohne den Körper zu überlasten.

Obgleich der Rumpf vorgelehnt ist, bemühen Sie sich, ihn in die Senkrechte zurückzuziehen.

Parīghāsana

PARĪGHA = Portal, Schranke

Der Rumpf wird im Kniestand weit zur Seite geneigt. Der Körper symbolisiert ein Portal mit einer Schranke. ♦

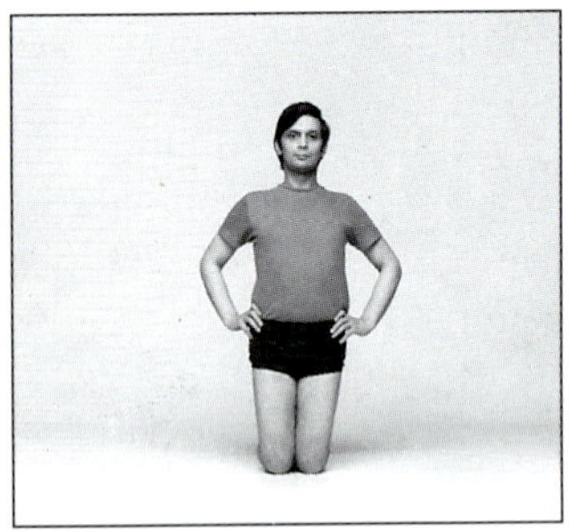

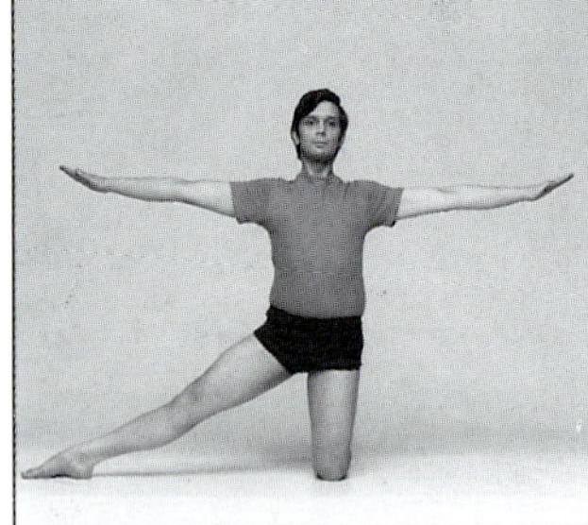

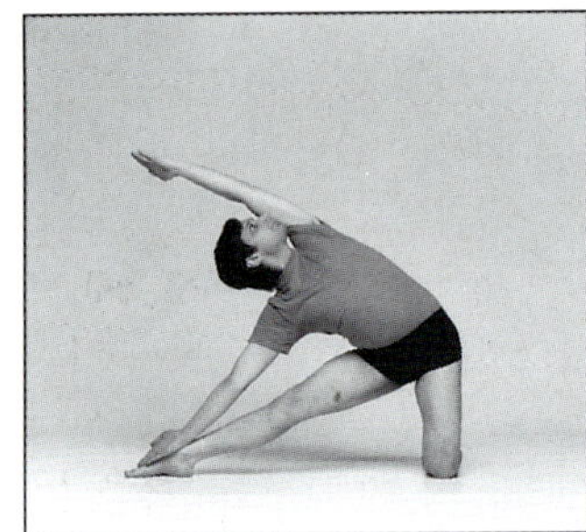

1 In den Kniestand gehen, Oberschenkel senkrecht zum Boden; Knie und Füße befinden sich nebeneinander und in einer Linie.

Hüften nach unten drücken, Rumpf hochstrekken. Brustkorb öffnen und Schultern zurücknehmen. Oberschenkelansätze und Hüften etwas vorschieben, das Steißbein nach innen nehmen.

Mehrmals atmen und auf korrekte Körperausrichtung achten.

2 ▷ Ausatmen, rechtes Bein nach rechts strecken; gleichzeitig die Arme zur Seite führen. Rechtes Knie strecken, Oberschenkel im Hüftgelenk nach außen drehen. Das Knie zeigt zur Decke, Bein und Hüfte bilden eine Linie.

Rechte Ferse auf dem Boden strecken, Sohle nach oben dehnen, dann den Fuß als Verlängerung des Beines aufsetzen.

3 Ausatmen und den Rumpf dabei seitwärts über das rechte Bein neigen. Rechten Arm strecken, Handrücken auf das Schienbein legen; linken Arm über dem Ohr nach oben strecken. Körpervorderseite nach oben drehen, linke Seite zurücknehmen, so daß der Rumpf nach vorne ausgerichtet ist.

4 Während Sie den Rumpf senken, Arme und Handflächen drehen. (Rumpf und Arme synchron bewegen). Rechten Arm weiter strecken, Handrücken auf den Fuß legen; gleichzeitig den linken Arm nach unten zur rechten Hand hin strecken.

Kopf drehen, nach oben schauen. 20 bis 30 Sekunden so bleiben, gleichmäßig atmen.

Einatmen, hochkommen, rechtes Knie auf den Boden aufsetzen, nach oben strecken, den Körper ausrichten. ◁

Von ▷ bis ◁ auf der linken Seite wiederholen.

ÜBUNGSVORSCHLÄGE

Rechte Fußsohle leicht erhoben lassen, indem Sie sie auf eine Unterlage setzen.

ARBEITEN IN DER STELLUNG

Oberen Ansatz des rechten Oberschenkels zur Hüfte hin einziehen. Weiter in die Hüfte hineinbeugen, Rumpf näher zum Schenkel bringen.

Den Rumpf gestreckt halten und die Arme gerademachen. Rechte Seite des Rückens nach innen wölben.

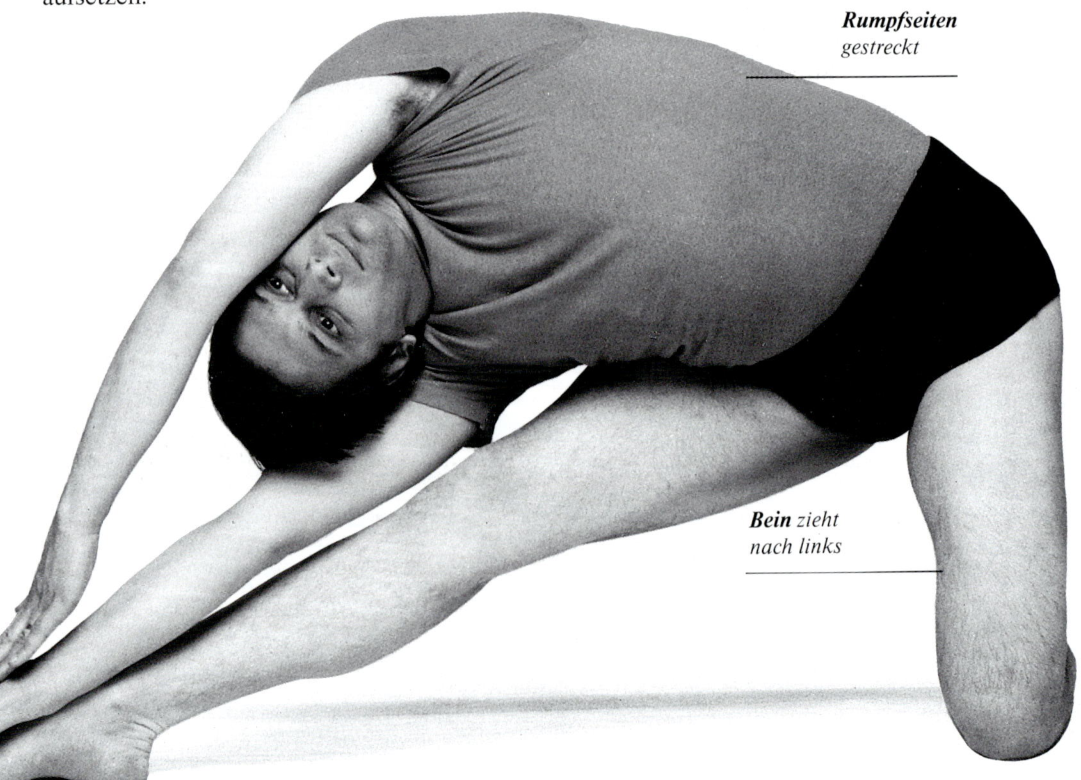

ÜBUNGEN IM SITZEN

Streckung bedeutet Raum, Raum bedeutet Freiheit, Freiheit bedeutet Genauigkeit. Genauigkeit ist Wahrheit, und Wahrheit ist Gott.

B. K. S. IYENGAR

Die Übungen im Sitzen wirken beruhigend. Sie beseitigen Müdigkeit, erfrischen den Geist und besänftigen die Nerven. Sie regulieren den Blutdruck und unterstützen die Regeneration nach einer Krankheit. Außerdem fördern die Stellungen den erholsamen, gesunden Schlaf. Man unterscheidet zwei Kategorien: aufrechte Stellungen, bei denen die Beine in verschiedene Haltungen gebracht werden, und solche, bei denen der Rumpf über die Beine gebeugt wird.

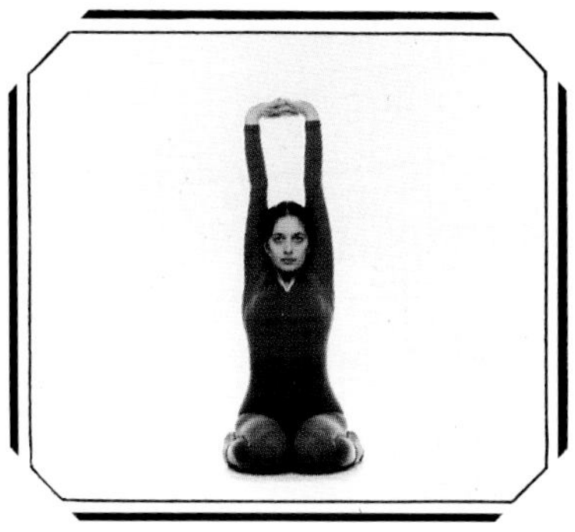

ÜBUNGSHINWEISE

Am besten sitzt man auf ein oder zwei gefalteten Decken, um dem Lendenwirbelbereich mehr Bewegungsfreiheit zu geben.

Der Körper sollte nach dem Raum ausgerichtet sein. Wenn die Vorwärtsbeugen sorgfältig, mit ruhiger Atmung ausgeführt werden, fördern sie einen meditativen Zustand innerer Gelassenheit. Sie können aber auch aktivierend wirken, wenn man sie, forsch atmend, mit mehr Energie ausführt. Der durch die Streckungen erzeugte Freiraum in der Wirbelsäule hat einen belebenden Effekt. Man kann aber den Rücken auch hochstrekken und dabei nach innen wölben. Das kräftigt die Wirbelsäule und unterstützt die Dehnung der Körpervorderseite. Wenn man mit einem Gürtel (aus Stoff!) um den Fuß arbeitet, sollte der Fuß gegen den Gürtel drücken, während die Hände an ihm ziehen, um den Rumpf nach vorne zu bringen.

Was das Halten der Stellungen angeht, so ist die jeweilige Mindestdauer angegeben. Je kräftiger die Rückenmuskulatur wird, um so länger sollten Sie in der Stellung verweilen, vorausgesetzt, Sie überlasten sich nicht.

Vorwärtsbeugen, bei denen die Stirn auf einem Hocker oder Polster (siehe S. 64) liegt, sind regenerierend und können mehrere Minuten gehalten werden.

Diese Stellungen sind speziell für Frauen während der Menstruation zu empfehlen.

Mitunter verursacht das gebeugte Knie Schmerzen oder ein unangenehmes Ziehen, vor allem, wenn es verletzt war. Dann ist es unbedingt notwendig, mit einer Unterlage und besonders behutsam zu arbeiten (siehe S. 50f., S. 54f.). Durch korrektes Üben wird das Knie allmählich belastbarer. Bei starker Rückenbeanspruchung kann man nach Vorwärtsbeugen Drehübungen ausführen.

Vorsicht: Bei schwacher Lendenwirbelsäule und bei Depressionen die Vorwärtsbeugen mit leicht nach innen gewölbter Wirbelsäule ausführen. Während der Schwangerschaft Überlastungen vermeiden: mit Hilfe eines Gürtels den Fuß halten, damit Lendenwirbelsäule und Bauchpartie angehoben werden können.

Vīrāsana

VĪRA = Held

Eine wundervolle Methode, um müde Beine zu entspannen und zu beleben. Gut geeignet als Meditationshaltung. ♦

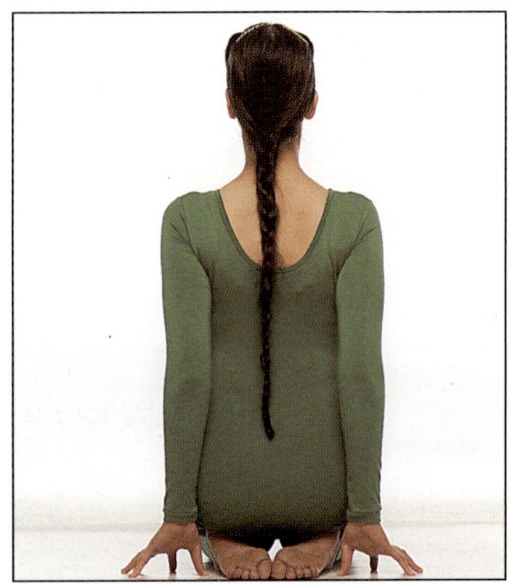

1 Aufrecht auf den Fersen sitzen, die Knie zeigen parallel nach vorne. Auf der Mitte der Füße sitzen.

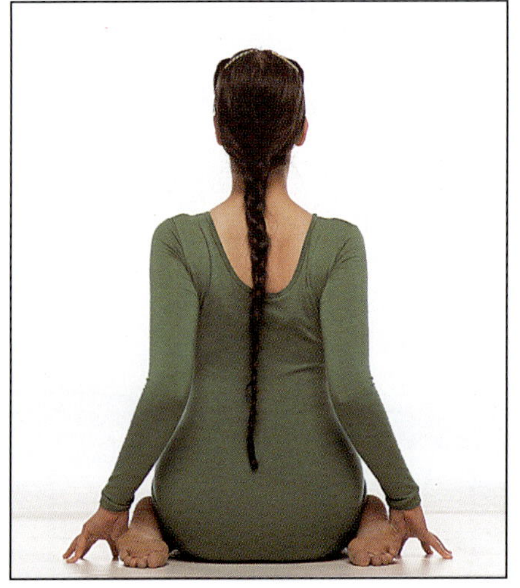

2 Füße etwas auseinanderbringen und auf den Fersenrändern sitzen. Gesäß kurz anheben und die äußeren Wadenmuskeln mit den Fingern von den Knien weg zur Seite ziehen. Danach Füße weiter öffnen und dazwischen setzen. Die Knie bleiben zusammen.

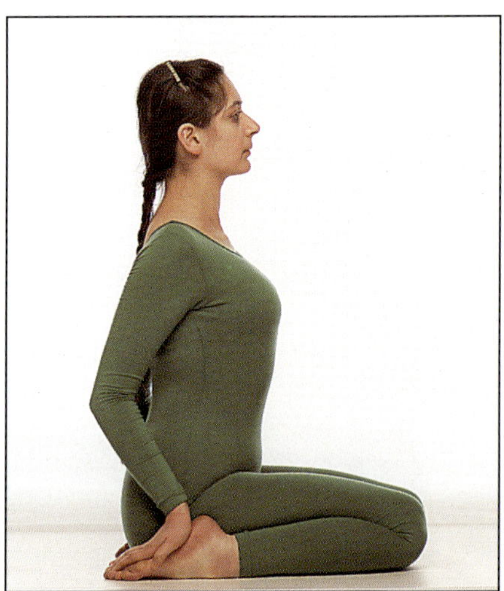

3 Arme nach außen drehen, Hände auf die Füße und Finger auf die Zehen legen. Oberschenkel und Knie nach außen drehen, so daß die Schienbeine zum Boden und die Oberschenkelvorderseiten zur Decke zeigen. Rumpf zentrieren, beide Seiten im gleichen Maße hochstrecken. Kopf geradehalten, den Blick nach innen lenken. Wenn die Beine sich in der Position wohl fühlen, bleiben Sie fünf bis zehn Minuten so sitzen.

Dann die Beine wieder ausstrecken.

Übungsalternative
Wie in Schritt 1 von Parighāsana (S. 48) knien. Füße öffnen und zwischen die Beine setzen.

ÜBUNGSVORSCHLÄGE

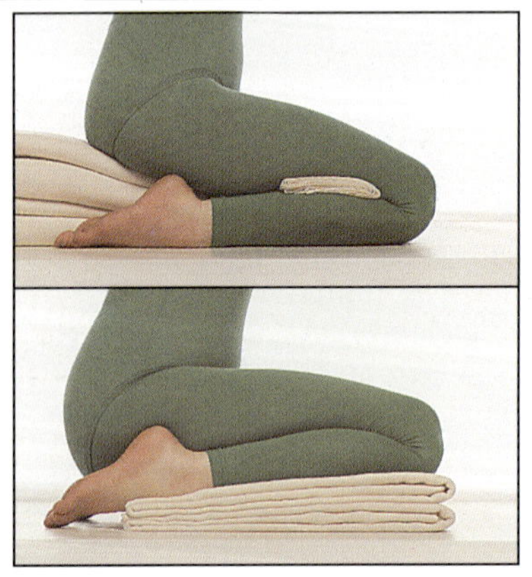

Zum Schutz vor Überlastung auf gefalteten Decken sitzen, damit die Lendenwirbelsäule angehoben und die Haltung der Beine bequemer wird.

Ein dünngefaltetes Handtuch in die Kniekehlen legen.

Wenn Ihre Füße und Fußgelenke nicht beweglich genug sind, knien Sie mit den Schienbeinen auf zwei oder drei Decken; Füße über den Rand hängen lassen.

ARBEITEN IN DER STELLUNG

Hüften anheben, Sitzknochen auf dem Boden lassen; Bauch und Rumpf hochstrecken.

Bewegen Sie Lendenwirbel und Nieren nach innen, ohne daß die freien Rippen nach vorne kommen.

Zwerchfell anheben. Schultern über den Hüften ausgewogen halten und mit aufrechtem Rücken sitzen.

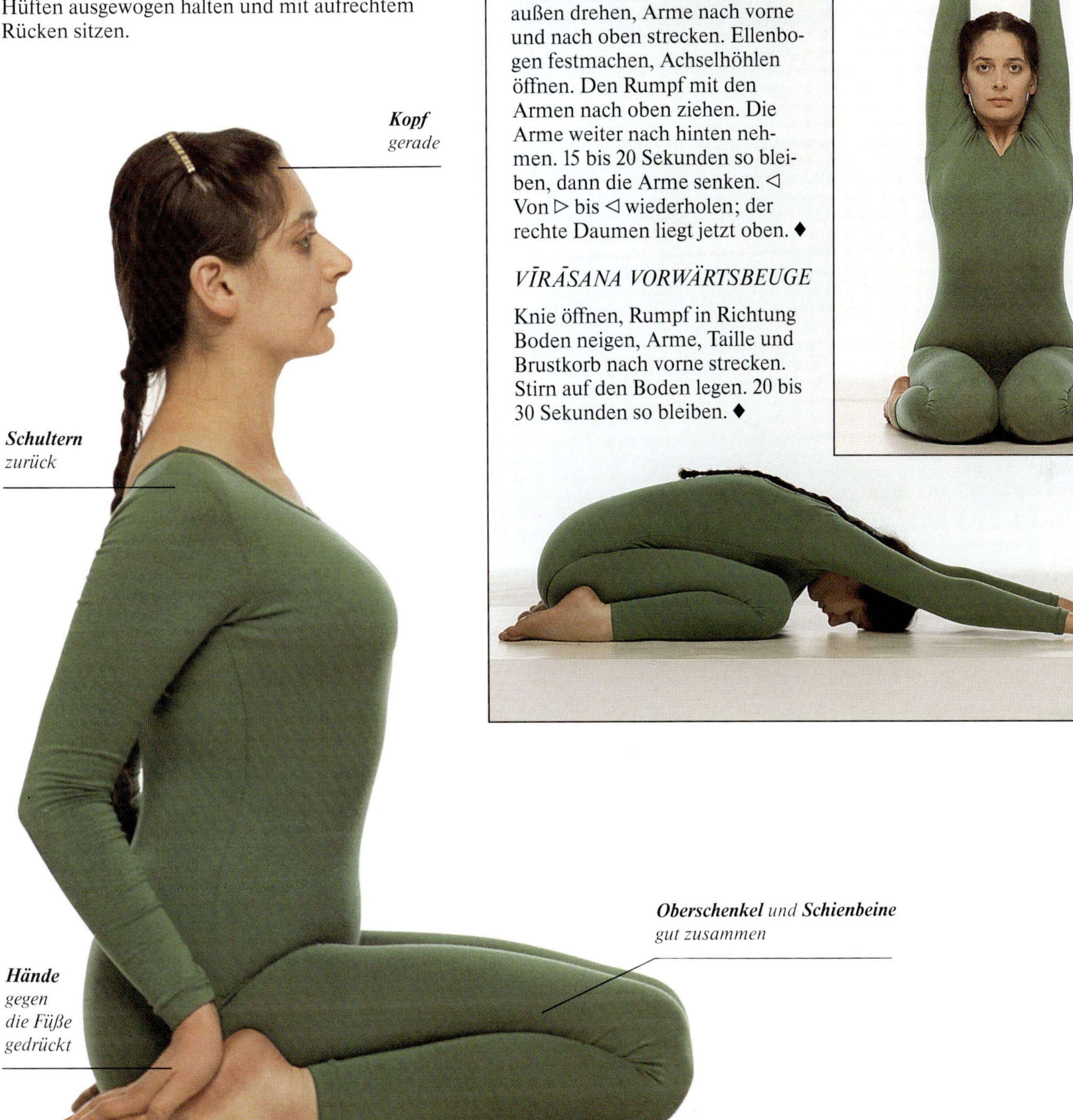

PARVATĀSANA

PARVATA = Berg

▷ Hände falten, so daß Daumen und Finger der rechten Hand über denen der linken liegen, Fingerzwischenhäute berühren einander. Handflächen nach außen drehen, Arme nach vorne und nach oben strecken. Ellenbogen festmachen, Achselhöhlen öffnen. Den Rumpf mit den Armen nach oben ziehen. Die Arme weiter nach hinten nehmen. 15 bis 20 Sekunden so bleiben, dann die Arme senken. ◁ Von ▷ bis ◁ wiederholen; der rechte Daumen liegt jetzt oben. ◆

VĪRĀSANA VORWÄRTSBEUGE

Knie öffnen, Rumpf in Richtung Boden neigen, Arme, Taille und Brustkorb nach vorne strecken. Stirn auf den Boden legen. 20 bis 30 Sekunden so bleiben. ◆

दंडासन

Daṇḍāsana

DAṆḌA = Stab oder Stange

Dies ist die Grundhaltung für alle Sitz- und Drehstellungen. Der Rumpf ist aufrecht, die Beine werden gestreckt. ♦

Auf dem Boden sitzen, Beine nach vorne strecken, Rumpf aufrecht halten. Innenseiten der Knie und Fußgelenke zusammenbringen. Handflächen neben den Hüften auf den Boden legen, die Finger zeigen nach vorne. 15 bis 20 Sekunden so bleiben.

Beine und Füße

Beine und Fersen nach vorne strecken, parallel und zentriert halten. Sohlen, Fußrücken und Zehen nach oben strecken. Füße parallel halten: Innenkanten der Füße von den Beinen wegbewegen und die Außenkanten leicht zurückziehen.

Knie geademachen, indem Sie die Kniescheiben in die Kniegelenke hineindrücken und die Kniekehlen strecken. Oberschenkel, Knie und Schienbeine zum Boden pressen. Oberschenkelansätze zum Rumpf hin einziehen.

ÜBUNGSVORSCHLÄGE

Sollte Ihre Lendenwirbelsäule nach hinten sinken, setzen Sie sich auf zwei gefaltete Decken.

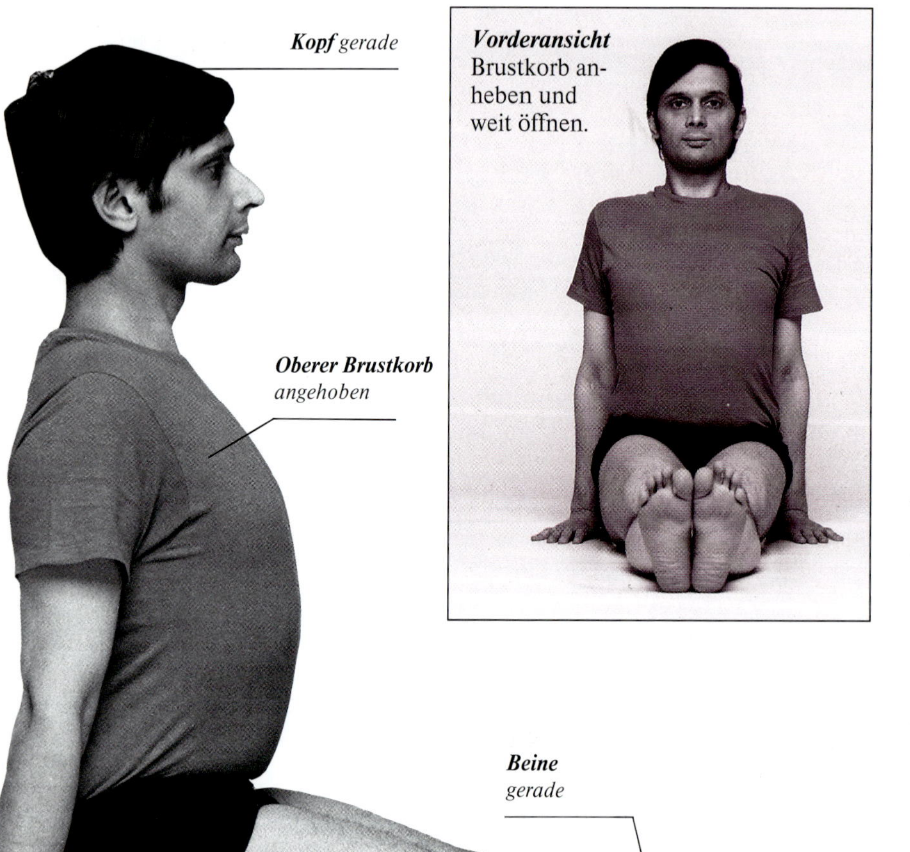

Vorderansicht Brustkorb anheben und weit öffnen.

Rumpf und Arme

Hände auf den Boden drücken, Rumpfseiten und Körperrückseite hochstrecken. Kreuzbein und Lendenwirbelsäule strecken. Brustkorb anheben, Schulterblätter in den Rücken drücken. Die Oberarme nach außen drehen, Ellenbogen festmachen.

Körpervorderseite vom Schambein aus hochstrecken. Die untere Bauchpartie leicht zurückgezogen halten, dabei nicht verspannen. Brustbein, Rippen und Schlüsselbeine anheben. Die Schultern nach hinten und nach unten bewegen. Öffnen Sie den Brustkorb und atmen Sie gleichmäßig.

Kopf

Den Kopf nicht neigen oder schräg halten, sondern aufrecht und geradeaus schauen.

Fokus *Ausrichtung*
Die Körperhälften parallel halten. Gesicht und Rumpf in der Mitte zentrieren (siehe auch Tāḍāsana, S. 19).

REFLEXION
Detailgenaues Arbeiten gibt den Stellungen Genauigkeit. Genauigkeit verhilft zu Perfektion und Wahrheit. Wahrheit ist Gott. Aufmerksames Beobachten schult das innere Auge, so daß es subtile Veränderungen im Körper registriert. Auf die zunehmende Übungsgenauigkeit antwortet der Körper durch das Anzeigen selbst winzigster Fortschritte. Auf diese Weise wird das Üben mit dem Licht des Verstehens erfüllt – Klarheit im Yoga ist erreicht.

सुखासन

Sukhāsana

SUKHA = glücklich, bequem, angenehm

In dieser einfachen Stellung werden die Beine überkreuzt. ♦

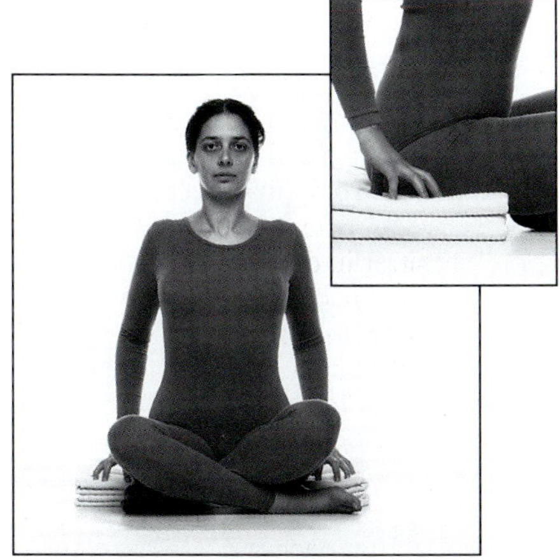

1 In Daṇḍāsana (S. 52) sitzen. ▷ Beine beugen, rechtes Schienbein über das linke kreuzen. Knie näher zusammenbringen. Finger neben den Hüften gewölbt aufsetzen.

2 Fest auf dem Boden sitzen. Fingerkuppen auf den Boden drücken, um den Rumpf senkrecht nach oben zu strecken. Hände auf die Knie legen. (Um gerader zu sitzen, die Arme über den Kopf heben und den Körper hochstrecken. Dann die Arme wieder senken.)

Gleichmäßig atmen. 20 bis 30 Sekunden so sitzen, den Kopf gerade, die Augen entspannt lassen. ◁

Von ▷ bis ◁ wiederholen, diesmal das linke über das rechte Schienbein kreuzen.

ÜBUNGSVORSCHLÄGE

Auf zwei oder drei gefalteten Decken sitzen.

Die Oberschenkel mit Decken unterstützen.

Bei schwacher Rückenmuskulatur gegen eine Wand setzen und ein kleines Kissen hinter den oberen bzw. unteren Rücken klemmen.

Rückenansicht
Kreuzbein nach innen und nach oben bewegen.

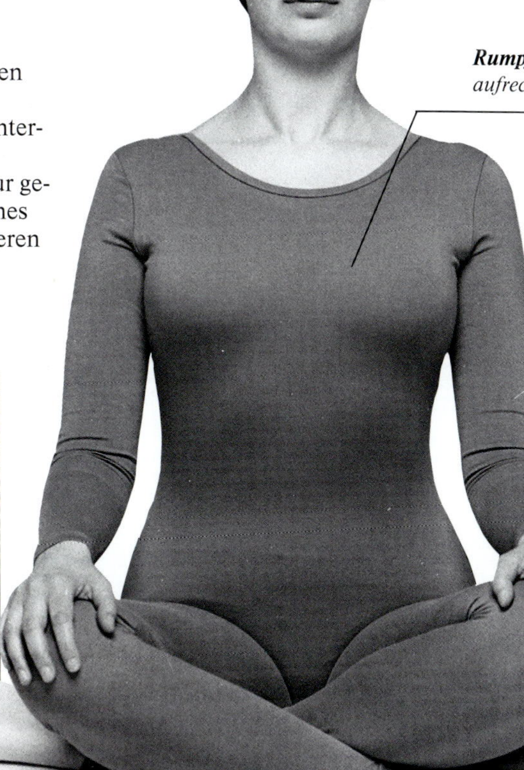

PARVATĀSANA

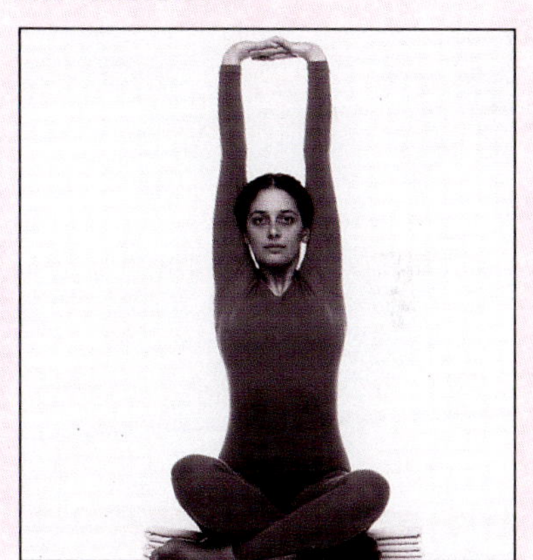

Wie in Vīrāsana (S. 51) ausführen. Auf der anderen Seite wiederholen. ♦

SUKHĀSANA VORWÄRTSBEUGE

Über die Beine beugen, Arme nach vorne strecken, den Kopf auf den Boden bringen. ♦

ARBEITEN IN DER STELLUNG

Lernen Sie, aufrecht zu sitzen. Unteren Rumpf hochstrecken, ohne den Bauch zu verspannen. Brustkorb öffnen, indem Sie die Wirbelsäule in den Körper hinein und die vorderen Rippen vom Brustbein weg zur Seite bewegen, Schultern zurücknehmen. Die Oberarme sinken lassen.

पद्मासन

Padmāsana

PADMA = Lotus, Symbol der Schöpfung

Der Rumpf erhebt sich über die stabile Basis der Beine. Dies ist eine wichtige Grundstellung für die Meditation. ◆◆

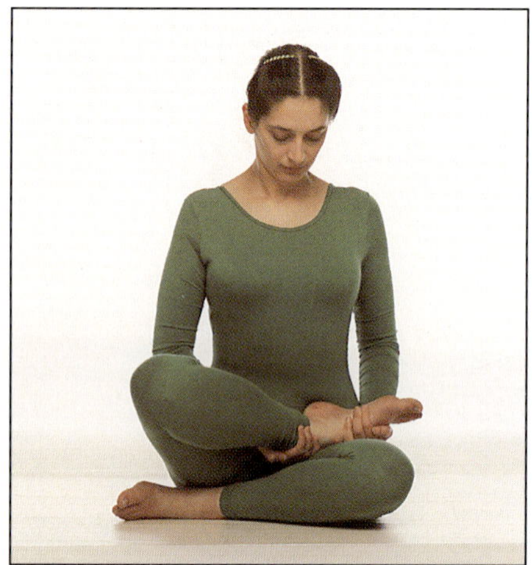

1 In Sukhāsana (S. 53) sitzen. ▷ Den rechten Fuß fassen, auf den linken Oberschenkelansatz legen, Fußaußenkante in die Leistenbeuge drücken. Rechte Hüfte einrollen; das Knie nach innen bringen, so daß es fast geradeaus zeigt.

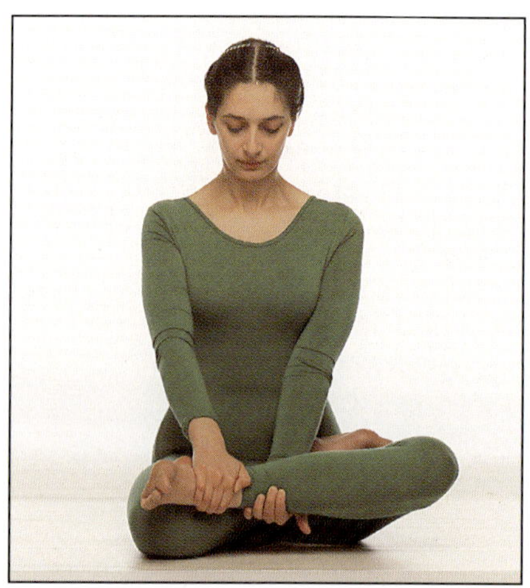

2 Linken Fuß vor das rechte Schienbein bringen; dann in die rechte Leistenbeuge heben.

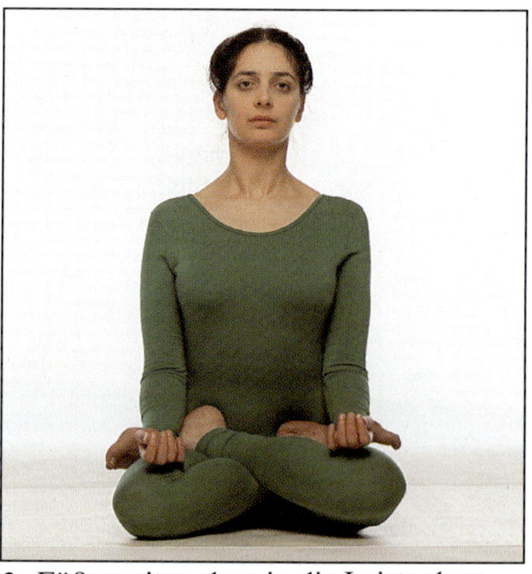

3 Füße weiter oben in die Leistenbeugen legen, die Knie näher zusammenbringen.

Aufrecht sitzen, den Rumpf hochstrecken. Brustkorb öffnen und Schultern zurücknehmen. Stabil sitzen. Legen Sie die Hände auf die Oberschenkel, die Handflächen zeigen nach oben.

20 bis 30 Sekunden so bleiben, gleichmäßig atmen. Die Knie nicht überanstrengen. Sobald sie kräftiger sind, können Sie fünf bis zehn Minuten oder länger in der Stellung verweilen.

Ausatmen und dabei die Verschränkung der Beine lösen. ◁ Von ▷ bis ◁ auf der linken Seite wiederholen.

ÜBUNGSVORSCHLÄGE

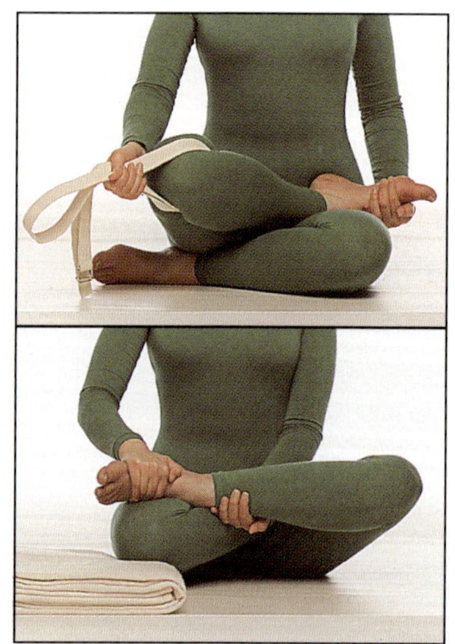

Bei Knieproblemen die Kniekehle öffnen, indem Sie einen Gürtel anlegen und daran ziehen. Ein dünnes Polster in die Kniekehle legen. Wenn das rechte Knie nicht zum Boden kommt, eine Decke als Unterlage benutzen. Dann den linken Fuß nach oben nehmen.

Auf gefalteten Decken sitzen, um den unteren Rücken anzuheben.

Fokus *Beine in Padmāsana beugen*
Bevor Sie den Fuß ablegen, das Bein vorsichtig beugen. Dazu drücken die Finger Haut und Muskeln der Kniekehlen nach innen, um Raum im Kniegelenk zu schaffen. Dies hilft, das Knie ohne Belastung zu beugen. Dann Wade und Oberschenkel zusammenziehen.

Befindet sich der Fuß an seinem Platz, Haut und Muskeln der Waden- und Oberschenkelinnenseiten mit den Fingern nach oben holen.

ARBEITEN IN DER STELLUNG

Oberschenkel anspannen, zueinander ziehen.

Körper aufrecht halten. Steißbein und Gesäßmuskeln nach oben ziehen.

Schulterblätter nach innen bewegen. Zwerchfell anheben. Ruhig und stabil sitzen, Gesicht entspannen.

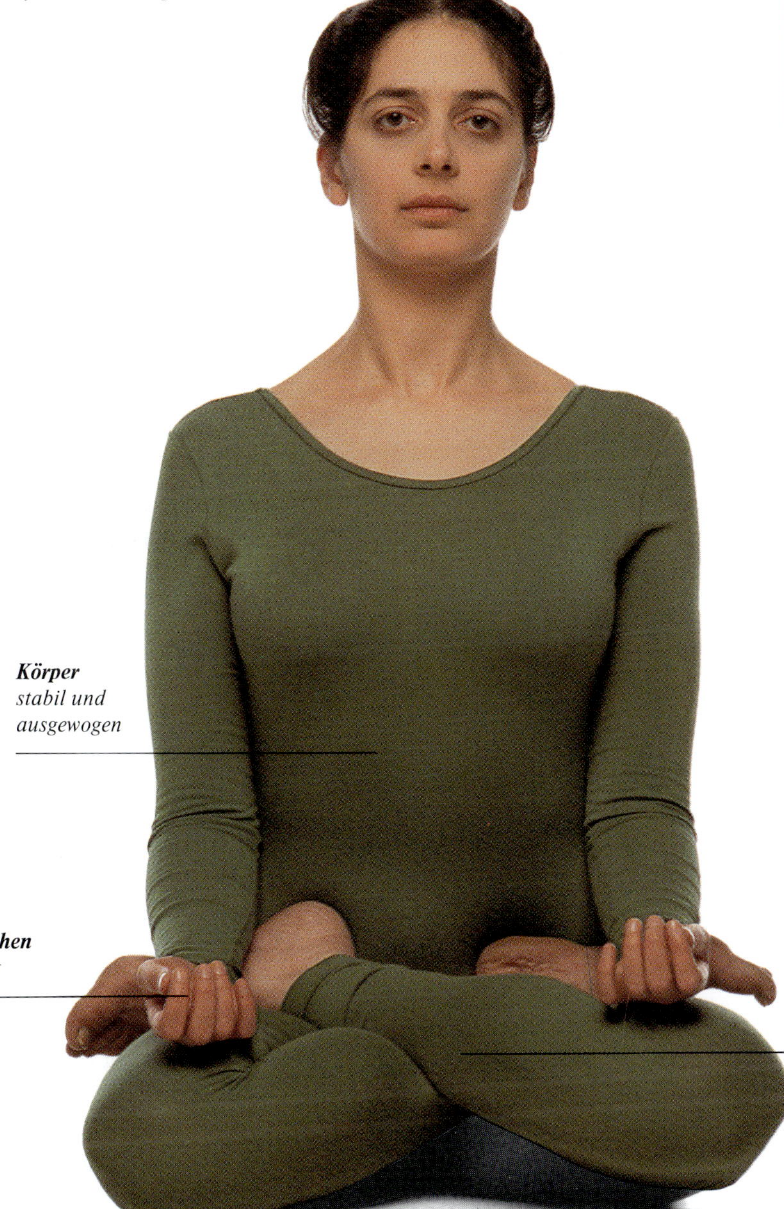

Körper
stabil und ausgewogen

Handflächen
entspannt

Schienbeine
gekreuzt

BADDHA PADMĀSANA

BADDHA = festgehalten, gebunden

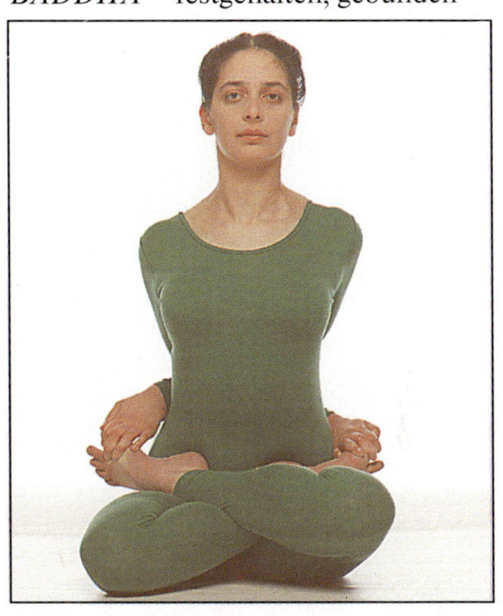

Die Füße werden von hinten gefaßt. ▷ In Padmāsana Hände mit Schwung nach hinten nehmen, linken Fuß von hinten mit der linken Hand greifen, rechten Fuß mit der rechten Hand. (Oberen Fuß zuerst fassen.) Zehen festhalten, nachfassen. Ellenbogen zusammen-, Schultern zurückziehen; sie sollen sich in einer Höhe befinden. Rumpf nach hinten ziehen, um ihn aufzurichten. 20 bis 30 Sekunden so bleiben. ◁ Von ▷ bis ◁ wiederholen, dabei Arme und Beine vertauschen. ♦♦♦

PARVATĀSANA

Wie in Vīrāsana (S. 51) ausführen. Auf der anderen Seite wiederholen. ♦♦

गोमुखासन

Gomukhāsana

GO = Kuh; *MUKHA* = Gesicht, Aspekt

Die eng überkreuzten Oberschenkel und die im Rücken verhakten Hände verleihen der Stellung asymmetrisches Gleichgewicht. ♦♦

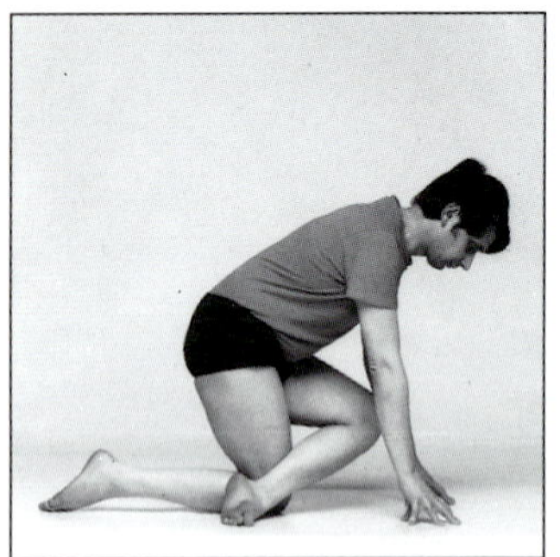

1 In Daṇḍāsana (S. 52) sitzen. ▷ Das rechte Bein angewinkelt aufsetzen, den Fuß unter dem linken Oberschenkel zum Gesäß schieben; er soll nach hinten zeigen. Nach vorne lehnen, Fingerkuppen auf den Boden setzen, Hüften anheben; linkes Bein über das rechte kreuzen, den Fuß neben den rechten Oberschenkel setzen.

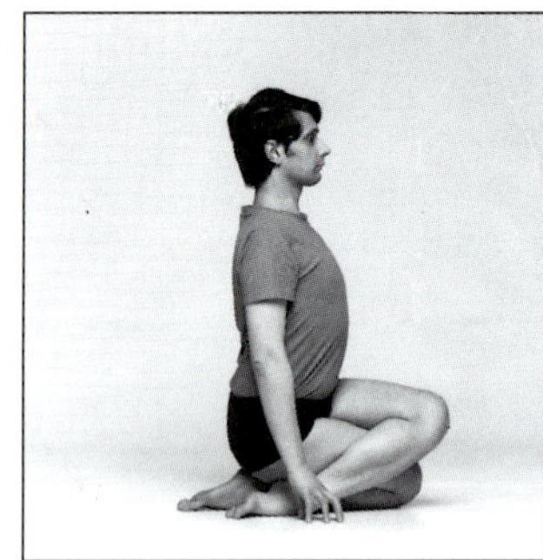

2 Oberschenkel eng verschränken, linken Oberschenkel von außen nach innen rollen. Linken Fuß weiter nach hinten, so nahe es geht, an den rechten Fuß ziehen. Das Körpergewicht ruht auf den Fußrücken, die Zehen zeigen nach hinten. Auf die Fersen zurücksetzen. Hände nach hinten nehmen und neben den Füßen aufsetzen.

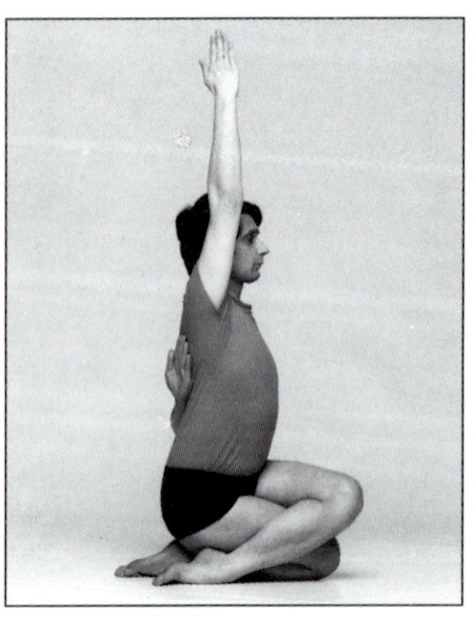

3 Der Rumpf ist nach vorne gewendet und nach oben gestreckt. Linken Ellenbogen hinter dem Rücken beugen, Handrücken weit die Wirbelsäule hinaufführen. Rechten Arm hochstrecken. (Wenn Sie den rechten Arm hinten und den linken oben halten, entsteht ein anderes Gleichgewicht.)

4 Rechten Arm nach hinten abwinkeln, Hand nach unten strecken, linke Hand oder Handgelenk fassen, Handflächen zeigen zueinander. 15 bis 20 Sekunden so bleiben, gleichmäßig atmen. Den Kopf geradehalten und Blick nach vorne richten. Danach die Verschränkung von Armen und Beinen lösen. ◁ Von ▷ bis ◁ wiederholen.

ÜBUNGSVORSCHLÄGE

Einen Gürtel zwischen den Händen halten.

Sollte das Sitzen schwerfallen, eine Decke auf die Fersen bzw. eine auf und eine zweite Decke unter die Fersen legen.

ARBEITEN IN DER STELLUNG

Üben Sie, beim Sitzen nicht zur Seite zu fallen. Den Rumpf ausgewogen in der Mitte halten.

Rechte Achselhöhle öffnen, linke Schulter zurückrollen. Schulterblätter nach innen drücken.

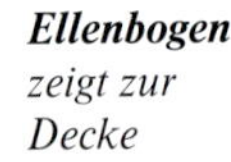

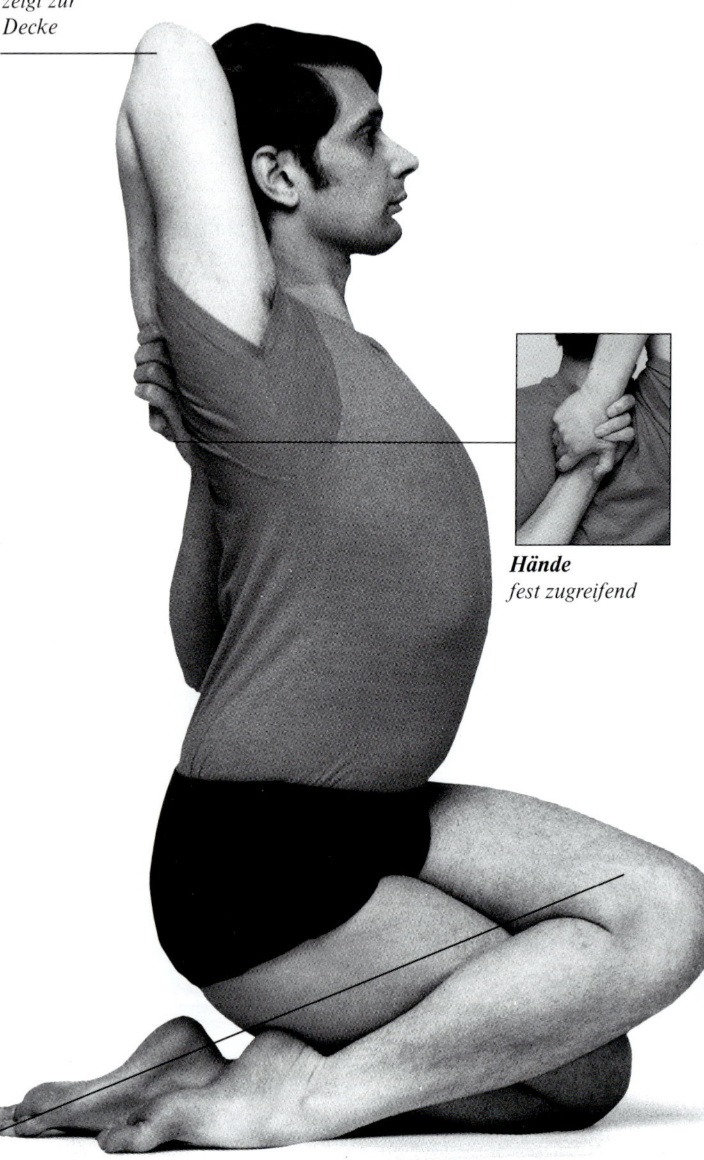

बद्ध कोणासन

Baddha koṇāsana

BADDHA = festgehalten, gebunden; *KOṆA* = Winkel

Diese Stellung stärkt die Blasenfunktion, lindert Menstruationsbeschwerden und ist eine wertvolle Hilfe während der Schwangerschaft. ♦

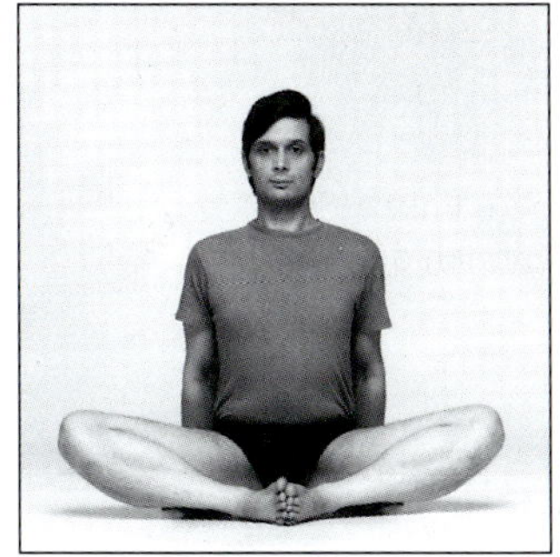

1 In der Daṇḍāsana (S. 52) sitzen. Knie zur Seite beugen, Fersen in Richtung Schambein ziehen. Die Fußsohlen gegeneinanderlegen.

Fußgelenke fassen und Füße nahe zum Beckenboden ziehen. Mit den Fingern die inneren Waden- und Oberschenkelmuskeln nach oben holen. Fersen, Zehen, Innen- und Außenkanten der Füße in einer Linie halten. Füße leicht gegeneinanderdrücken, die Fußgewölbe sollten etwa die gleiche Form haben.

Oberschenkel nach außen öffnen, die Knie in gleicher Höhe lassen. Hüften heben, einen Moment lang Fingerkuppen hinter den Hüften aufsetzen und Körperrückseite hochstrecken.

2 Zehen in die gefalteten Hände nehmen und Bauch, Taille und Brustkorb nach oben ziehen. Leistenregion öffnen, Kreuzbein nach vorne bringen und die Knie näher zum Boden bewegen.

Kopf geradehalten. Ohne die Oberschenkel zu überlasten, zwei bis fünf Minuten (oder länger) ruhig sitzen, gleichmäßig atmen.

Füße loslassen und Beine wieder strecken.

ÜBUNGSVORSCHLÄGE

Auf zwei Decken sitzen.

Decken zusammenrollen und unter die Knie legen.

Mit einer Stütze im Rücken gegen eine Wand setzen.

BADDHA KOṆĀSANA VORWÄRTSBEUGE

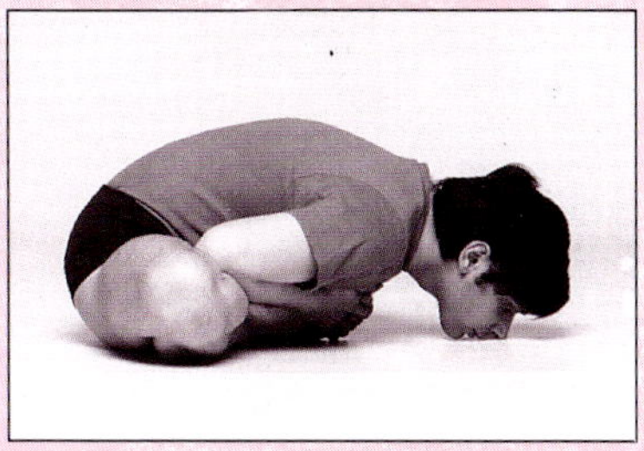

Nach vorne beugen und Oberschenkel mit den Ellenbogen nach unten drücken. Hüften und Brustkorb nach unten nehmen. Erst die Stirn, später das Kinn zum Boden bringen. ♦♦♦

ARBEITEN IN DER STELLUNG

Unterseiten der Beine entspannen. Mit den Händen an den Füßen ziehen, Füße nach unten drücken. Die Muskeln im Bereich des Beckenbodens etwas anspannen, Blase nach oben ziehen.

Brustkorb heben und öffnen.

Rumpf zwischen den Armen nach vorne schieben, Schultern zurücknehmen.

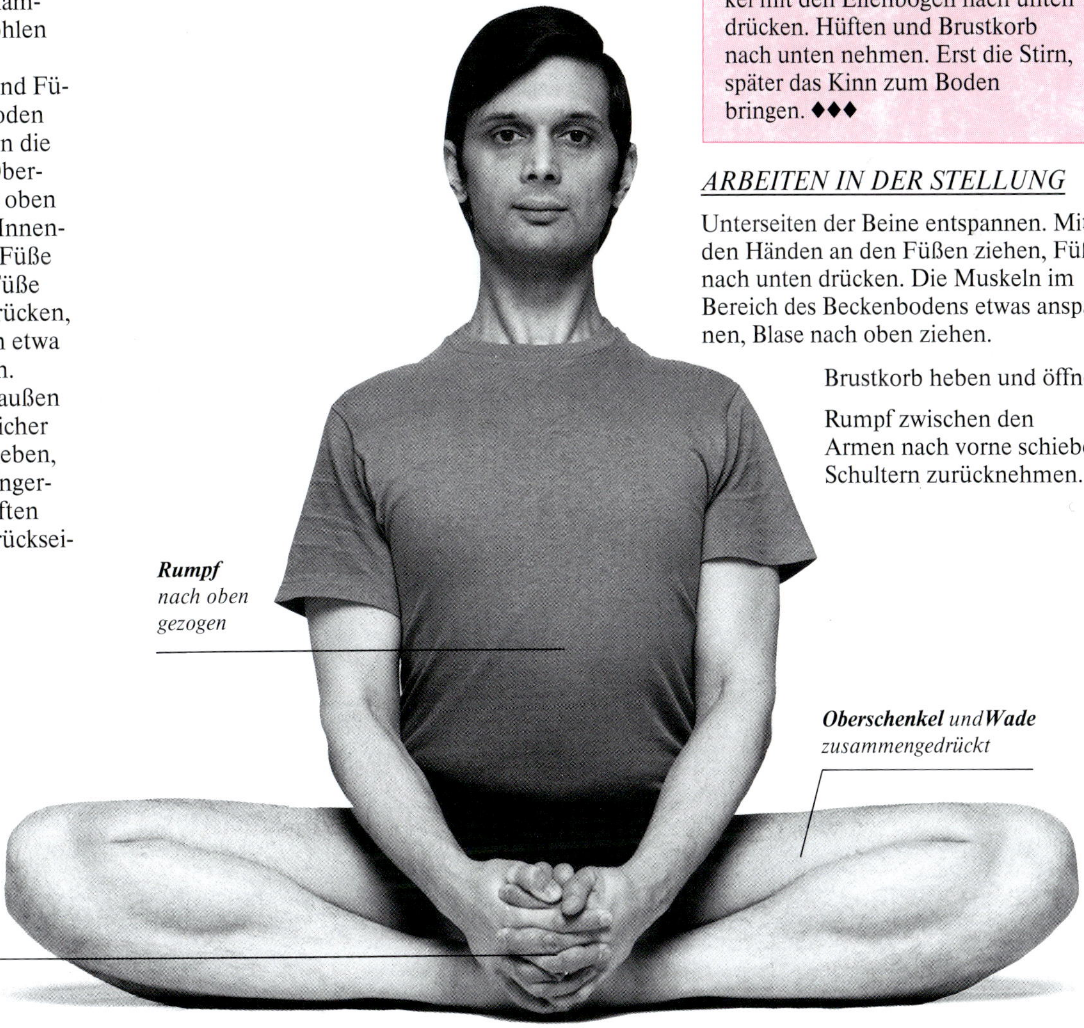

Rumpf *nach oben gezogen*

Oberschenkel *und* ***Wade*** *zusammengedrückt*

Hände *halten die Füße*

Paripūrṇa nāvāsana

PARIPŪRṆA = voll, komplett; *NAU* = Boot

In dieser Haltung nimmt der Körper die Gestalt eines Bootes an. Die Arme bilden die Ruder. ♦

In Daṇḍāsana (S. 52) sitzen. Ausatmen und dabei die Beine um 60 Grad anheben, den Rumpf um 30 Grad nach hinten neigen. Gleichzeitig die Arme auf Schulterhöhe anheben, zu den Beinen hin strecken. Handflächen weisen zueinander.

Auf den vorderen Sitzknochen balancieren. Den Rumpf zum Kopf hin und die Beine zu den Füßen hin verlängern. Knie und Ellenbogen festgemacht lassen. Brustkorb anheben, auf die Füße blicken. Den Bauch nicht hart machen.

20 bis 30 Sekunden so bleiben, gleichmäßig atmen.

Beine anschließend wieder zum Boden bringen.

ARDHA NĀVĀSANA

ARDHA = halb;
NAU = Boot

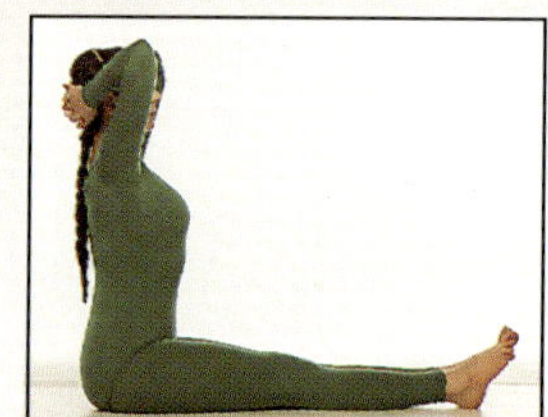

1 In Daṇḍāsana (S. 52) die Hände hinter dem Kopf verschränken; Ellenbogen etwas nach innen bringen, so daß die Arme einen Halbkreis bilden.

2 Ausatmen, Rumpf um 30 Grad zurücklehnen, Beine um 30 Grad heben. Auf dem Gesäß balancieren, während Beine und Rumpf gestreckt sind. Körpervorderseite strecken, ohne den Bauch fest anzuspannen. 15 bis 20 Sekunden so bleiben, dabei die Füße ansehen. Hände lösen, Beine zum Boden bringen.

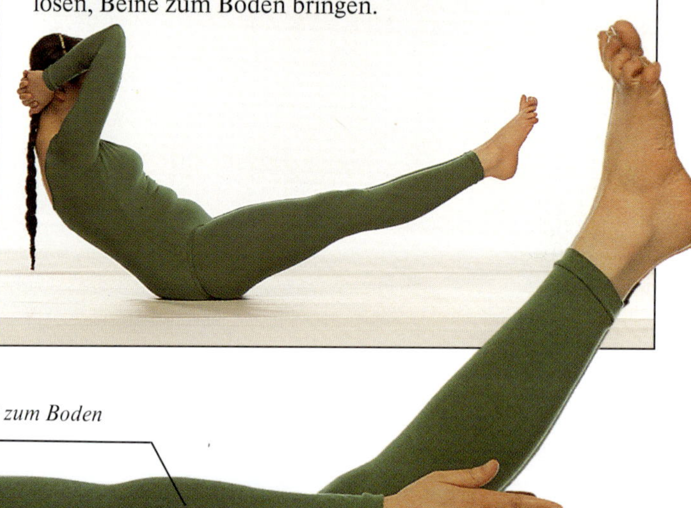

Arme
parallel zum Boden

Unterer Rücken
angehoben

ÜBUNGSVORSCHLÄGE

Lassen Sie die Hände auf dem Boden, bis Sie Ihr Gleichgewicht gefunden haben; erst dann die Arme heben.

Am Anfang und Ende der Stellung die Beine anwinkeln.

ARBEITEN IN DER STELLUNG

Rumpf und Beine angehoben lassen. Im Lendenwirbelbereich nicht zusammensinken: Kreuzbein fest in den Körper hineindrücken und langgestreckt halten. Beinrückseiten und Innenseiten der Fersen strecken.

Die Körperseiten parallel halten.

जानु शीर्षासन

Jānu śīrṣāsana

JĀNU = Knie; *ŚĪRṢA* = Kopf

Der Rumpf wird mit einem seitlich abgewinkelten Bein nach vorne gedehnt. ♦

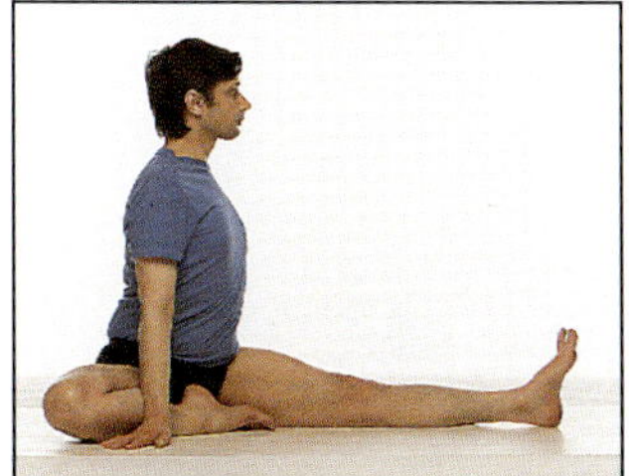

1 In Daṇḍāsana sitzen (S. 52). ▷ Das linke Bein bleibt unbewegt, während das rechte seitlich abgewinkelt und so weit wie möglich nach hinten genommen wird. Ferse in den Oberschenkel des gleichen Beines hineindrücken; die Zehen berühren die Innenseite des linken Oberschenkels.

Die rechte Hüfte etwas vorschieben; Schambein, untere Bauchpartie und Brustkorb nach links drehen, so daß das Brustbein über die Mitte des linken Beins zeigt. Unterseite der linken Hüfte leicht nach hinten ziehen.

ÜBUNGSVORSCHLÄGE

Auf gefalteten Decken sitzen; Stirn auf Decken legen (siehe S. 64).

Das abgewinkelte Bein stützen; wahlweise Polster oder Gürtel als Hilfsmittel benutzen.

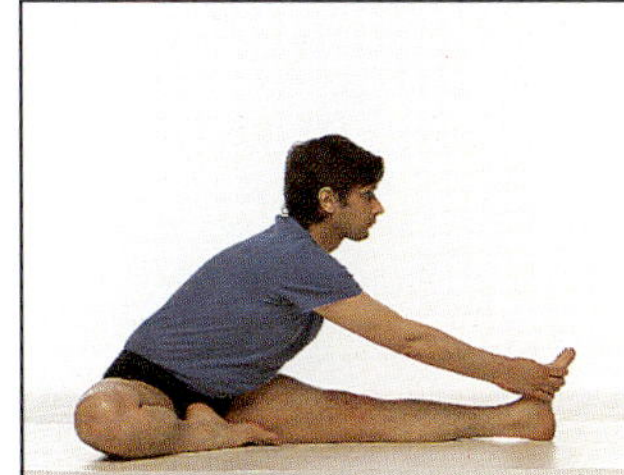

2 Ausatmen und dabei den Rumpf mit den Hüften nach vorne neigen, Arme vorwärtsstrecken und den linken Fuß fassen.

Einatmen, am Fuß ziehen, um den Rumpf nach vorne und nach oben zu ziehen. Den Rücken nach innen wölben und die Nieren in den Körper hineinnehmen. Die Körperhälften parallel lassen, Schultern zurücknehmen und nach vorne schauen.

3 Ausatmen, dabei den Rumpf tiefer über das linke Bein neigen. Die Ellenbogen nach außen (siehe Fokus S. 66) und nach oben beugen, nachfassen. Rechte Rückenseite strecken und tiefer neigen, damit sich beide Seiten in gleicher Höhe befinden. Taille und Brustkorb nach vorne strecken. Erst die Stirn, dann das Kinn auf das Schienbein legen, gleichmäßig atmen.

Anfangs die Stellung 15 bis 20 Sekunden, mit der Zeit zunehmend länger halten; Rumpf, Kopf- und Halspartie entspannen.

Einatmen und hochkommen. Rechtes Bein gerademachen. Rumpf und Beine in eine Linie bringen. ◁ Von ▷ bis ◁ auf der linken Seite wiederholen.

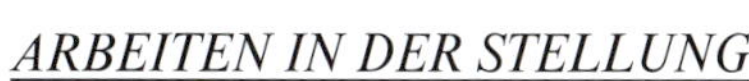

ARBEITEN IN DER STELLUNG

Linkes Bein gestreckt lassen. Bauch immer mehr nach links drehen. Vorder- und Rückseite des Körpers strecken. Den Rücken weich lassen. Zwischendurch versuchen, tiefer zu dehnen und in die Dehnung hinein auszuatmen.

Fokus *Fuß fassen/Nachfassen*

Die folgenden Methoden sind der Schwierigkeit nach von einfach bis anspruchsvoll geordnet:

Gürtel um den Fuß schlingen.

Zehen anfassen.

Fuß in die gefalteten Hände nehmen.

Hände hinter den Fuß bringen, Handgelenk fassen und Handflächen nach außen drehen.

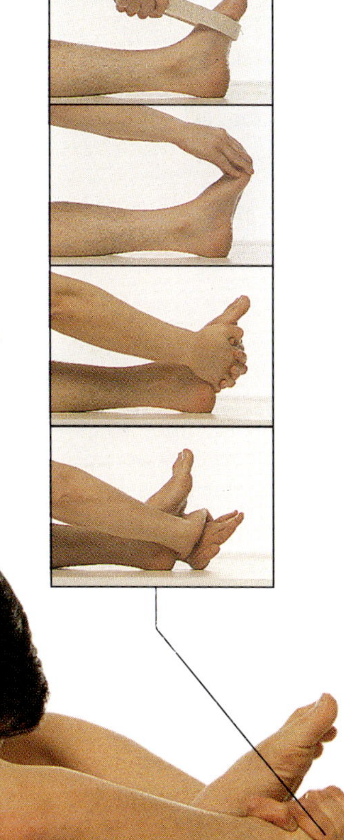

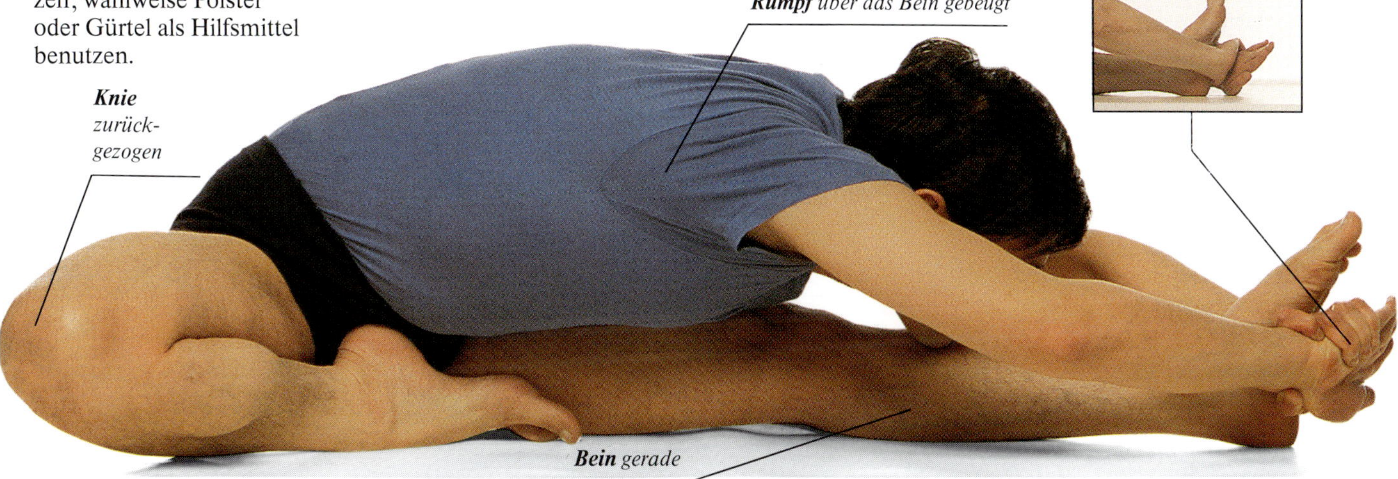

अर्ध बद्ध पद्म पश्चिमोत्तानासन

Ardha baddha padma paścimottānāsana

ARDHA = halb; *BADDHA* = *festgehalten, gebunden; PADMA* = Lotus; *PAŚCIMOTTĀNA* = Dehnung der Körperrückseite

Die Ferse wird gegen den Bauch gedrückt. Der Rumpf neigt sich über das Bein. ♦♦

1 In Daṇḍāsana (S. 52) sitzen. ▷ Das linke Bein fest auf dem Boden lassen. Rechtes Bein anwinkeln, Außenkante des Fußes in die linke Leistenbeuge legen. Wade und Oberschenkel zusammenziehen und rechtes Knie nach innen in Richtung Mitte führen. Die gewölbten Hände neben den Hüften aufsetzen und hochstrecken.

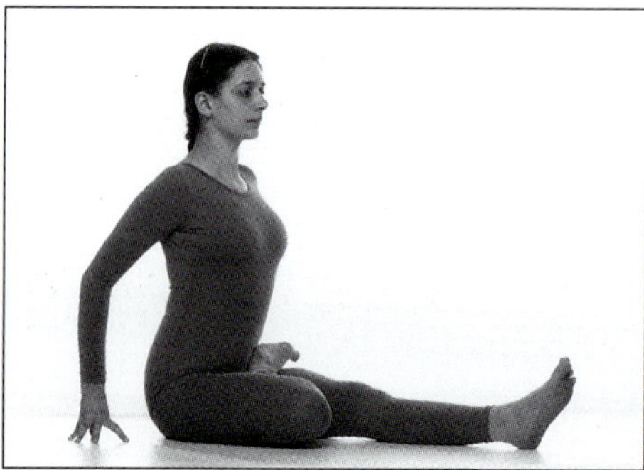

2 Vornüberlehnen, die Arme dabei strecken und den linken Fuß fassen.

Einatmen, Rumpf hochstrecken, geradeaus schauen. Den Rücken nach innen wölben.

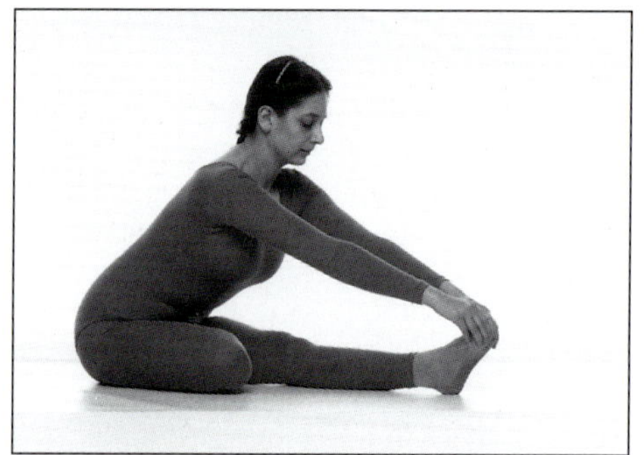

ÜBUNGSVORSCHLÄGE

Siehe unter Übungsvorschläge S. 59.

3 Ausatmen, tiefer neigen, den Rumpf über das linke Bein strecken. Hüften nach unten nehmen. Erst die Stirn, dann das Kinn auf das Schienbein legen. Den Rükken nicht verspannen oder überlasten.

20 bis 30 Sekunden so bleiben; gleichmäßig atmen und Kopf entspannt lassen. (Bei Schmerzen im abgewinkelten Bein nach oben kommen.) Einatmen, hochkommen, rechtes Bein ausstrecken. ◁

Von ▷ bis ◁ auf der linken Seite wiederholen.

ENDPOSITION

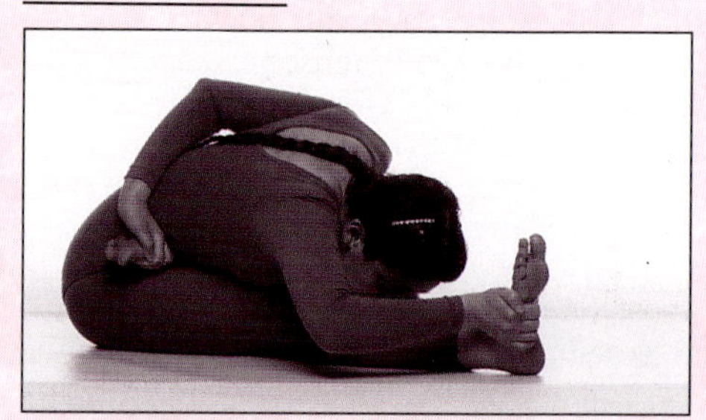

In Schritt 1 rechten Arm mit Schwung zurücknehmen, um den rechten Fuß zu fassen. Rumpf nach vorne drehen; dann wie beschrieben weiterarbeiten. (Wenn nötig, einen Gürtel um den Fuß schlingen.) ♦♦

ARBEITEN IN DER STELLUNG

Linkes Bein gestreckt lassen. Rechtes Knie nach unten drücken, Kniescheibe zeigt nach vorne. Rechte Ferse mit massierender Bewegung in den Bauch hineindrücken, danach den Bauch über die Ferse bringen.

Arme und Rumpf nach vorne strecken, Rücken sowie die Hals-/Nackenpartie entspannen.

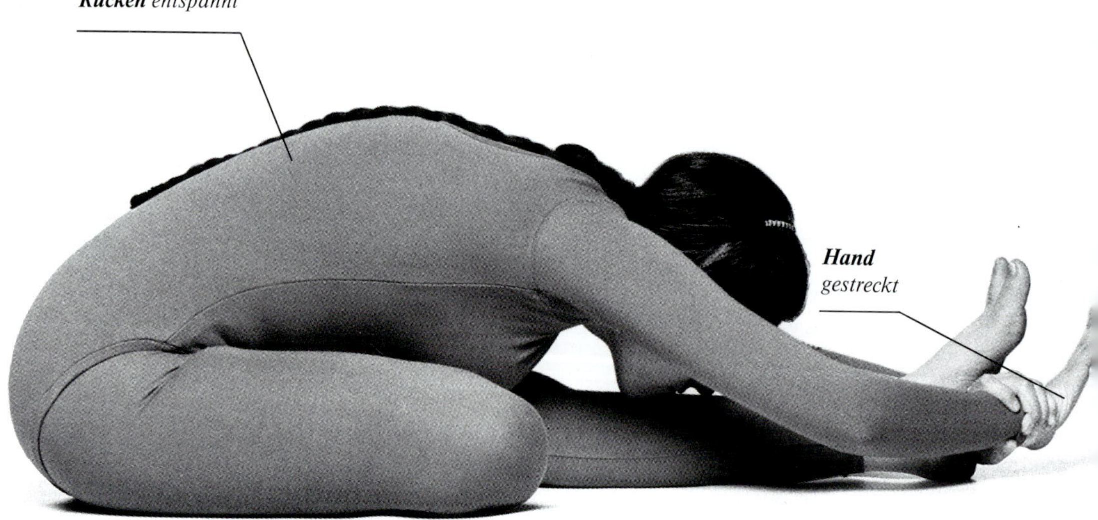

Tryaṅga mukhaikapāda paścimottānāsana

TRI = drei; *AṄGA* = Gliedmaße; *MUKHA* = Gesicht; *EKA PĀDA* = ein Fuß oder Bein; *PAŚCIMOTTĀNA* = Dehnung der Körperrückseite

Hier wird der Rumpf frei gestreckt. Die Schwierigkeit liegt darin, in den Hüften Gleichgewicht zu bewahren. ♦

1 In Daṇḍāsana (S. 52) sitzen. ▷ Das linke Bein bleibt unbewegt, während das rechte wie in Vīrāsana (S. 50) nach hinten gebeugt wird; die Innenseite der Ferse befindet sich direkt am Oberschenkel. Knie zusammenhalten. Den rechten Wadenmuskel nach außen öffnen und Oberschenkel nach außen drehen. Linkes Bein nach vorne strecken. Die Außenkante des rechten Sitzknochens nach unten drücken.

2 Arme strecken und den linken Fuß greifen. Einatmen und hochstrecken; den Rücken nach innen wölben, Körpervorderseite vom Schambein aus strecken. Den Kopf heben und den Blick nach vorne richten.

3 Ausatmen, Hüften und Rumpf nach unten zum linken Bein bewegen. Leicht sitzen, Haut und Muskeln des Gesäßes von der Rückseite der Oberschenkel zur Lendenwirbelsäule strecken. Nachfassen (siehe Fokus S. 59) und weiter strecken.

Kopf auf das Schienbein legen. 20 bis 30 Sekunden so bleiben, gleichmäßig atmen.

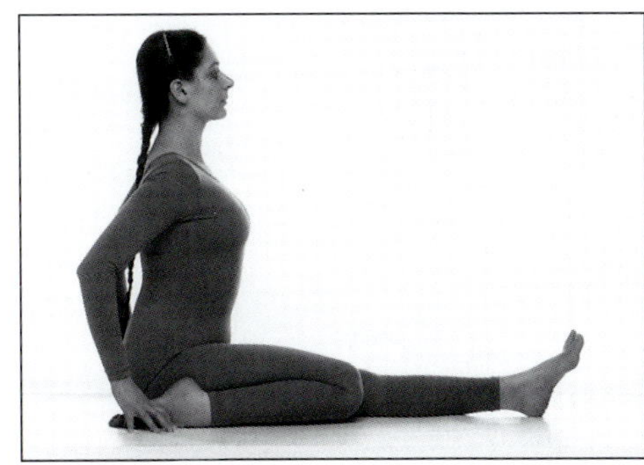

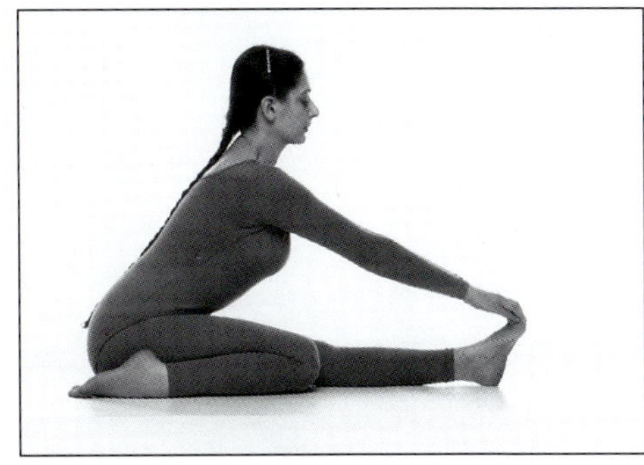

Einatmen und hochkommen. Rechtes Bein nach vorne bringen. ◁ Von ▷ bis ◁ auf der linken Seite wiederholen.

ÜBUNGSVORSCHLÄGE

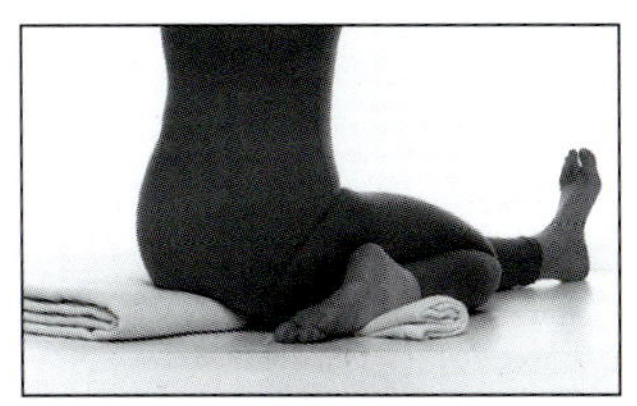

Falls sich die rechte Hüfte vom Boden hebt, eine gefaltete Decke unter die linke bzw. unter beide Gesäßhälften legen.

Sollte der Fuß nicht beweglich genug sein, eine zusammengerollte Decke unter die Vorderseite des Fußgelenks legen.

ARBEITEN IN DER STELLUNG

Kopf und Nacken entspannen.

Die Mitte des rechten Fußrückens liegt fest auf dem Boden; das Knie nach unten drücken. Das Körpergewicht nicht ganz auf das linke Bein kommen lassen. Brustkorb zentriert über dem Bein halten. Hüften näher zu den Oberschenkeln bringen.

Ganzer Körper *vom rechten zum linken Fuß gestreckt*
Zehen *nach hinten gestreckt*

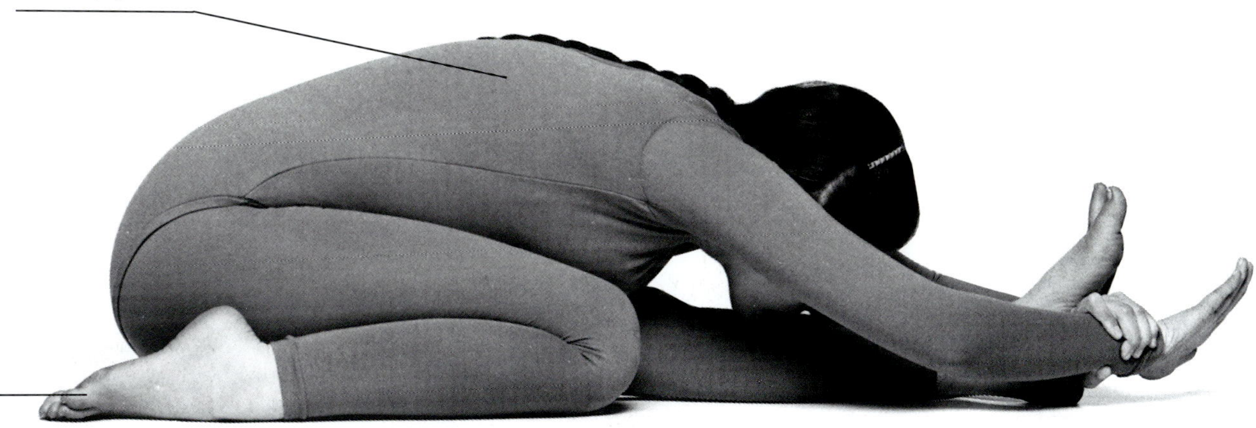

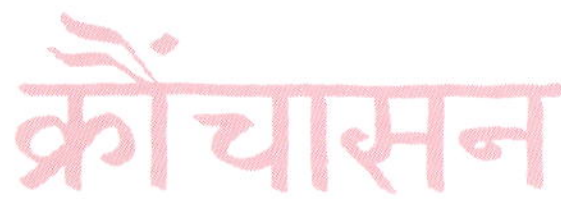

Krauñcāsana

KRAUÑCA = Reiher

Rumpf und angehobenes Bein treffen sich in einer aufwärts gerichteten Streckung.
Das gebeugte Bein hält festen Bodenkontakt. ♦♦♦
Auf diese Stellung sollte während der Menstruation verzichtet werden.

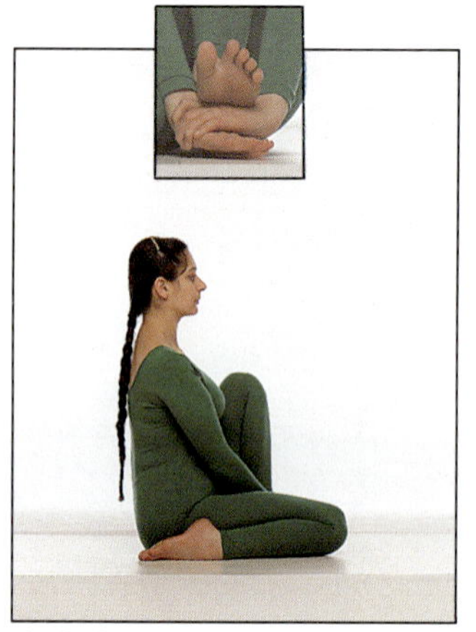

1 In Daṇḍāsana (S. 52) sitzen. ▷ Rechtes Bein wie in Vīrāsana (S. 50) abwinkeln. Das linke Bein gebeugt aufsetzen, Fuß nach innen ziehen, festhalten oder Hände unter dem Fuß verschränken.

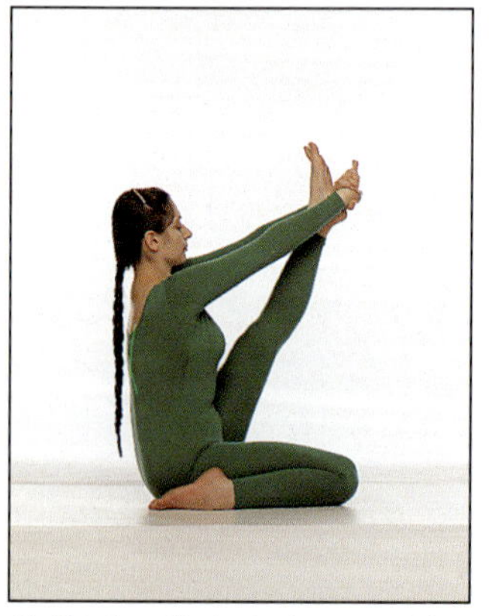

2 Linkes Bein heben und in die Luft strecken, Rückseite zur Ferse hin strecken. Oberschenkelmitte, Knie und große Zehe zeigen direkt nach oben.

Arme langmachen; einatmen und zurücklehnen, Rumpf von den Sitzknochen aus hochstrecken. Bauch und Brustkorb anheben. Kreuzbein, Lendenwirbel, Nieren und hintere Rippen nach vorne und oben bewegen.

Das Brustbein zeigt weiterhin zur Mitte des linken Schienbeins. Kopf zurücknehmen und nach oben schauen. Ein- bis zweimal atmen.

● *Wenn Sie das Bein nicht strecken können oder Ihre rückseitigen Beinmuskeln schmerzen, verzichten Sie auf die letzte Übungsstufe.*

3 Ausatmen, Ellenbogen nach außen beugen; linkes Bein zum Rumpf, Hüften und Rumpf in Richtung Bein bringen. Den Rumpf entlang der Beinvorderseite strecken, Kopf an das Schienbein bringen.

15 bis 20 Sekunden so bleiben.

Einatmen, wie in Schritt 2 zurücklehnen, Arme loslassen, linkes Bein senken, beide Beine auf den Boden legen. ◁

Mit dem rechten Bein von ▷ bis ◁ wiederholen.

ÜBUNGSVORSCHLÄGE

Üben Sie die verschiedenen Stufen des Fußfassens (siehe Fokus S. 59).

Legen Sie zur Hilfe einen Gürtel um den Fuß.

ARBEITEN IN DER STELLUNG

Zehen des rechten Fußes auf den Boden drücken. Linkes Bein weiter strecken, das Knie geradehalten und rückseitige Beinmuskeln strecken.

Rumpf näher zum Bein bringen. Im Rücken nicht zusammensinken.

Bein *nach oben strecken*
Rumpf *zum Bein bewegen*
Knie *passiv*

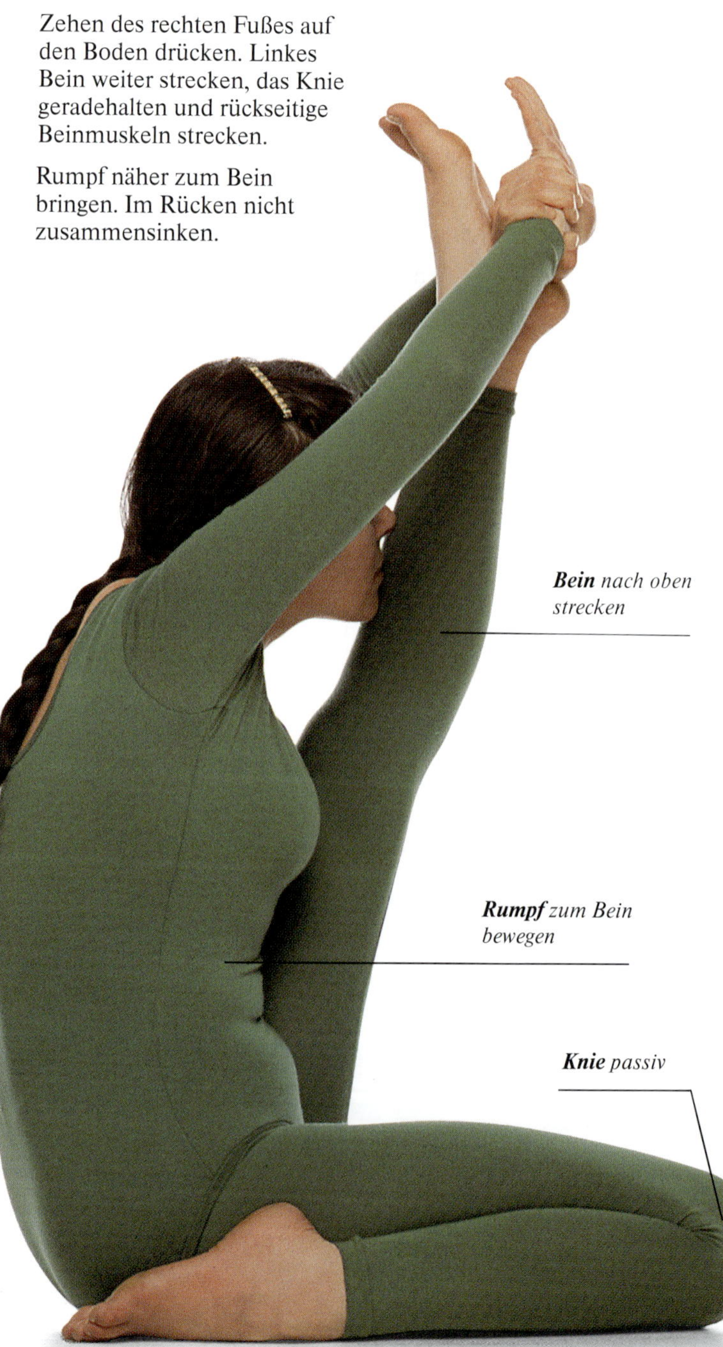

मरीच्यासन १

Marīcyāsana I

MARĪCI = ein Weiser aus der indischen Mythologie

Eine komplexe Übung:
Der Körper wird erst zur Seite gedreht und dann nach vorne gebeugt. ♦♦

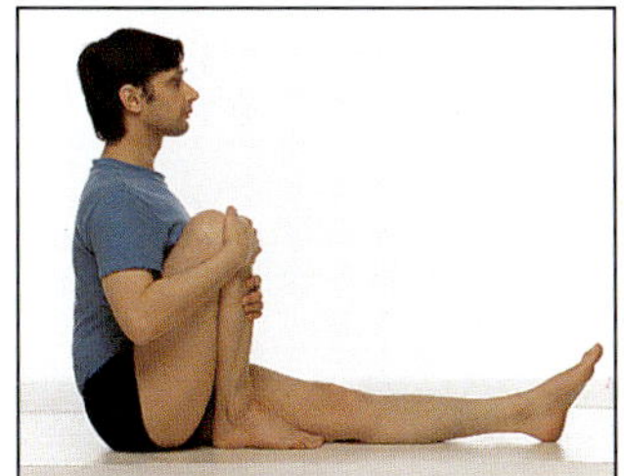

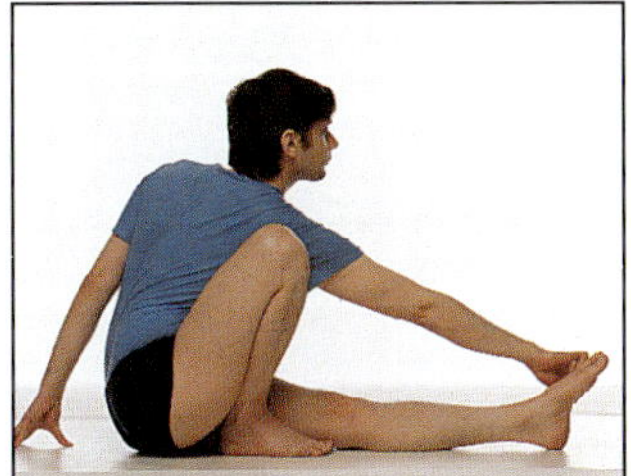

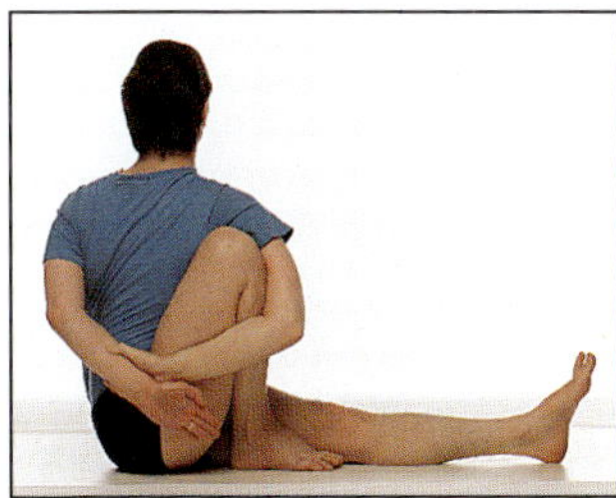

1 In Daṇḍāsana (S. 52) sitzen. ▷ Linkes Bein auf dem Boden lassen. Rechtes Bein beugen und Fuß aufsetzen; das Knie zeigt zur Decke. Die Ferse nahe zur Oberschenkelrückseite und Innenseite des linken Oberschenkels ziehen.

Fokus *Arme verschränken*
Nach dem Zugreifen der Hände Schultern zurücknehmen, Oberarme nach unten ziehen, die Ellenbogen näher zusammenbringen. Nachfassen und Hände vom Rumpf wegziehen.

2 Nach links drehen, linken Arm zurücknehmen, Fingerkuppen auf dem Boden aufsetzen. Rechten Arm zum linken Fuß strecken, Achselhöhle an die Innenseite des rechten Knies bringen. (Fuß einen Moment lang fassen, Rumpfseite nahe an das gebeugte Bein bringen; die Hand dann wieder wegnehmen.)

ÜBUNGSVORSCHLÄGE

Den Fuß mit Hilfe eines Gürtels fassen.

3 Rechten Arm so weit es geht nach innen drehen, die Handfläche ist nach hinten gekehrt. Dann den Arm um das gebeugte Bein schlingen. Linken Arm zurücknehmen, rechte Hand oder Handgelenk fassen (oder umgekehrt). Brustkorb heben und weiter nach links drehen, ohne daß das gebeugte Bein zur Seite wegsinkt.

4 Ausatmen, nach vorne drehen und über das linke Bein beugen. Linke Seite weiter herunterschwingen, um sie in gleiche Höhe mit der rechten zu bringen. Den Rumpf zum Fuß hin strecken, die linke Schulter zurückziehen und die Ellenbogen anheben. Den Kopf auf das Schienbein legen. 20 bis 30 Sekunden so bleiben, dabei normal atmen. ◁

Einatmen und hochkommen. Von ▷ bis ◁ auf der rechten Seite wiederholen.

ARBEITEN IN DER STELLUNG

Entspannt in die Haltung hineingehen. Bauchpartie passiv lassen.

Freie Rippen nicht einengen, sondern mit nach vorne kommen lassen. Rechte und linke Brustkorbhälfte parallel halten; das Brustbein befindet sich über der Mitte des linken Beins.

Gebeugtes Bein senkrecht halten, fester fassen.

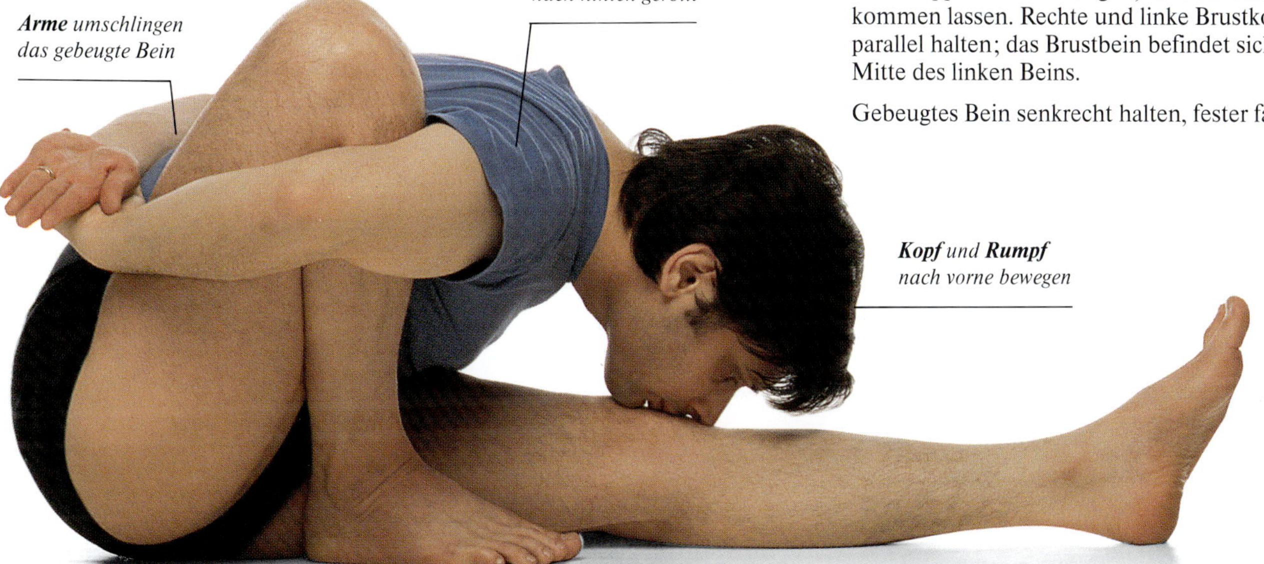

Paścimottānāsana

PAŚCIMA = Rücken; *UTTĀNA* = Streckung

Die intensive Rückenstreckung unterwirft das Ego und beruhigt den Geist. ♦♦

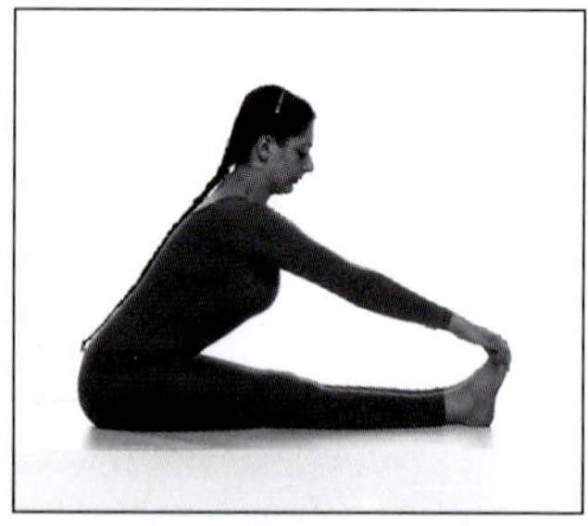

1 In Daṇḍāsana (S. 52) sitzen. Ausatmen und dabei nach vorne beugen, die Arme strecken und die Füße festhalten. Einatmen, an den Füßen ziehen und den Rumpf vom Schambein aus nach oben verlängern. Die Rumpfseiten strecken, den Brustkorb öffnen. Rücken nach innen wölben. Den Blick geradeaus richten.

Fokus *Füße strecken*
Füße und Fußgelenke zusammenhalten. Achillessehnen verlängern. Die Fersen leicht gegen den Boden drücken, die Sohlen und Zehen hochstrecken. Fußoberseiten von den Beinen wegstrecken, so daß die Fußgelenke locker bleiben. Fersen und Fußballen nach vorne richten, Fußgewölbe zurückziehen.

2 Ausatmen, Ellenbogen nach außen beugen, Rumpf tiefer über die Beine bringen. Schambein in den Körper hineinziehen, um die Hüften näher an die Oberschenkel zu bringen. Sitzknochen voneinander entfernen.

Alle vier Seiten des Rumpfes in gleichem Maße zu den Füßen hin strekken. Nabel und seitliche Rippen nach vorne bewegen. Nachfassen (siehe Fokus S. 59).

Kopf auf die Schienbeine legen. Etwa 30 bis 60 Sekunden (oder länger) so bleiben und gleichmäßig atmen. Rücken und Kopf entspannt lassen.

Einatmen, Oberkörper aufrichten.

ÜBUNGSVORSCHLÄGE

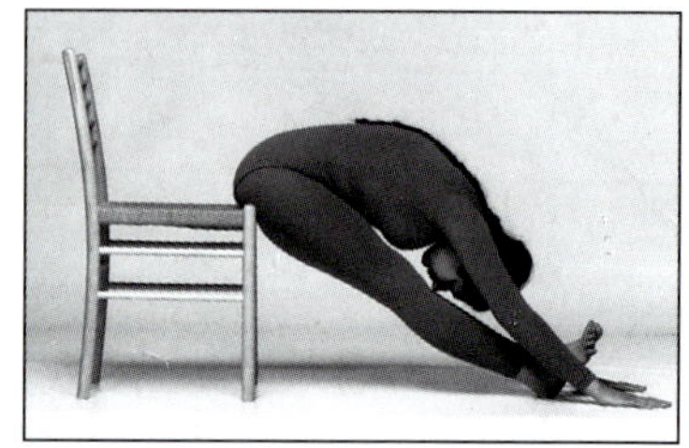

Einen Stuhl gegen eine Wand stellen. Auf der Sitzkante sitzend den Rumpf über die Beine beugen. Die Hände auf den Boden legen.

ENTSPANNENDE VARIATION

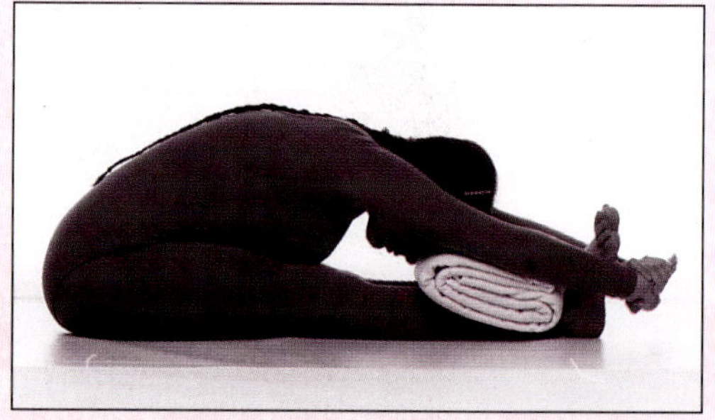

Gefaltete Decke auf Schienbeine oder Schemel legen und die Stirn darauf betten. Zwei bis drei Minuten so verweilen, den Rücken nicht überlasten. (Für alle Vorwärtsbeugen geeignet.) ♦

ARBEITEN IN DER STELLUNG

Streckung der Beine und des Rumpfes beibehalten, ohne daß Sie sich verspannen.

Die Beine nicht nach außen rollen lassen; äußere Oberschenkelmuskeln zurückziehen, Knie bleiben gegen den Boden gedrückt. Rumpf nach vorne dehnen und Körpervorderseite auf die Beine legen.

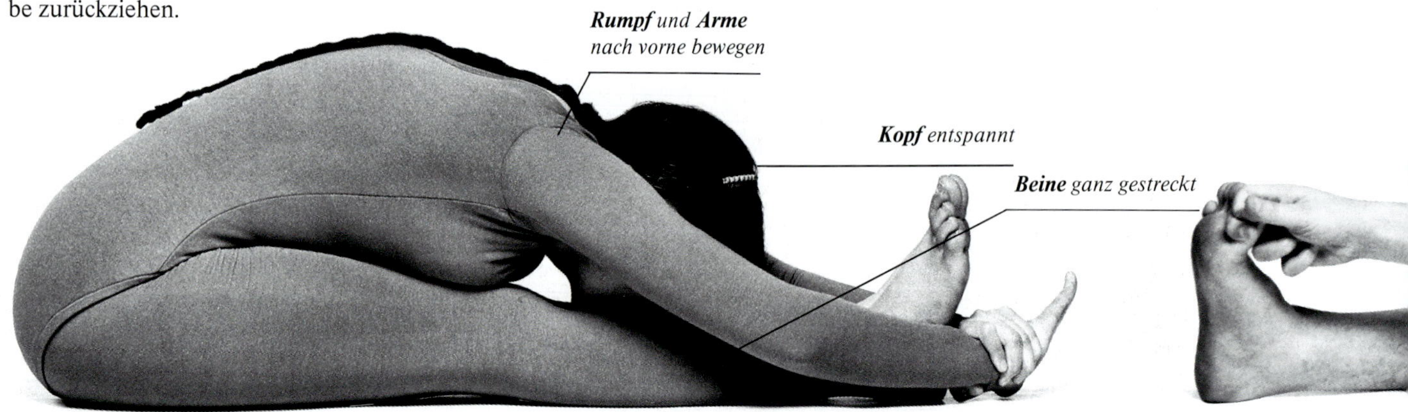

Upaviṣṭa koṇāsana

UPAVIṢṬA = sitzend; *KOṆA* = Winkel

Das aufrechte Sitzen mit weit gegrätschten Beinen hilft gegen Unterleibsbeschwerden. Eine Übung, die während der Menstruation und der Schwangerschaft ausgeführt werden kann, *sofern sie keine Schmerzen verursacht.* ♦♦♦

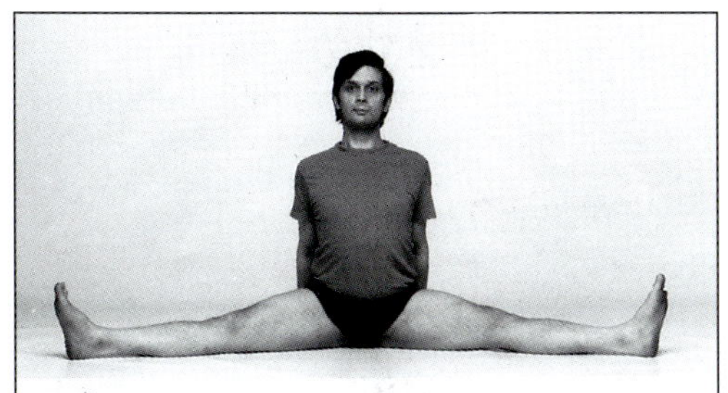

1 In Daṇḍāsana (S. 52) sitzen. Gleichzeitig beide Beine weit spreizen. Knie und Zehen zeigen nach oben, die Knie sind gestreckt.

Fingerkuppen neben den Hüften auf den Boden drücken und den Rumpf nach oben ziehen. Achten Sie darauf, daß beide Beine gleich weit vom Rumpf entfernt sind. Innenseiten der Beine und Füße nach vorne verlängern und die Außenseiten leicht nach hinten ziehen; Füße nach oben strecken.

ARBEITEN IN DER STELLUNG

Beim Grätschen der Beine mit Sorgfalt vorgehen: während des Spreizvorgangs die Beine nicht nach außen rollen lassen. Die Knie bleiben nach unten gedrückt.

Zwischendurch öfter ausatmen und dabei den Rumpf tiefer zum Boden nehmen, Brustkorb und Kinn nach vorne bewegen.

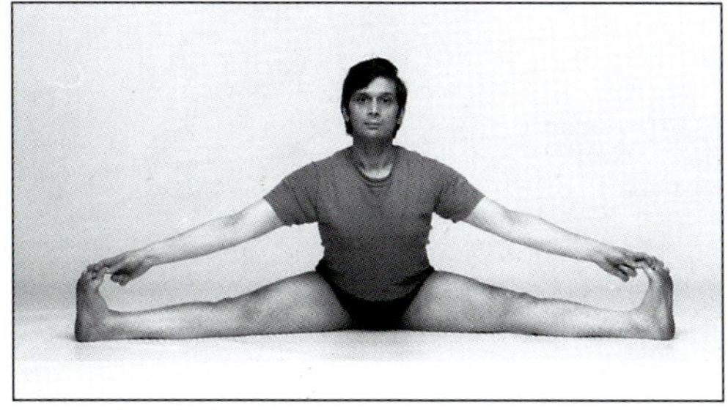

2 Nach vorne beugen und die Arme zu den Füßen hin strecken. Daumen, Zeige- und Mittelfinger bilden einen Ring um die großen Zehen. Arme langmachen; Hüften und Rumpf nach vorne und oben ziehen. Rücken nach innen wölben (siehe Fokus unten rechts). Kopf heben und nach vorne schauen. Zwei oder drei Atemzüge lang so bleiben.

● *Wenn die Position zu sehr an den rückseitigen Beinmuskeln zieht, verzichten Sie auf die folgende Steigerung.*

3 Ausatmen, den Rumpf zum Boden senken, an den großen Zehen ziehen und gleichzeitig dem Zug Widerstand entgegensetzen.

Taille und Brustkorb nach vorne bewegen, dann Schultern und oberen Brustkorbteil zum Boden senken. Kopf auf den Boden legen.

20 bis 30 Sekunden so bleiben, dabei gleichmäßig atmen.

Einatmen, nach oben kommen und die Beine schließen.

ÜBUNGSVORSCHLÄGE

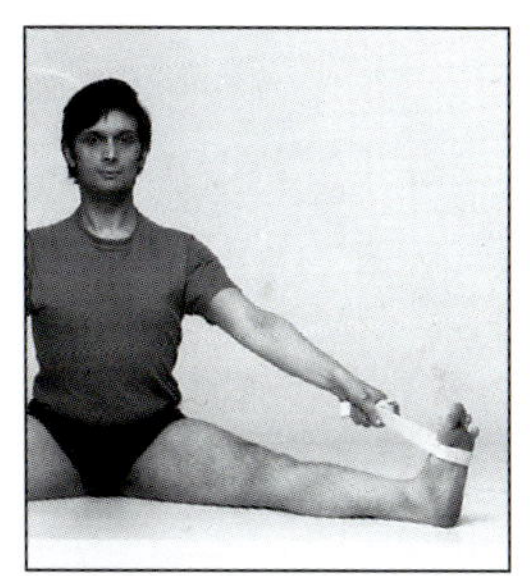

Einen Gürtel um jeden Fuß schlingen.

Auf zwei gefalteten Decken an einer Wand sitzen.

Fokus *Rücken nach innen wölben*

Steißbein anheben. Kreuzbein, Lendenwirbel, Nieren und Wirbelsäule nach innen bewegen, dann Vorder- und Rückseite des Körpers hochstrecken. Nackenwirbel strecken, den Kopf zurücknehmen.

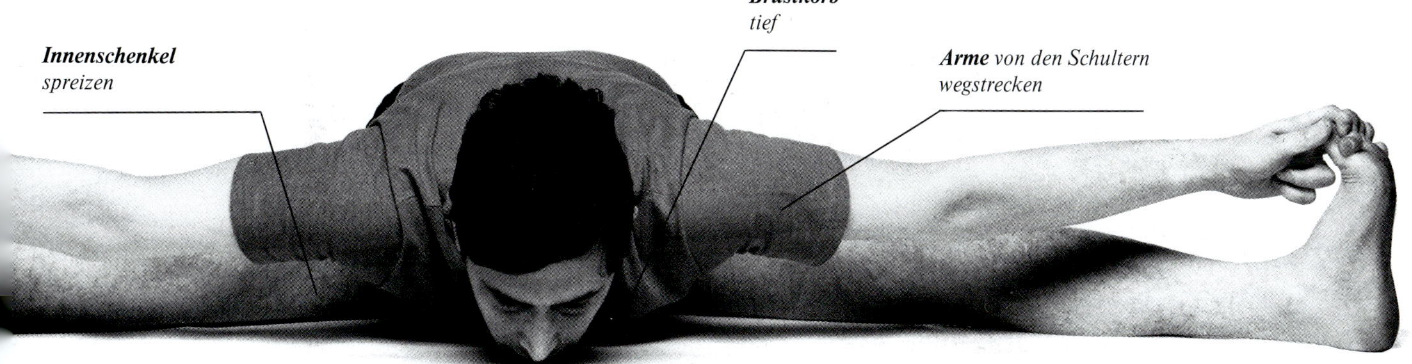

Pārśva upaviṣṭa koṇāsana

PĀRŚVA = seitlich; *UPAVIṢṬA* = sitzend; *KOṆA* = Winkel

Diese Übung besteht aus einer weiten Beingrätsche und einer seitlichen Rumpfstreckung. ♦♦♦

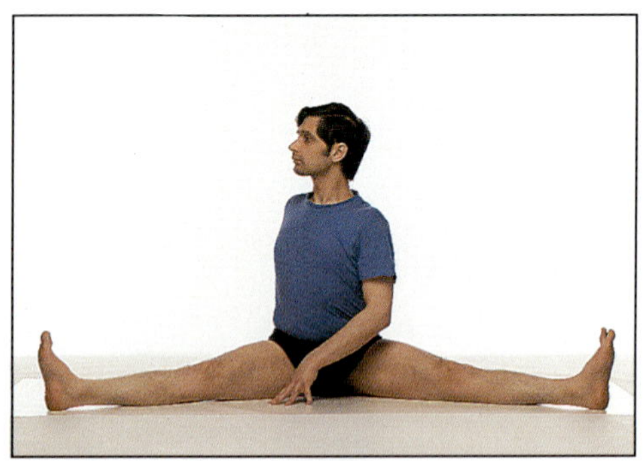

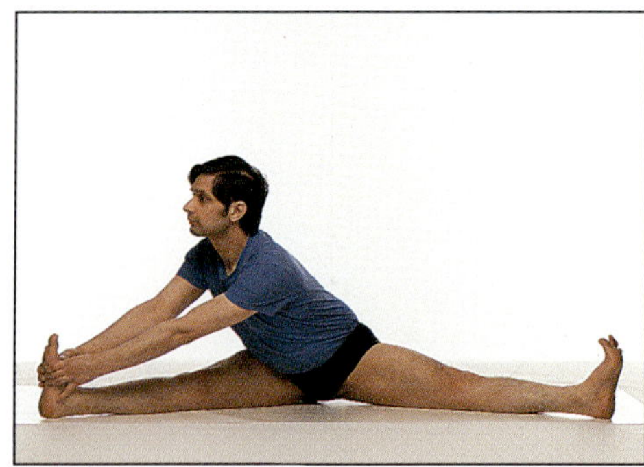

1 Upaviṣṭa koṇāsana, Schritt 1 (S. 65) einnehmen. ▷ Linkes Bein fest auf dem Boden lassen; Hüften, Taille und Brustkorb nach rechts drehen. Gleichzeitig die Fingerkuppen der rechten Hand hinter der rechten Hüfte und die linke Hand innen am rechten Oberschenkel aufsetzen. Linke Hüfte weiter drehen und rechte Hüfte leicht zurückziehen, so daß der Rumpf zur Mitte des rechten Beines zeigt. Die Körperhälften parallel halten.

ÜBUNGSVORSCHLÄGE

Siehe Übungsvorschläge und Fokus S. 59.

2 Die Oberschenkel halten Kontakt zum Boden, während der Rumpf sich über das rechte Bein beugt; Arme strecken, den Fuß fassen. Hüfte nach vorne schieben und hochstrecken. Rücken nach innen wölben (siehe Fokus S. 65) und geradeaus schauen.

3 Ausatmen, Ellenbogen nach außen beugen, Rumpf über das Bein senken. Kopf auf das Schienbein bringen.

20 bis 30 Sekunden so bleiben, gleichmäßig atmen und den Kopf entspannt lassen.

Einatmen, Rumpf aufrichten, zur Mitte wenden. ◁ Von ▷ bis ◁ auf der anderen Seite wiederholen. Anschließend die Beine schließen.

PARIVṚTTA UPAVIṢṬA KOṆĀSANA

PARIVṚTTA = gedreht

Siehe Fotos und Anweisungen auf der nächsten Seite. Dann Parivṛtta jānu śīrṣāsana ausführen, dabei die Beine in Upaviṣṭa koṇāsana halten.

♦♦♦

Fokus *Ellenbogen nach außen beugen*

Nach dem Fußfassen die Ellenbogen stark nach außen zu den Seiten und nach oben ziehen. Rumpfseiten dehnen, Schultern und Schulterblätter nach unten nehmen. Schultern vom Hals entfernt halten. Achselhöhlen nach vorne strecken.

ARBEITEN IN DER STELLUNG

Linken Oberschenkel auf den Boden drücken.

Hüften weiter drehen. Bauch nach rechts drehen. Rumpf länger über das Bein strecken und nachfassen.

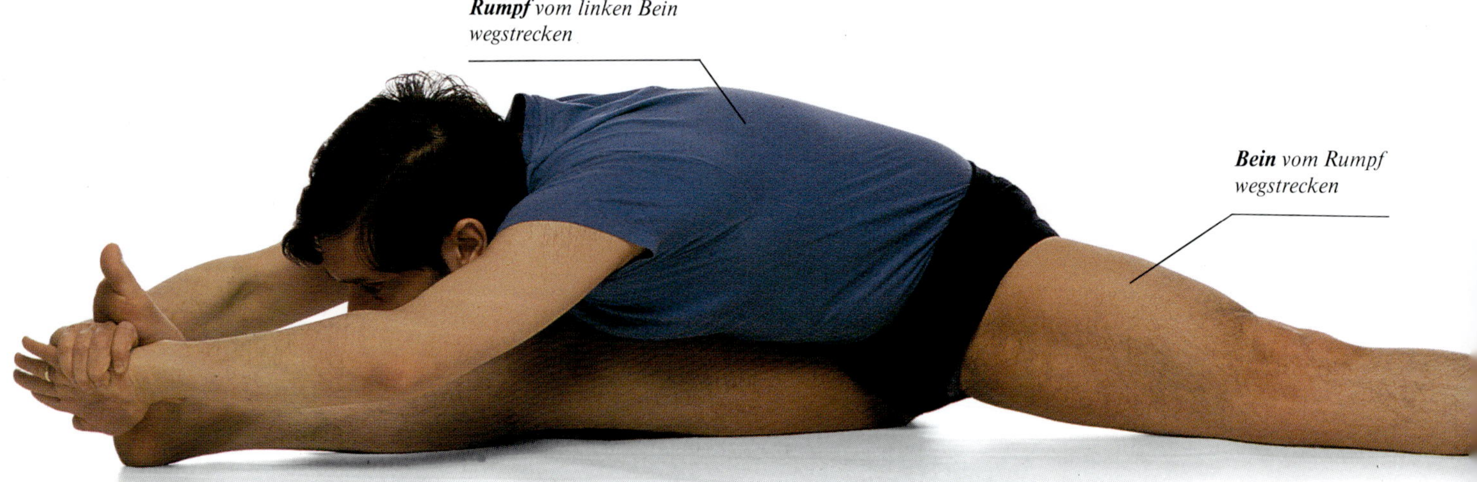

Rumpf *vom linken Bein wegstrecken*

Bein *vom Rumpf wegstrecken*

Parivṛtta jānu śīrṣāsana

PARIVṚTTA = gedreht; *JĀNU* = Knie; *ŚĪRṢA* = Kopf

Der Rumpf wird mit Hilfe der Arme nach oben gedreht. ◆◆◆

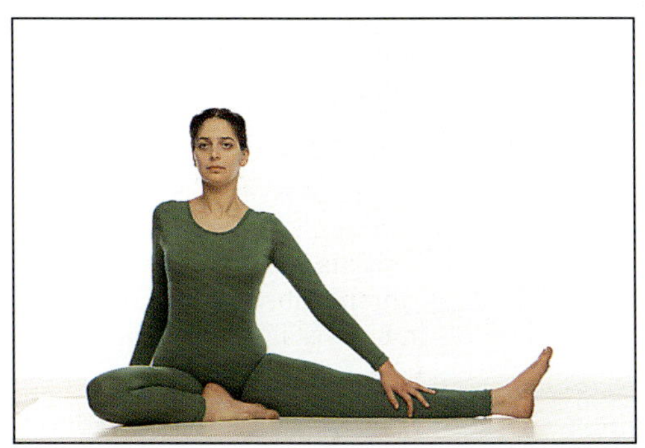

1 In Daṇḍāsana (S. 52) sitzen. ▷ Rechtes Bein wie in Jānu śīrṣāsana (S. 59) abwinkeln und so weit wie möglich zurücknehmen; linkes Bein bleibt unbewegt. Nach rechts drehen, Hüften und Rumpfseiten befinden sich beinahe in einer Linie mit dem linken Bein. Rechte Hand hinter die rechte Hüfte setzen, linke Hand vor den linken Oberschenkel oder auf das Bein bringen. Nach oben strecken.

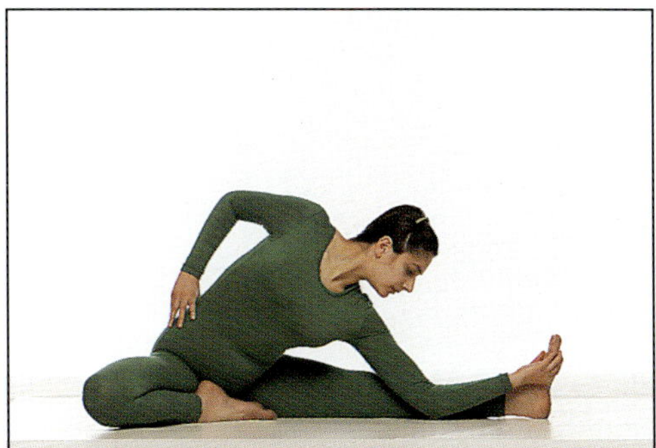

2 Oberes Ende des linken Oberschenkels etwas zurückziehen. Ausatmen, Rumpf seitlich beugen und über das Bein strecken; dabei nach oben drehen, linke Seite nach vorne, rechte Seite nach hinten drehen.

Während sich der Rumpf beugt, linken Arm zum Fuß hin strecken; die Hand nach oben drehen, der Daumen berührt den Fußrücken, die Finger liegen an der Sohle. Ellenbogen beugen und vor dem linken Bein auf den Boden aufsetzen; als Hebel benutzen, um die linke Körperseite über den Oberschenkel zu bringen.

3 Rechten Arm über das Ohr zum linken Fuß strecken; Fußaußenkante festhalten; der Daumen befindet sich oben.

Hüften, Taille, Brustkorb und Schultern drehen, indem Sie von beiden Seiten am Fuß ziehen und den rechten Ellenbogen nach hinten drücken. Rumpf zwischen den Armen drehen und zur Decke sehen. 20 bis 30 Sekunden so bleiben, Rumpfdrehung beibehalten.

Hände loslassen und nach vorne drehen. Rechtes Bein gerade machen. ◁

Von ▷ bis ◁ mit dem linken Bein gebeugt wiederholen.

ARBEITEN IN DER STELLUNG

Versuchen Sie, den Rumpf stufenweise weiter zu drehen. In den Ellenbogen stark sein. Abgewinkeltes Bein nach hinten drücken. Vorderseite des Körpers verlängern.

Rumpf in zwei oder drei Etappen drehen.

ÜBUNGSVORSCHLÄGE

Einen Gürtel um den Fuß legen; ein Ende in jede Hand nehmen und daran ziehen.

Ellenbogen *nach hinten ziehen*
Rumpf *strecken und drehen*
Knie *nach hinten ziehen*

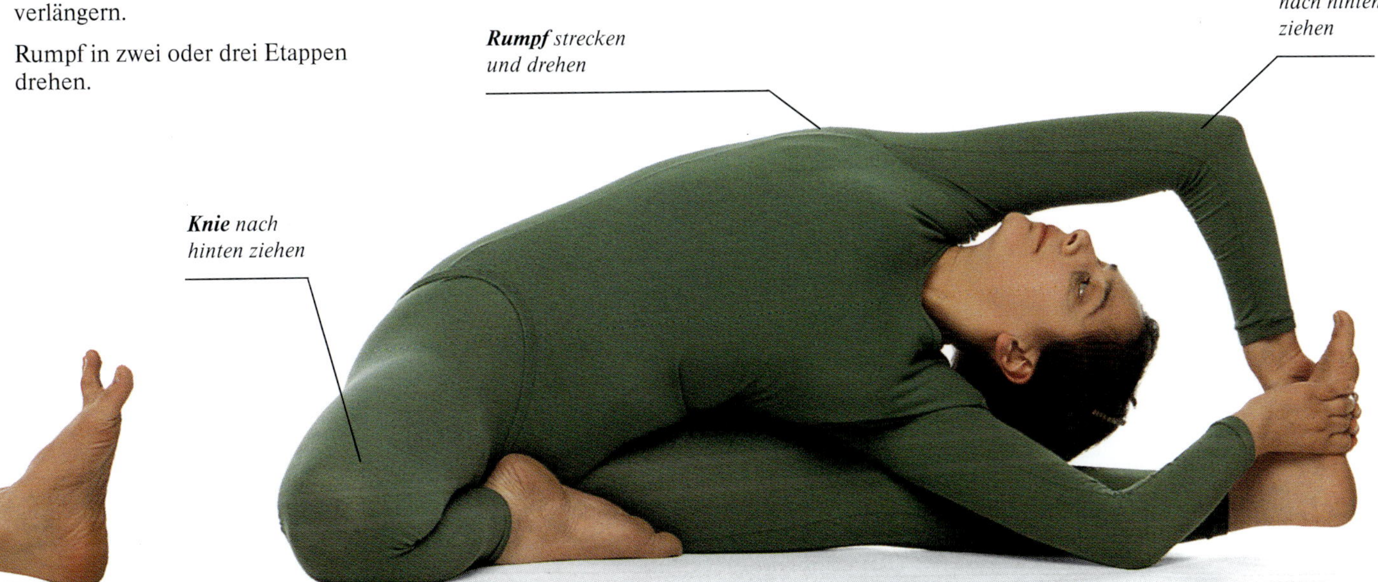

कूर्मासन

Kūrmāsana

KŪRMA = Schildkröte

Der Körper ist von Armen und Beinen eingeschlossen, der Geist zieht sich nach innen zurück. ♦♦♦♦

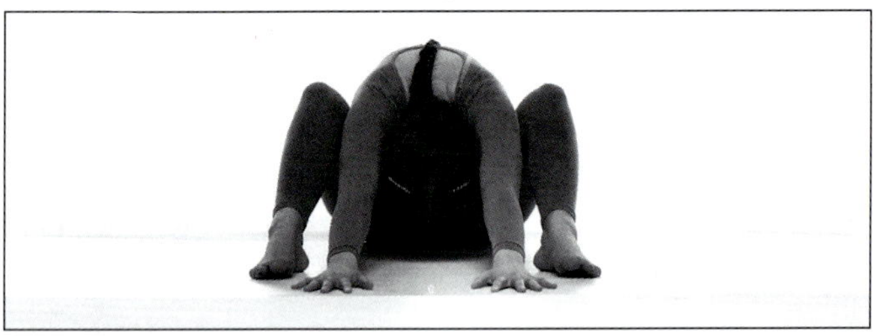

1 In Daṇḍāsana (S. 52) Beine etwa einen halben Meter spreizen und leicht gebeugt aufsetzen. Ausatmen, den Rumpf nach vorne beugen und zwischen die Beine strecken. Arme nach vorne strecken, Kopf nach unten nehmen.

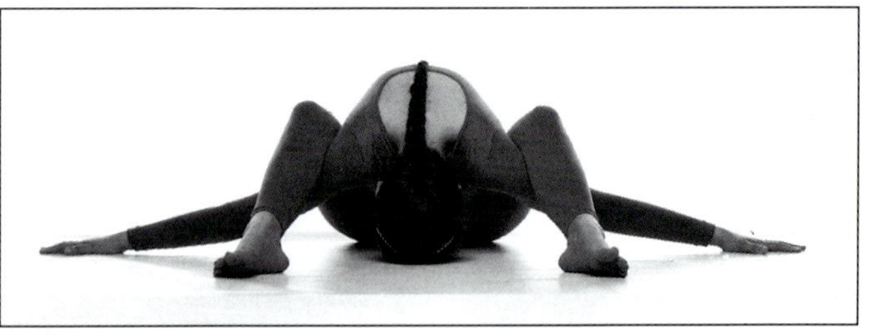

2 Ellenbogen beugen; Arme nacheinander unter den gebeugten Beinen hindurch zur Seite schieben, Handflächen flach auflegen. Kniekehlen über die Schultern bringen und Schultern nach unten drücken.

3 Fersen vorschieben und Beine strecken. Ellenbogen gerademachen und Arme und Hände zur Seite strecken.

Erst die Stirn, dann das Kinn auf den Boden bringen. 20 bis 30 Sekunden so bleiben, gleichmäßig atmen.

Einatmen, Beine wieder beugen, Arme befreien, nach oben kommen oder mit der Variante weitermachen.

VARIATION

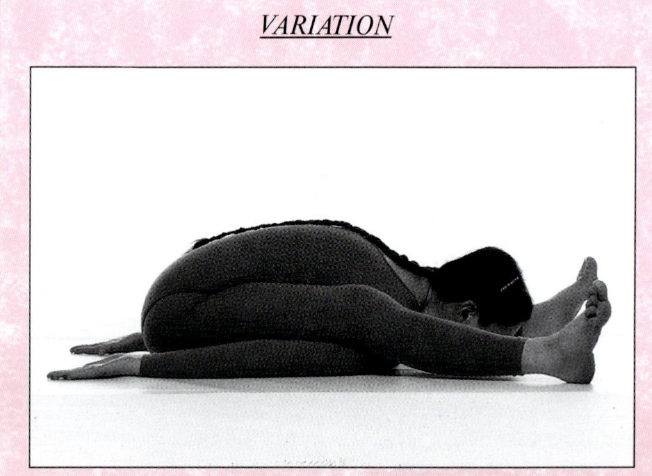

Arme zum Rumpf holen - die Handflächen zeigen jetzt nach oben - und nach hinten strecken, bis sie fast die Verlängerung der Beine bilden.

Beine nach vorne strecken, den Kopf nach unten nehmen. Kinn nach vorne schieben und nochmals 20 bis 30 Sekunden verweilen. ♦♦♦♦

ARBEITEN IN DER STELLUNG

Gewöhnen Sie sich an die Position, entspannen Sie sich, und lassen Sie den Geist zur Ruhe kommen.

Oberschenkel und Knie nach innen rollen. Rumpf nach vorne bewegen, Brustkorb nach unten nehmen. Rücken oder Beine nicht überlasten.

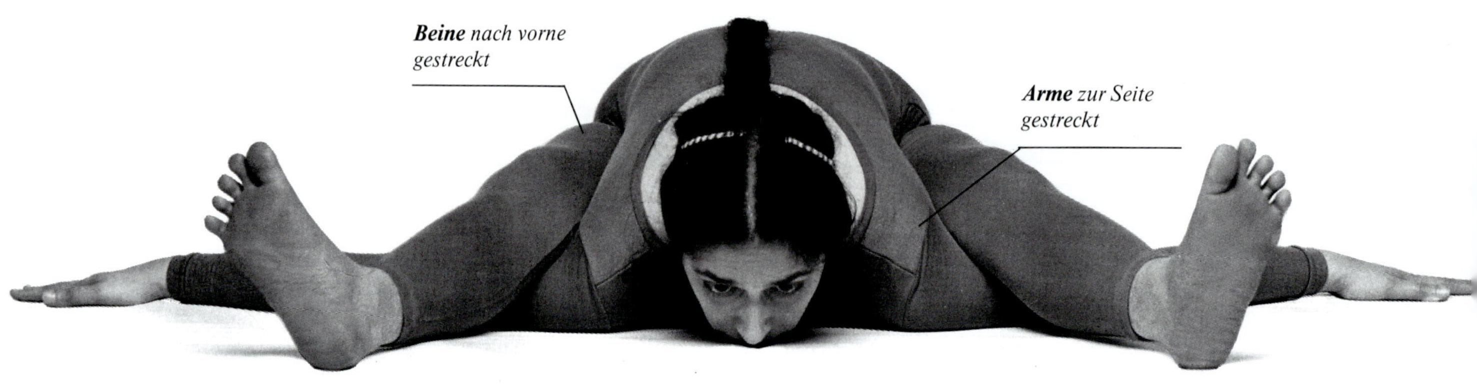

Drehübungen

Āsanas niemals mechanisch ausführen, da sonst der Körper stagniert.

B. K. S. IYENGAR

Die Drehübungen sind eine wirksame Hilfe bei Rücken- und Kopfschmerzen sowie bei Steifheit im Nacken- und Schulterbereich. Durch Drehung des Rumpfes werden die Nieren und die Organe in der Bauchhöhle aktiviert. Das fördert die Verdauung und beseitigt Trägheit. Die Wirbelsäule wird geschmeidig und die Hüftregion beweglicher.

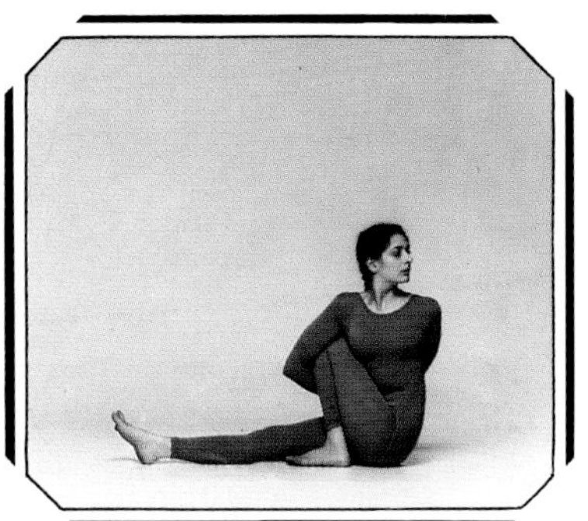

ÜBUNGSHINWEISE

Der Körper sollte nach dem Raum ausgerichtet sein. Für eine maximale Bewegungsfreiheit im unteren Rückenbereich ist es ratsam, auf ein oder zwei gefalteten Decken zu sitzen.

In der Endphase der Drehübungen kann es sein, daß der Bauch zusammengedrückt oder der Rükken gekrümmt wird und deshalb die Streckung schwerfällt. Dann bleiben Sie am besten beim mittelschweren Stadium und halten einen Ellenbogen gegen das Knie gebeugt bzw. die Hände auf dem Boden. Der Rumpf kann auf diese Art gut gedreht und gestreckt werden. Die Finger der hinteren Hand gegen eine Wand oder ähnliches zu drücken, erleichtert die Übungen ebenfalls.

Drehübungen können im Anschluß an Vorwärtsbeugen oder für sich alleine ausgeführt werden. Nach Rückwärtsbeugen oder zur Linderung von Rückenschmerzen sollte man sie vorsichtig ausführen.

Der Kopf kann in beliebige Richtung gedreht werden.

Vorsicht: Kurz nach Operationen, Leistenbrüchen, bei Beschwerden im Bauch- oder Magenbereich sollten Sie auf Drehübungen verzichten. Das gleiche gilt während der Schwangerschaft. Ausgenommen davon ist Bharadvājāsana (auf einem Stuhl sitzend, S. 71); die Übung sollte allerdings behutsam und sorgfältig ausgeführt werden. Vermeiden Sie jegliche Anstrengung.

Marīcyāsana (stehend)

MARĪCI = ein Weiser

Diese Drehübung im Stehen ist ein sehr wirksames Mittel gegen Rückenschmerzen. ♦

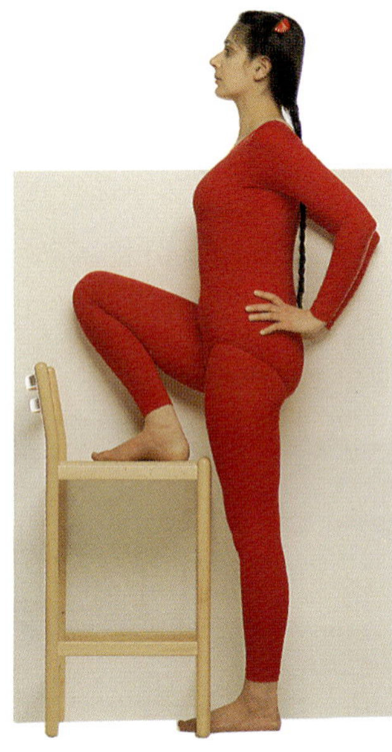

1 Hohen Stuhl oder Hocker gegen eine Wand oder ein Möbelstück mit einem Vorsprung (wie abgebildet) stellen. ▷ In Tāḍāsana (S. 18) in Richtung Stuhl stehen, mit der rechten Körperseite zur Wand. Linkes Bein senkrecht lassen, Rumpf nach oben ziehen. Rechten Fuß gerade auf den Hocker stellen, die Zehen zeigen nach vorne, das Knie befindet sich in einer Linie mit dem Fuß. Der Oberschenkel berührt die Wand.

2 Nach rechts drehen, das Gesicht zum Wandvorsprung gewendet. Arme heben und den Vorsprung fassen. Mit der linken Hand gut festhalten, um die linke Rumpfseite nach rechts zu drehen. Mit der rechten Hand abdrücken, um die rechte Seite zurückzudrehen. So weit wie möglich drehen. Kopf drehen und über die rechte Schulter blicken. 20 bis 30 Sekunden so bleiben, gleichmäßig atmen.

Ausatmen und nach vorne drehen. Arme und rechtes Bein nach unten bringen. ◁ Von ▷ bis ◁ auf der linken Seite wiederholen.

ÜBUNGSVORSCHLÄGE

Die Drehung fällt leichter, wenn der Vorsprung an den Seiten Kanten hat.

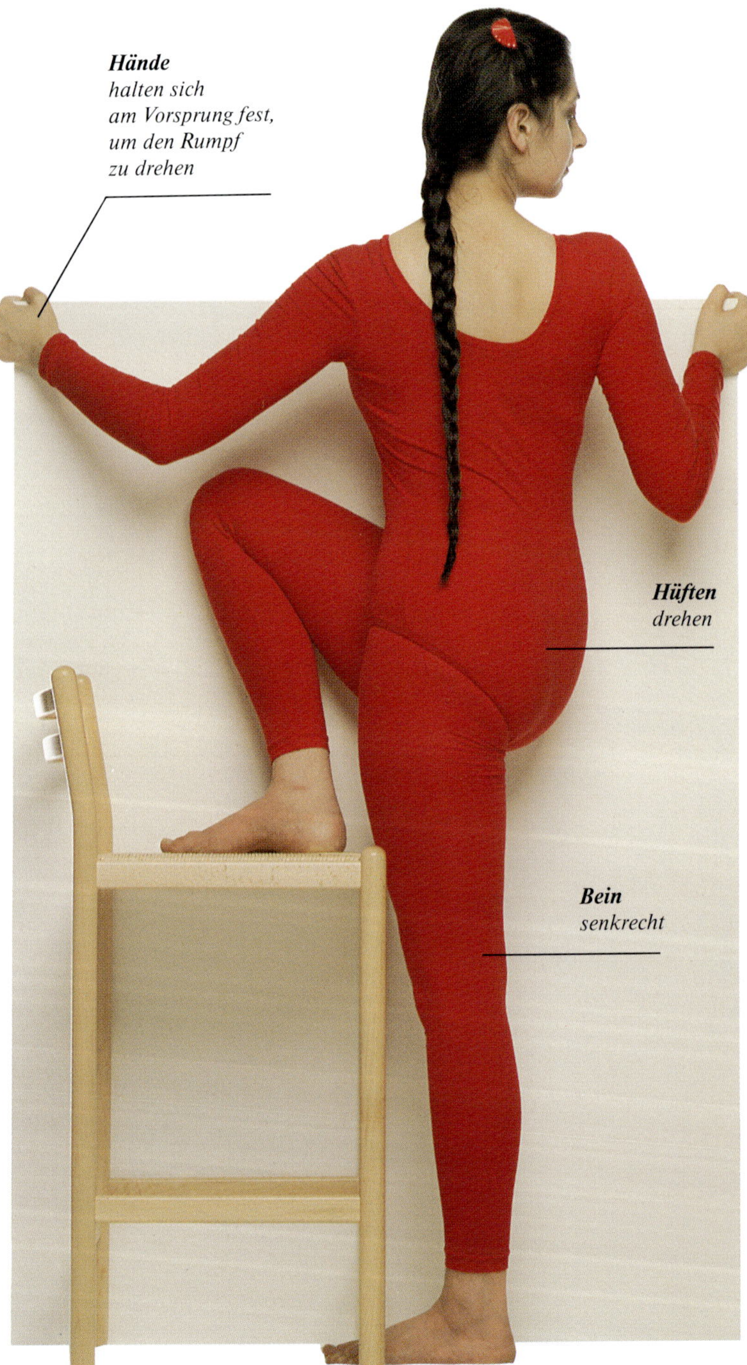

ARBEITEN IN DER STELLUNG

Linken Oberschenkel zurückziehen.

Den Rumpf aufrecht halten. Alle zwei bis drei Atemzüge ein Stück weiterdrehen und dabei ausatmen. Im Wechsel den Rumpf anheben und drehen.

भारद्वाजासन

Bharadvājāsana *(auf einem Stuhl sitzend)*

BHARADVĀJA = ein Weiser

Diese einfache Drehübung ist bei Rückenbeschwerden von unschätzbarem Wert. ♦

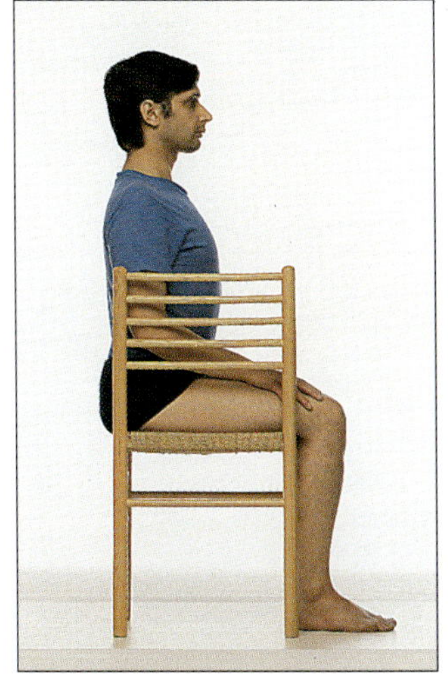

1 ▷ Seitlich auf einem Stuhl sitzen, die rechte Hüfte berührt die Stuhllehne. Die ganze Sitzfläche einnehmen. Rumpf hochstrecken und Schultern zurücknehmen. Rumpf und Beine befinden sich in einer Linie; Knie und Füße bleiben zusammen.

2 Ausatmen und die Körperhälften gleichmäßig zur Stuhllehne drehen. Hintere Rippen nach innen bewegen. Die Beine bleiben unbewegt.

Hände an die Stuhllehne legen. Mit der linken Hand ziehen, um die linke Rumpfseite in Richtung Stuhllehne zu bringen, mit der rechten Hand rechte Seite vom Stuhl wegdrücken. So weit wie möglich mit aufrechtem Rumpf drehen.

Kopf drehen, über die rechte Schulter schauen. 20 bis 30 Sekunden so bleiben, gleichmäßig atmen.

Ausatmen, nach vorne drehen. ◁ Von ▷ bis ◁ auf der linken Seite wiederholen.

Anschließend weit vorne auf dem Stuhl sitzen. Beine spreizen und vornüberbeugen, um Rücken und Kopf zu entspannen.

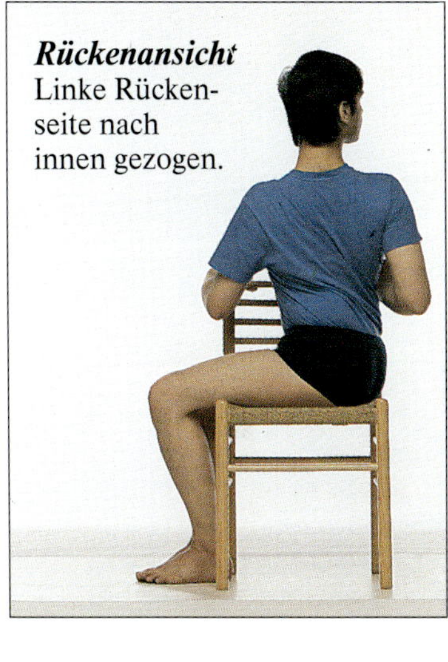

Rückenansicht
Linke Rückenseite nach innen gezogen.

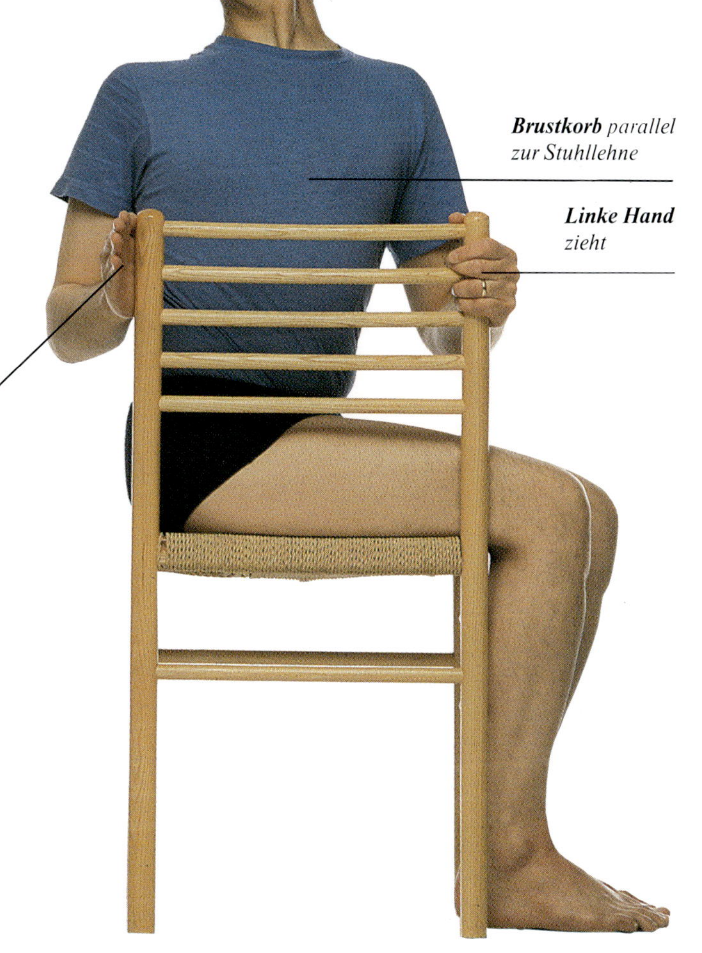

ARBEITEN IN DER STELLUNG

Erst die Hüften, dann Taille, Brustkorb und Schultern so weit wie möglich drehen. Linke Niere nach innen bewegen.

Brustkorb anheben und Schultern zurücknehmen.

Bauch nach rechts ziehen.

Bharadvājāsana I

BHARADVĀJA = ein Weiser

Der Rumpf wird wie eine Spirale von den Hüften aus gedreht. ♦

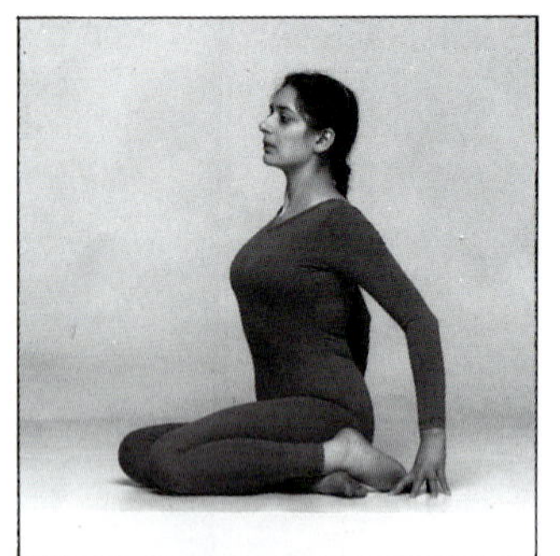

1 In Daṇḍāsana sitzen (S. 52). ▷ Beine nach hinten abwinkeln, seitlich neben die linke Hüfte legen. Die Knie zeigen nach vorne. Rechten Fuß unter den linken schieben. Hände neben die Hüften bringen und Fingerkuppen am Boden aufsetzen.

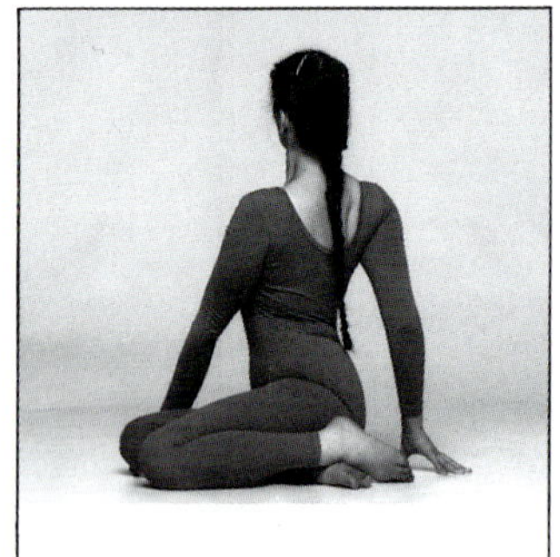

2 Nach rechts drehen; Fingerkuppen der linken Hand neben rechten Oberschenkel, die der rechten Hand hinter die rechte Hüfte bringen. Weder linke Hüfte noch Oberschenkel anheben. Wirbelsäule und Rumpf senkrecht nach oben strecken. 20 bis 30 Sekunden so bleiben oder zur Endposition übergehen.

3 Linken Arm nach außen drehen, Handfläche unter den rechten Außenschenkel schieben, die Finger zeigen nach innen. Rechten Arm zurückschwingen, von hinten den linken Oberarm oberhalb des Ellenbogens fassen. Rechten Ellenbogen und Schulter zurückziehen, Körperrückseite nach vorne drücken und den Rumpf weiter drehen.

Kopf drehen und über die linke Schulter schauen. 20 bis 30 Sekunden so bleiben, gleichmäßig atmen.

Hände loslassen, nach vorne drehen, die Beine gerademachen. ◁ Von ▷ bis ◁ auf der linken Seite wiederholen.

ÜBUNGSVORSCHLÄGE

Auf zwei gefalteten Decken sitzen.

Seitlich vor einer Wand, einem Vorsprung oder einer Leiste sitzen.

Wie in Marīcyāsana (stehend), S. 70, festhalten und Rumpf drehen.

ARBEITEN IN DER STELLUNG

Beine fest lassen.

Von den Hüften aus drehen. Unteren und mittleren Wirbelsäulenbereich nach innen bewegen. Die Muskeln der linken Rückenseite einsetzen.

Oberen Brustkorbteil heben, Schultern zurückrollen und Schulterblätter weit nach innen nehmen.

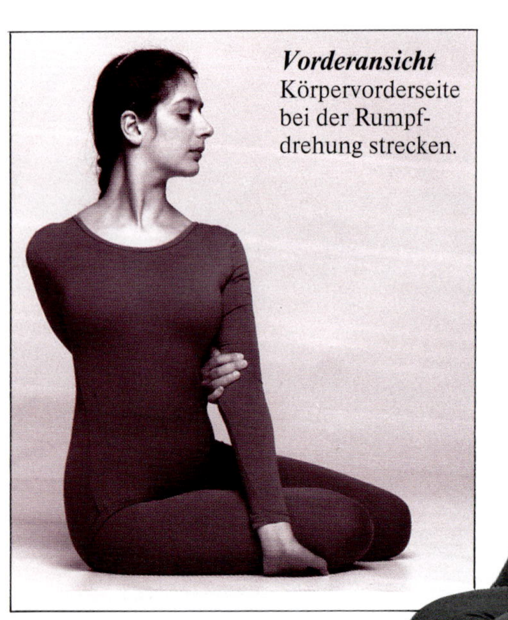

Vorderansicht
Körpervorderseite bei der Rumpfdrehung strecken.

Arm
nach unten verlängern

Rumpf
von den Beinen wegdrehen

Beine
nah zusammen

Marīcyāsana III

MARĪCI = ein Weiser

Körperdrehung mit um Bein und Rumpf geschlungenen Armen. ♦♦

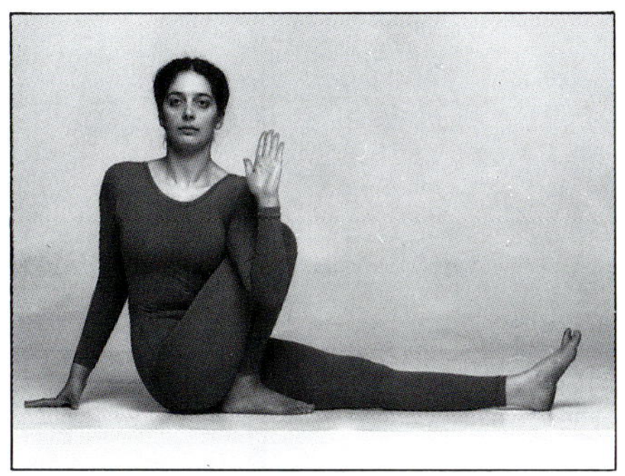

1 In Daṇḍāsana (S. 52) sitzen. ▷ Rechtes Knie anwinkeln, Fuß aufsetzen und nahe zum Beckenboden ziehen. Rechtes Knie festhalten, um den Rumpf nach oben zu ziehen. Linkes Bein fest auf dem Boden lassen.

Nach rechts drehen. Linken Ellenbogen außen am rechten Knie beugen; der Unterarm ist senkrecht. Den rechten Arm zurücknehmen. Linken Arm und rechtes Knie gegeneinanderdrücken, um die linke Rumpfseite nach vorne zu bringen. Die Fingerkuppen der rechten Hand auf den Boden drücken, um die rechte Seite zurückzudrehen.

20 bis 30 Sekunden so bleiben und gleichmäßig atmen oder zur Endstellung übergehen.

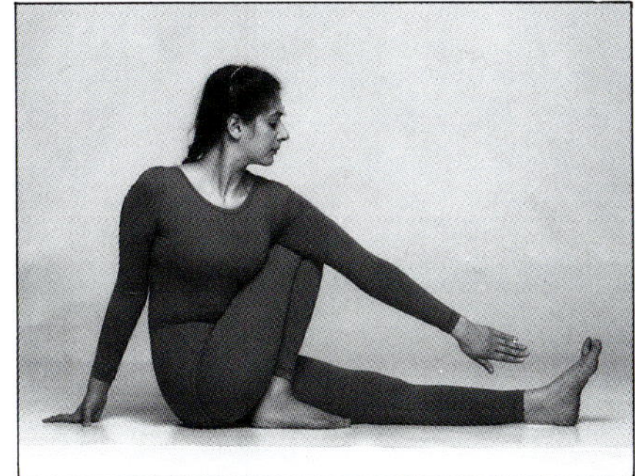

2 Rumpf näher zum linken Bein bewegen, Rückseite der linken Achselhöhle über das rechte Knie bringen. Hüften stärker drehen; die linke Hüfte in Richtung gebeugtes Bein, rechte Hüfte von ihm weg bewegen. Linken Arm nach unten strecken und einwärtsdrehen; die Handfläche zeigt nach hinten.

3 Den Arm um das rechte Schienbein nach hinten beugen. Den rechten Arm hinter den Rücken bringen; Ellenbogen beugen und linke Hand fassen. Die umschlungene Seite des Rückens nach innen wölben.

Die Hände sind fest verschränkt, um die Rückendrehung zu intensivieren. (Das Entfernen der Hände vom Rücken verstärkt die Drehung.)

Kopf drehen, um über die rechte Schulter zu schauen. 20 bis 30 Sekunden so bleiben, normal atmen.

Hände loslassen, nach vorne drehen und rechtes Bein strecken. ◁ Auf der linken Seite von ▷ bis ◁ wiederholen.

Fokus *Den Arm um das Bein nehmen*

Den Arm von der Schulter aus strecken und drehen, so daß die Außenseite des Oberarms in Berührung mit dem Außenschenkel des gebeugten Beines bleibt. Oberarm weiter nach unten bewegen. Dann den Ellenbogen beugen und den Arm um das Bein nehmen. Zwischen Achselhöhle und Knie keinen Zwischenraum lassen.

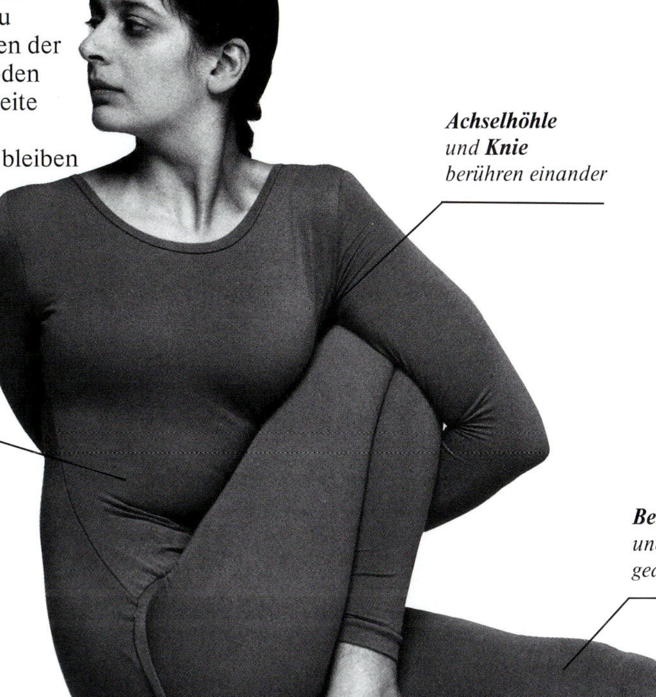

Achselhöhle *und* ***Knie*** *berühren einander*

Bauch *drehen*

Bein *gestreckt und fest zu Boden gedrückt*

ARBEITEN IN DER STELLUNG

Linke Seite des Kreuzbeins nach innen drücken.

Vorderseite des Körpers vom Schambein bis zum Hals strecken. Zwerchfell und Brustbein heben. Die Schultern zurück und die Schulterblätter nach innen nehmen. Mit der Hand weiter nach oben fassen, wenn möglich das Handgelenk greifen.

ÜBUNGSVORSCHLÄGE

Auf zwei gefalteten Decken sitzen.

Um den Rumpf wirkungsvoll anzuheben, hintere Hand auf einen Holzklotz oder eine Leiste aufsetzen.

Gürtel benutzen, um die Hände zu fassen.

अर्ध मत्स्येन्द्रासन १

Ardha matsyendrāsana I

ARDHA = halb; *MATSYENDRA* = Gott der Fische, erster Yoga-Lehrmeister

Eine anspruchsvolle Kombination aus Gleichgewicht und intensiver Drehung. ♦♦

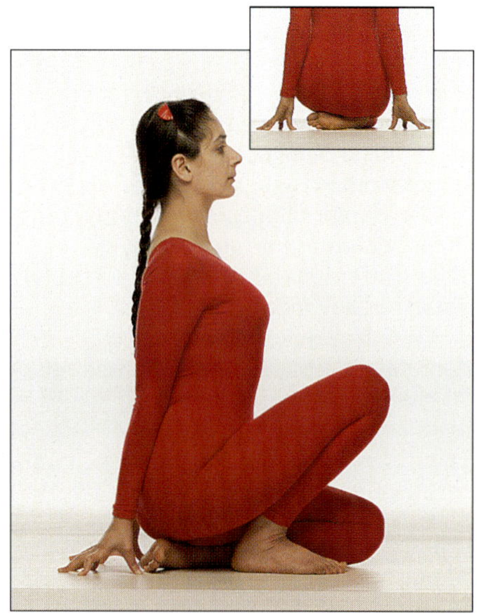

1 In Daṇḍāsana-Stellung (S. 52) sitzen. ▷ Linkes Bein beugen, den Fuß in rechtem Winkel zum Schienbein bringen; die Innenseite der Ferse liegt unter der linken Gesäßhälfte, die Zehen liegen unter der rechten Gesäßhälfte. Fußaußenkante so einziehen, daß sich die Kante - nicht der Fußrücken - auf dem Boden befindet. Innen- und Außenkanten des Fußes parallel halten. Linkes Knie zeigt direkt nach vorne; rechtes Knie ist nach oben angewinkelt.

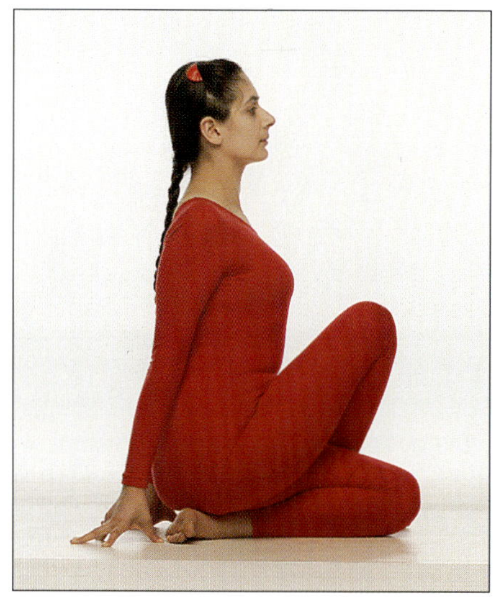

2 Rechtes Bein über das linke kreuzen, das Knie zeigt zur Decke. Den Fuß diagonal neben dem linken Oberschenkel aufsetzen. Rechten Oberschenkel, Knie, Schienbein und Fuß in einer Linie halten; das Bein nicht zur Seite sinken lassen. Fingerkuppen auf den Boden drücken und Rumpf hochstrecken.

ÜBUNGSVORSCHLÄGE

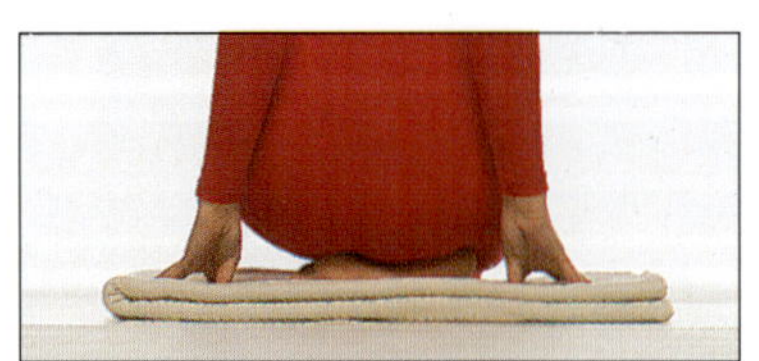

Eine gefaltete Decke unter den linken Fuß legen, wenn nötig eine zweite Decke zwischen Ferse und Gesäß.

Linke Hand auf einem Holzklotz oder ähnlichem aufsetzen, um dadurch die Streckung und Drehung des Rumpfs zu verbessern.

Einer Wand zudrehen und Hände dagegendrücken.

Einen Gürtel zu Hilfe nehmen, um die Hände zu fassen.

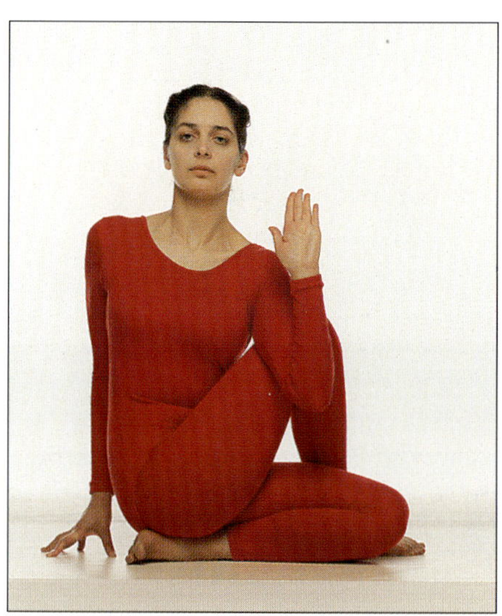

3 Hintere Rippen in den Körper hineinbewegen. Ausatmen und nach rechts drehen. Linken Ellenbogen vor dem rechten Oberschenkel beugen; rechten Arm zurücknehmen und die Hand gewölbt aufsetzen. Den gebeugten Arm gegen das rechte Bein drücken, um die linke Rückenseite nach vorne und die linke Niere nach innen zu bewegen. Rechte Hand auf den Boden drücken und dadurch die Körpervorderseite nach rechts drehen. Zwerchfell anheben und Bauch drehen.

20 bis 30 Sekunden normal atmend so bleiben oder zur Endposition übergehen.

4 Ausatmen, Rückseite der linken Achselhöhle über das rechte Knie bringen; den Arm wie in der vorangegangenen Stellung um das rechte Bein schlingen. Rechten Arm hinter den Rücken bringen und linke Hand oder Handgelenk fassen. Wirbelsäule und Schulterblätter weit nach innen nehmen, den Brustkorb weiter drehen.

Kopf drehen und über die linke Schulter schauen. 20 bis 30 Sekunden so verweilen.

Hände loslassen, nach vorne drehen und Beine vor den Körper bringen. ◁

Von ▷ bis ◁ auf der anderen Seite wiederholen.

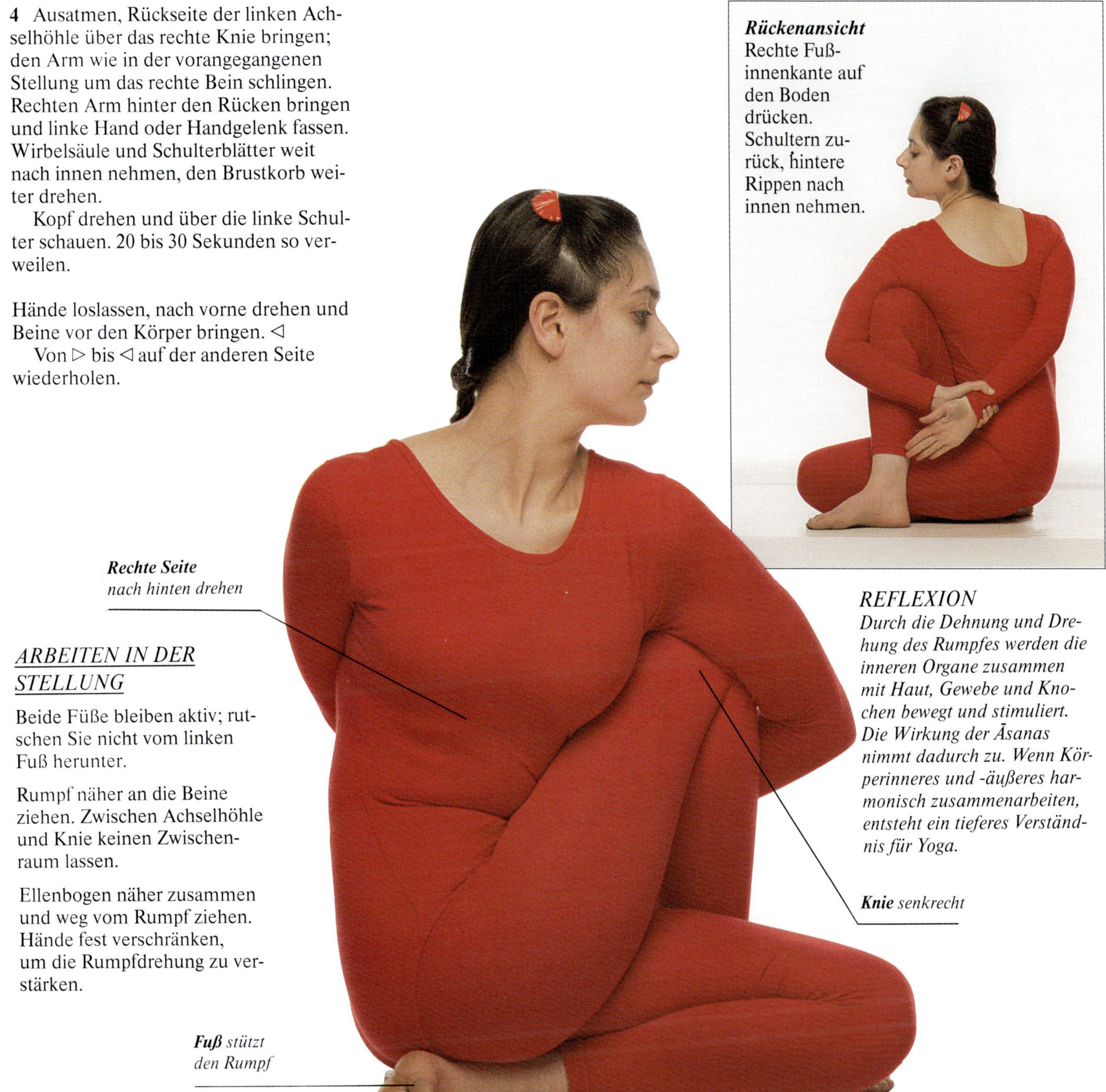

ARBEITEN IN DER STELLUNG

Beide Füße bleiben aktiv; rutschen Sie nicht vom linken Fuß herunter.

Rumpf näher an die Beine ziehen. Zwischen Achselhöhle und Knie keinen Zwischenraum lassen.

Ellenbogen näher zusammen und weg vom Rumpf ziehen. Hände fest verschränken, um die Rumpfdrehung zu verstärken.

REFLEXION

Durch die Dehnung und Drehung des Rumpfes werden die inneren Organe zusammen mit Haut, Gewebe und Knochen bewegt und stimuliert. Die Wirkung der Āsanas nimmt dadurch zu. Wenn Körperinneres und -äußeres harmonisch zusammenarbeiten, entsteht ein tieferes Verständnis für Yoga.

पाशासन

Pāśāsana

PĀŚA = Schlaufe

Die Arme sind in Form einer Schlaufe um Beine und Rumpf gelegt. ◆◆

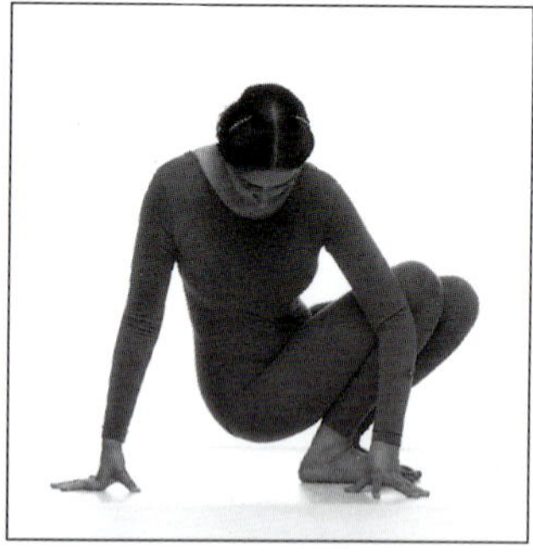

1 Mit geschlossenen Füßen in die Hocke gehen, die Fersen zusammenhalten. ▷ Ausatmen, nach rechts drehen. Rechte Hand neben der rechten Hüfte am Boden aufsetzen; linken Arm vor den rechten Oberschenkel bringen. Hände gewölbt aufsetzen.

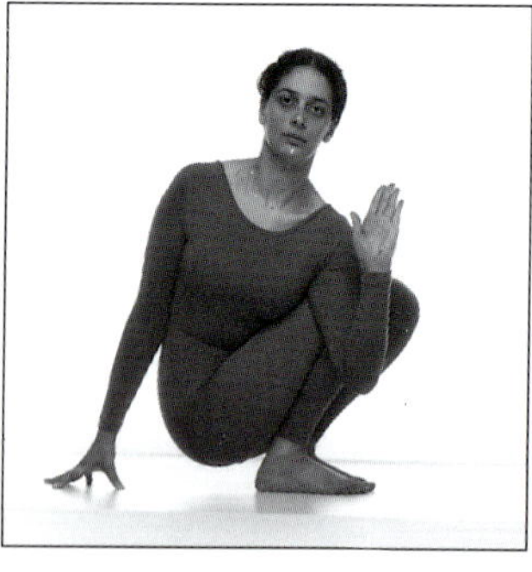

2 Linken Arm nach oben beugen; die Handfläche zeigt nach vorne. Den Oberarm gegen den rechten Oberschenkel drücken, um die linke Seite nach vorne zu bringen. Die Finger der rechten Hand auf den Boden drücken und dadurch die rechte Seite zurücknehmen. Brustkorb heben.

20 bis 30 Sekunden so bleiben und gleichmäßig atmen oder zur Endposition übergehen.

3 Linke Körperseite näher zu den Beinen ziehen. Bauch von den Beinen weg nach rechts drehen. Linke Achselhöhle über das rechte Knie nehmen und mit der Innenseite des Oberarms gegen das Knie drücken. Arm um die Schienbeine herum nach hinten abwinkeln. Rechte Schulter zurückrollen; Ellenbogen hinter dem Rücken beugen und die linke Hand fassen.

Über die rechte Schulter sehen und 20 bis 30 Sekunden so bleiben.

Einatmen, Hände loslassen. Nach vorne drehen. ◁

Von ▷ bis ◁ auf der linken Seite wiederholen.

ÜBUNGSVORSCHLÄGE

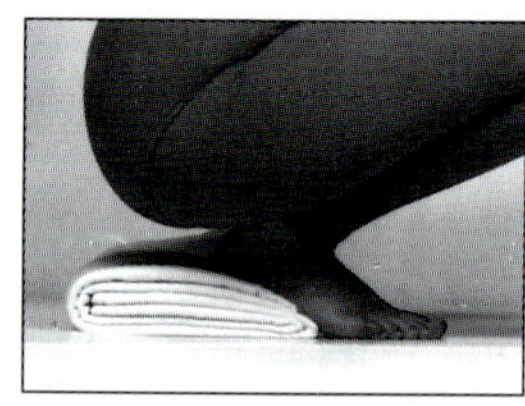

Fersen auf eine gefaltete Decke plazieren.

Rechte Hand auf einem Holzklotz aufsetzen.

Einen Gürtel benutzen, um die Hände zu fassen.

Mit den Händen gegen eine Wand oder ähnliches drücken, um stärker zu drehen.

ARBEITEN IN DER STELLUNG

Füße und Knie zusammenhalten, Oberschenkel anspannen.

Rücken nach innen wölben, Vorderseite des Körpers hochstrecken. Zwerchfell anheben.

Hände mehr verschränken und dadurch weiter drehen.

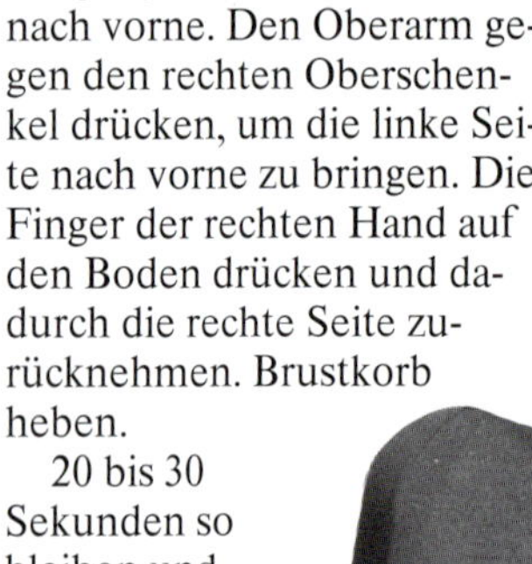

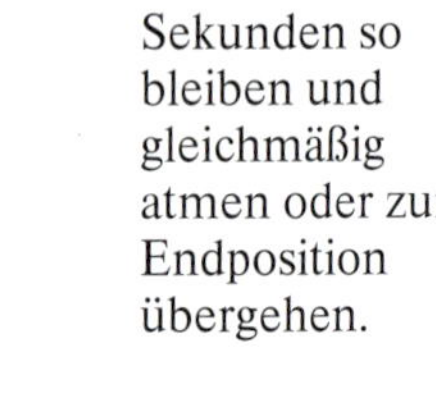

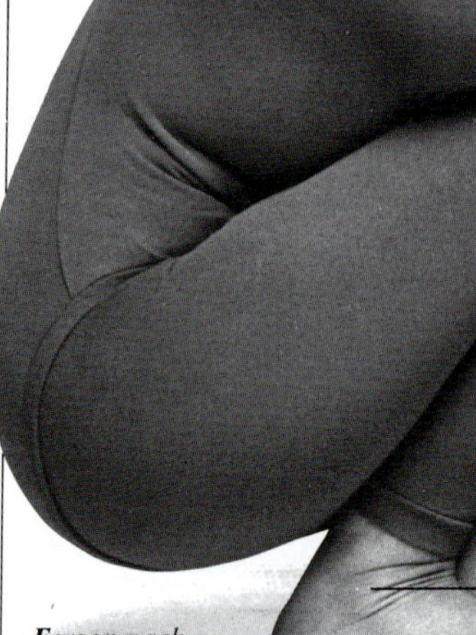

Rumpf *zu den Beinen neigen*

Fußgelenke *beugen*

***Fersen** nach unten strecken*

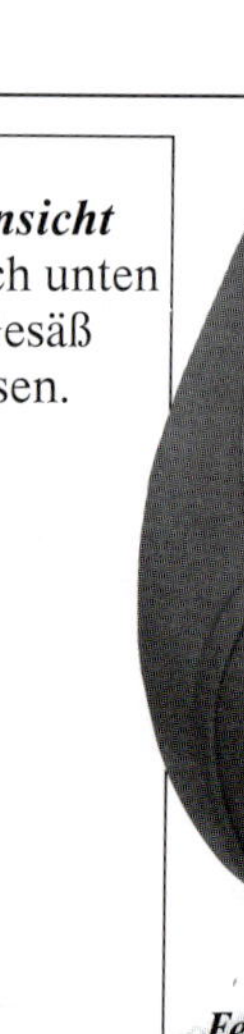

Rückenansicht
Arme nach unten ziehen. Gesäß unten lassen.

Bharadvājāsana II

BHARADVĀJA = ein Weiser

Die Beine sind fest verankert und erlauben eine intensive Drehung von Hüften und Rumpf. ♦♦

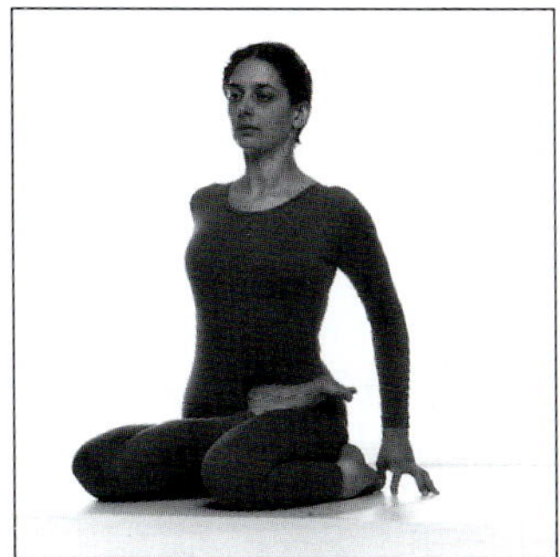

1 In Daṇḍāsana (S. 52) sitzen. ▷ Linkes Bein nach hinten abwinkeln, der Fuß ruht neben der linken Hüfte; den Wadenmuskel nach außen öffnen. Ferse und Zehen in einer Linie halten.

Rechtes Bein nach innen beugen, den Fuß oben auf den linken Oberschenkel plazieren. Knie zur Mitte bringen, so daß es nach vorne zeigt. Rechte Leiste öffnen, Knie senken. Mit den Händen neben den Hüften den Oberkörper anheben.

ÜBUNGSVORSCHLÄGE

Auf zwei gefalteten Decken sitzen.

Wenn das rechte Knie nicht bis zum Boden kommt, legen Sie es auf eine zusammengerollte Decke.

Einen Gürtel um den rechten Fuß legen, um ihn zu fassen.

Rechte Hand auf einem Holzklotz aufsetzen (in Schritt 2), damit Sie sich besser drehen und strecken können.

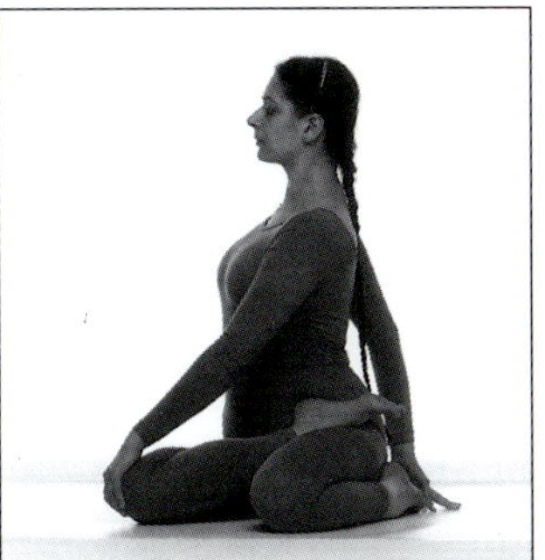

2 Ausatmen und nach rechts drehen. Linke Hand auf das rechte Knie legen, den rechten Arm zurücknehmen. Mit beiden Händen gleich stark drücken, den Rumpf zwischen den Armen drehen, dabei aufrecht halten.

20 bis 30 Sekunden gleichmäßig atmend so bleiben oder zur Endposition übergehen.

3 Linken Arm strecken, Handgelenk nach außen drehen, die Hand unter den rechten Oberschenkel schieben; die Finger zeigen nach innen, die Handfläche ist zum Boden gekehrt. Rechten Arm hinter dem Rücken beugen und rechten Fuß fassen. Am Fuß ziehen, um die rechte Körperseite nach hinten zu drehen, gleichzeitig linke Seite nach vorne bringen.

20 bis 30 Sekunden so bleiben, gleichmäßig atmen.

Einatmen, Fuß loslassen und nach vorne drehen. Beine ausstrecken. ◁

Von ▷ bis ◁ auf der linken Seite wiederholen.

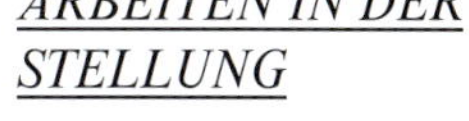

ARBEITEN IN DER STELLUNG

Rumpfdrehung verstärken.

Den Rumpf hochstrecken. Den Rücken nach innen wölben und die linke Niere in den Körper hineinziehen.

Brustkorb öffnen. Bauch nach rechts drehen.

Arm *drückt das Knie nach innen*
Fuß *auf den Oberschenkel drücken*
Arm *nach hinten gezogen*

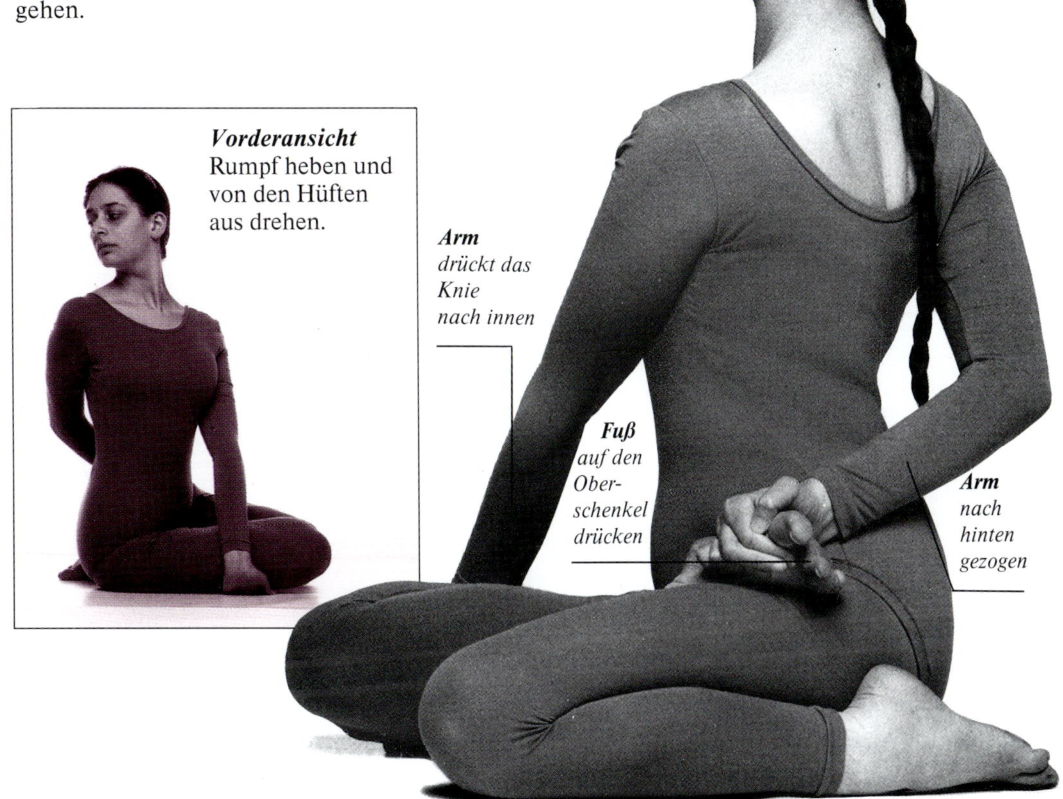

Vorderansicht Rumpf heben und von den Hüften aus drehen.

अर्ध मत्स्येन्द्रासन २

Ardha matsyendrāsana II

ARDHA = halb; *MATSYENDRA* = Gott der Fische

Der feste Griff der Hände bewirkt eine freie Streckung und Drehung des Rumpfes. ♦♦♦

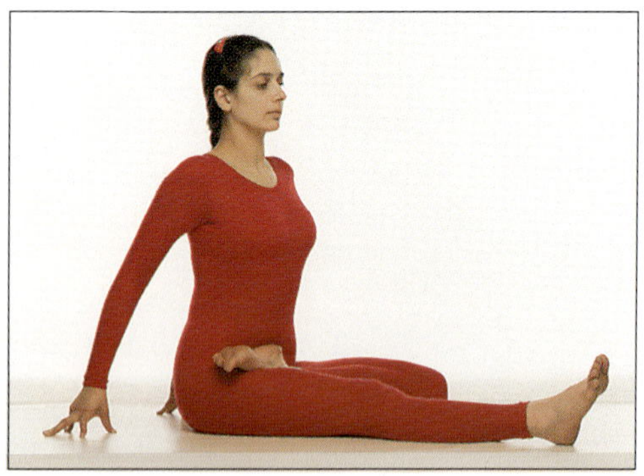

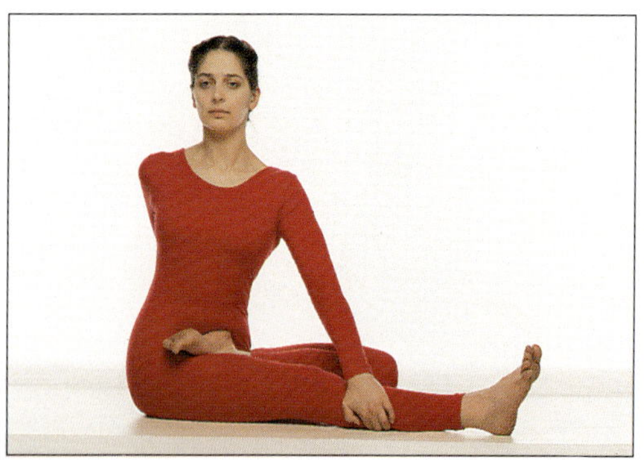

1 In Daṇḍāsana (S. 52) sitzen. ▷ Linkes Knie anwinkeln, den Fuß in die rechte Leistenbeuge legen. Die Fingerkuppen neben den Hüften auf den Boden drücken, um den Rumpf nach oben zu strecken.

2 Nach rechts drehen, linke Hand außen an die rechte Wade legen. Rechten Arm nach hinten nehmen. Steiß- und Kreuzbein wie die hinteren Rippen nach innen nehmen, die Wirbelsäule hochstrecken. Vorderseite des Körpers vom Schambein aus nach oben ziehen; Bauch strecken, Brustkorb anheben. Schultern nach außen öffnen.

3 Ausatmen, rechten Arm hinter den Körper schwingen und linkes Schienbein fassen. Am Schienbein ziehen, um rechte Schulter und Brustkorbhälfte nach hinten zu drehen.

Linken Arm strecken, nach außen drehen und Außenkante des rechten Fußes fassen. Am Fuß ziehen und dadurch die linke Rumpfseite nach vorne bringe. Den Arm geradehalten.

Über die linke Schulter sehen. 20 bis 30 Sekunden so verweilen, gleichmäßig atmen. Arme und Beine loslassen. ◁ Auf der anderen Seite von ▷ bis ◁ wiederholen.

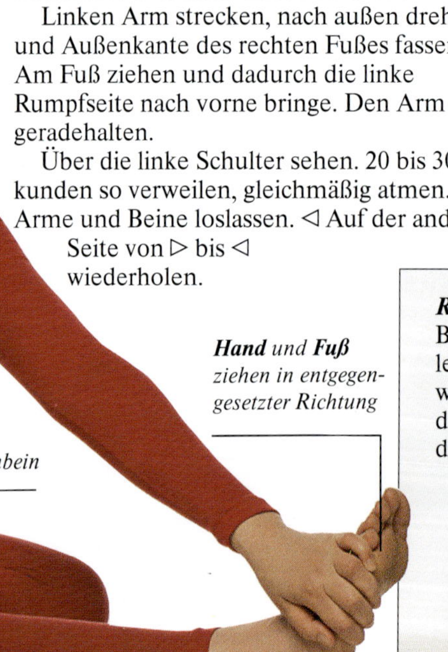

Schulter *zurückrollen*

Hand *fest am Schienbein*

Hand *und* **Fuß** *ziehen in entgegengesetzter Richtung*

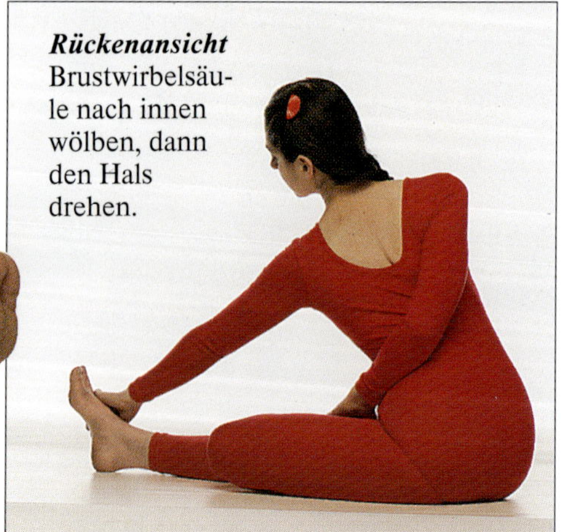

Rückenansicht
Brustwirbelsäule nach innen wölben, dann den Hals drehen.

ÜBUNGSVORSCHLÄGE

Einen Gürtel um das gebeugte Bein legen.

Gebeugtes Bein auf eine Unterlage betten.

ARBEITEN IN DER STELLUNG

Schienbein und Fuß mit den Händen gut festhalten. Schultern nach hinten nehmen.

Hüften drehen und Rumpf strecken.

Den Bauch nach rechts ziehen.

Brustkorb heben und gut durchatmen.

Übungen im Liegen

Überdenke nach dem Üben die Stellungen. Versäumst du dies, wird die Übung verworren. Halte zwischen den einzelnen Bewegungen inne. Dein Selbst muß herausfinden, ob die Ausführung gut oder schlecht war.

B. K. S. IYENGAR

Dieses Kapitel enthält zwei Übungskategorien. Bei den einen Übungen wird der Bauch gedehnt, die Beweglichkeit von Wirbelsäule und Hüften verbessert und die Leistenregion geöffnet. Einige der Stellungen kräftigen Rücken, Arme und Beine. Die anderen dagegen dienen der Entspannung.

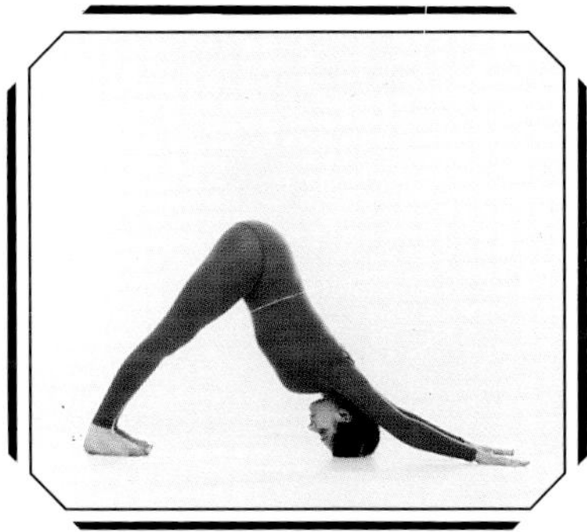

ÜBUNGSHINWEISE

Die Übungen in Rückenlage können mit Energie oder Ruhe ausgeführt werden. In letzterem Fall sollte man Decken oder eine Polsterrolle unterlegen und sich Zeit nehmen, eine bequeme Lage zu finden, in der der Rücken richtig entspannen kann.

Bei den Rückwärtsbeugen kommt es leicht zu Stauchungen im Lendenwirbelbereich. Beine und Rumpf sollten vor Übungsbeginn sorgfältig gedehnt werden.

Adho mukha śvānāsana (S. 90) ist eine wichtige Übung. Sie bereitet den Körper auf Umkehrhaltungen vor. Diese Umkehrung ist sehr hilfreich, das Gehirn zu entspannen. Wie bei den Übungen im Sitzen sollte man sich auch bei den Übungen im Liegen besonders vor einer Überlastung der Knie in acht nehmen (siehe Übungsvorschläge zu den Stellungen auf S. 50f. und S. 54f.).

Vorsicht: Nach Bauchoperationen sollten Sie auf Liegestellungen verzichten.

Während der Menstruation oder einer Schwangerschaft sollten nur folgende Stellungen geübt werden: Supta baddha koṇāsana (S. 81), Supta vīrāsana (S. 82) und Liegen auf Polsterrollen (S. 80).

Liegen mit aufrechten Beinen

Erfrischt müde und erschöpfte Beine. ♦

1 Seitlich vor einer Wand sitzen. Ein Bein nach dem anderen gegen die Wand legen, dabei in Richtung Wand drehen und auf den Rücken abrollen. Rumpf und Beine bilden einen rechten Winkel, das Gesäß berührt die Wand. Die Schultern nach unten nehmen und die Arme zur Seite strecken und entspannen; die Handflächen zeigen nach oben. Füße entspannen. Wenn nötig, den Kopf auf eine Unterlage betten. Zwei bis fünf Minuten so liegen, dann Knie beugen, zur Seite drehen und aufstehen.

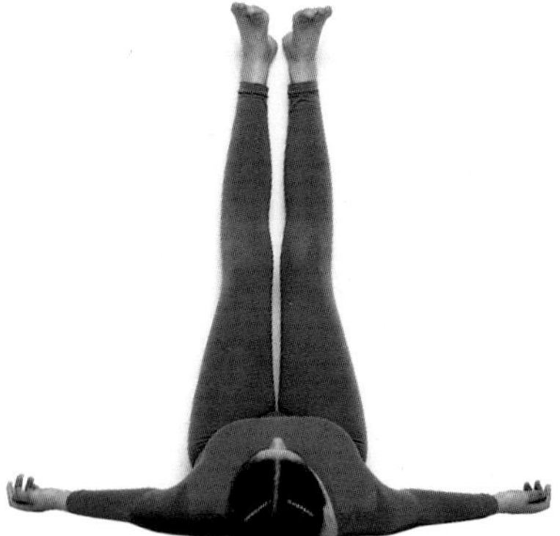

2 Als Alternative die Beine gespreizt an der Wand halten.

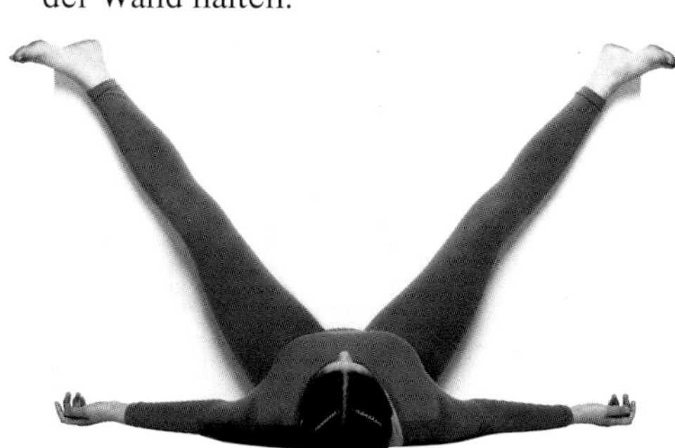

Liegen auf Polsterrollen

Durch den hochgelagerten Brustkorb wird die Atmung erleichtert. Eine belebende Übung. ♦

1 Eine Polsterrolle oder dick zusammengerollte Decke auf den Boden legen. Längs über deren Mitte eine zweite Polsterrolle plazieren. Vorne auf dem zweiten Polster sitzen, zurücklegen und die Schultern auf den Boden bringen. Wenn nötig, eine gefaltete Decke unter den Kopf legen. Sollte die Lage für den Rücken unbequem sein, höher- oder tieferrutschen, um eine angenehme Position zu finden. Die Beine vom Rumpf wegstrecken, danach entspannen. Arme über den Kopf führen und ebenfalls lockerlassen. Fünf bis 15 Minuten so liegenbleiben, gleichmäßig atmen.

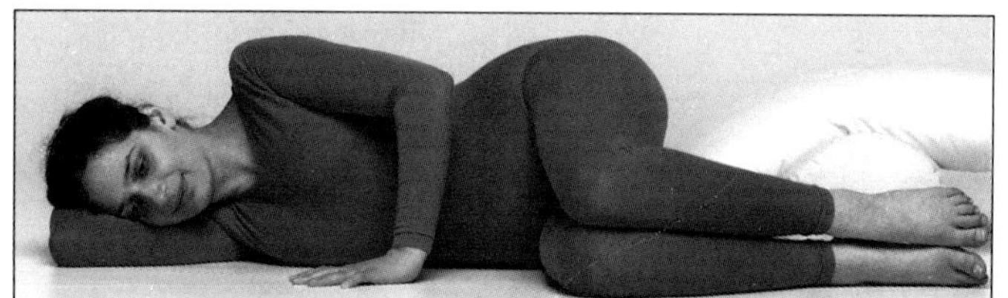

2 Um den Rücken beim Hochkommen nicht zu überlasten, zur Seite rollen und dann aufstehen.

ARBEITEN IN DER STELLUNG

Fühlen Sie, wie die Brust sich öffnet und die Atmung aufgrund des hochgelagerten Brustkorbs an Tiefe gewinnt.

ÜBUNGSVORSCHLÄGE

Sollten Sie Schmerzen oder ein unangenehmes Ziehen im unteren Rückenbereich verspüren, legen Sie die Füße auf einen Holzklotz oder ein Polster.

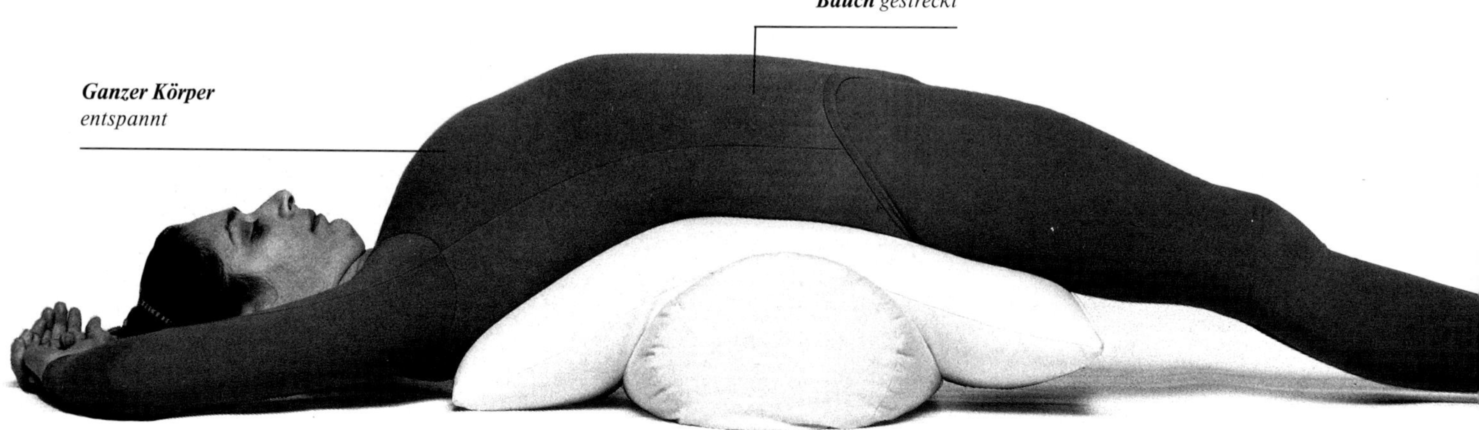

सुप्त बद्ध कोणासन

Supta baddha koṇāsana

SUPTA = liegend; *BADDHA KOṆA* = geschlossener Winkel

Eine Entspannungshaltung, die auch während der Menstruation wohltuend ist. ♦

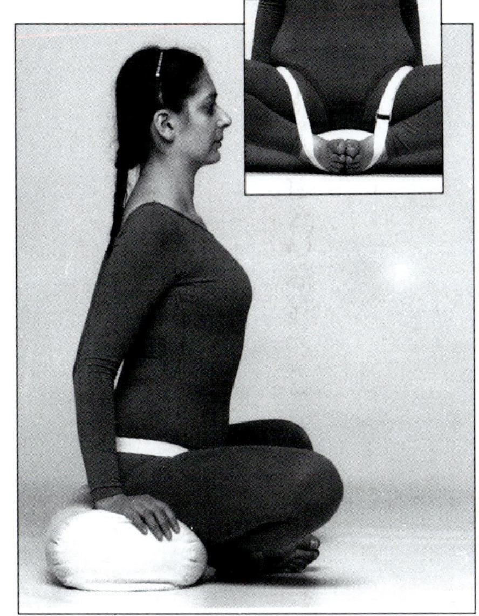

1 In Baddha koṇāsana (S. 57) auf einer querliegenden Polsterrolle sitzen. Langen Gürtel (oder zwei zusammengebundene Gürtel) vom Kreuzbein nach vorne über die Oberschenkel und Schienbeine führen und unter die Füße legen. Achten Sie darauf, daß der Gürtel über dem unteren Ende des Kreuzbeines liegt. Der Verschluß sollte sich zwischen dem Oberschenkel und der Wade eines Beines befinden; am Gürtel ziehen, um die Füße nahe zum Rumpf zu bringen.

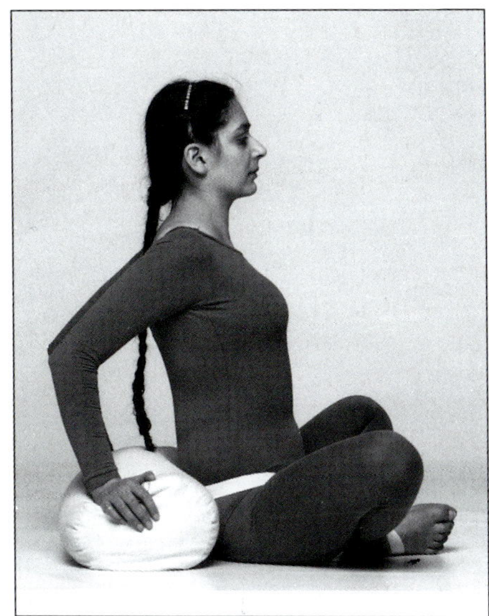

2 Von der Polsterrolle auf den Boden herunterrutschen, die Rolle weiterhin festhalten.

3 Nach hinten über das Polster legen und die Schultern auf den Boden bringen. Wenn nötig, den Kopf auf eine Unterlage betten. Den Gürtel straffen, aber nicht enger, als es Ihnen angenehm ist.

Die Arme über den Kopf nehmen.

Fünf bis zehn Minuten gleichmäßig atmend so liegenbleiben.

Einatmen, nach oben kommen und den Gürtel abnehmen.

ÜBUNGSVORSCHLÄGE

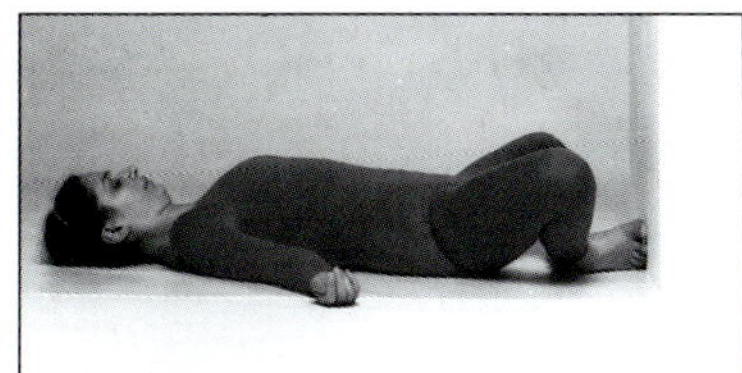

Wenn der Lendenwirbelbereich steif ist oder schmerzt, das Polster längs auf den Boden legen und den Kopf stützen.

Zwei Gürtel benutzen und jeweils um Oberschenkel und Schienbein des rechten und linken Beines binden.

Die Zehen flach gegen eine Wand setzen; den Rumpf nahe zu den Füßen bringen.

Die Arme neben den Rumpf oder hinter den Kopf legen.

ARBEITEN IN DER STELLUNG

Der Rücken sollte sich dem Polster anpassen. Fühlen Sie die Streckung der inneren Organe sowie die Öffnung der vorderen Rippen und der Schlüsselbeine von der Mitte zu den Seiten.

Entspannen Sie sich vollkommen.

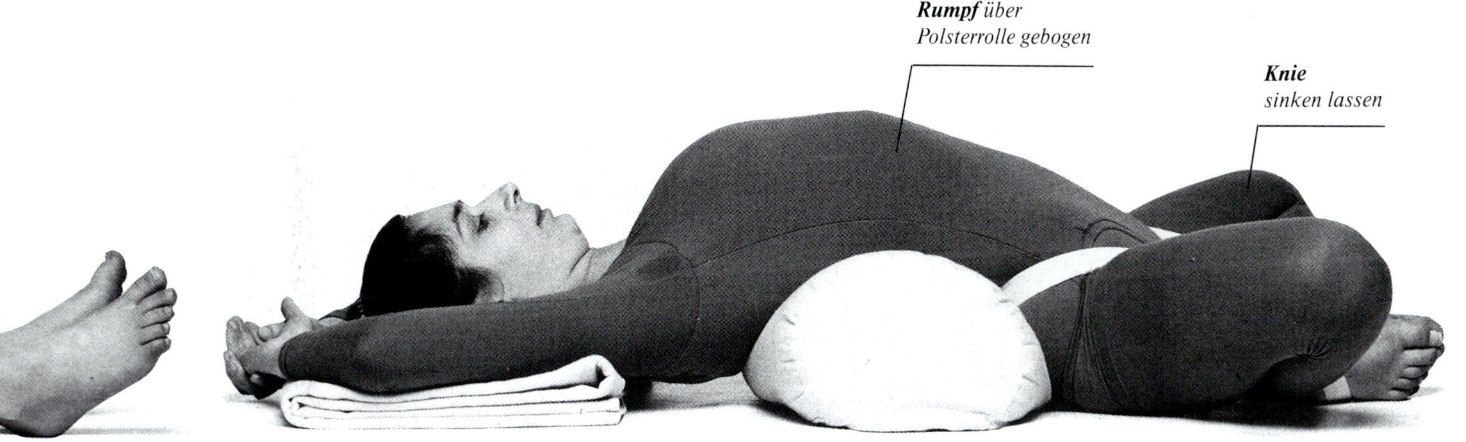

सुप्त वीरासन

Supta vīrāsana

SUPTA = liegend; *VĪRA* = Held

Diese Haltung entspannt die Beine und regt die Verdauung an. ◆◆

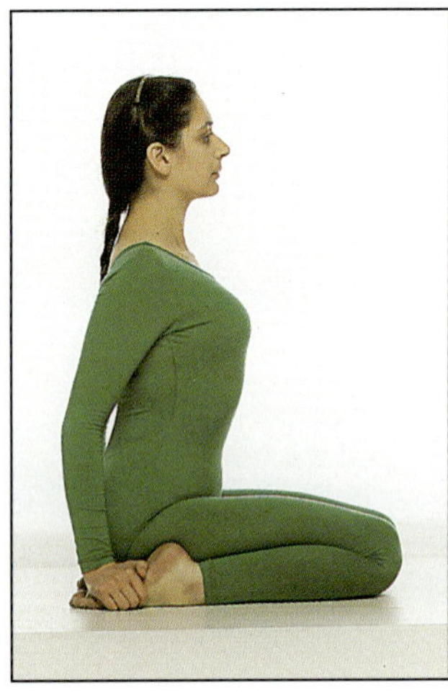

1 In Vīrāsana (S. 50) sitzen und die Hände auf oder hinter die Füße bringen.

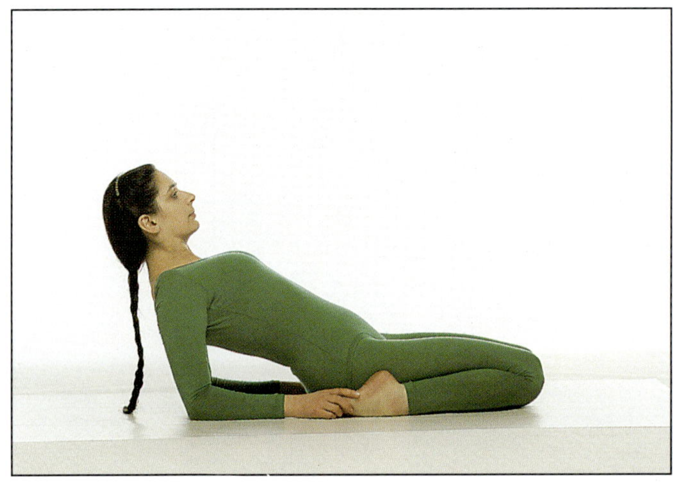

2 Die Sitzknochen leicht nach vorne schieben; nach hinten lehnen, die Ellenbogen aufsetzen und den Rumpf zum Boden senken.

ÜBUNGSVORSCHLÄGE

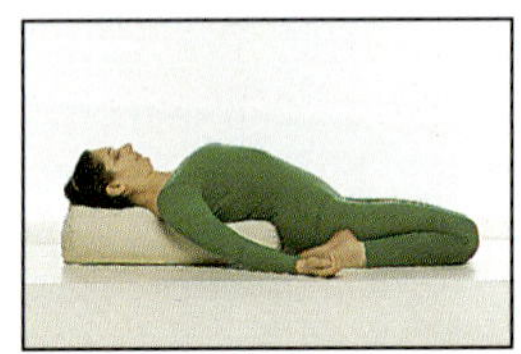

Um die Knie nicht zu überlasten, ein dünnes Polster in die Kniekehlen klemmen oder ein Kissen unterlegen.

Eine Polsterrolle als Rückenunterlage zu Hilfe nehmen.

Wenn nötig, den Kopf stützen und eine zusätzliche Decke unter das Gesäß legen.

3 Die Arme über den Kopf strecken und den Rumpf verlängern. Die Oberschenkel und Knie nach unten drücken, Knie zusammenhalten, ohne sie zu überlasten.

30 Sekunden oder länger, bis zu 20 Minuten, so liegenbleiben, gleichmäßig atmen.

Einatmen und hochkommen. In Vīrāsana nach vorne beugen.

ARBEITEN IN DER STELLUNG

Unteren Rücken gestreckt halten; Vorderseite des Körpers vom Schambein aus ebenfalls strecken.

Die Oberschenkel nach außen drehen, Schienbeine und Füße näher zu den Schenkeln ziehen.

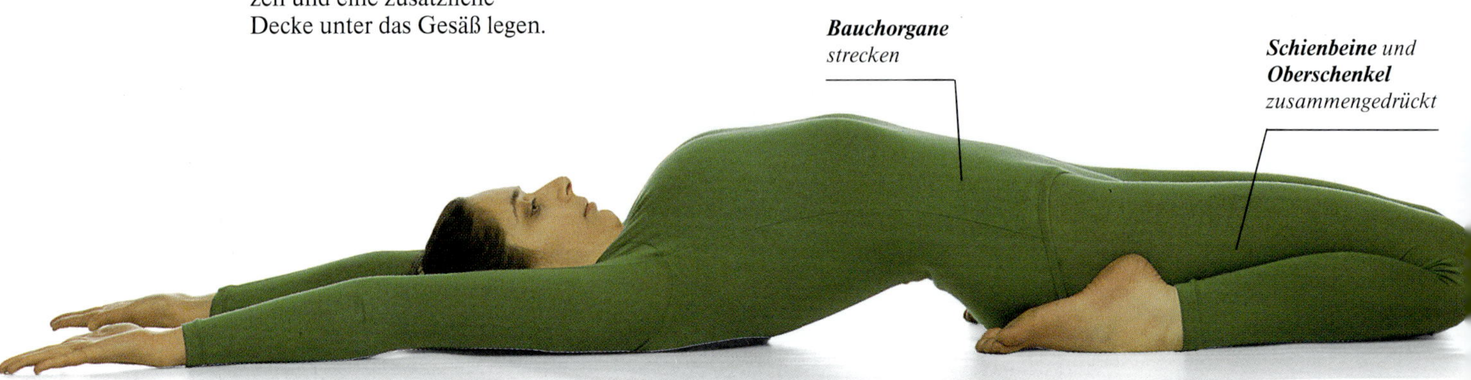

Matsyāsana

MATSYA = Fisch

Das Senken der Beine schafft Raum im Beckenbereich. ♦♦♦

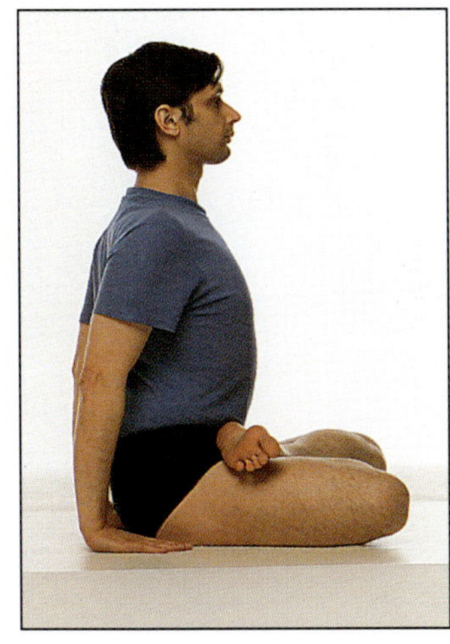

1 ▷ In Padmāsana (S. 54) sitzen; das rechte Bein wird zuerst gebeugt, die Hände befinden sich neben den Hüften.

Rumpf nach oben strecken.

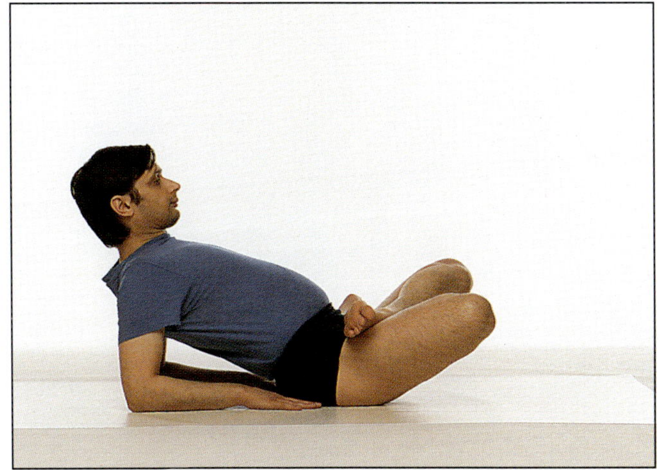

2 Ausatmen und dabei nach hinten lehnen und auf die Ellenbogen stützen.

3 Oberen Rücken und Schultern auf den Boden legen. Die Füße etwas weiter nach oben ziehen, um die Beine fester zu verschränken. Dann die Arme über den Kopf strecken. Die Leisten öffnen, die Knie zum Boden senken.

30 Sekunden oder länger, bis zu fünf Minuten, so liegenbleiben, ohne die Knie zu überlasten. Gleichmäßig atmen.

Einatmen und mit Hilfe der Hände hochkommen. Verschränkung der Beine lösen. ◁

Von ▷ bis ◁ wiederholen, linkes Bein als erstes beugen.

ÜBUNGSVORSCHLÄGE

Wie in Supta vīrāsana (gegenüber) auf einer Polsterrolle liegen.

Knie auf ein Kissen betten.

Arme neben dem Rumpf liegen lassen.

ARBEITEN IN DER STELLUNG

Oberschenkel vom Rumpf wegstrecken.

Knie näher zusammenbringen; beim Ausatmen zum Boden drücken.

Lendenwirbelbereich möglichst unten halten.

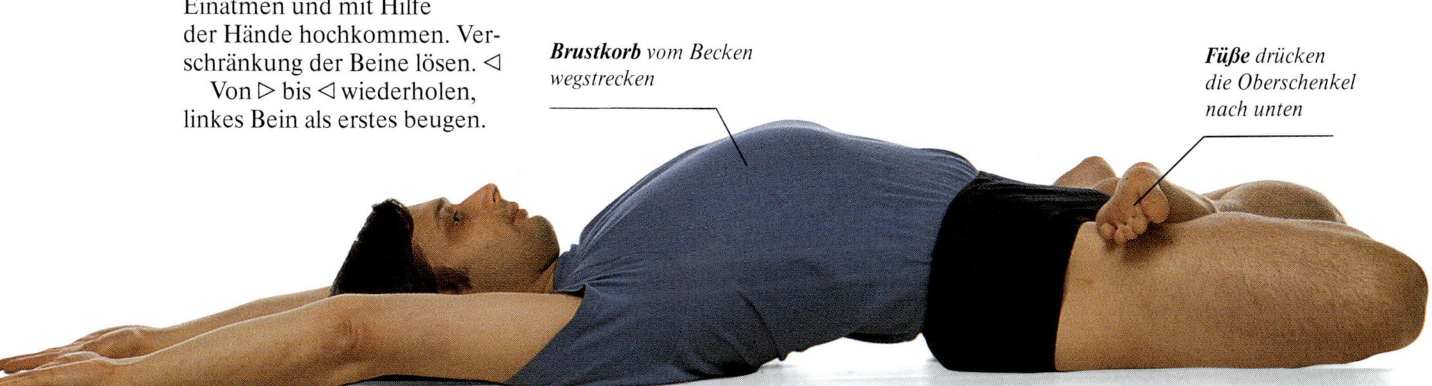

***Brustkorb** vom Becken wegstrecken*

***Füße** drücken die Oberschenkel nach unten*

ऊर्ध्व प्रसारित पादासन

Ūrdhva prasārita pādāsana

ŪRDHVA = nach oben; *PRASĀRITA* = ausgebreitet; *PĀDA* = Fuß

Die Beine werden um 30, 60 und 90 Grad angehoben.
Diese Übung kräftigt die Bauchmuskeln. ◆◆◆

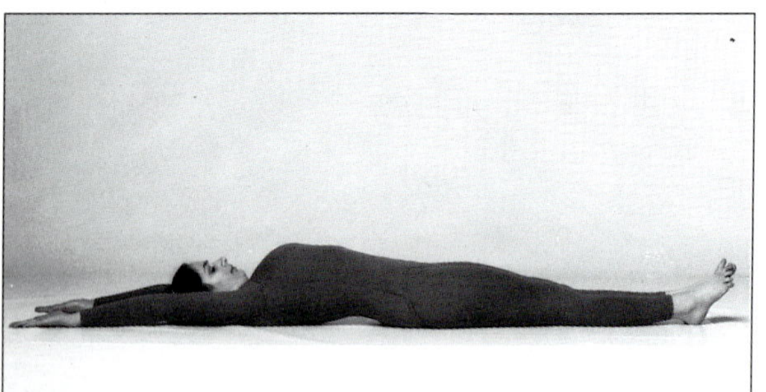

1 Gerade auf dem Rücken liegen; die Arme befinden sich neben dem Rumpf. Die Knie zeigen zur Decke. Arme über den Kopf strecken, Handflächen nach oben kehren und Ellenbogen festmachen. Von den Hüften aus bis in die Fingerspitzen dehnen. Knie, Beine und Füße strecken.

2 Ausatmen und Beine um 30 Grad anheben. Lendenwirbel von der Taille wegstrecken und nach unten drücken. Beinrückseiten in Richtung Fersen strecken. Einige Sekunden so bleiben, ohne den Atem anzuhalten.

3 Ausatmen, Beine dabei um 60 Grad anheben und wie in Schritt 2 strecken. Einige Sekunden so bleiben.

4 Ausatmen und Beine um 90 Grad anheben. Beinrückseiten gedehnt, Bauch locker halten. Arme weiter strecken. 30 bis 60 Sekunden so bleiben, gleichmäßig atmen.

Ausatmen und die Beine dabei langsam zum Boden senken, nicht plötzlich fallen lassen. Beim Senken der Beine Arme und Beine voneinander wegstrecken.

Arme an die Seite bringen, Füße zur Seite fallen lassen und entspannen.

***Beine** rechtwinklig zum Rumpf*

***Arme** strecken*

***Hüften** nach unten*

ARBEITEN IN DER STELLUNG

Nicht den Atem anhalten.

Äußere Hüften gegen den Boden drücken.

Der Bauch bleibt passiv; den Brustkorb nicht einsinken lassen.

ÜBUNGSVORSCHLÄGE

Um den Rücken oder die Beine nicht zu überlasten, Beine zunächst über dem Bauch beugen, dann auf 90 Grad strecken.

Einen Gürtel um die Füße schlingen (in Schritt 4), um die Beine zu strecken.

Beine gegen eine Wand legen.

Beine um 90 Grad anheben und acht- bis zwölfmal schnell hintereinander heben und senken.

जठर परिवर्तनासन

Jaṭhara parivartanāsana

JAṬHARA = Magen, Bauch; *PARIVARTANA* = herumdrehend

Eine Massage für die innere Bauchregion. Die Beine werden im Wechsel links und rechts neben dem Körper abgesenkt. ♦♦

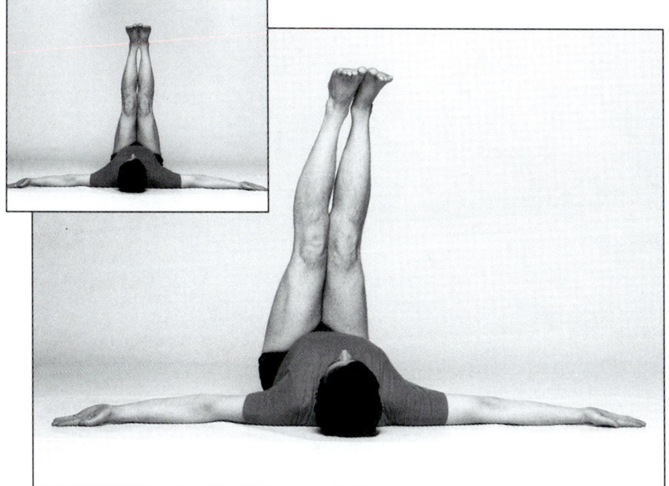

1 Auf dem Rücken liegen, Arme in Schulterhöhe zur Seite strecken und Handflächen nach oben kehren.

Ausatmen und die Beine dabei um 90 Grad anheben; Hüften auf dem Boden und Knie gestreckt halten. Ein- oder zweimal atmen. ▷ Hüften fünf bis zehn Grad nach links bewegen. Die Beine bleiben zusammen.

2 Gleichzeitig linke Schulter auf den Boden drücken, linken Arm nach links strecken, den Bauch nach links drehen und die Beine schräg zur rechten Hand senken, bis die Füße knapp zehn Zentimeter über dem Boden sind.

20 bis 30 Sekunden so bleiben, ohne den Atem anzuhalten.

Einatmen, Beine heben. ◁ (Wenn nötig, die Beine einen Moment beugen.) Von ▷ bis ◁ links wiederholen, Beine und Arme zum Boden senken und entspannen.

ÜBUNGSVORSCHLÄGE

In Schritt 1 die Beine über dem Bauch beugen und dann strecken.

Ein Gewicht auf die linke Hand plazieren, während die Beine nach rechts gehen.

Beine nur halb so weit senken.

VARIATION

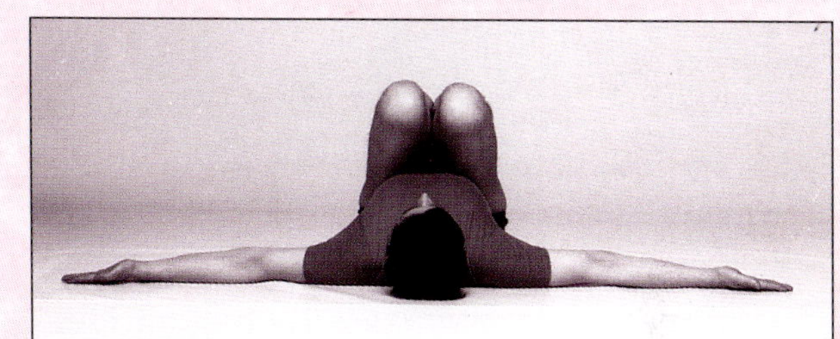

Eine hilfreiche Übung gegen Rückenschmerzen.

1 Mit zur Seite gestreckten Armen auf dem Rücken liegen, Knie über dem Bauch beugen.

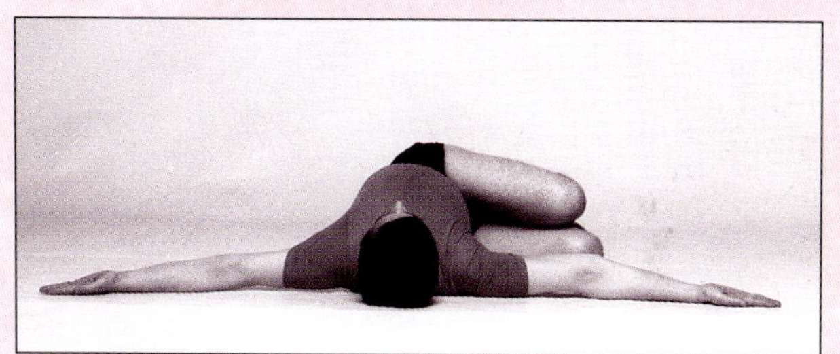

2 Knie nach rechts zum Boden senken; auf der linken Seite wiederholen. ♦

ARBEITEN IN DER STELLUNG

Den Körper nicht verkürzen. Nicht zur Seite rollen, während Sie die Beine senken.

Den Ansatz des linken Beines zur Hüfte hin eingezogen lassen.

***Beine** fest*

***Rumpf** und **Hüften** in einer Linie*

***Schulter** und **Achselhöhle** nach unten*

Bhekāsana

BHEKA = Frosch

Die Kraft der Arme hilft die Beweglichkeit der Beine zu verbessern. ♦♦

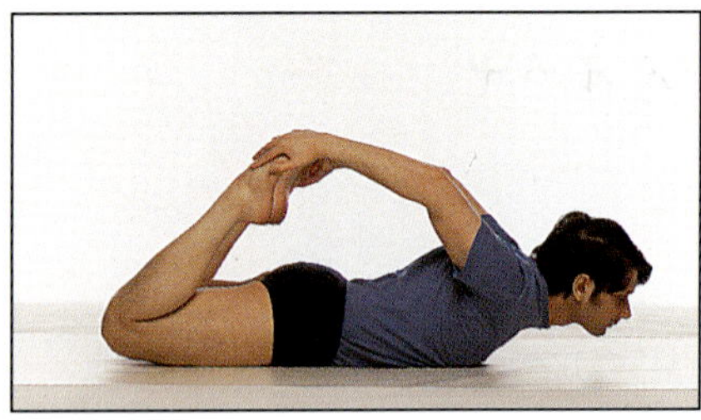

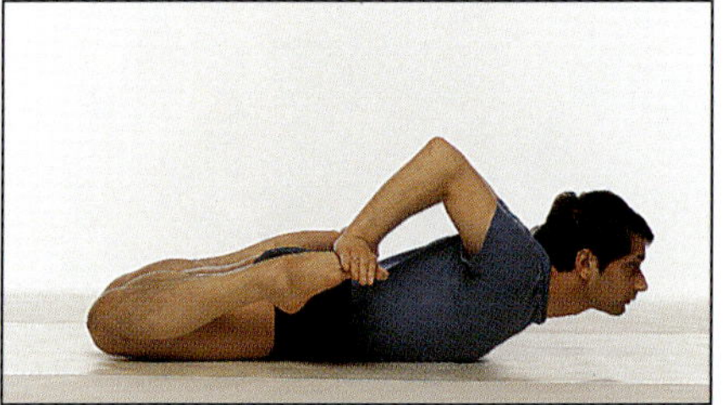

1 Bäuchlings auf dem Boden liegen und die Arme neben dem Rumpf nach hinten strecken. Die oberen Enden der Oberschenkel vom Rumpf wegstrecken, dann die Beine beugen. Einen Arm nach dem anderen beugen; die Ellenbogen zeigen zur Decke. Die Hände oben auf die Füße legen.

ÜBUNGSVORSCHLÄGE

Zuerst mit einem Bein üben und mehrmals wiederholen.

REFLEXION

Beweglichkeit in den Gelenken ist wichtig für die Durchblutung und den ungestörten Energiefluß im Körper. Unbewegliche Gelenke beeinträchtigen den Blutstrom und führen zu Energieblockaden, die krankheitsbegünstigend wirken. Gelenkigkeit erleichtert die Bewegungen, so daß die Stellungen gut ausgeführt werden können und ihre ganze Wirkung erfahren werden kann.

2 Die Handgelenke nach innen drehen; Hände zeigen nach außen.

3 Die Hände weiter drehen, bis die Finger zum Kopf zeigen. Die Handballen befinden sich genau über den Zehen, während die Füße neben den Hüften nach unten gedrückt werden. Füße und Schienbeine bilden eine Linie. Ausatmen und Kopf und Brustkorb anheben. Zehn bis 15 Sekunden so bleiben, gleichmäßig atmen.

Hände loslassen und Beine langsam zum Boden senken.

ARBEITEN IN DER STELLUNG

Durch den Druck der Hände auf die Mittelfüße die Füße nach unten biegen. Darauf achten, daß die Knie nicht zu sehr ausscheren.

Steißbein nach unten drücken, oberen Brustkorb anheben, Schultern zurücknehmen. Ellenbogen nicht ausdrehen.

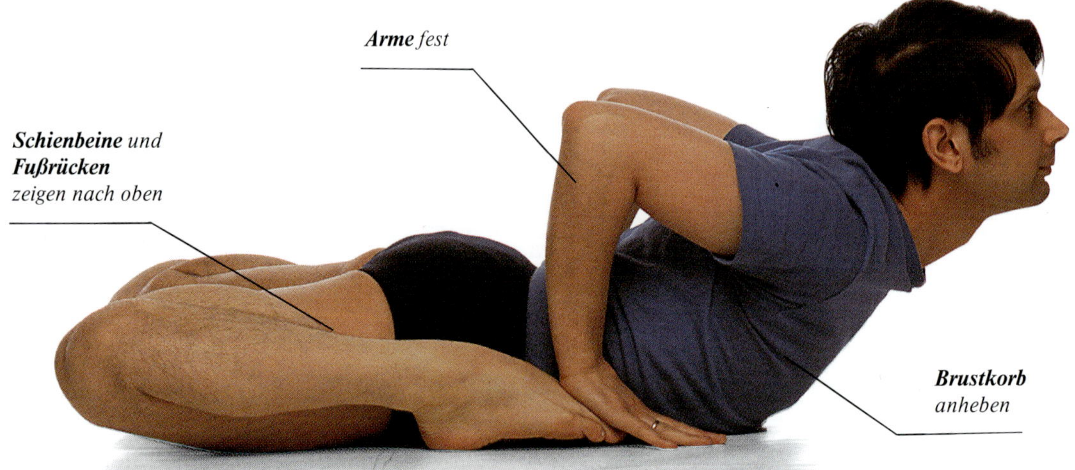

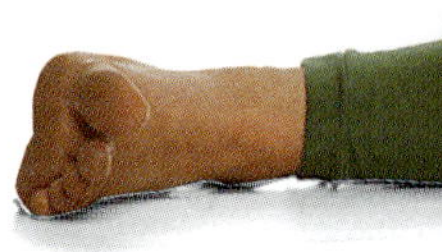

Anantāsana

ANANTA = die Göttliche; Schlangenliege des Gottes Vishnu

In der Seitenlage wird ein Bein lang nach oben gestreckt. ♦♦

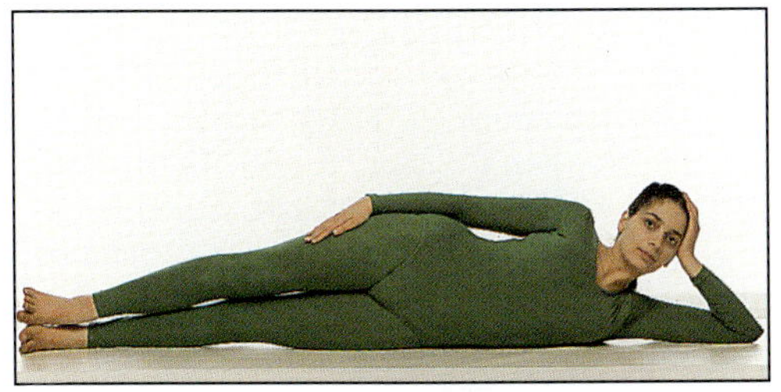

1 ▷ Aus der Rückenlage auf die linke Seite drehen. Knie gestreckt, Füße und Beine zusammenhalten. Linken Arm lang ausstrekken. Ellenbogen beugen, Kopf etwas nach hinten nehmen und in die Hand stützen. Die Achselhöhle nach unten drücken. Rechten Arm entlang der rechten Rumpfseite strecken, Gleichgewicht halten. Gesäßhälften leicht zusammendrücken, um das Steißbein nach innen zu ziehen. Außenkante des linken Fußes auf den Boden drücken.

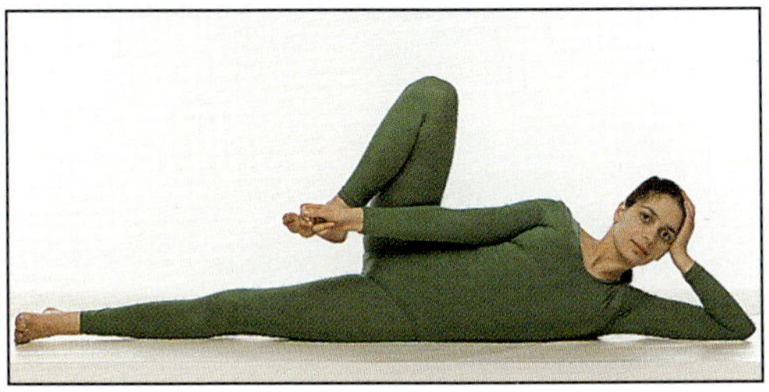

2 Einatmen, rechtes Bein drehen und nach oben anwinkeln; das Knie zeigt zur Decke. Rechten Arm vor das Bein nehmen, große Zehe mit Daumen, Zeige- und Mittelfinger fassen.

3 Das Bein nach oben strecken, im Hüftgelenk nach außen drehen, so daß die Beininnenseite in die gleiche Richtung wie die Vorderseite des Rumpfes weist. Gesäß mit dem Bein mitdrehen.

Kniekehle und Ferse nach oben strecken, Kniescheibe einziehen. An der großen Zehe ziehen, die wiederum das Bein nach oben zieht.

Rechten Ellenbogen gerade lassen und Arm nach oben strecken. 20 bis 30 Sekunden gleichmäßig atmend das Gleichgewicht halten, das Gesicht bleibt nach vorne gerichtet.

Arm und Bein in die Ausgangsposition zurückführen. ◁ Von ▷ bis ◁ auf der rechten Seite wiederholen.

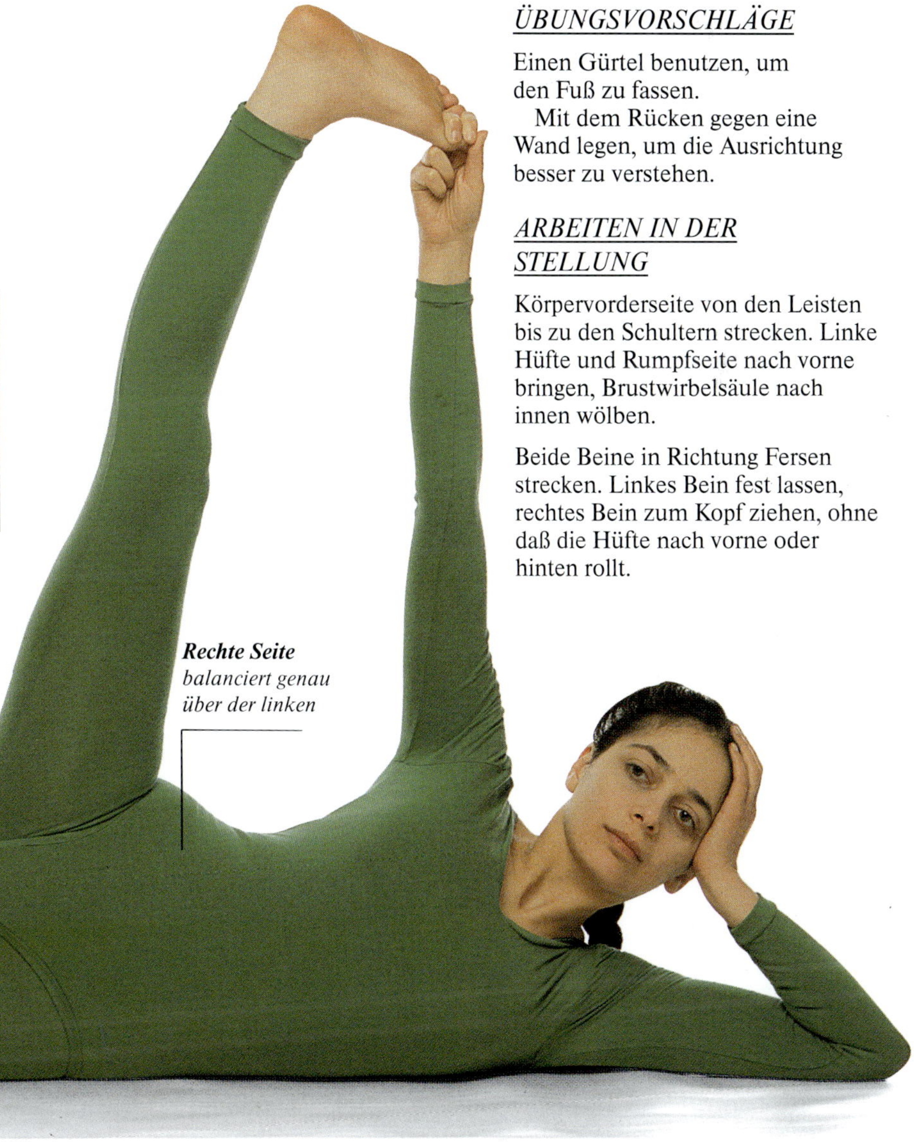

Rechte Seite *balanciert genau über der linken*

Bein, Rumpf *und* ***Oberarm*** *in einer Linie*

ÜBUNGSVORSCHLÄGE

Einen Gürtel benutzen, um den Fuß zu fassen.

Mit dem Rücken gegen eine Wand legen, um die Ausrichtung besser zu verstehen.

ARBEITEN IN DER STELLUNG

Körpervorderseite von den Leisten bis zu den Schultern strecken. Linke Hüfte und Rumpfseite nach vorne bringen, Brustwirbelsäule nach innen wölben.

Beide Beine in Richtung Fersen strecken. Linkes Bein fest lassen, rechtes Bein zum Kopf ziehen, ohne daß die Hüfte nach vorne oder hinten rollt.

Supta pādāṅguṣṭhāsana

SUPTA = liegend; *PĀDĀṄGUṢṬA*= große Zehe

Diese Stellung dient der Entspannung des unteren Rückens. ♦♦

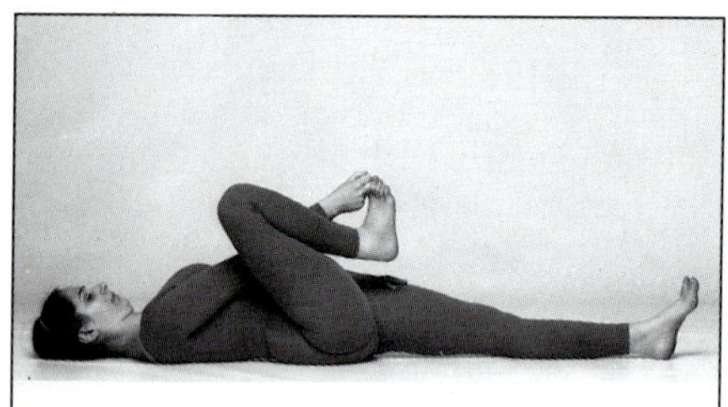

1 Mit gestreckten Knien und geschlossenen Füßen auf dem Rücken liegen. Beine strecken, Lendenwirbel und Kreuzbein von der Taille wegstrecken. Den Kopf geradehalten.

▷ Linkes Bein fest auf dem Boden lassen, linke Hand auf den Oberschenkel legen. Rechtes Bein über dem Bauch beugen und große Zehe zwischen den rechten Daumen, Zeige- und Mittelfinger nehmen.

ÜBUNGSVORSCHLÄGE

Einen Gürtel benutzen, um den Fuß zu fassen.

Schritt 2 gegen Türrahmen oder Säule üben, wobei das gestreckte Bein vom Sitzknochen aus gestützt werden sollte.

2 Einatmen, linken Oberschenkel kräftig nach unten drücken, rechtes Bein nach oben strecken; Rückseite des Beines zur Ferse hin strecken, Kniescheibe einziehen. Die große Zehe aktiv lassen und rechten Arm langstrecken. Beide Beine strecken, Schultern bleiben auf dem Boden und der Kopf gerade. ◁

Von ▷ bis ◁ auf der linken Seite wiederholen oder fortfahren.

Oberschenkelansatz
zur Hüfte hin einziehen

3 ▷ ▷Linke Rumpfseite fest auf dem Boden lassen. Den rechten Oberschenkelknochen im Hüftgelenk nach außen drehen; ausatmen und das Bein nach rechts zum Boden bringen. Nicht mit dem Rumpf nach rechts rollen. Arm und Bein geradehalten. 20 bis 30 Sekunden in der Position verweilen, gleichmäßig atmen.

Einatmen und rechtes Bein heben. ◁ ◁

Von ▷ ▷ bis ◁ ◁ ◁ auf der linken Seite wiederholen

● *Bei Schmerzen oder unangenehmem Ziehen der hinteren Beinmuskeln nicht fortfahren.*

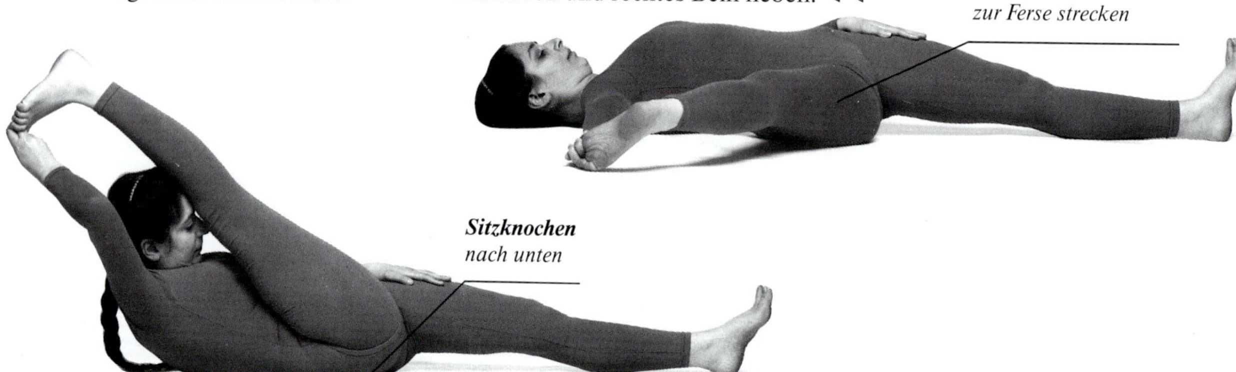

4 Ausatmen, dabei rechten Ellenbogen nach außen beugen und das Bein zum Kopf ziehen. Gleichzeitig Kopf und Brustkorb dem Bein entgegenbringen, bis der Kopf das Schienbein berührt. 15 bis 20 Sekunden in dieser Position bleiben.

Ausatmen, Kopf, Rumpf, Arme und rechtes Bein zum Boden senken. ◁ ◁ ◁

Von ▷ bis ◁ ◁ auf der linken Seite wiederholen oder fortfahren.

ARBEITEN IN DER STELLUNG

Die Rückseiten der Beine weiter strecken; Fersen bleiben fest. Die Oberschenkelmuskeln anspannen; sie »packen« den Knochen.

Den Rumpf verlängern und den Brustkorb öffnen.

Caturaṅga daṇḍāsana

CATUR = vier; *AṄGA* = Gliedmaße; *DAṆḌA* = Stab, Stange

Die Kraft der Arme und Beine hält den Körper parallel zum Boden. ♦♦

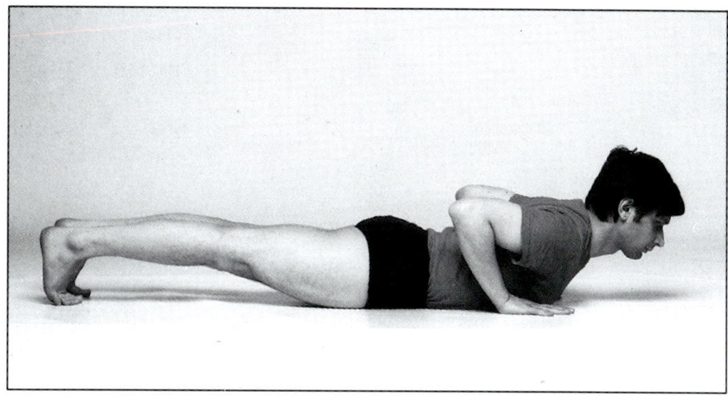

1 Bäuchlings auf dem Boden liegen; die Arme befinden sich neben dem Rumpf. Die Füße etwa 30 Zentimeter auseinandernehmen und die Beine vom Rumpf wegstrecken. Die Ellenbogen beugen und die Handflächen mit gespreizten Fingern neben dem Brustkorb auf den Boden setzen. Die Ellenbogen näher zueinander bewegen. Die Zehen aufsetzen; Fußsohlen senkrecht halten, Knie strecken. Den Kopf anheben. Tief einatmen.

2 Kräftig ausatmen, dabei Beine und Oberkörper parallel zum Boden etwa zehn Zentimeter anheben. Die Wirbelsäule und den Rumpf nach vorne strecken, die Schultern nach oben und nach hinten nehmen und das Steiß- und Kreuzbein leicht einziehen. Die Hüften nicht höher als die Beine und den Oberkörper heben.

15 bis 20 Sekunden halten, dabei geradeaus schauen und gleichmäßig atmen.

Ausatmen und den Körper zum Boden senken.

Fokus *Rückseiten der Beine öffnen*
Die Beine von den Fersen bis zum Gesäß strecken. Wadenmuskeln unterhalb der Knie weit machen. Die Kniekehlen dehnen und horizontal öffnen; die Muskeln an den Oberschenkelrückseiten ebenfalls strecken. Haut und Muskeln der Beinrückseiten (Waden, Knie, Oberschenkel) nach der Decke ausrichten. Die Muskeln in Richtung Haut wölben, nicht einsinken lassen.

ARBEITEN IN DER STELLUNG

Die Beine gestreckt lassen und leicht nach hinten dehnen.

Die Handballen gegen den Boden drücken. Die Schulterblätter in den Brustkorb hineinziehen. Den Brustkorb geöffnet lassen.

ÜBUNGSVORSCHLÄGE

Um das Anheben des Oberkörpers zu erleichtern, plazieren Sie Ihre Hände auf zwei Holzklötze.

Die Fußsohlen gegen eine Wand drücken.

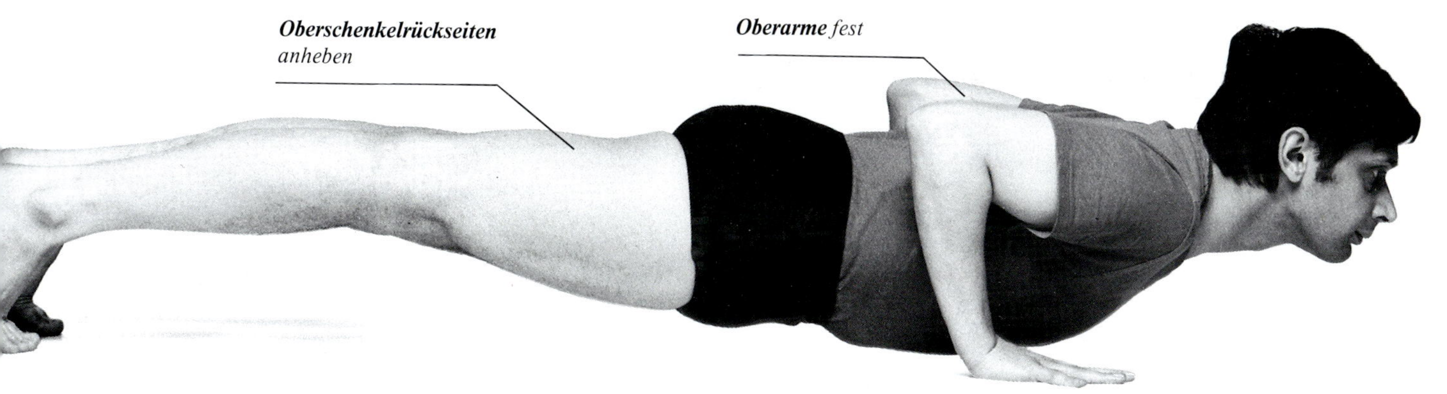

अधो मुख श्वानासन

Adho mukha śvānāsana

ADHO = nach unten; *MUKHA* = Gesicht; *ŚVĀNA* = Hund

Diese Stellung ähnelt einem Hund, der sich streckt. Sie wirkt beruhigend auf das Herz. ♦

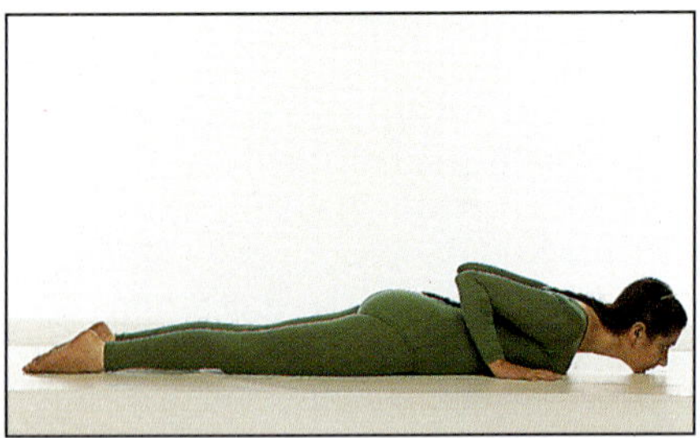

1 Mit dem Gesicht zum Boden liegen. Füße etwa 30 Zentimeter öffnen, Ellenbogen anwinkeln und Hände neben dem Brustkorb aufsetzen. Die Handflächen öffnen und Finger spreizen; der Mittelfinger zeigt nach vorne.

Die Hände befinden sich parallel zueinander und in einer Linie mit den Füßen. Dies ist die Ausgangsposition.

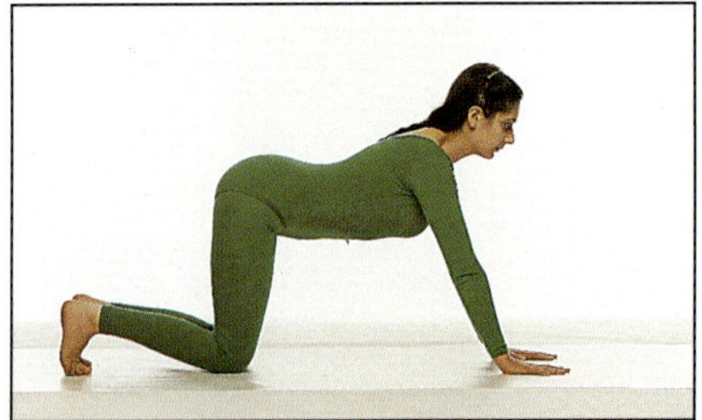

2 Zehen aufsetzen, Kopf und Rumpf heben; Beine angewinkelt auf den Boden setzen. Arme strecken; Füße und Hände sind in einer Linie.

Übungsalternative
In Uttānāsana (S. 44) die Hände auf den Boden setzen. So weit zurückgehen, bis ein rechter Winkel entsteht.

3 Die Beine strecken und die Hüften höher bringen. Kopf und Rumpf nach unten nehmen, Knie festmachen.

Die Handballen auf den Boden drücken, die Finger strecken und die Arme hochstrecken.

Schultern anheben und die Schulterblätter gegen die hinteren Rippen und nach oben bewegen. Das Becken anheben. Steißbein und unteres Ende des Schambeins zeigen nach oben.

Ohne die Hüften zu senken, Fersen nach unten dehnen. Oberschenkel und Schienbeine zurückbewegen, so daß sich das Körpergewicht auf die Beinrückseiten und Fersen verlagert.

Kopf- und Halspartie entspannen. Wenn möglich, den Kopf auf den Boden bringen. Eine halbe bis eine Minute oder länger so bleiben, gleichmäßig atmen.

Ausatmen und zurück auf den Boden kommen.

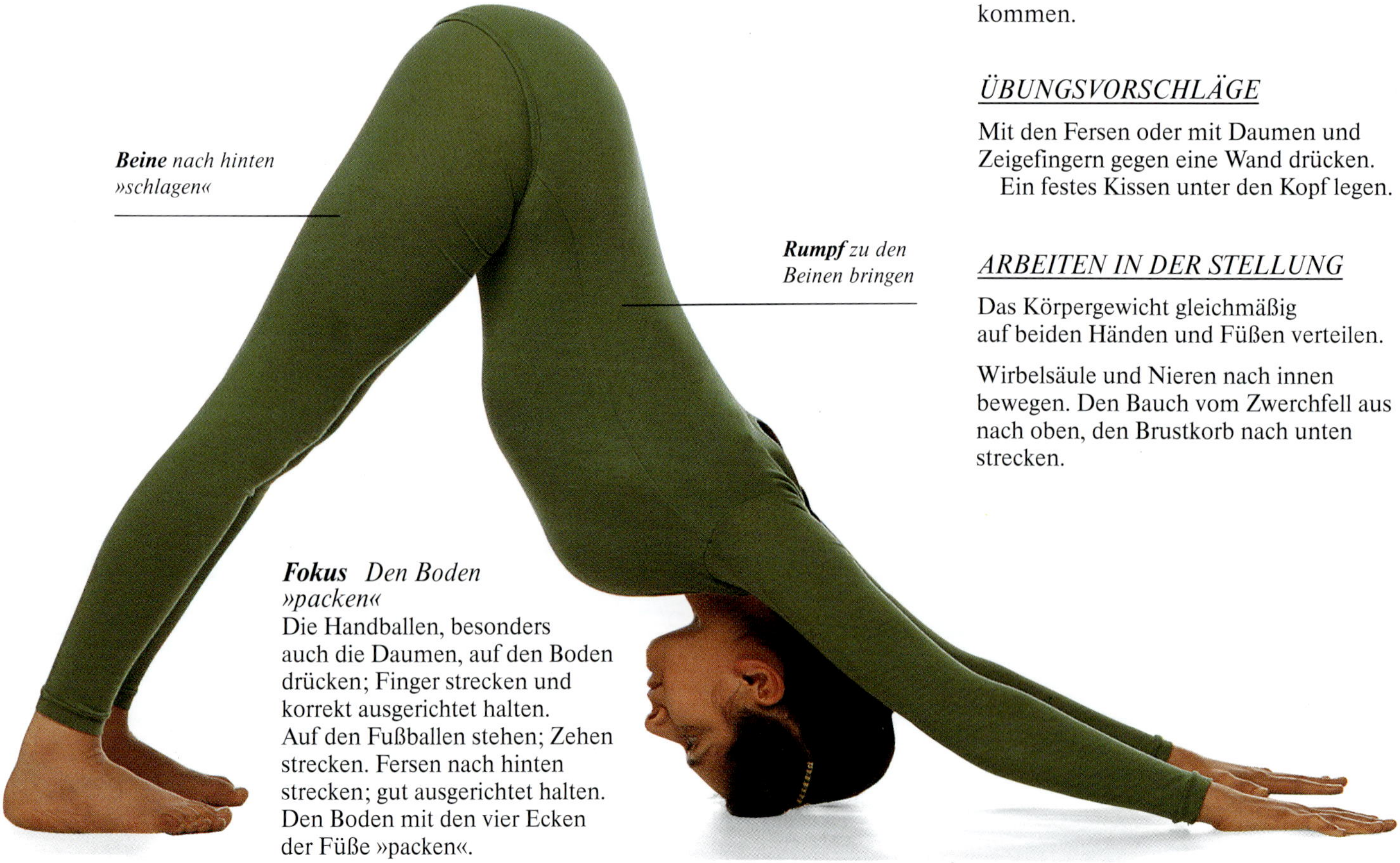

__Beine__ nach hinten »schlagen«

__Rumpf__ zu den Beinen bringen

Fokus *Den Boden »packen«*
Die Handballen, besonders auch die Daumen, auf den Boden drücken; Finger strecken und korrekt ausgerichtet halten.
Auf den Fußballen stehen; Zehen strecken. Fersen nach hinten strecken; gut ausgerichtet halten. Den Boden mit den vier Ecken der Füße »packen«.

ÜBUNGSVORSCHLÄGE

Mit den Fersen oder mit Daumen und Zeigefingern gegen eine Wand drücken.

Ein festes Kissen unter den Kopf legen.

ARBEITEN IN DER STELLUNG

Das Körpergewicht gleichmäßig auf beiden Händen und Füßen verteilen.

Wirbelsäule und Nieren nach innen bewegen. Den Bauch vom Zwerchfell aus nach oben, den Brustkorb nach unten strecken.

Ūrdhva mukha śvānāsana

ŪRDHVA = nach oben; *MUKHA* = Gesicht; *ŚVĀNA* = Hund

Dies ist eine kräftige Aufwärtsstreckung des Rumpfes. ♦

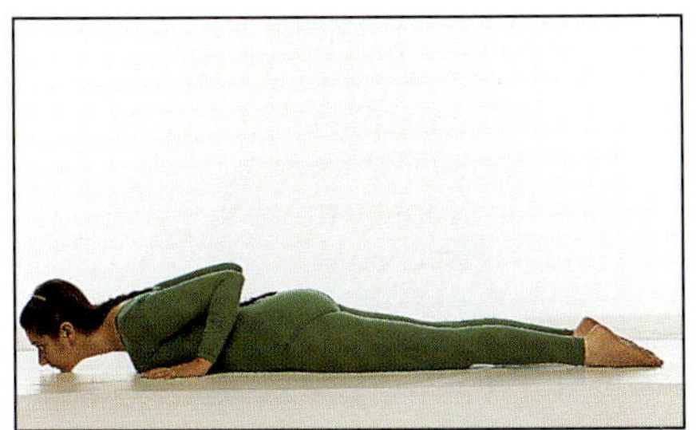

1 Mit dem Gesicht zum Boden liegen. Die Füße etwa 30 Zentimeter öffnen, Zehen nach hinten strecken. Die Ellenbogen anwinkeln und die Handflächen neben dem Brustkorb auf den Boden setzen; Finger auseinandernehmen, der Mittelfinger zeigt nach vorne. Knie gerademachen und Beine strecken.

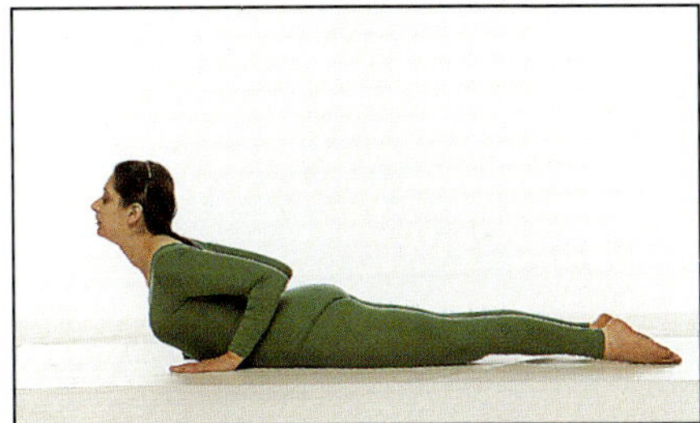

2 Einatmen und dabei die Fußrücken und Handflächen auf den Boden drücken. Kopf und Brustkorb anheben.

3 Arme strecken, Taille, Hüften und Knie etwa zehn Zentimeter über den Boden nach oben drücken. Rumpf und Beine nach vorne ziehen. Die Arme ausdrehen und den Rücken zwischen den Armen nach innen wölben. Steiß- und Kreuzbein zusammen mit den Lendenwirbeln nach vorne bringen. Gesäßhälften leicht anspannen und nach unten nehmen. Die Vorderseite des Körpers vom Schambein aus strecken und dazu das Brustbein und die Rippen anheben. Schultern zurücknehmen, Schulterblätter und Wirbelsäule nach innen drücken.

Den Kopf in den Nacken legen, ohne den Nacken zu sehr zusammenzudrücken oder den Hals zu überdehnen. Den Blick vorsichtig nach hinten richten, um die Wölbung des Rumpfes zu verstärken. 20 bis 30 Sekunden so verweilen und gleichmäßig atmen.

Ausatmen, dabei die Ellenbogen beugen und den Körper auf den Boden bringen.

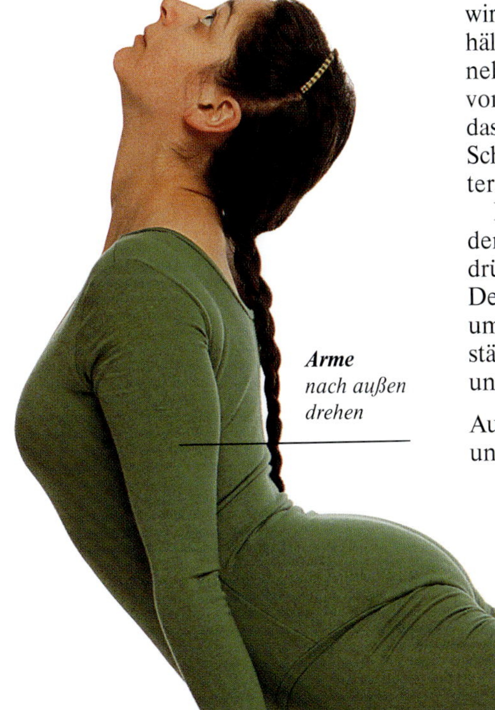

***Arme** nach außen drehen*

***Beine** nach hinten strecken*

ÜBUNGSVORSCHLÄGE

Um den Körper besser anheben zu können, plazieren Sie die Hände auf zwei Holzklötze.

Einen Stuhl gegen die Wand rücken, Oberschenkelansätze gegen die Stuhlkante bringen, mit den Händen am linken und rechten Rand der Stuhlfläche festhalten und den Rücken nach hinten beugen.

EINFACHE SPRUNGFOLGE

Adho mukha śvānāsana und Ūrdhva mukha śvānāsana in schneller Abfolge miteinander kombinieren. Üben Sie zunächst, die Füße über die Zehen abzurollen und so von einer Stellung in die andere überzugehen. Später springen Sie dann von einer Position in die nächste. Zuletzt Caturaṅga daṇḍāsana (S. 89) einbauen. Den Oberkörper möglichst flach über dem Boden halten. ♦♦

ARBEITEN IN DER STELLUNG

Die Beine nicht nach innen rollen lassen; Beininnenseiten anheben, der Körper ruht auf der Mitte beider Fußrücken.

Knie und Ellenbogen strecken.

Arme kraftvoll nach oben strecken, damit der Oberkörper angehoben bleibt. Brustkorbseiten öffnen.

Śalabhāsana I

ŚALABHA = Heuschrecke

Das Heben und Strecken von Brustkorb und Beinen erzeugt Spannkraft im Körper. ♦

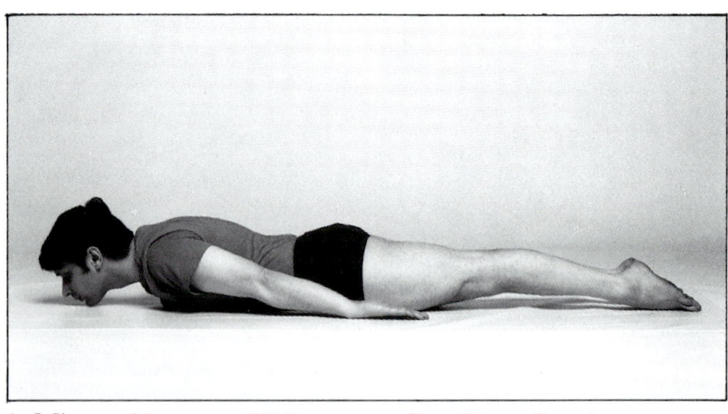

1 Mit geschlossenen Füßen und zurückgestreckten Zehen auf dem Bauch liegen. Die Arme befinden sich neben dem Rumpf, die Knie sind gestreckt.

2 Handflächen nach oben kehren. Arme parallel zum Boden anheben und nach hinten strecken. Gesäßmuskeln anspannen und das Kreuzbein nach unten drücken. Einatmen und Kopf, Brustkorb und Beine so weit wie möglich anheben, ohne den Rücken zu überlasten.

Den Rumpf nach vorne, die Beine nach hinten strecken. Auf der unteren Bauchpartie balancieren. Nach vorne blicken. 20 bis 30 Sekunden so bleiben, gleichmäßig atmen.

Ausatmen und den Körper wieder auf den Boden senken.

ÜBUNGSVORSCHLÄGE

Brustkorb und Beine nacheinander anheben.

ŚALABHĀSANA II

Gleiche Stellung mit gebeugten Beinen. Die Beine immer weiter heben. ♦♦

Fokus *Gute Schmerzen und schlechte Schmerzen*
In den Yogastellungen spürt man an Muskeln (oder an selten bewegten Körperteilen) ein zunächst unangenehmes Ziehen, das durch die Dehnung hervorgerufen wird. Dies sind gesunde Schmerzen, die nach der Übung sofort aufhören. Ungesunde Schmerzen halten länger an, und oft verschlimmern sie sich schnell. Sie weisen auf eine Körperüberlastung mit einhergehender Verletzungsgefahr hin. Als Gegenmaßnahme sollten Sie den verletzten Teil ruhighalten und sich statt dessen auf angrenzende Gebiete konzentrieren.

ARBEITEN IN DER STELLUNG

Beine zusammen lassen und Knie nicht beugen. Füße festmachen. Rückseiten der Beine öffnen (siehe Fokus S. 89).

Brustkorb weiter anheben, Wirbelsäule nach innen bewegen und die Schultern gemeinsam mit den Armen nach hinten strecken.

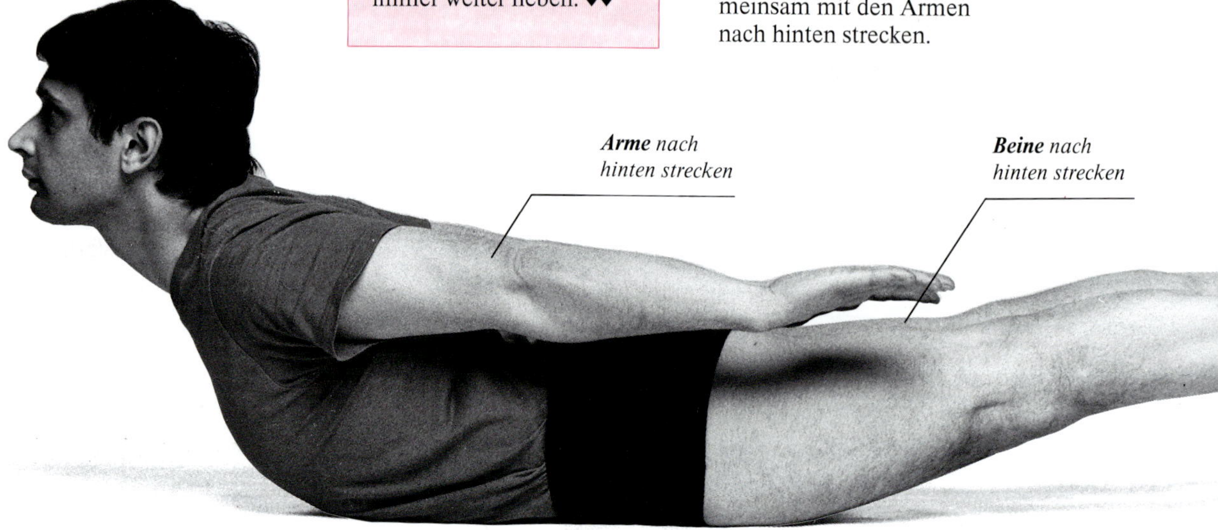

Bhujaṅgāsana

BHUJAṄGA = Schlange, Kobra

Der Körper ähnelt einer zum Angriff bereiten Kobra. ◆◆

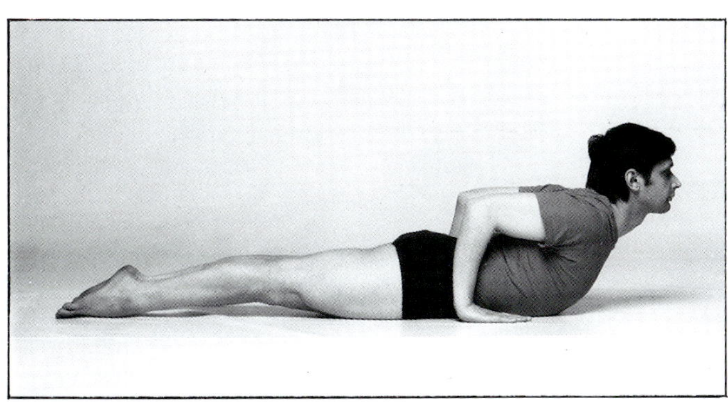

1 Mit dem Gesicht zum Boden liegen; die Füße sind geschlossen und die Zehen nach hinten gestreckt. Die Ellenbogen anwinkeln, die Hände vor den Hüften aufsetzen und die Finger auseinandernehmen. Schultern nach hinten ziehen, den Kopf heben.

2 Beine auf dem Boden und Knie gerade lassen; einatmen und Kopf, Brustkorb und Bauch heben, die Arme strecken. Kreuz- und Schambein nach unten drücken. Vorderseite des Körpers zum Kinn strecken; der Rücken bildet ein Hohlkreuz. Vorsicht: Überlastung vermeiden.

Kopf in den Nacken legen und weit nach hinten schauen, ohne den Nacken zu sehr zusammenzudrücken. 20 bis 30 Sekunden so bleiben, gleichmäßig atmen.

Ausatmen und wieder auf den Boden legen.

Fokus *Wirbelsäulenschmerzen vermeiden*
Die Wirbelsäule muß in ihrer gesamten Länge an der Dehnung beteiligt sein, andernfalls treten Schmerzen an den Schwachpunkten auf. Wenn Sie irgendwo ein Kneifen spüren, heißt das, daß dieser Wirbelsäulenabschnitt zusammengedrückt wird und die zwischen den Wirbeln gelagerten Bandscheiben gegeneinander reiben. Um dies zu vermeiden, schaffen Sie Raum in der Wirbelsäule: das gesamte Rückgrat strecken und Wirbel für Wirbel beugen.

ÜBUNGSVORSCHLÄGE

Hände anfangs neben dem Brustkorb aufsetzen und erst während der Beugung näher zu den Hüften schieben.

Wirbelsäule *nach hinten beugen*
Brustkorb *nach vorne gewölbt*
Steißbein *und* **Kreuzbein** *nach unten*

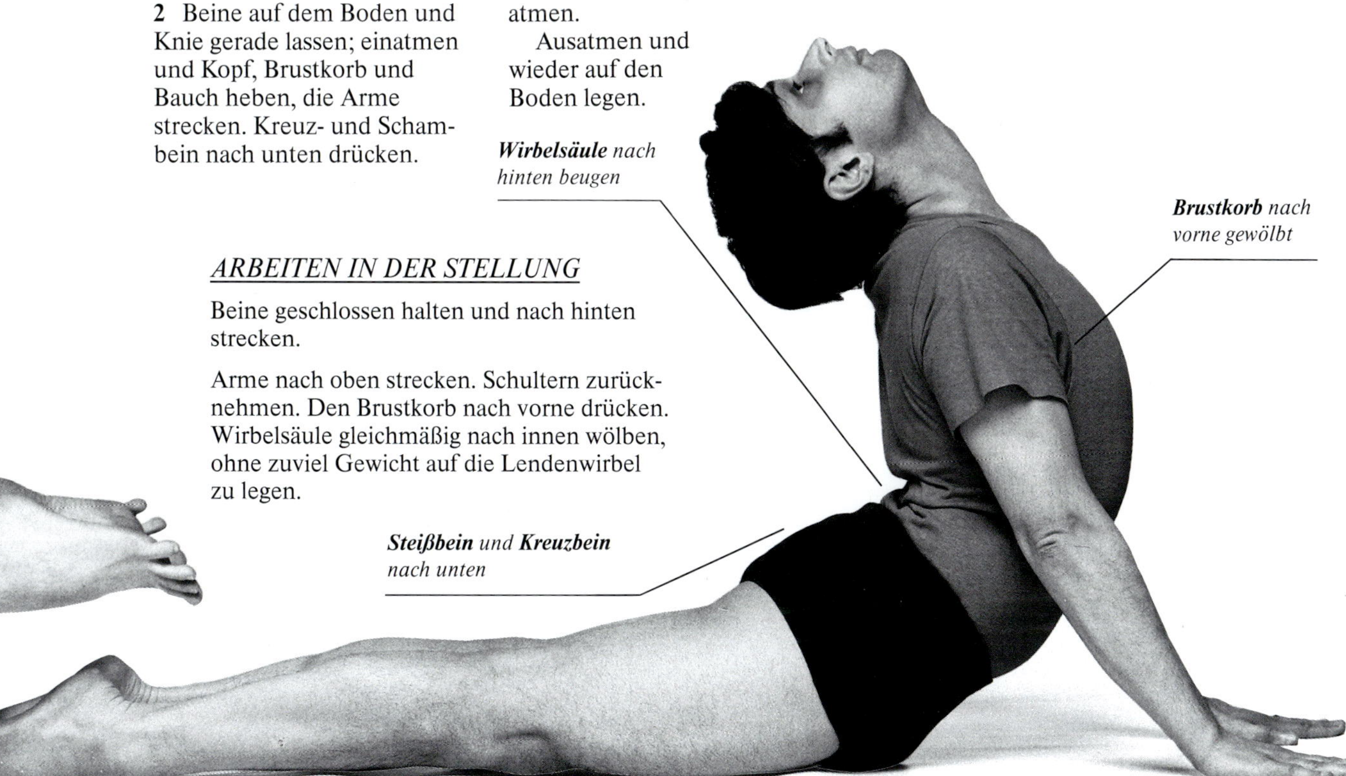

ARBEITEN IN DER STELLUNG

Beine geschlossen halten und nach hinten strecken.

Arme nach oben strecken. Schultern zurücknehmen. Den Brustkorb nach vorne drücken. Wirbelsäule gleichmäßig nach innen wölben, ohne zuviel Gewicht auf die Lendenwirbel zu legen.

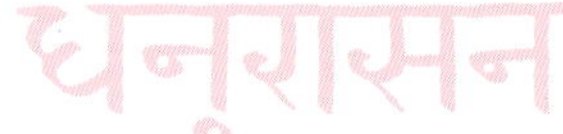

Dhanurāsana

DHANURA = Bogen

In dieser Stellung wird der Körper wie ein gespannter Bogen gerundet. ♦♦

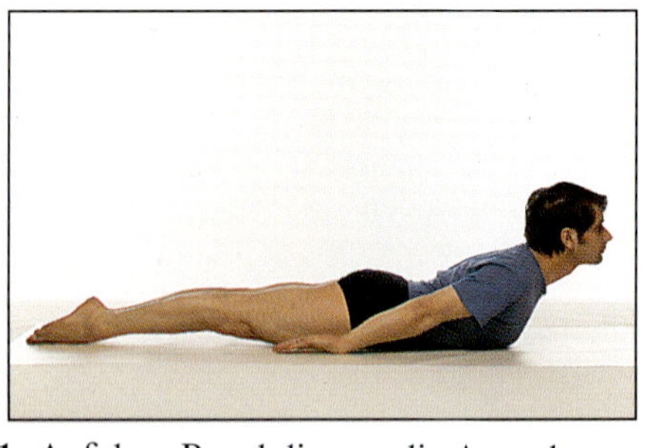

1 Auf dem Bauch liegen, die Arme befinden sich neben dem Rumpf. Die Körperseiten parallel halten. Beine und Zehen zurückstrecken, Oberschenkel vom Rumpf wegbewegen.

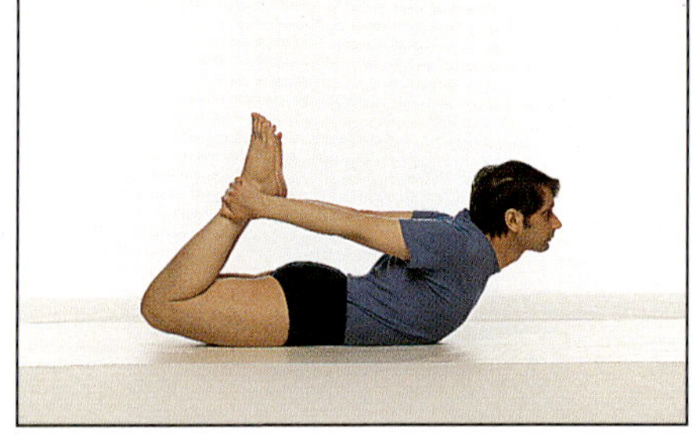

2 Die Beine beugen. Das Steiß- und Kreuzbein nach unten drücken, den Rücken flach machen und die Arme nach hinten strecken. Fußgelenke oder Schienbeine fassen und den Kopf anheben.

3 Einatmen, fest an den Schienbeinen ziehen und Brustkorb, Taille und Oberschenkel vom Boden lösen. Die Schultern zurück und die Schulterblätter nach innen nehmen. Die Arme gestreckt lassen. Vorderseite des Körpers nach oben strecken. Gesäß anspannen, Beine und Rumpf höher heben, ohne jedoch den Körper zu überanstrengen. Gewicht nach vorne auf den Bauch verlagern.

Den Kopf in den Nacken legen und nach oben schauen. Den Nacken nicht zu sehr zusammendrücken oder den Hals überdehnen. 15 bis 20 Sekunden die Position halten, gleichmäßig atmen.

Ausatmen, Beine loslassen, zurück auf den Boden kommen.

Arme *ziehen Beine nach oben*
Lendenwirbel *nach unten gedrückt*
Brust *angehoben*

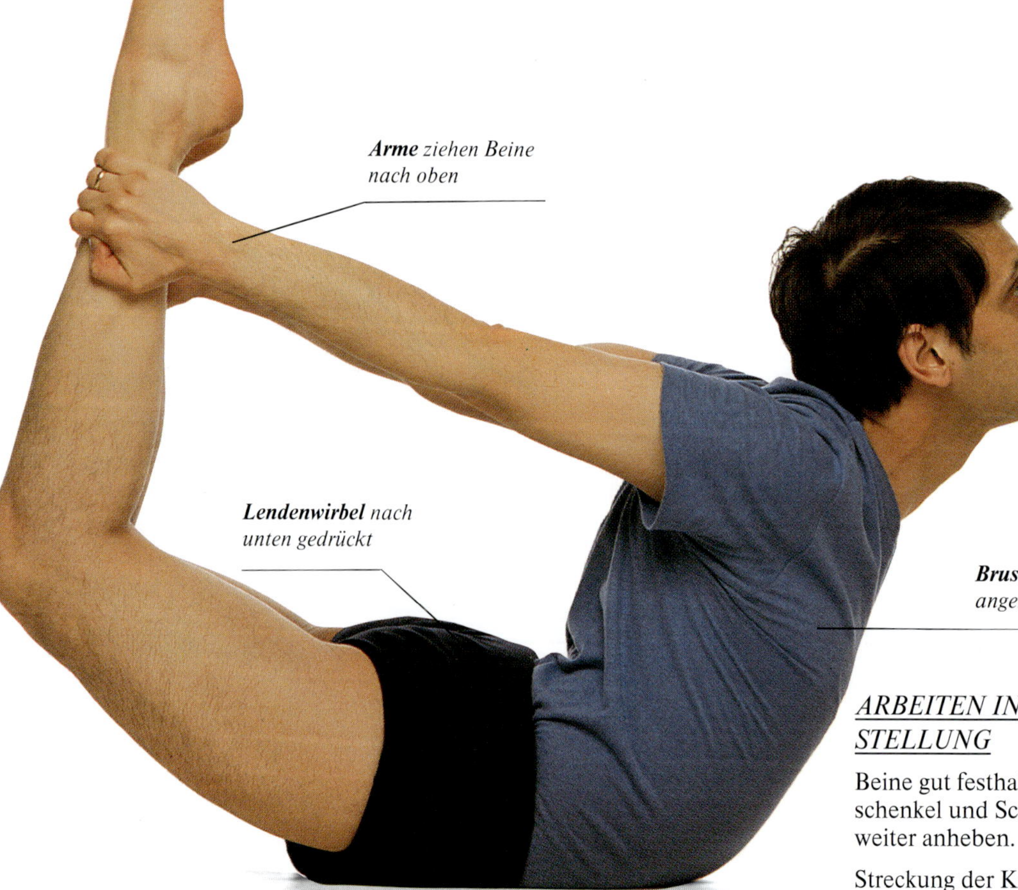

ARBEITEN IN DER STELLUNG

Beine gut festhalten. Oberschenkel und Schienbeine weiter anheben.

Streckung der Körpervorderseite und Beugung des Rückens verstärken.

Umkehrhaltungen

Das Wesen einer Übung sollte erspürt werden. Dies gelingt nur dem, der entspannt ist.

B. K. S. IYENGAR

Umkehrhaltungen vitalisieren den gesamten Körper. Sie nehmen das Gewicht von den Beinen und lösen Spannungen. Die Umkehrung der inneren Organe bewirkt eine Aktivierung träger Funktionen; sie verbessert die Durchblutung und die Funktion der Drüsen. Durch den Blutstrom zum Gehirn wird die Konzentration gefördert, und darüber hinaus verhelfen die Übungen zu tiefem, gesundem Schlaf. Insbesondere Śīrṣāsana mobilisiert die Hirnanhangdrüse. Sarvāṅgāsana kräftigt das vegetative Nervensystem und stärkt das emotionale Gleichgewicht; die Schilddrüse und die Nebenschilddrüsen werden aktiviert.

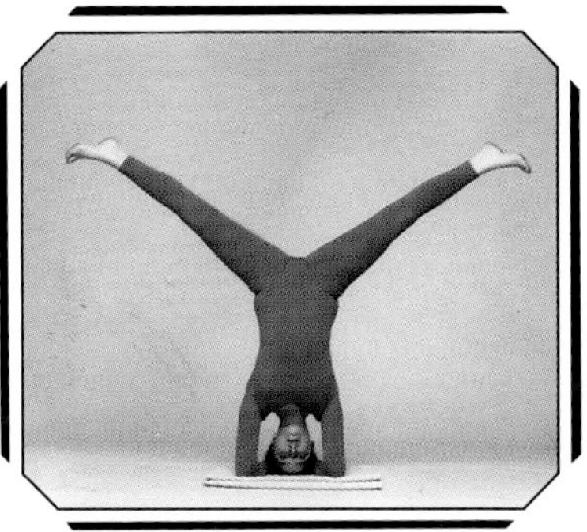

ÜBUNGSHINWEISE

Kopf, Augen, Ohren, Nacken und Hals sollten bei den Übungen keiner Belastung ausgesetzt sein. Da der Kopf äußerst empfindlich ist, sollten Sie bei Śīrṣāsana (S. 98) immer eine Decke unterlegen. Empfehlenswert ist eine feste, nicht zu dickflauschige Decke.

Sīrṣāsana sollte nicht mehrmals hintereinander ausgeführt werden, da dies Gehirn und Nerven irritiert.

Erst wenn Sie mühelos in der Lage sind, das Gleichgewicht zu halten, sollten Sie sich an den Variationen versuchen.

In Sarvāṅgāsana (S. 108) ist auf eine entspannte Hals-Nacken-Partie zu achten. Übt man ohne Unterlage direkt auf dem Boden, so lastet in der Regel zuviel Gewicht auf dem Nacken, was schädliche Folgen haben kann. Man kann diese vermeiden, indem man gefaltete Decken, deren Höhe je nach Halslänge und -beweglichkeit variiert werden kann, unter die Schultern und Ellenbogen legt. Patienten mit Hals-Nacken-Verletzungen oder sonstigen Beschwerden, wie z. B. krankhafte Veränderungen der Halswirbelsäule (Cervical-Spondylose), sollten mit einem erfahrenen Yogalehrer darüber sprechen, wie sie diese Übung ausführen können.

Sarvāṅgāsana-Variationen (S. 112 bis 115) fallen leichter, wenn die Deckenunterlage nicht zu hoch ist.

Obgleich Sarvāṅgāsana vor Śīrṣāsana gelernt wird, sollte die zweite Übung, sobald man sie beherrscht, vor der ersten ausgeführt werden: Die umgekehrte Reihenfolge könnte Nackenschäden zur Folge haben.

Für sich allein geübt, kann Śīrṣāsana zu erhöhter Reizbarkeit führen. Deshalb sollte immer Sarvāṅgāsana folgen, das emotional beruhigend wirkt.

Vorsicht: Während der Menstruation keine Umkehrhaltungen ausführen. Bei hohem Blutdruck, Herzerkrankungen, Netzhautablösung oder Ohrenleiden ist ebenfalls von diesen Übungen abzusehen. Bei Hals-Nacken-Verletzungen holen Sie bitte fachkundigen Rat ein. Schwangere können Śīrṣāsana, Sarvāṅgāsana und Ardha halāsana (S. 110) auf einer Unterlage ausführen, wenn keine medizinischen Indikationen dagegen sprechen und das Üben als angenehm empfunden wird. Kontaktlinsen vor Übungsbeginn herausnehmen.

अधो मुख वृक्षासन

Adho mukha vṛkṣāsana

ADHO MUKHA = Gesicht nach unten; *VṚKṢA* = Baum

Ein Handstand mit gestreckten Armen, der außerordentliche Energie vermittelt. (Nicht ausführen, wenn die Arme nicht kräftig sind.) ♦♦♦

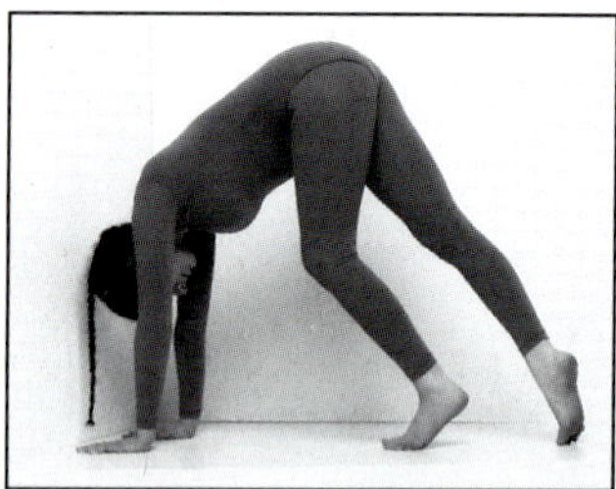

1 Etwa einen Meter entfernt mit dem Gesicht zur Wand stehen. Den Oberkörper nach unten beugen, die Hände schulterweit öffnen und etwa zehn Zentimeter vor der Wand aufsetzen. Ellenbogen grademachen, Arme und Schultern nach oben strecken. Den Brustkorb öffnen. Mit den Füßen in Richtung Wand kommen und zum Hochspringen bereitmachen: Linkes Bein vorbringen und beugen; rechtes Bein bleibt gerade.

2 Ausatmen und das gerade, rechte Bein hochschwingen; linkes Bein schnell nachziehen. Die Ellenbogen festmachen und den Rumpf nach oben strecken. Beide Beine langstrecken, die Fersen an der Wand hochstrecken; Fußsohlen und Zehen ebenfalls strecken. Steiß- und Kreuzbein einziehen (siehe Fokus gegenüber).

Kopf und Hals entspannen. 20 bis 30 Sekunden oder länger im Handstand bleiben, gleichmäßig atmen.

Ausatmen, die Beine zum Boden bringen, ohne in den Armen nachzugeben. Den Kopf einen Moment unten lassen, bevor Sie sich aufrichten.

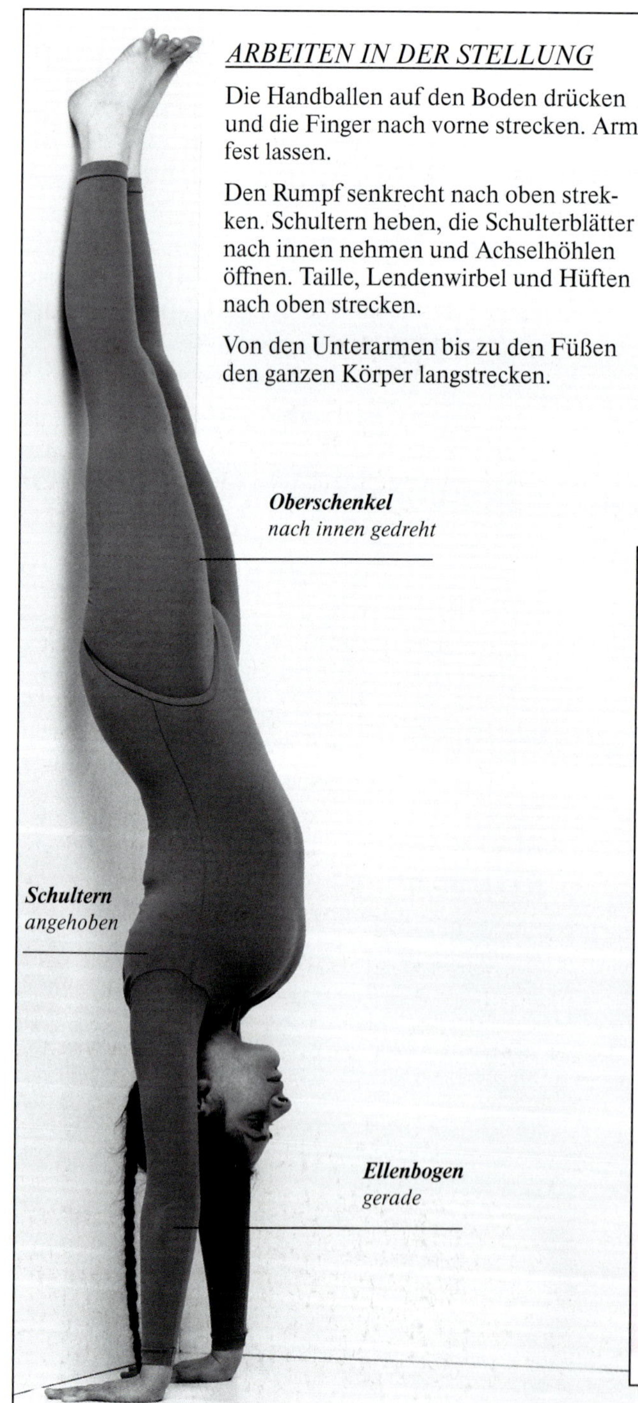

ARBEITEN IN DER STELLUNG

Die Handballen auf den Boden drücken und die Finger nach vorne strecken. Arme fest lassen.

Den Rumpf senkrecht nach oben strecken. Schultern heben, die Schulterblätter nach innen nehmen und Achselhöhlen öffnen. Taille, Lendenwirbel und Hüften nach oben strecken.

Von den Unterarmen bis zu den Füßen den ganzen Körper langstrecken.

ÜBUNGSVORSCHLÄGE

Um die Arme geradezuhalten, knapp über den Ellenbogen einen Gürtel um die Oberarme legen.

Adho mukha śvānāsana (S. 90) üben, bis die Arme kräftig genug sind. Danach das Hochspringen öfter probieren, bis die Beine hochkommen.

Um die Halswirbelsäule zu strecken, Kopf heben und nach hinten schauen.

Füße von der Wand lösen, Gleichgewicht halten. Üben Sie das Hochspringen mit dem anderen Bein, dann mit beiden Beinen gleichzeitig.

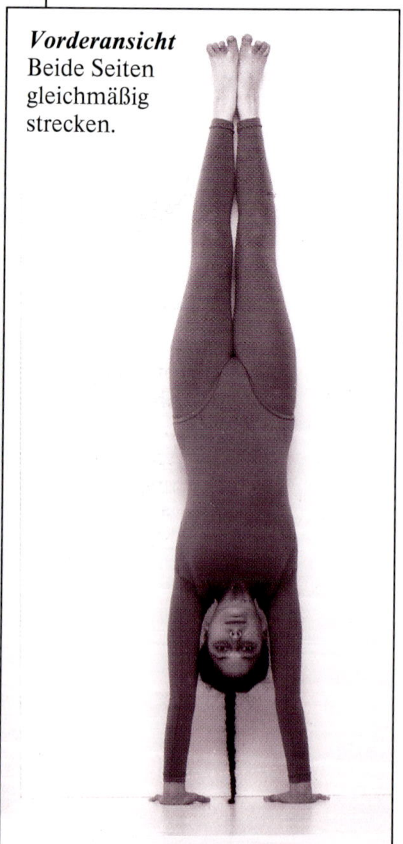

Vorderansicht Beide Seiten gleichmäßig strecken.

Piñca mayūrāsana

PIÑCA = Schwanzfeder; *MAYŪRA* = Pfau

Rumpf und Beine erinnern an ein Pfauenrad. ♦♦♦

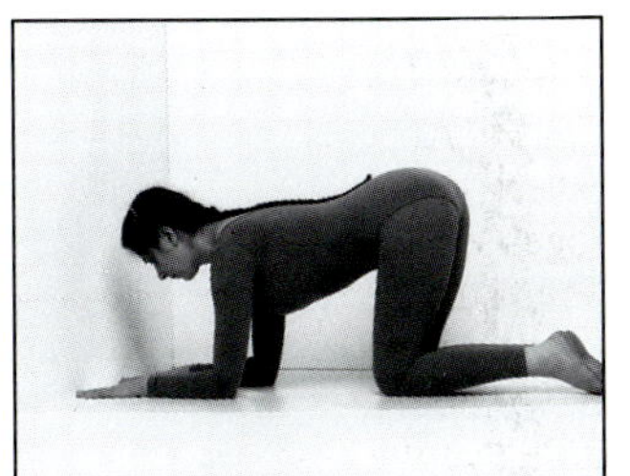

1 Mit dem Gesicht zur Wand knien. Die Unterarme und Handflächen schulterweit entfernt auf den Boden legen, die Finger spreizen. Zeige- und Mittelfinger gegen die Wand drücken, Oberarme senkrecht halten. Schultern und Kopf heben und aufschauen.

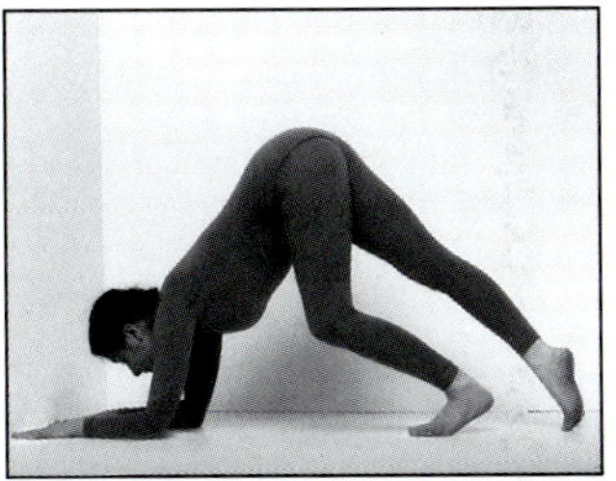

2 Die Beine grademachen und näher zur Wand bringen, Rumpf und Hüften anheben. Linkes Bein beugen und etwas nach vorne bringen, das rechte Bein strecken und weiter hinten halten. Auf das Hochspringen vorbereiten.

3 Kopf und Schultern angehoben lassen. Ausatmen und das rechte Bein hochschwingen, das linke Bein schnell folgen lassen. Füße geschlossen an die Wand bringen. Wirbelsäule nach innen bewegen; Rumpf und Beine nach oben strecken. Zurückschauen und 20 bis 30 Sekunden oder länger bei gleichmäßiger Atmung so bleiben. Ausatmen, nach unten kommen. Einen Moment den Kopf unten lassen, dann aufrichten.

ÜBUNGSVORSCHLÄGE

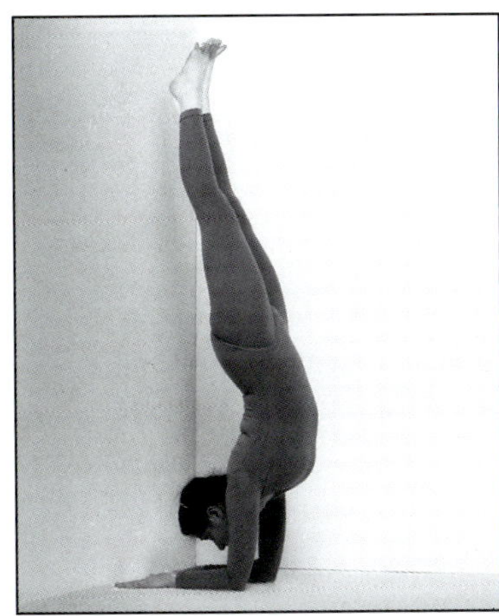

Einen Gürtel knapp oberhalb der Ellenbogen um die Arme legen.

Einen Holzklotz zwischen Daumen und Zeigefinger legen, damit die Handgelenke voneinander entfernt bleiben.

Füße von der Wand lösen und balancieren, so daß die Streckung mehr senkrecht wird.

Fokus *Steiß- und Kreuzbein einziehen*
Nach dem Hochkommen Beine leicht auseinandernehmen, Steiß- und Kreuzbein einziehen und Gesäßmuskeln anspannen. Beine wieder zusammenbringen, dabei die Oberschenkel nach innen drehen.

ARBEITEN IN DER STELLUNG

Ellenbogen nicht ausweichen lassen; Handgelenke auseinanderhalten. Handflächen auf den Boden drücken.

Oberarme und Schultern weiter anheben. Lendenwirbel nach oben strecken, Kreuz- und Steißbein einziehen (siehe Fokus links unten).

Die Fersen kräftig dehnen, um die Hüften zu strecken.

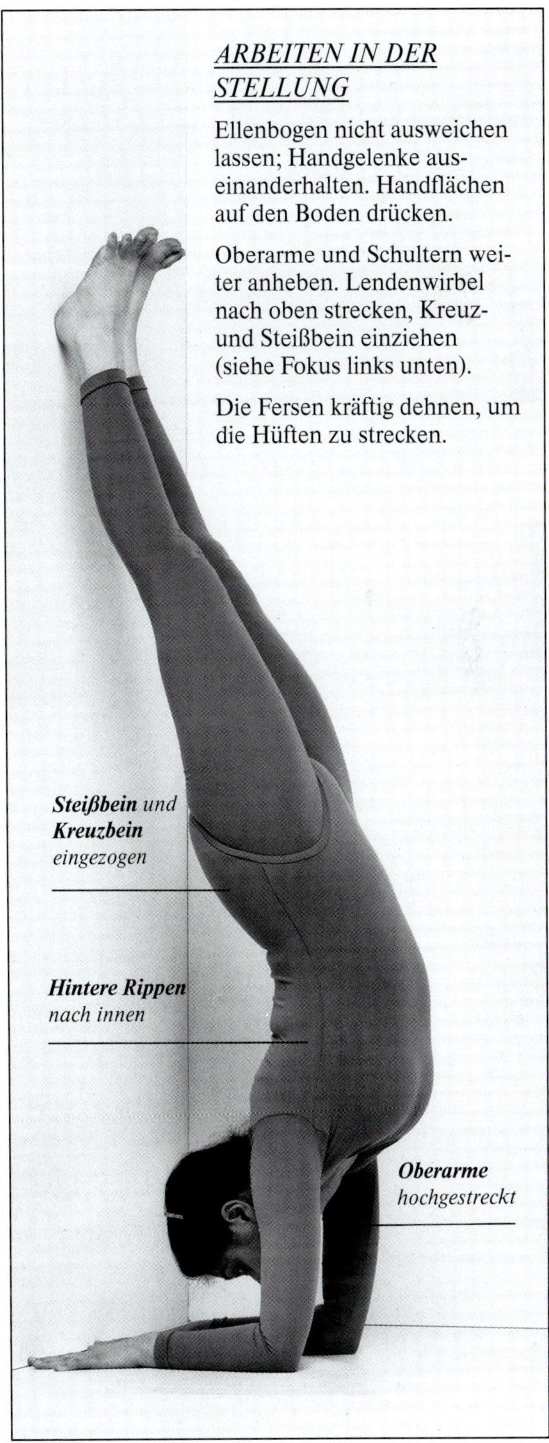

Sālamba śīrṣāsana I

SĀLAMBA = unterstützt; *ŚĪRṢA* = Kopf

Der Kopfstand wird König der Stellungen genannt. Er führt zu Ausgewogenheit und zu einem Gefühl von Leichtigkeit und regt das Gehirn an. ◆◆

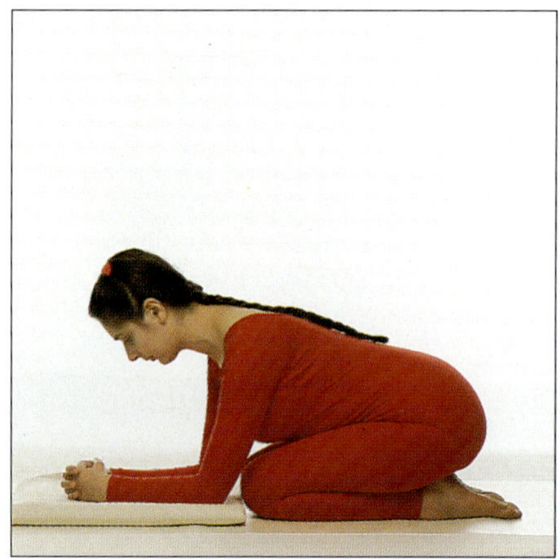

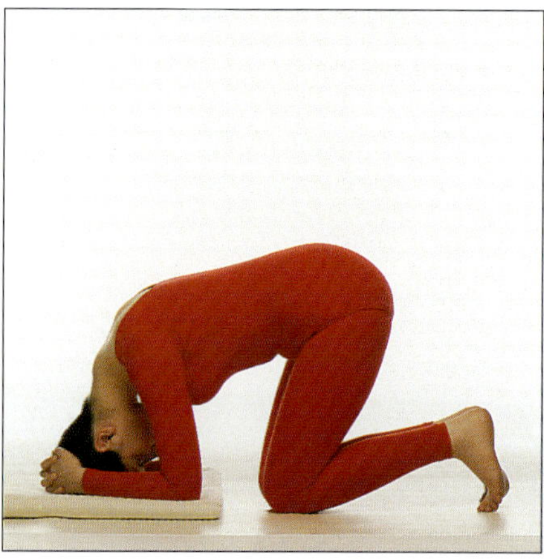

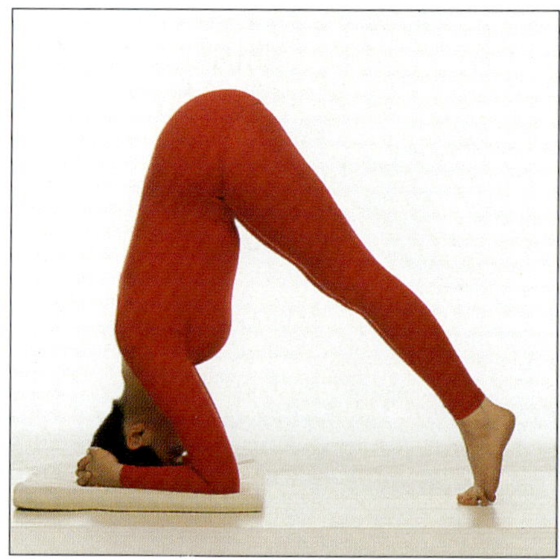

1 Eine gefaltete Decke (siehe Fokus S. 101) auf den Boden legen. Vor der Decke niederknien, Füße und Knie schließen und in einer Linie halten. Den Rumpf mit den Beinen ausrichten. Vornüberbeugen, Finger verschränken (siehe Fokus rechts), äußere Ellenbogen, Unterarme und Hände auf die Decke bringen. Die Ellenbogen befinden sich direkt unter den Schultern. Innen- und Außenseiten der Unterarme, Handgelenke und Hände sind parallel. Die Handgelenke etwas nach innen bringen und die Hände schalenförmig halten.

Vorsichtsmaßregeln

- *Śīrṣāsana erst dann versuchen, wenn Sie acht bis zehn Minuten in Sarvāṅgāsana und Halāsana (S. 108 bis 110) bleiben können.*
- *Bei Druck oder unangenehmem Gefühl in Kopf, Augen, Ohren oder Hals-Nacken-Bereich herunterkommen und die Position an einem anderen Tag versuchen. Halten die Symptome an, probieren Sie erholsame Vorwärtsbeugen (S. 63), und holen Sie Rat bei einem Experten ein.*

2 Nacken strecken, Scheitelpunkt auf den Boden bringen. Die Ellenbogen befinden sich gleich weit weg vom Kopf. Oberarme und Schultern anheben.

Fokus *Aufstützen der Arme beim Kopfstand*

Die Ellenbogen gleichmäßig aufsetzen. Auf den Außenseiten der Unterarme aufstützen und nach vorne zu den Handgelenken strecken. Die Finger sorgfältig verschränken, Knöchel dabei leicht beugen. Hände locker halten, Haut von Handflächen und Fingern empfindsam lassen. Unterarme und Hände symmetrisch auflegen; die Unterarme weisen ein wenig schräg nach außen. Hände sowie Handgelenke nach außen wölben, um Platz für den Kopf zu schaffen. Wenn Sie im Gleichgewicht sind, zwischendurch öfter die Verschränkung der Hände ändern.

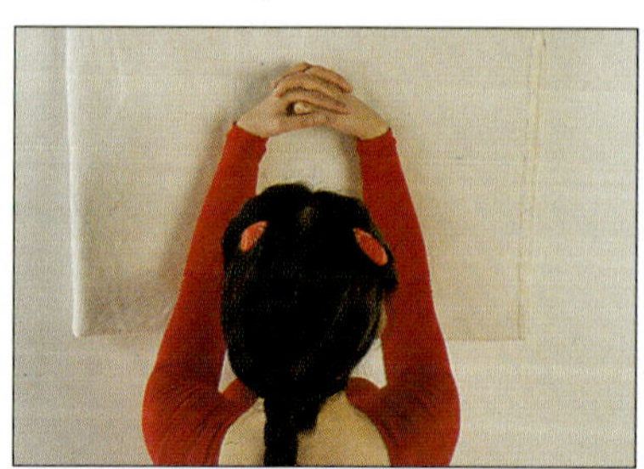

3 Beine gerademachen, Hüften anheben, Füße näher zum Körper bringen, bis der Rumpf fast senkrecht ist. Den Brustkorb öffnen.

REFLEXION

Derjenige Körperteil, der Kontakt mit dem Boden hat, ist die Basis für eine Stellung. Die Basis ist entscheidend für korrektes Üben. Die exakte Ausrichtung ist wichtig., um der Stellung ihre Richtung zu geben. Beim Kopfstand sind Scheitelpunkt und Arme die Basis; der Scheitelpunkt ist die Mitte, über der der Körper sein Gleichgewicht hält. Diese Ausgewogenheit ist der Grundstein des Yoga.

4 Ausatmen und die Beine nach oben schwingen, bis sie senkrecht sind.

Schultern anheben, Nacken dehnen und Wirbelsäule nach innen nehmen. Den Rumpf und die Beine nach oben strecken. Steiß- und Kreuzbein einziehen (siehe Fokus S. 97). Die Knie bleiben gestreckt und zeigen nach vorne. Fersen, Fußsohlen und Zehen strecken.

Fünf bis zehn Minuten oder länger so bleiben, Gesicht und Augen entspannen. Den Blick nicht starr werden lassen; gleichmäßig atmen.

Die Reihe fortsetzen oder ausatmen und mit geraden Beinen nach unten kommen. Beine beugen, Kopf auf dem Boden ausruhen, bis er wieder klar ist.

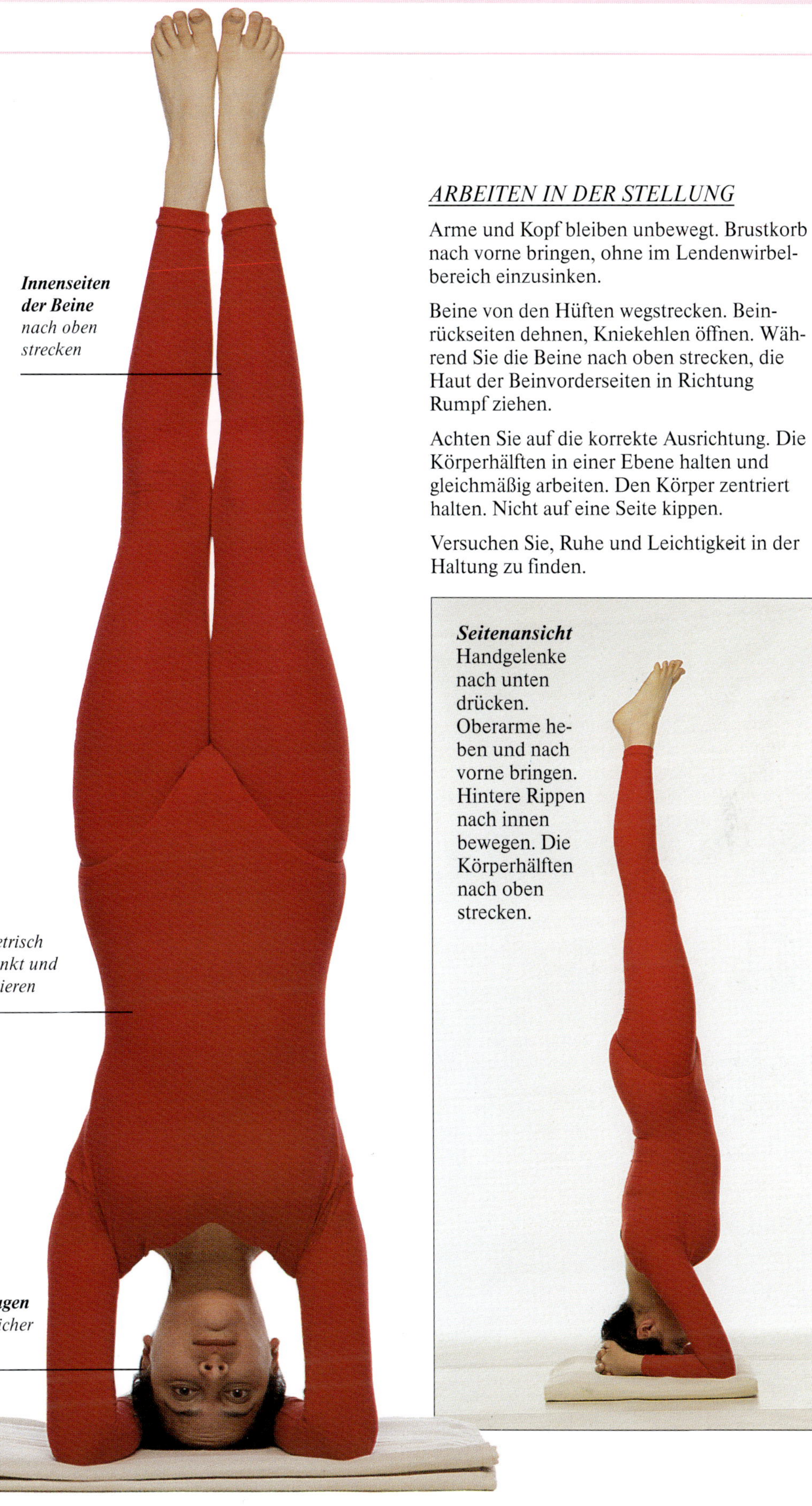

Innenseiten der Beine *nach oben strecken*

Körper *symmetrisch auf Scheitelpunkt und Armen balancieren*

Ohren *und* ***Augen*** *jeweils auf gleicher Höhe*

ARBEITEN IN DER STELLUNG

Arme und Kopf bleiben unbewegt. Brustkorb nach vorne bringen, ohne im Lendenwirbelbereich einzusinken.

Beine von den Hüften wegstrecken. Beinrückseiten dehnen, Kniekehlen öffnen. Während Sie die Beine nach oben strecken, die Haut der Beinvorderseiten in Richtung Rumpf ziehen.

Achten Sie auf die korrekte Ausrichtung. Die Körperhälften in einer Ebene halten und gleichmäßig arbeiten. Den Körper zentriert halten. Nicht auf eine Seite kippen.

Versuchen Sie, Ruhe und Leichtigkeit in der Haltung zu finden.

Seitenansicht
Handgelenke nach unten drücken. Oberarme heben und nach vorne bringen. Hintere Rippen nach innen bewegen. Die Körperhälften nach oben strecken.

Śīrṣāsana mit gebeugten Beinen

ŚĪRṢA = Kopf

Das Einnehmen der Position mit gebeugten Beinen beansprucht weniger Kraft im Lendenwirbelbereich. ♦♦

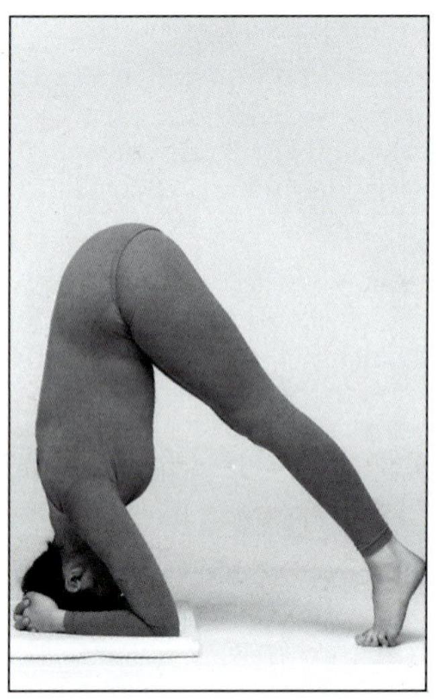

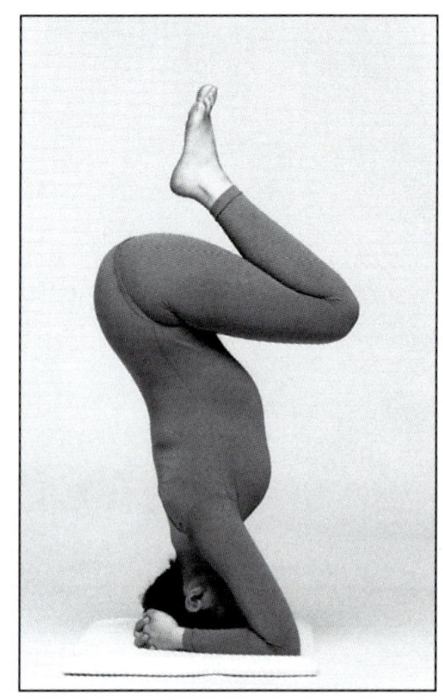

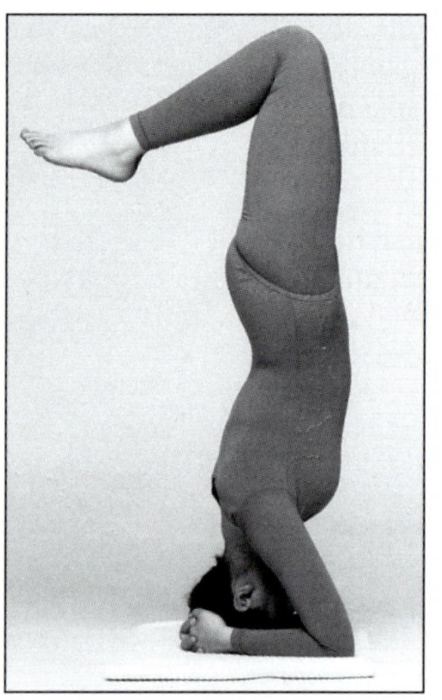

1 Schritt 1 und 2 von Śīrṣāsana (S. 98) folgen. Die Beine strecken, mit den Füßen näher zum Oberkörper kommen.

Fokus *Übungsschritte zum Hochgehen*

1 Vor einer Wand oder in einer Raumecke üben, wie auf S. 98 beschrieben.
2 Etwa 25 Zentimeter von der Wand entfernt in den Kopfstand kommen. Sobald Sie mehr Selbstvertrauen haben, Abstand vergrößern.
3 In der Mitte des Raumes mit gebeugten Beinen in den Kopfstand gehen.
4 Mit gestreckten Beinen hochkommen.

2 Ausatmen, Beine beugen und hochspringen. Wenn Sie nicht beide Beine gleichzeitig nach oben bringen können (oder Rückenprobleme haben), drücken Sie sich nur mit einem Bein ab. Die Beine über dem Bauch gebeugt halten.

3 Gebeugte Beine nach oben und hinter den Körper bringen; die Knie sind zur Decke gerichtet. Die Schultern heben und das Steißbein fest einziehen.

4 Beine senkrecht strecken. Eine bis fünf Minuten die Balance halten und an allen auf den vorangegangenen Seiten erwähnten Punkten arbeiten.

Ausatmen. Beide Beine über dem Bauch beugen und nach unten kommen. Den Kopf noch einen Moment ausruhen.

ARBEITEN IN DER STELLUNG

Siehe Hinweise unter Arbeiten in der Stellung, Sālamba śīrṣāsana I (S. 98f.).

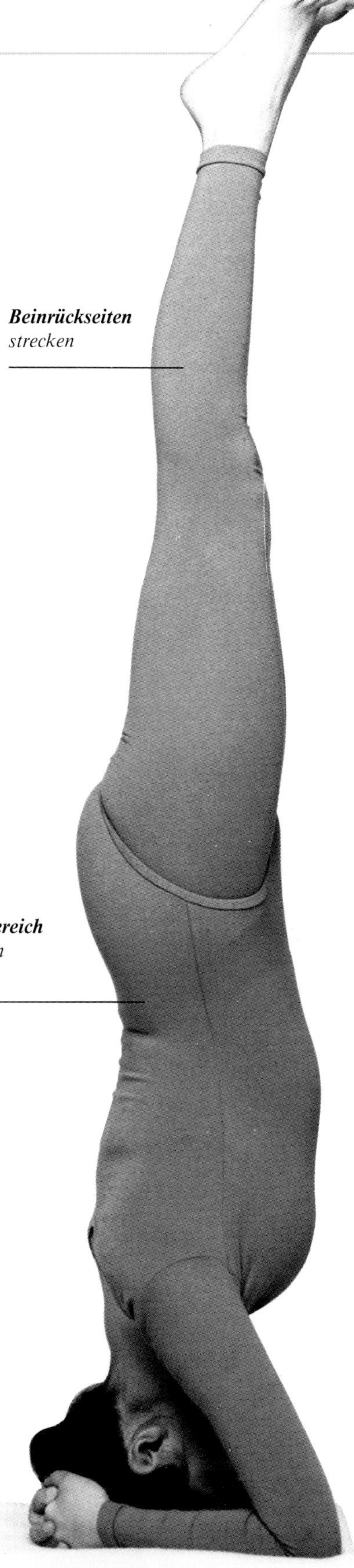

Beinrückseiten *strecken*

Lendenbereich *nach oben strecken*

Fokus *Decke falten*
Beim Falten der Decke die Ecken aufeinander legen; darauf achten, daß keine Falten oder Knicke entstehen, die stören könnten. Die Decke nicht quadratisch, sondern rechteckig falten. Das gefaltete ist das längere Ende und liegt hinter dem Kopf.

ÜBUNGSVORSCHLÄGE

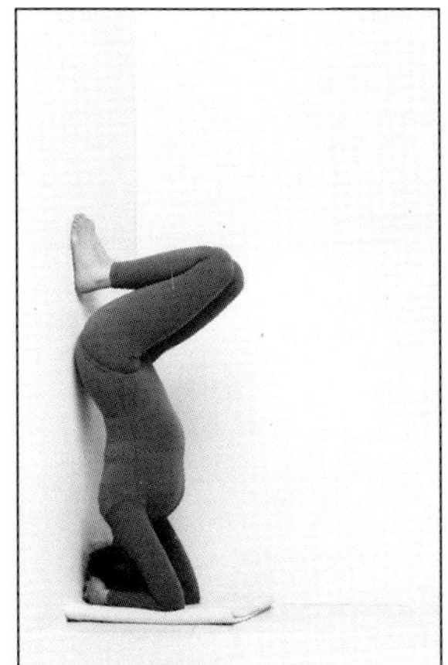

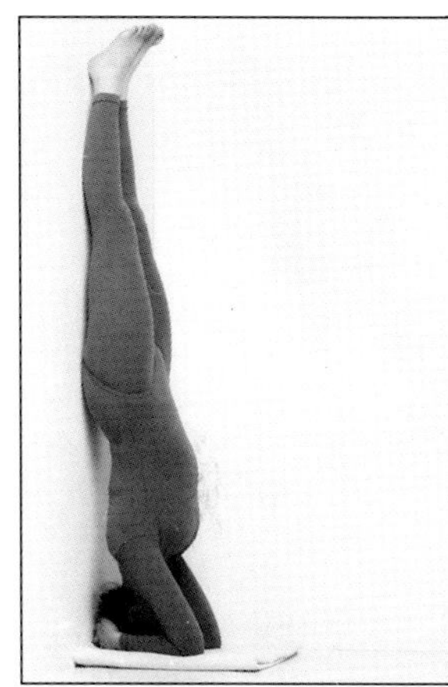

Śīrṣāsana an einer Wand
1 Gefaltete Decke direkt vor eine Wand legen. Hinknien und die Hände wie in Schritt 1 von Śīrṣāsana (S. 98) falten; die Knöchel berühren die Wand. Scheitelpunkt auf den Boden legen, Beine strecken und mit den Füßen näher zum Rumpf kommen. Ausatmen, Beine beugen und hochnehmen. Füße an die Wand bringen.

2 Beine nach oben strecken; Gesäß und Fersen halten Kontakt zur Wand. Dann Steiß- und Kreuzbein nach vorne bringen und nach oben strecken. Lernen Sie, allmählich das Gleichgewicht zu halten, indem Sie die Füße nacheinander einige Zentimeter von der Wand lösen.
Mit gebeugten Beinen nach unten kommen.

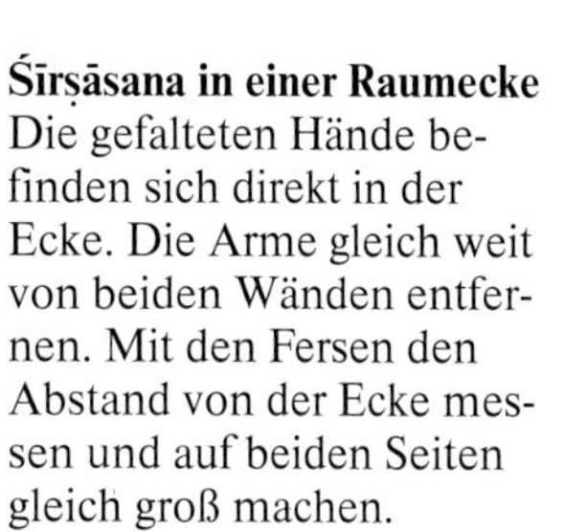

Śīrṣāsana in einer Raumecke
Die gefalteten Hände befinden sich direkt in der Ecke. Die Arme gleich weit von beiden Wänden entfernen. Mit den Fersen den Abstand von der Ecke messen und auf beiden Seiten gleich groß machen.

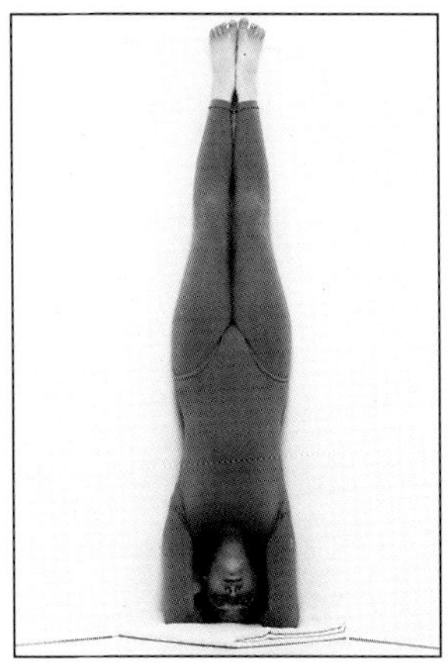

Śīrṣāsana-Reihe

Śīrṣāsana-Variationen kräftigen die Arme und schulen das Gefühl für Gleichgewicht und Ausrichtung.

Pārśva śīrṣāsana

PĀRŚVA = Seite, Flanke; *ŚĪRṢA* = Kopf
Rumpf und Beine werden gestreckt und kräftig gedreht. ◆◆

Mit stabiler Basis in Śīrṣāsana (S. 98) stehen. Oberarme und Schultern heben; Beine strecken.

▷ Ausatmen und nach rechts drehen; dabei linke Körperseite nach vorne, rechte nach hinten nehmen. Brustkorb, Taille, Hüften und Beine drehen. Hüften, Oberschenkel und Schienbeine zusammendrücken; Bauch einziehen. 15 bis 20 Sekunden so stehen bleiben, gleichmäßig atmen. Ausatmen und nach vorne drehen. Kopf und Rumpf zentrieren. ◁

Von ▷ bis ◁ auf der linken Seite wiederholen. Die Reihe fortsetzen oder ausatmen und nach unten kommen.

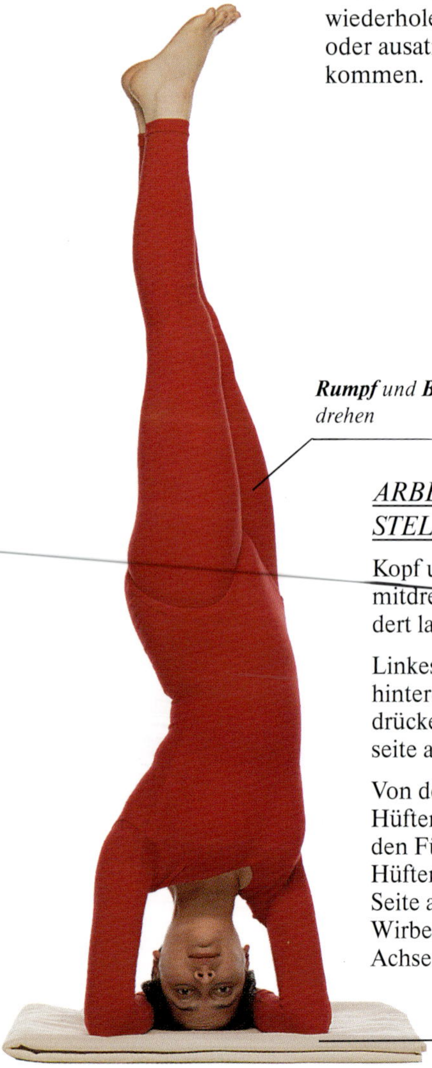

***Rumpf** und **Beine** drehen*

ARBEITEN IN DER STELLUNG

Kopf und Ellenbogen nicht mitdrehen, sondern unverändert lassen.

Linkes Schulterblatt in die hinteren Rippen hineindrücken. Die rechte Rumpfseite anheben.

Von den Schultern zu den Hüften, von den Hüften zu den Füßen strecken. Die Hüften nicht heftig nach einer Seite ausschwenken. Die Wirbelsäule um die eigene Achse drehen.

***Arme** stabil*

Parivṛtta eka pāda śīrṣāsana

PARIVṚTTA = gedreht; *EKA PĀDA* = ein Bein; *ŚĪRṢA* = Kopf
Mit der Rumpfdrehung werden die Beine gegrätscht. ◆◆◆

In Śīrṣāsana (S. 98) stehen.

▷ Hüften nach oben strecken. Linkes Bein vor-, rechtes Bein zurücknehmen. Knie gerade lassen. Ausatmen und nach rechts drehen. Kopf und Hals zeigen nach vorne, das Schambein nach oben, die Schultern sind angehoben. Die Fersen festmachen, die Beinrückseiten und Füße strecken, ohne ihre Position zu ändern. 15 bis 20 Sekunden so bleiben, gleichmäßig atmen. Ausatmen, nach vorne drehen und die Beine schließen. ◁

Von ▷ bis ◁ wiederholen, die Beine wechseln. Die Reihe fortsetzen oder ausatmen und nach unten kommen.

ÜBUNGSVORSCHLÄGE

An einer Wand üben; erst in Pārśva śīrṣāsana gehen, dann die Beine grätschen.

ARBEITEN IN DER STELLUNG

Die Rückseite des linken Beines vom Lendenwirbelbereich bis zur Ferse dehnen. Die Vorderseite des rechten Beines von der Taille bis zu den Zehen dehnen.

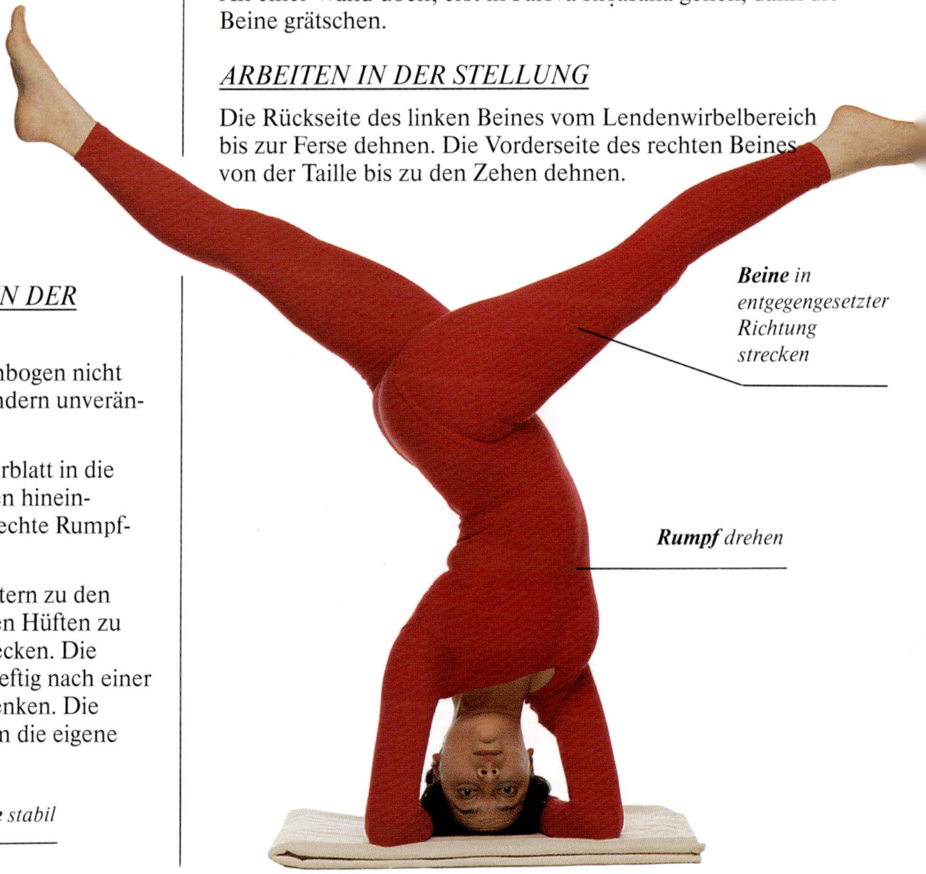

***Beine** in entgegengesetzter Richtung strecken*

***Rumpf** drehen*

Eka pāda śīrṣāsana

EKA PĀDA = ein Bein; *ŚĪRṢA* = Kopf

Der Rumpf wird ausgewogen gehalten; ein Bein ist hochgestreckt, das andere geht zum Boden. ♦♦♦

In Śīrṣāsana (S. 98) stehen.

▷ Linkes Bein nach oben strecken und gleichzeitig das rechte Bein direkt vor dem Rumpf zum Boden senken. Die rechte Leiste zurückziehen; linkes Bein und linke Hüfte dürfen nicht nach vorne kommen. Die Beine gestreckt und gerade ausgerichtet halten; das ist wichtiger, als den Boden mit dem Fuß zu erreichen.

15 bis 20 Sekunden so bleiben, gleichmäßig atmen. Einatmen und das rechte Bein wieder hochnehmen. ◁

Von ▷ bis ◁ auf der linken Seite wiederholen. Die Reihe fortführen oder ausatmen und nach unten kommen.

ÜBUNGSVORSCHLÄGE

Eine Wand als Stütze benutzen.

Das Bein auf einen Stuhl absenken.

ARBEITEN IN DER STELLUNG

Schultern und Rumpf angehoben lassen; Einsinken des Brustkorbs vermeiden.

Innenseite des linken Beins strecken. Das Bein nach innen drehen, so daß es weiterhin nach vorne zeigt. Rechte Gesäßhälfte vorschieben, während Sie das Bein senken. Füße und Zehen dehnen.

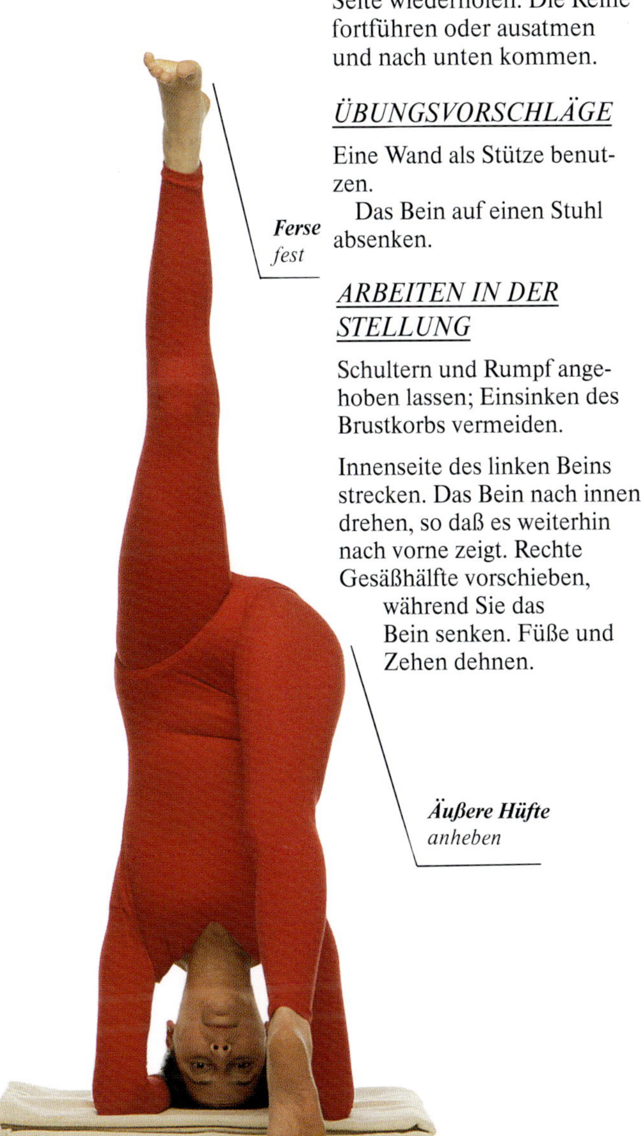

Pārśvaikapāda śīrṣāsana

PĀRŚVA = seitlich; *EKA PĀDA* = ein Bein; *ŚĪRṢA* = Kopf

Die senkrechte Körperstreckung bleibt bestehen, während ein Bein seitlich zum Boden gesenkt wird. ♦♦♦

In Śīrṣāsana (S. 98) stehen.

▷ Linkes Bein nach oben strecken. Das rechte Bein im Hüftgelenk auswärtsdrehen und seitlich zum Boden senken. Den Rumpf in der Mitte zentriert lassen. Den Fuß in einer Linie mit dem Bein halten, die Beinrückseite weist zur Decke.

15 bis 20 Sekunden die Position halten, dabei gleichmäßig atmen.

Einatmen, rechtes Bein heben und nach vorne drehen. ◁

Von ▷ bis ◁ mit dem linken Bein wiederholen. Die Reihe fortsetzen oder ausatmen und nach unten kommen.

ÜBUNGSVORSCHLÄGE

Eine Wand als Stütze benutzen.

Das Bein auf einen Stuhl absenken.

ARBEITEN IN DER STELLUNG

Schultern und rechte Rumpfseite anheben.

Becken aufgerichtet lassen: Rechte Seite des Kreuzbeins nach innen nehmen, äußere Hüfte heben.

Beide Beine geradehalten.

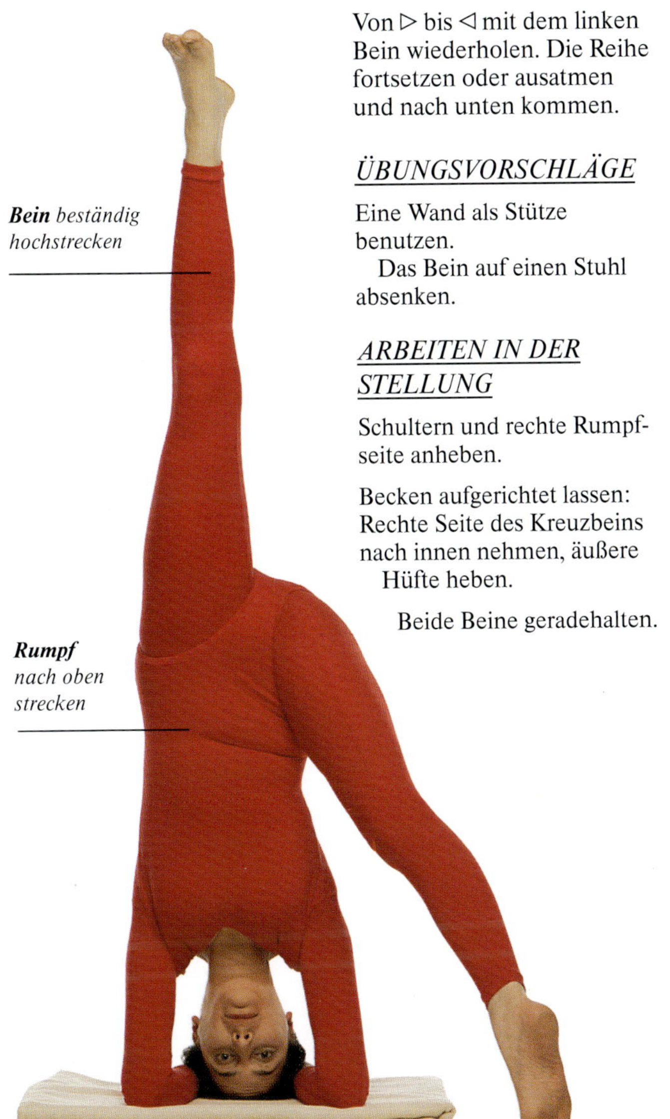

Śīrṣāsana-Reihe

Baddha koṇāsana in Śīrṣāsana

BADDHA = gefangen; *KOṆA* = Winkel; *ŚĪRṢA* = Kopf
Diese Übung öffnet den Beckenbereich und ist für Frauen besonders wertvoll. ♦♦

In Śīrṣāsana (S. 98) stehen.

Ausatmen und dabei die Knie seitlich abwinkeln. Die Fersen in Richtung Schritt ziehen, die Fußsohlen liegen aufeinander, die Zehen zeigen nach oben.

Oberschenkel nach außen öffnen, so daß Knie und Hüften sich in einer Linie befinden. 15 bis 20 Sekunden so bleiben, gleichmäßig atmen.

Beine nach oben strecken. Reihe fortführen oder ausatmen und nach unten kommen.

ÜBUNGSVORSCHLÄGE

Eine Wand als Stütze verwenden.

ARBEITEN IN DER STELLUNG

Den Rumpf nach oben strecken und die Hüften anheben. Das Steißbein und die Beckenrückseite eingezogen lassen. Die Knie weiter zurückbewegen.

Den Bauch entspannen und das Gleichgewicht stabilisieren.

Upaviṣṭa koṇāsana in Śīrṣāsana

UPAVIṢṬA = sitzend; *KOṆA* = Winkel; *ŚĪRṢA* = Kopf
Die weite Beingrätsche streckt und öffnet den Beckenbereich. ♦♦

In Śīrṣāsana (S. 98) stehen.

Die Beine weit grätschen, Innenseiten der Schenkel voneinander entfernen. Die Füße nicht nach vorne kommen lassen, sondern in einer Linie mit den Hüften halten.

Gleichmäßig atmend 15 bis 20 Sekunden so bleiben.

Beine in Baddha koṇāsana bringen, dann gerade nach oben strecken. Die Reihe fortsetzen oder ausatmen und nach unten kommen.

ÜBUNGSVORSCHLÄGE

Eine Wand als Stütze verwenden.

Baddha koṇāsana in Śīrṣāsana einnehmen und Beine in die Grätsche führen.

ARBEITEN IN DER STELLUNG

Wirbelsäule und Körperrückseite nach oben strecken. Kreuzbein und Lendenwirbel etwas nach vorne bringen.

Hüften oben lassen, Beine weiter auseinandernehmen. Fersen und Innenseite der Beine kräftiger strecken.

Schultern nicht sinken lassen.

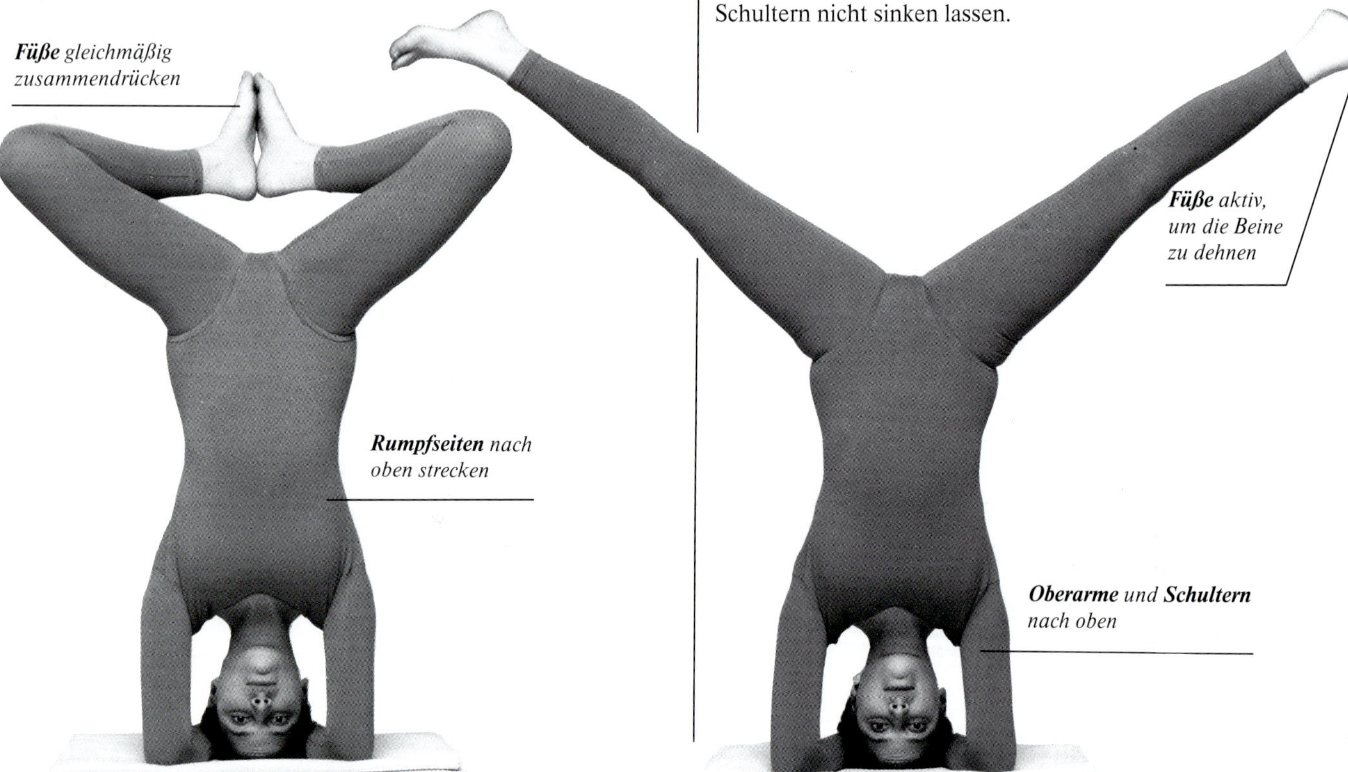

Pārśva vīrāsana in Śīrṣāsana

PĀRŚVA = seitlich; *VĪRA* = Held; *ŚĪRṢA* = Kopf
Zur Drehung der Beine wird das Becken stark nach vorne gebracht. ◆◆

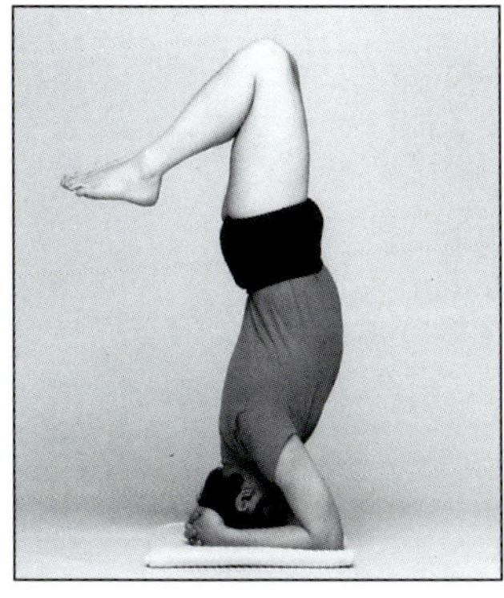

1 In Śīrṣāsana (S. 98) stehen. ▷ Die Hüften heben. Beine nach hinten beugen und die Oberschenkel senkrecht zum Boden halten; die Knie zeigen zur Decke. Das Steiß- und Kreuzbein nach vorne bringen; Beine und Füße schließen, Fersen und Zehen strecken.

2 Nach rechts drehen. Oberarme und Schultern angehoben lassen, die Schulterblätter in den Körper hineinnehmen. Steiß- und Kreuzbein bleiben eingezogen. Oberschenkel nach oben strecken.

Gleichmäßig atmen und 15 bis 20 Sekunden in der Position verweilen. Nach vorne drehen. ◁

Von ▷ bis ◁ links wiederholen. Beine nach oben strecken. Reihe fortsetzen oder ausatmen und nach unten kommen.

Knie *zeigen zur Decke*
Hüften *drehen*

ÜBUNGSVORSCHLÄGE

Die Knie auseinanderhalten, um das Steißbein nach vorne zu bringen.

ARBEITEN IN DER STELLUNG

Hintere Rippen nach innen drücken, ohne den Bauch vorzuwölben.

Hüften und Oberschenkel zusammendrücken. Füße nicht hartmachen.

Ūrdhva daṇḍāsana

ŪRDHVA = nach oben; *DAṆḌA* = Stab, Stange
Aus Śīrṣāsana werden die Beine rechtwinklig zum Rumpf in die Waagrechte gebracht. ◆◆◆

In Śīrṣāsana (S. 98) stehen.

Die Schultern anheben. Ausatmen und dabei die Oberschenkel zusammennehmen und die Beine zur Waagrechte bringen. Während Sie die Beine herunternehmen, Rumpf nach oben strecken.

15 bis 20 Sekunden gleichmäßig atmend in der Position verweilen.

Einatmen und die Beine wieder in Śīrṣāsana nach oben strecken. Reihe fortsetzen oder ausatmen und nach unten kommen.

ÜBUNGSVORSCHLÄGE

Śīrṣāsana mit dem Gesicht in Richtung Wand üben und die Füße gegen die Wand bringen.

Füße mit den Zehen auf einen Tisch legen.

ARBEITEN IN DER STELLUNG

Druck im Nacken vermeiden. Die Körperseiten strecken.

Lendenbereich stabil halten, Knie festmachen. Oberschenkel an den Ansätzen zu den Hüften ziehen. Vorderseiten der Beine gegen die Knochen, Beinrückseiten zur Decke »schlagen«.

Beine *sehr fest anspannen*
Arme *und* **Schultern** *stark anheben*

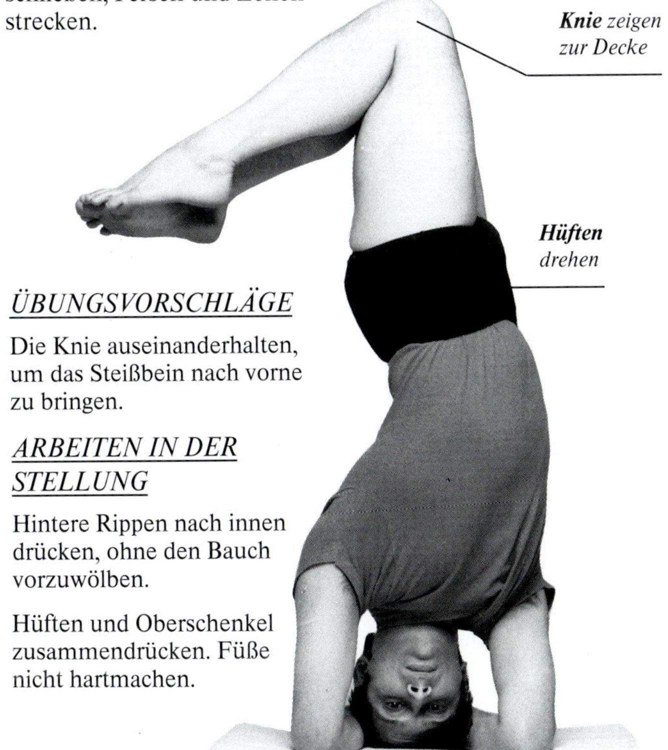

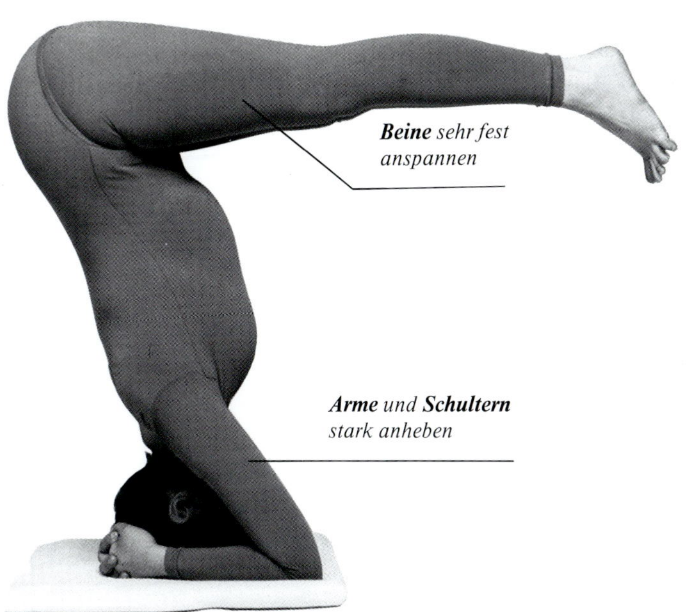

Śīrṣāsana-Reihe

Ūrdhva padmāsana in Śīrṣāsana

ŪRDHVA = nach oben; *PADMA* = Lotus; *ŚĪRṢA* = Kopf
Diese Stellung verknüpft Kraft, Leichtigkeit und Beweglichkeit. ♦♦♦♦

1 In Śīrṣāsana (S. 98) stehen.
▷ Ausatmen, rechtes Bein schwungvoll beugen und den Fuß in die linke Leiste legen.

2 Hüften nach vorne beugen und den linken Fuß in die rechte Leiste legen. Die Oberschenkel nach oben strecken, Steiß- und Kreuzbein einziehen. Die Knie nach hinten drücken. Zehn bis 15 Sekunden so bleiben, gleichmäßig atmen. Einatmen und Verschränkung der Beine lösen. ◁

Von ▷ bis ◁ wiederholen, jetzt das linke Bein zuerst beugen. Die Reihe fortführen oder ausatmen und nach unten kommen.

PĀRŚVA ŪRDHVA PADMĀSANA

PĀRŚVA = seitlich

Ūrdhva padmāsana in Śīrṣāsana einnehmen und nach rechts drehen. Steiß- und Kreuzbein einziehen, Knie nach hinten drücken. Zehn bis 15 Sekunden so bleiben. Nach vorne kommen und dann nach links drehen. Beine wechseln und wiederholen. ♦♦♦

***Knie** zeigen zur Decke*

ARBEITEN IN DER STELLUNG

Lernen Sie, das Gleichgewicht zu halten. Die Schultern heben; Bauch, Hüften und Lendenwirbelbereich strecken.

Gesäßmuskeln in das Becken hineinziehen. Knie näher zusammenbringen.

***Kopf** und **Rumpf** zentriert*

Piṇḍāsana in Śīrṣāsana

PIṆḌA = Ball, Kugel; ŚĪRṢA = Kopf
Der Rumpf und die verschränkten Beine bilden die Form einer Kugel. ♦♦♦♦

▷ In Ūrdhva padmāsana in Śīrṣāsana ausatmen und Beine nach vorne über den Bauch bringen; Schultern und Rumpf weit nach oben gestreckt lassen. Beim Abwinkeln der Beine im Halsbereich oder Rumpf nicht einsinken. Wenn Hals und Nacken kräftig genug sind, Beine weiter senken und Knie nahe zu den Achselhöhlen bringen. Zehn bis 15 Sekunden so bleiben und gleichmäßig atmen.

Einatmen und die Beine wieder hochnehmen. Verschränkung der Beine lösen. ◁

Von ▷ bis ◁ wiederholen, jetzt das linke Bein als erstes beugen. Ausatmen und nach unten kommen.

ARBEITEN IN DER STELLUNG

Die Oberarme kräftig strecken und nach vorne bringen. Hals-Nacken-Partie strecken.

Den Rücken beim Herablassen der Beine etwas rund werden lassen. Den Brustkorb zu den Beinen bewegen. Knie näher zusammenbringen.

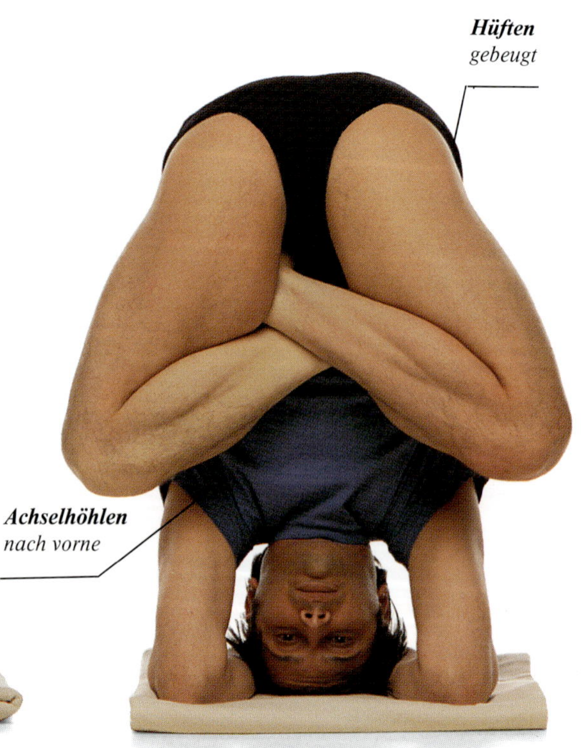

Sālamba śīrṣāsana II

SĀLAMBA = unterstützt; *ŚĪRṢA* = Kopf

Der Drei-Punkt-Kopfstand wird nur von den Handflächen gestützt. Er verleiht ein Gefühl der Leichtigkeit. ◆◆◆

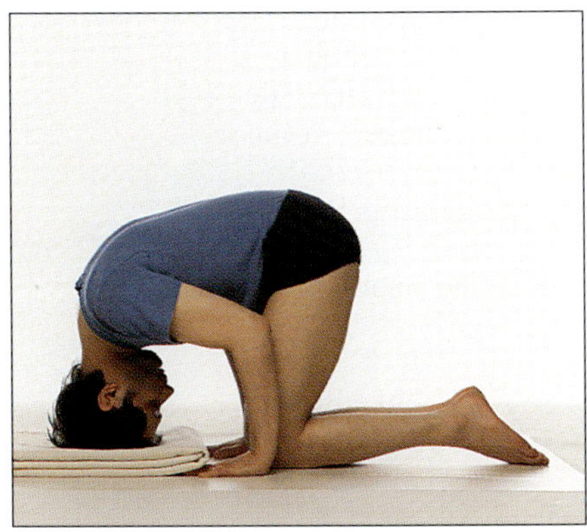

1 Eine gefaltete Decke auf den Boden legen und davor niederknien. Den Kopf auf die Decke, die Handflächen darunter legen. Die Finger spreizen und die Hände und Ellenbogen schulterweit voneinander entfernen. Die Unterarme senkrecht zum Boden und die Arme insgesamt stabil halten; Schultern anheben.

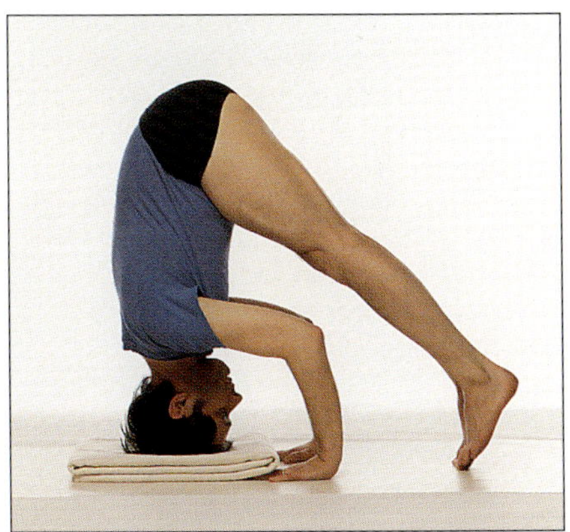

2 Beine strecken, Hüften heben und Füße näher zum Rumpf bringen, bis er fast senkrecht zum Boden steht.

3 Ausatmen und mit gestreckten oder gebeugten Beinen in den Kopfstand hochgehen. Rumpf und Beine strecken; Gleichgewicht halten.

Fünf Minuten oder länger im Kopfstand bleiben.

Ausatmen und nach unten kommen. Kopf noch kurze Zeit unten lassen.

ÜBUNGSVORSCHLÄGE

An einer Wand abstützen.

ARBEITEN IN DER STELLUNG

Das Körpergewicht immer wieder gleichmäßig auf den Händen verteilen, damit Sie das Gleichgewicht halten. Den inneren Rand der Handflächen nach unten drücken und die Ellenbogen nach innen bewegen. Unterarme, Oberarme und Schultern, einschließlich der Schulterblätter, heben.

Wirbelsäule und Kreuzbein nach innen nehmen.

Oberschenkel von den Hüften wegstrecken.

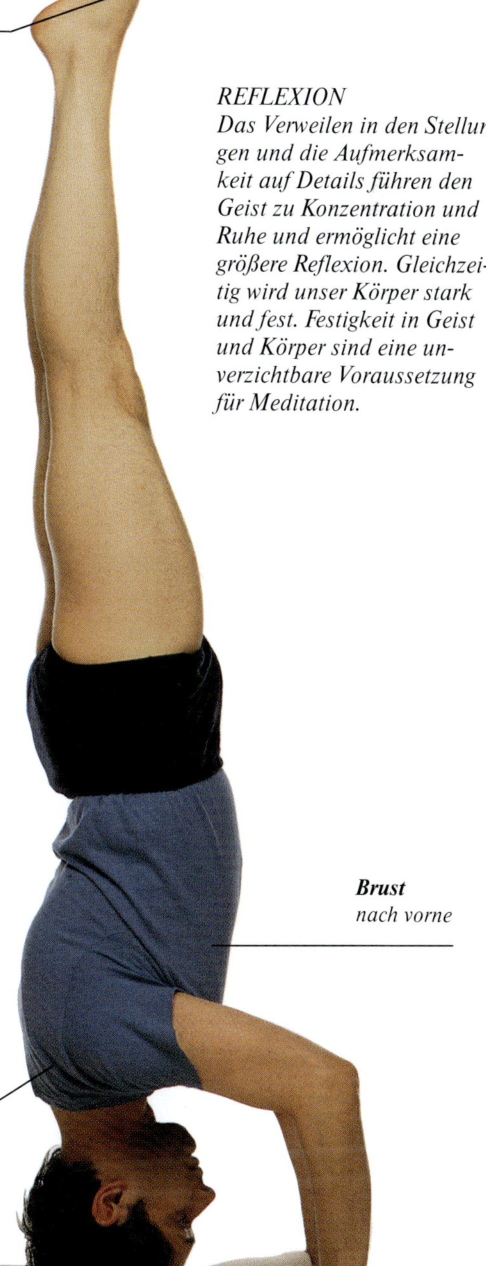

Fußgewölbe *balanciert über dem Scheitelpunkt*

Brust *nach vorne*

Schultern *nach oben*

REFLEXION

Das Verweilen in den Stellungen und die Aufmerksamkeit auf Details führen den Geist zu Konzentration und Ruhe und ermöglicht eine größere Reflexion. Gleichzeitig wird unser Körper stark und fest. Festigkeit in Geist und Körper sind eine unverzichtbare Voraussetzung für Meditation.

Sālamba sarvāṅgāsana

SĀLAMBA = unterstützt; *SARVĀṄGA* = alle Körperteile

Diese Stellung wird Königin oder Mutter der Āsanas genannt.
Sie beruhigt und nährt den ganzen Körper. ♦

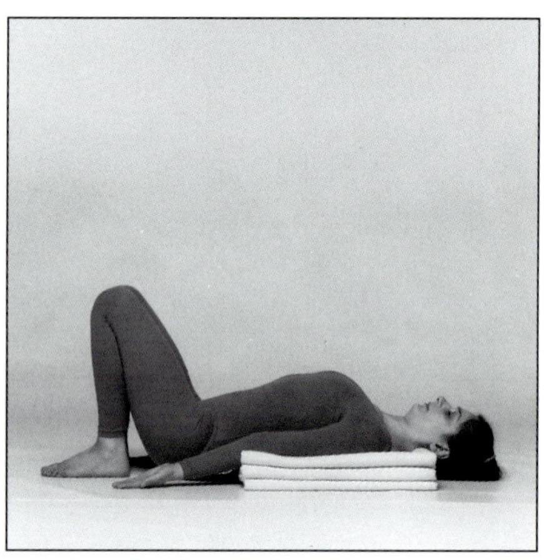

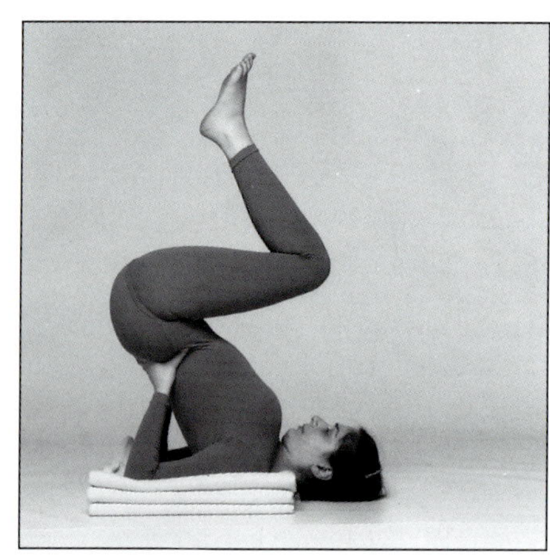

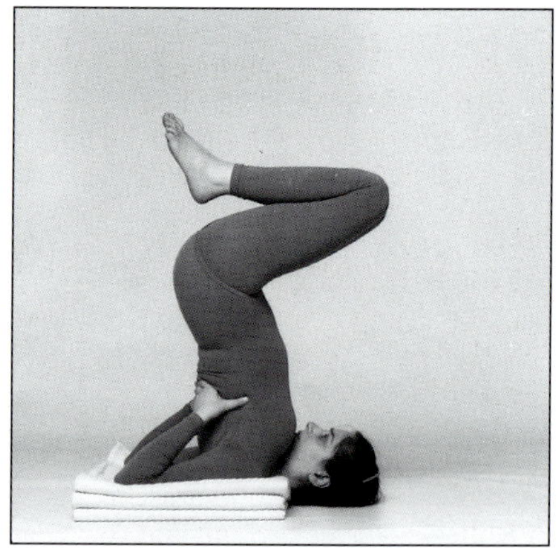

1 Drei bis fünf gefaltete Decken genau übereinander auf den Boden stapeln (siehe Fokus S. 101). Auf den Rücken legen; Schultern und Arme ruhen auf der Unterlage, der Kopf auf dem Boden. Die Schultern nach unten drücken und die Schulterblätter zur Taille ziehen. Die Oberarme auswärtsdrehen und zu den Beinen strecken; Ellenbogen dicht zum Rumpf bringen. Hintere Rippen nach innen bewegen. Die Beine anwinkeln und die Füße nahe beim Gesäß aufsetzen.

Übungsalternative
Den Körper mit gestreckten Beinen nach oben schwingen. ♦♦

***Fokus** Balance im Schulterstand verbessern*
Oben auf den Schultern stehen: die Schultern vom Nacken wegbewegen. Eine Hand nach der anderen lösen, die Oberarme verlängern und nach außen drehen; die Handflächen nach oben kehren. Hände wieder an den Rücken setzen und die Ellenbogen nach innen bewegen. Hände, insbesondere Daumen und Zeigefinger, in die Rippen hineindrücken, um den Rumpf zu heben.

2 Handflächen nach oben drehen und die Ellenbogen auf den Boden drücken. Ausatmen und Rumpf heben; Beine über dem Bauch anwinkeln. Den Rükken mit beiden Händen stützen.

ÜBUNGSVORSCHLÄGE

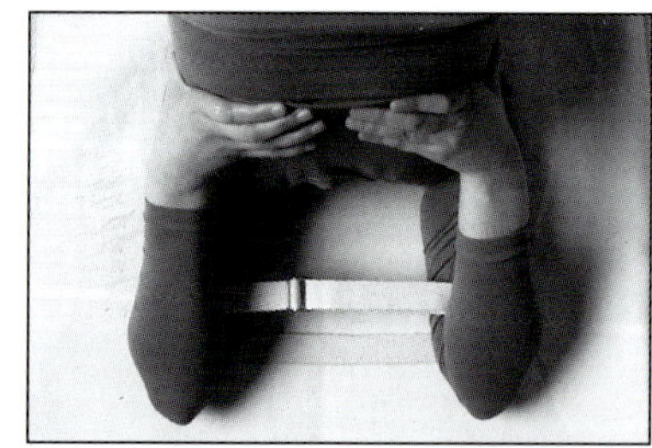

Knapp oberhalb der Ellenbogen einen Gürtel um die Arme legen, damit die Ellenbogen zusammenbleiben.

Einen Stuhl zu Hilfe nehmen (siehe S. 118).

3 Rumpf und Beine höher heben, Brustkorb nahe zum Kinn bringen. Die Hände tiefer schieben, hintere Rippen nach vorne drücken.

Vorsichtsmaßregeln
● *Bleiben Sie nicht im Schulterstand, wenn Sie in Kopf, Ohren, Augen oder Hals-Nacken-Bereich Druck verspüren. Dieses Problem kann auftreten, wenn die Bewegung zu hastig war oder die Stütze unter Nacken und Schultern nicht korrekt ist. Entspannen, falls nötig, die Decken ändern und dann noch mal sorgfältig hochgehen. Hält der Druck an, einige Wochen Adho mukha śvānāsana (S. 90) oder erholsame Vorwärtsbeugen üben, bis das Problem nicht mehr besteht.*

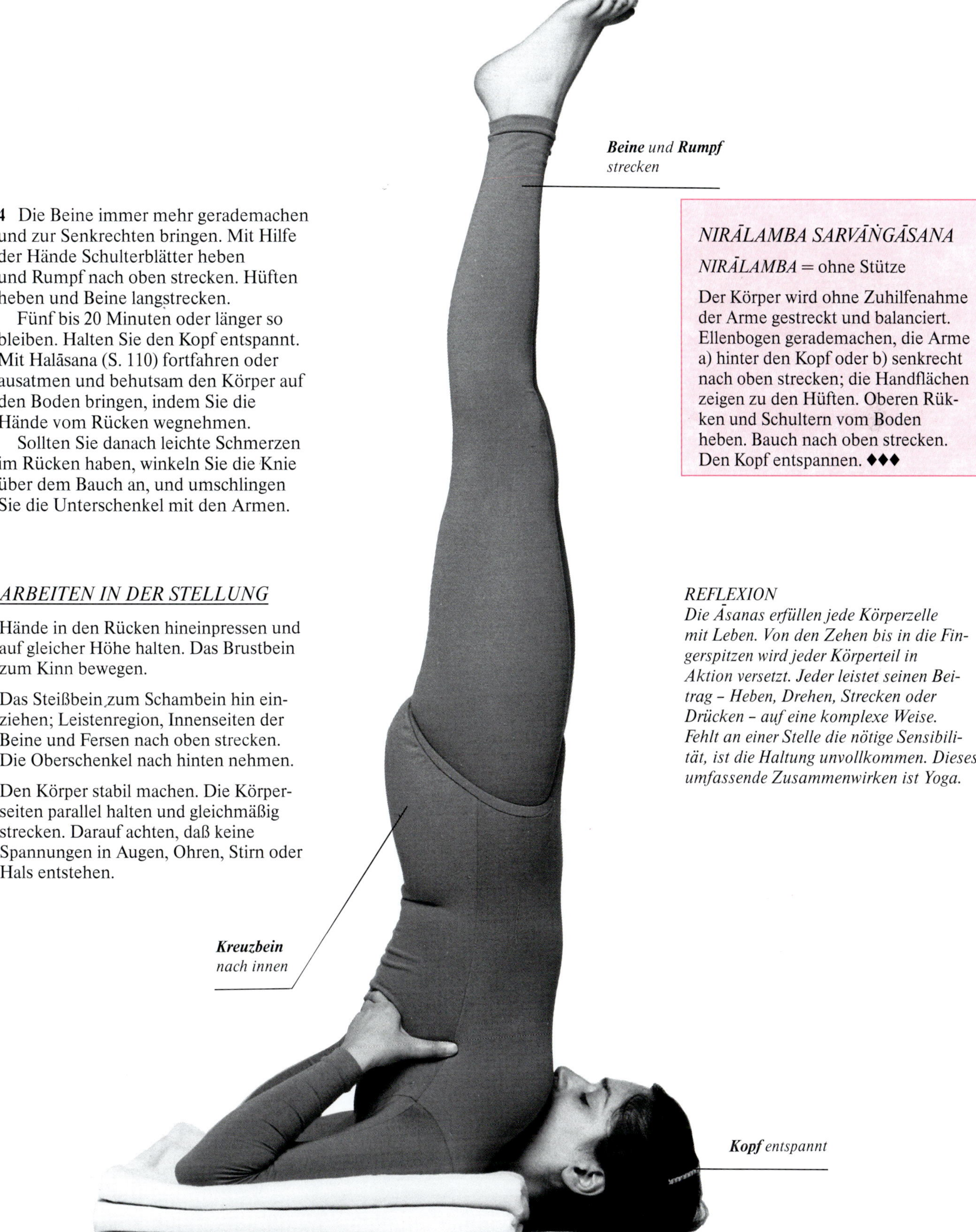

4 Die Beine immer mehr grademachen und zur Senkrechten bringen. Mit Hilfe der Hände Schulterblätter heben und Rumpf nach oben strecken. Hüften heben und Beine langstrecken.

Fünf bis 20 Minuten oder länger so bleiben. Halten Sie den Kopf entspannt. Mit Halāsana (S. 110) fortfahren oder ausatmen und behutsam den Körper auf den Boden bringen, indem Sie die Hände vom Rücken wegnehmen.

Sollten Sie danach leichte Schmerzen im Rücken haben, winkeln Sie die Knie über dem Bauch an, und umschlingen Sie die Unterschenkel mit den Armen.

NIRĀLAMBA SARVĀṄGĀSANA

NIRĀLAMBA = ohne Stütze

Der Körper wird ohne Zuhilfenahme der Arme gestreckt und balanciert. Ellenbogen grademachen, die Arme a) hinter den Kopf oder b) senkrecht nach oben strecken; die Handflächen zeigen zu den Hüften. Oberen Rükken und Schultern vom Boden heben. Bauch nach oben strecken. Den Kopf entspannen. ♦♦♦

ARBEITEN IN DER STELLUNG

Hände in den Rücken hineinpressen und auf gleicher Höhe halten. Das Brustbein zum Kinn bewegen.

Das Steißbein zum Schambein hin einziehen; Leistenregion, Innenseiten der Beine und Fersen nach oben strecken. Die Oberschenkel nach hinten nehmen.

Den Körper stabil machen. Die Körperseiten parallel halten und gleichmäßig strecken. Darauf achten, daß keine Spannungen in Augen, Ohren, Stirn oder Hals entstehen.

REFLEXION

Die Āsanas erfüllen jede Körperzelle mit Leben. Von den Zehen bis in die Fingerspitzen wird jeder Körperteil in Aktion versetzt. Jeder leistet seinen Beitrag – Heben, Drehen, Strecken oder Drücken – auf eine komplexe Weise. Fehlt an einer Stelle die nötige Sensibilität, ist die Haltung unvollkommen. Dieses umfassende Zusammenwirken ist Yoga.

[1.13]

Halāsana

HALA = Pflug

Die Beine werden über den Kopf genommen; der Geist kann entspannen. ♦

In Sarvāṅgāsana (S. 108) beginnen. Beine gerade lassen, ausatmen und Beine über den Kopf nach hinten nehmen; mit den Zehenspitzen den Boden berühren.

Hüften heben und über den Kopf nehmen; dadurch wird der Rumpf leicht nach hinten geneigt. Kniescheiben einziehen; Oberschenkel, Schienbeine und Fußgelenke heben. Füße senkrecht lassen. Fersen vom Rumpf wegstrecken.

Gleichmäßig atmend drei bis fünf Minuten oder länger so bleiben. Mit der Sarvāṅgāsana-Reihe weitermachen oder ausatmen und den Körper herablassen. Aufsetzen und Oberkörper vornüberbeugen.

ÜBUNGSVORSCHLÄGE

Um den Rücken zu entlasten, mit gebeugten Beinen den Körper herablassen.

Hände vom Rücken wegnehmen, Arme über den Kopf führen und nach hinten legen.

Zehen auf einen Stuhl legen.

VARIATION

Um die Dehnung zu intensivieren, Hände hinter dem Rücken verschränken. Handflächen so halten oder auswärtsdrehen. Ellenbogen strecken, Arme runterdrücken. Brustwirbelsäule nach innen bewegen, Hüften heben. ♦♦

ARDHA HALĀSANA

ARDHA = halb; *HALA* = Pflug

Vor der Ausführung von Sarvāṅgāsana (S. 108) einen Stuhl dorthin stellen, wo der Kopf sich befinden wird; zwei oder drei Decken auf den Sitz legen. Dann aus Sarvāṅgāsana mit dem Ausatmen die Beine auf den Stuhl legen. Die Beine so weit nach vorne bringen, daß die Oberschenkel aufliegen. Arme über den Kopf nehmen und vollständig entspannen.

Fünf bis zehn Minuten oder länger so bleiben und gleichmäßig atmen. ♦

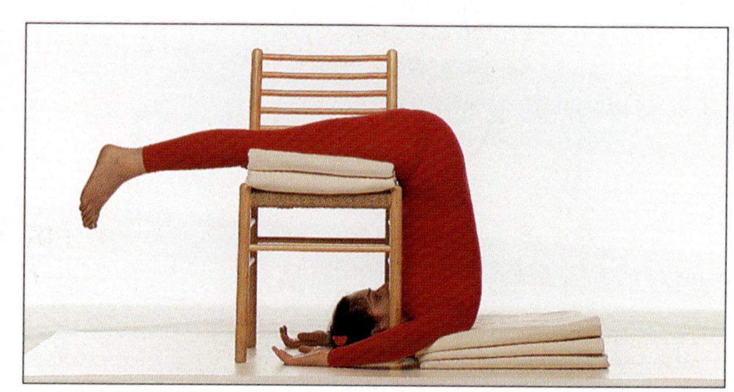

ARBEITEN IN DER STELLUNG

Hintere Rippen mit den Händen etwas nach vorne drücken. Körpervorderseite und Rumpfseiten anheben. Lendenwirbelbereich dehnen.

Die Rückseiten der Beine öffnen (siehe Fokus S. 89).

Lernen Sie, in der Position zu entspannen.

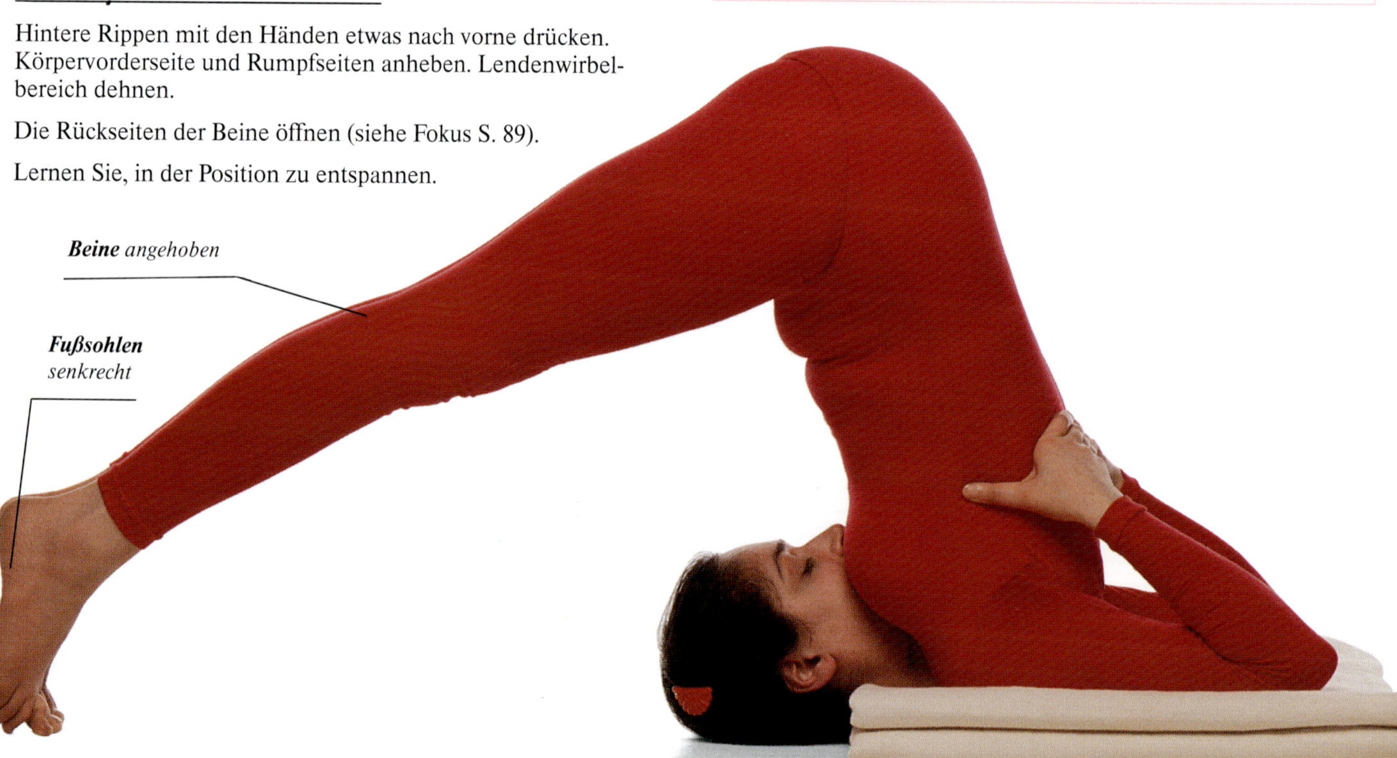

Sarvāṅgāsana-Reihe

Sarvāṅgāsana-Variationen erfrischen die Beine und kräftigen den Rücken.

Eka pāda sarvāṅgāsana

EKA PĀDA = ein Bein;
SARVĀṄGĀSANA = Schulterstand
Der Körper bleibt im Gleichgewicht, während ein Bein nach oben, das andere nach unten gestreckt wird. ◆◆

In Sarvāṅgāsana (S. 108) beginnen. ▷ Linkes Bein stabil halten. Ausatmen und das rechte Bein nach unten bringen, die große Zehe berührt den Boden. Äußeren rechten Oberschenkel anheben. Keines der Beine drehen, sondern korrekt ausgerichtet halten. Es ist wichtiger, die Beine gerade zu halten, als den Boden zu berühren.

Zehn bis 15 Sekunden so bleiben, gleichmäßig atmen.

Einatmen, rechtes Bein wieder nach oben nehmen. ◁

Von ▷ bis ◁ auf der anderen Seite wiederholen. Die Reihe fortführen oder ausatmen und nach unten kommen.

ÜBUNGSVORSCHLÄGE

Den Fuß mit den Zehen auf einen Stuhl legen.

Das Bein nur bis in die Waagrechte senken.

ARBEITEN IN DER STELLUNG

Ellenbogen und Kopf bleiben unbewegt.

Linkes Bein und rechte Rumpfseite nach oben strecken, während das rechte Bein zum Boden gesenkt wird.

Innenseite der Oberschenkel voneinander wegstrecken. Beide Knie bleiben fest gestreckt.

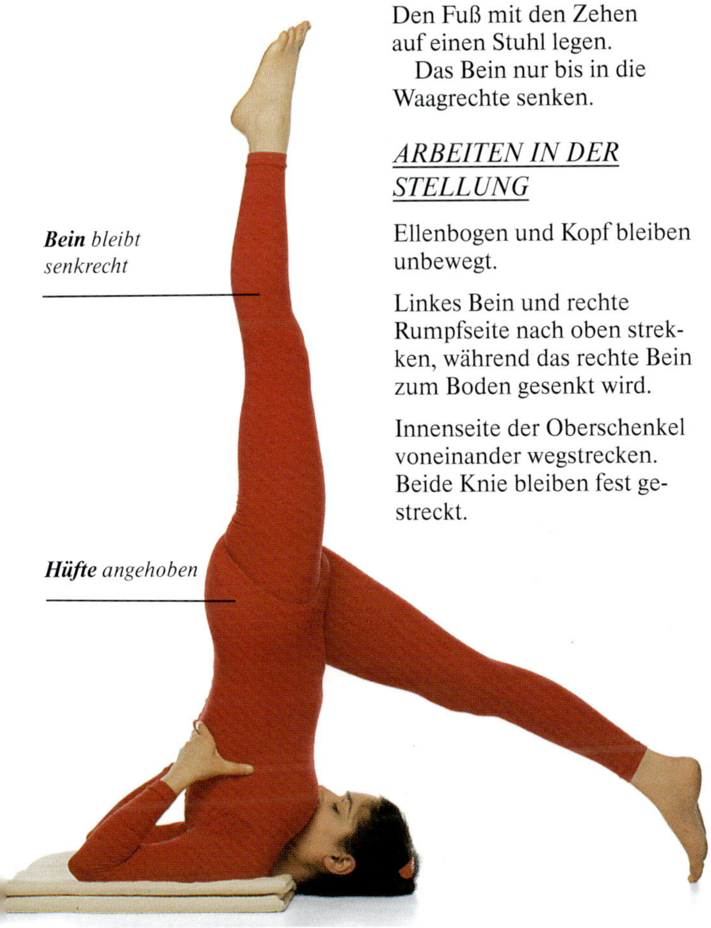

***Bein** bleibt senkrecht*

***Hüfte** angehoben*

Pārśvaikapāda sarvāṅgāsana

PĀRŚVA = seitlich; *EKA PĀDA* = ein Bein;
SARVĀṄGĀSANA = Schulterstand
Die starke Drehung des Beines verbessert die Beweglichkeit der Hüfte. ◆◆

In Sarvāṅgāsana (S. 108) beginnen. ▷ Linkes Bein geradehalten, nicht drehen. Das rechte Bein im Hüftgelenk nach außen drehen; ausatmen und das Bein seitlich zum Boden absenken, Fuß in einer Linie mit der rechten Schulter aufsetzen. Rechte Hüfte anheben.

Zehn bis 15 Sekunden so bleiben, gleichmäßig atmen.

Einatmen und das rechte Bein wieder in die Ausgangsposition bringen. ◁

Von ▷ bis ◁ wiederholen, diesmal das linke Bein senken. Die Reihe fortführen oder ausatmen und nach unten kommen.

ÜBUNGSVORSCHLÄGE

Das Bein nur zur Hälfte senken oder den Fuß auf einen Stuhl legen.

ARBEITEN IN DER STELLUNG

Während Sie das Bein ausdrehen, die rechte Rumpfseite nach vorne bewegen.

Beide Beine in Richtung Fersen strecken und gestreckt halten.

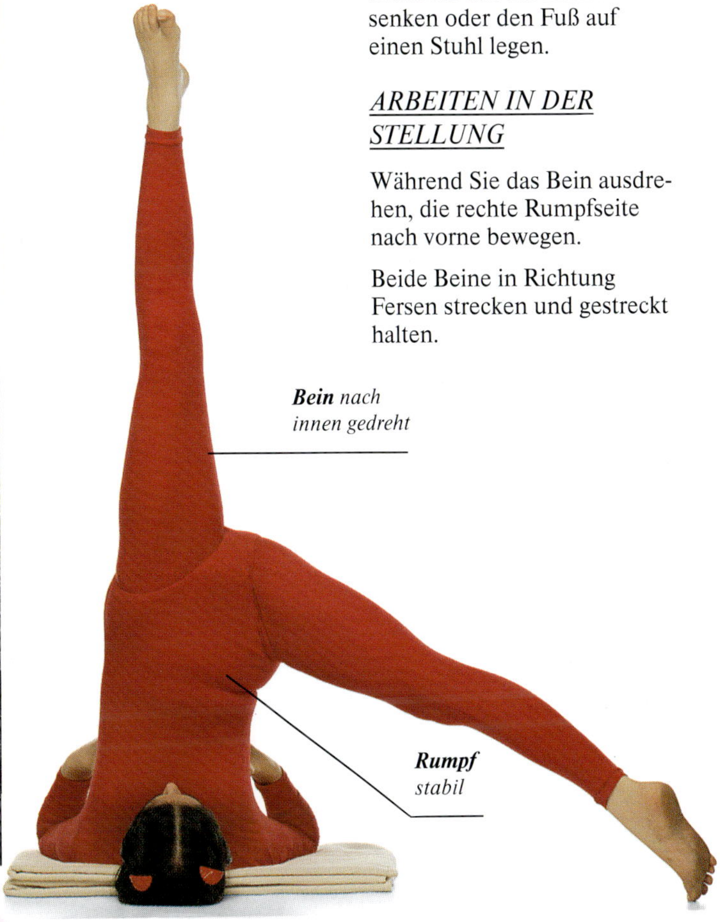

***Bein** nach innen gedreht*

***Rumpf** stabil*

Sarvāṅgāsana-Reihe

Karṇapīḍāsana

KARṆA = Ohren; *PĪḌA* = Druck
Die Sinne werden gegen äußere Ablenkungen abgeschirmt, der Körper entspannt. ♦♦

In Halāsana (S. 110) ausatmen und die Beine beugen. Die Knie neben den Ohren nahe der Schultern aufsetzen. Liegen Sie auf der Mitte der Schienbeine; Füße nach hinten strecken. Das Brustbein nach vorne bringen und den Rumpf anheben. Gewöhnen Sie sich an die Haltung, vermeiden Sie eine Überlastung des Rückens bzw. der Hals-Nacken-Partie. Die Arme um die Beine schlingen und die Hände fassen.

Zehn bis 15 Sekunden so bleiben, gleichmäßig atmen.

Beine wieder in Halāsana bringen. Die Reihe fortsetzen oder ausatmen und nach unten kommen.

ÜBUNGSVORSCHLÄGE

Die Knie auf ein Polster aufsetzen.

Die Hände am Rücken lassen, bis der Nacken das Körpergewicht gut tragen kann.

ARBEITEN IN DER STELLUNG

Den Bauch nicht zu sehr zusammendrücken.

Die Schienbeine zu den Knien strecken.

Lernen Sie, sich in der Haltung wohl zu fühlen.

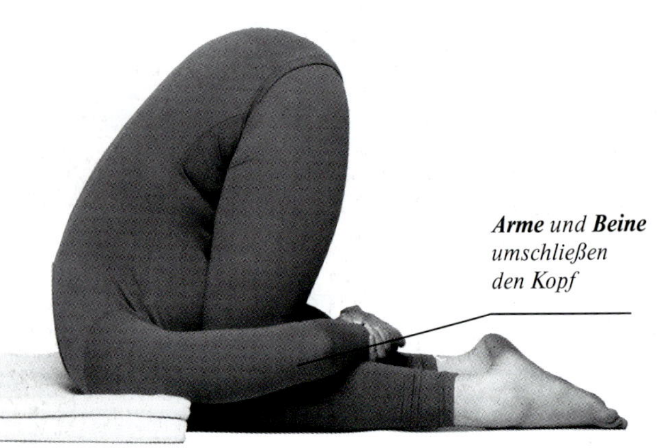

Pārśva halāsana

PĀRŚVA = seitlich; *HALA* = Pflug
Die seitliche Haltung der Beine erfordert eine kräftige Hüftbewegung. ♦♦

▷ In Halāsana (S. 110) die Hüften anheben. Ausatmen und mit dem rechten Bein einen großen Schritt nach rechts machen; linkes Bein nachziehen. Weiter nach rechts gehen, bis die Füße in einer Linie mit den Schultern sind. Die Knie sind gerade und zum Boden gewendet, die Rückseiten der Beine weisen zur Decke. Kopf und Schultern nicht bewegen, während Sie die Beine zur Seite bringen.

Zehn bis 15 Sekunden so bleiben, gleichmäßig atmen.

Die Füße zurück zur Mitte bewegen. ◁

Von ▷ bis ◁ wiederholen, diesmal die Beine nach links nehmen. Die Reihe fortsetzen oder ausatmen und nach unten kommen.

ARBEITEN IN DER STELLUNG

Den linken Ellenbogen auf dem Boden lassen. Körpervorderseite und Leistenregion nach oben strecken.

Die rechte Rumpfseite nach vorne bringen. Außenseite des linken Oberschenkels anheben und den rechten Sitzknochen zurückbewegen.

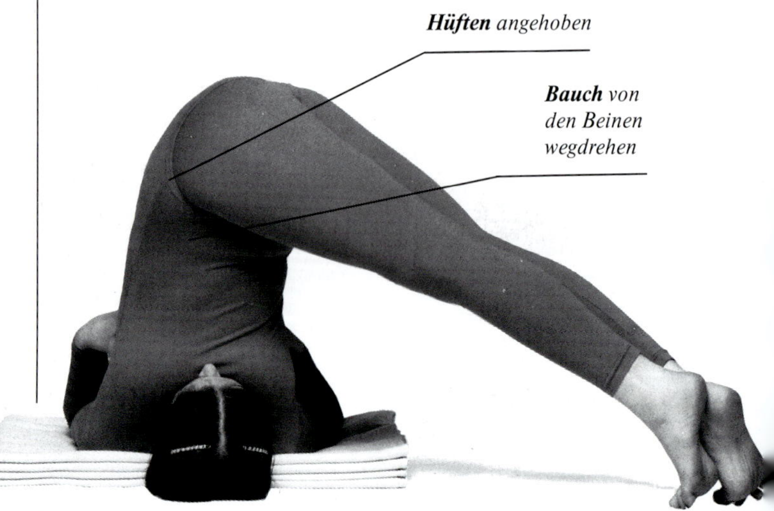

Supta koṇāsana

SUPTA = liegend; *KOṆA* = Winkel
Die Hände fassen die Füße, um das Grätschen der Beine zu erleichtern. ◆◆

In Halāsana (S. 110) ausatmen und die Beine so weit wie möglich in die Grätsche führen.

Die Hände vom Rücken wegnehmen; große Zehen mit Daumen, Zeige- und Mittelfingern fassen. Hüften heben, Knie festmachen und Fußsohlen nach oben strecken. Die Mitten der Beinrückseiten zeigen zur Decke. Die Beine nicht nach innen rollen lassen.

Zehn bis 15 Sekunden so bleiben, gleichmäßig atmen.

Hände an den Rücken legen und Beine schließen.

Die Reihe fortsetzen oder ausatmen und nach unten kommen.

ÜBUNGSVORSCHLÄGE

Lernen Sie, mit den Händen am Rücken die Füße leicht anzuheben und die Beine so in die Grätsche zu bringen.

In Sarvāṅgāsana (S. 108) Beine im Hüftgelenk nach außen drehen, spreizen und danach zum Boden bringen.

ARBEITEN IN DER STELLUNG

Die Beine mit Hilfe der Hände weiter grätschen. Die Innenseiten der Beine in Richtung Fersen strecken.

Brustkorb, Bauch und Schambein anheben.

Pārśva sarvāṅgāsana

PĀRŚVA = seitlich; *SARVĀṄGĀSANA* = Schulterstand
Die Beine werden sehr fest gemacht, um die seitliche Wölbung des Rückens auszugleichen. ◆◆◆◆

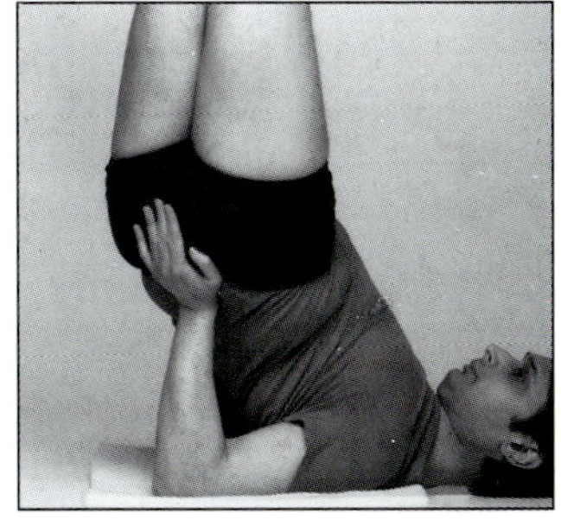

1 Sarvāṅgāsana (S. 108) einnehmen. Den Rumpf nach rechts drehen. Linke Hand heben und an das Kreuzbein legen; die Finger zeigen zum Steißbein. Den Ellenbogen wieder auf den Boden aufsetzen und das Kreuzbein fest in die Hand betten. Die Beine sind jetzt nach vorne geneigt.

2 Den Brustkorb nach vorne bringen. Ausatmen und Beine diagonal zurücknehmen; gestreckt lassen und Gesäßmuskeln anspannen. Rumpf und Beine so tief wie möglich zum Boden bringen.

Fünf bis zehn Sekunden so bleiben, gleichmäßig atmen.

Die Reihe fortsetzen oder ausatmen und nach unten kommen.

ARBEITEN IN DER STELLUNG

Der linke Ellenbogen bleibt unbewegt. Den Handballen fest gegen das Kreuz-, Fingerkuppen gegen das Steißbein drücken, damit die Position der Hand stabil wird.

Die Beine intensiv strecken; sie haben dann weniger Gewicht.

Hintere Rippen nach innen drücken.

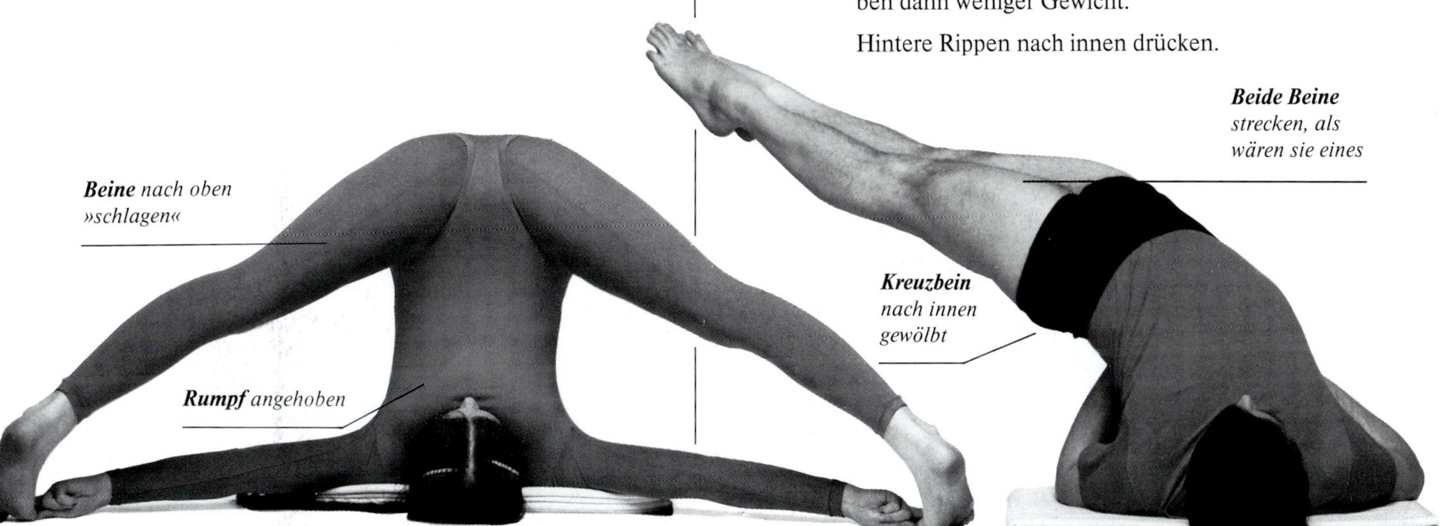

सालम्ब सर्वांगासन

Sarvāṅgāsana-Reihe

Ūrdhva padmāsana in Sarvāṅgāsana

ŪRDHVA = hoch; *PADMA* = Lotus; *SARVĀṄGĀSANA* = Schulterstand
Bei gekreuzten Beinen wird der Körper intensiv nach oben gestreckt. ◆◆◆

In Sarvāṅgāsana (S. 108) Hüften beugen und Beine leicht nach vorne bringen. ▷ Ausatmen, rechtes Bein beugen und Fuß in die linke Leiste legen. Den Fuß mit den Händen fassen und weiter nach unten ziehen. Ausatmen und dabei das linke Bein beugen. Mit Hilfe der Hände über das rechte kreuzen; den Fuß so weit wie möglich nach unten nehmen. Steiß- und Kreuzbein einziehen und die Oberschenkel nach oben strecken, so daß die Knie zur Decke zeigen. Den ganzen Rumpf hochstrecken.

Zehn bis 15 Sekunden so bleiben und gleichmäßig atmen. ◁

Von ▷ bis ◁ wiederholen, diesmal das linke Bein zuerst beugen.

ÜBUNGSVORSCHLÄGE

Die Beine ohne Hilfe der Hände übereinanderkreuzen.

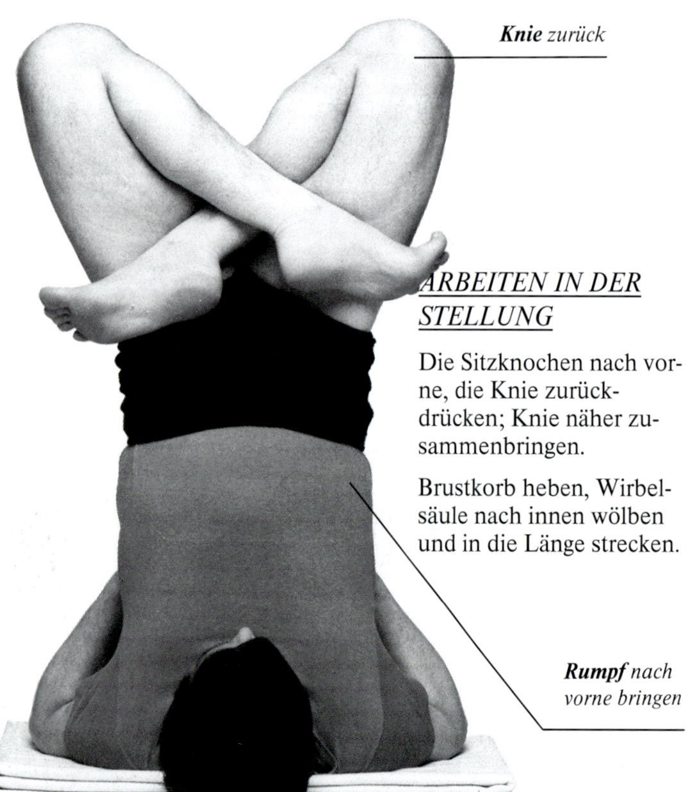

ARBEITEN IN DER STELLUNG

Die Sitzknochen nach vorne, die Knie zurückdrücken; Knie näher zusammenbringen.

Brustkorb heben, Wirbelsäule nach innen wölben und in die Länge strecken.

Piṇḍāsana in Sarvāṅgāsana

PIṆḌA = Ball; *SARVĀṄGĀSANA* = Schulterstand
Der Körper wird wie ein Ball zusammengerollt. ◆◆◆

In Ūrdhva padmāsana in Sarvāṅgāsana (siehe links) gehen; das rechte Bein befindet sich unter dem linken.

▷ Ausatmen und die Beine zum Brustkorb bringen; mit den Händen den Rücken fest stützen.

Wenn möglich, Beine noch tiefer bringen; die Schienbeine befinden sich ganz dicht am Kopf. Knie näher zusammenbringen. Die Arme lösen, von den Achselhöhlen aus verlängern und um die Beine schlingen.

Fünf bis zehn Sekunden so verweilen. Dann einatmen, Beine nach oben bringen und Verschränkung lösen. ◁

Von ▷ bis ◁ wiederholen, diesmal das linke Bein zuerst beugen. Die Reihe fortsetzen oder ausatmen und nach unten kommen.

ÜBUNGSVORSCHLÄGE

Die Oberschenkel auf einen Stuhl legen.

Die Knie auf eine Polsterrolle stützen.

ARBEITEN IN DER STELLUNG

Lernen Sie, das Gleichgewicht zu halten.

In der Leiste noch mehr beugen.

Kopf und Rücken entspannt lassen.

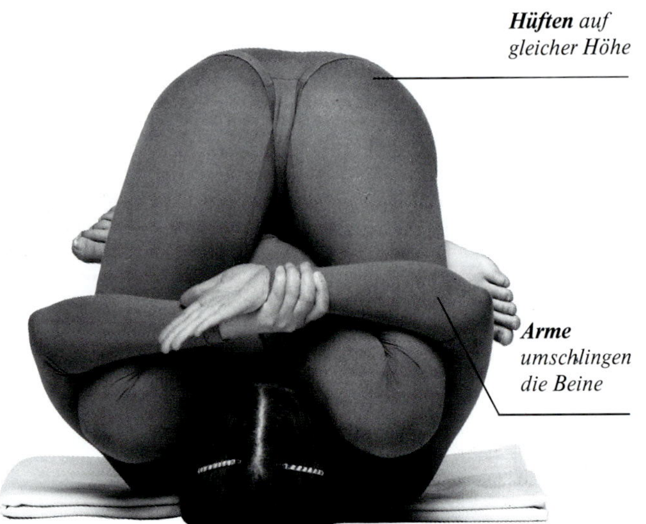

Pārśva ūrdhva padmāsana in Sarvāṅgāsana

PĀRŚVA = seitlich; *ŪRDHVA* = hoch; *PADMA* = Lotus; *SARVĀṄGĀSANA* = Schulterstand
Beweglichkeit, Kraft und Gleichgewicht sind die Schlüsselelemente dieser Stellung. ♦♦♦♦

Ūrdhva padmāsana in Sarvāṅgāsana (siehe ganz links) einnehmen und rechtes Bein unterschlagen. ▷ Den Rumpf nach links drehen. Mit der rechten Handfläche das Kreuzbein stützen; Finger zeigen zum Steißbein. Die Wirbelsäule nach innen bringen und den Brustkorb wölben. Ausatmen, dabei die Beine so weit wie möglich nach rechts senken. Die Leistenregion und die gekreuzten Beine diagonal vom Rumpf wegstrecken, ohne zur Seite zu kippen.

Die Position fünf bis zehn Sekunden halten. Einatmen. Beine nach oben bringen und zur Mitte drehen. Auf der linken Seite wiederholen, dann die Verschränkung lösen. ◁

Wiederholung von ▷ bis ◁ und Beine dabei wechseln. Die Reihe fortsetzen oder ausatmen und nach unten kommen.

ÜBUNGSVORSCHLÄGE

Vor dem Wechseln der Beine Pārśva piṇḍāsana auf der anderen Seite einnehmen.

ARBEITEN IN DER STELLUNG

Ellenbogen innen lassen. Die hinteren Rippen weit in den Körper hineinnehmen und den Brustkorb öffnen.

Den rechten Handballen tief in das Kreuzbein graben und die Finger gegen das Steißbein drücken, so daß Kreuz- und Steißbein eingezogen bleiben. Unteren Rücken nach innen wölben. Vorderseite des Körpers öffnen.

Pārśva piṇḍāsana in Sarvāṅgāsana

PĀRŚVA = seitlich; *PIṆḌA* = Ball; *SARVĀṄGĀSANA* = Schulterstand
Der untere Rücken wird horizontal gedehnt. ♦♦♦♦

In Ūrdhva padmāsana in Sarvāṅgāsana (siehe ganz links) gehen und das rechte Bein unterschlagen. ▷ Rumpf nach rechts drehen, ohne den Kopf und den Hals zu verändern. Die Körperseiten nach oben strecken.

Ausatmen, den Rumpf nach unten beugen und die gekreuzten Beine zum rechten Ohr ziehen. Erst das rechte, dann das linke Knie neben dem Ohr aufsetzen. Die Beine näher zum Kopf ziehen.

Linken Ellenbogen nach unten drücken. Zehn bis 15 Sekunden so bleiben, gleichmäßig atmen.

Den linken Oberarm nach unten drücken, Hüften heben, um die Knie wieder anzuheben. Nach vorne drehen und nach oben kommen. Dann auf der linken Seite wiederholen. Zum Schluß die Verschränkung der Beine lösen. ◁

Von ▷ bis ◁ wiederholen, linkes Bein zuerst beugen. Ausatmen und nach unten kommen. Aufsetzen und vorbeugen, um den Kopf zu entspannen.

ÜBUNGSVORSCHLÄGE

Decken mit der linken Hand fassen.
Die Knie auf eine Polsterrolle stützen.

ARBEITEN IN DER STELLUNG

Den Brustkorb heben und die rechte Brustkorbseite nach vorne bringen. Die linke Seite zum linken Knie strecken.

Entspannen Sie den Rücken.

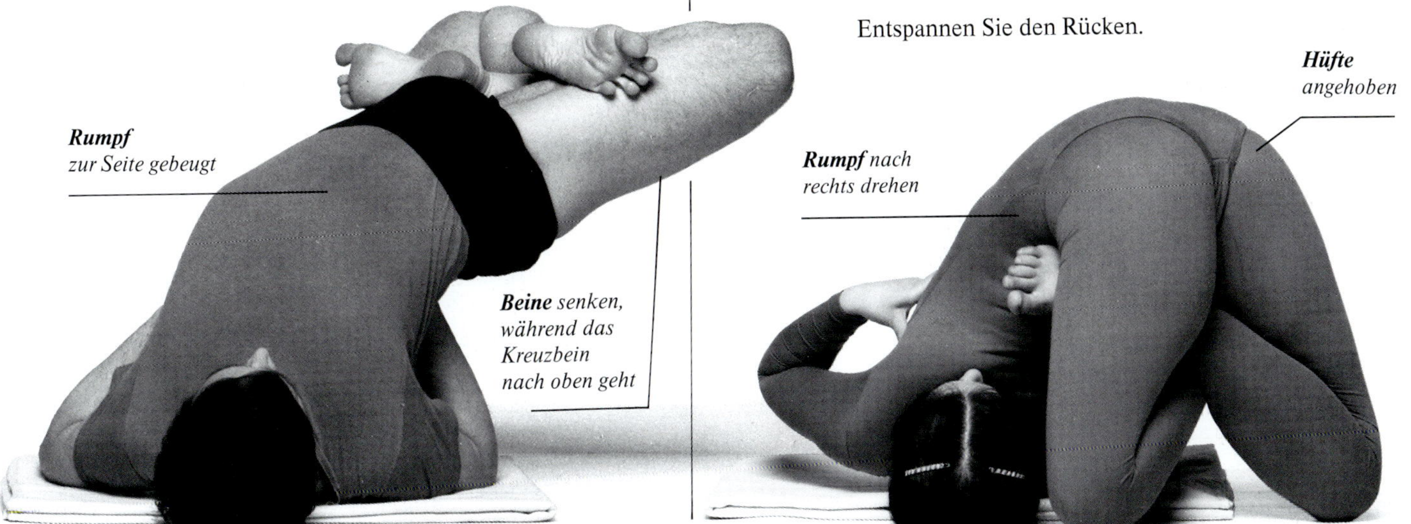

सेतुबन्ध सर्वांगासन

Setu bandha sarvāṅgāsana

SETU = Brücke; *BANDHA* = Konstruktion; *SARVĀṄGĀSANA* = Schulterstand

Diese Übung macht den Rücken geschmeidig und kräftigt die Handgelenke. ♦♦♦

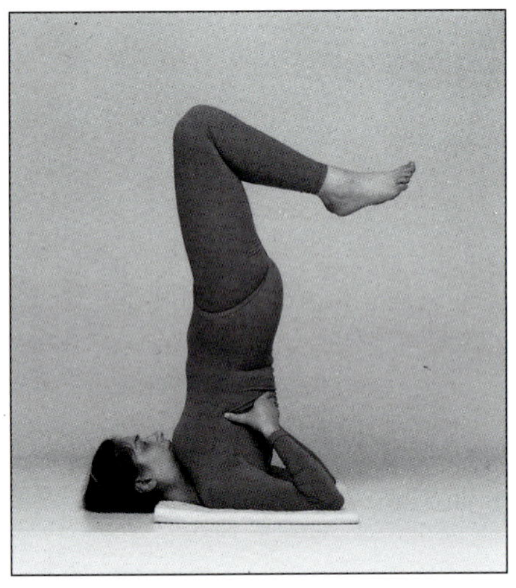

1 In Sarvāṅgāsana (S. 108) die Hände in die hinteren Rippen drücken und den Brustkorb und die Hüften nach vorne bringen. Kreuzbein nach innen nehmen. Knie beugen.

ÜBUNGSVORSCHLÄGE

Auf dem Boden mit gebeugten, etwas voneinander entfernten Knien liegen. Oberkörper anheben, Arme beugen und die Hände unter den Brustkorb legen.

3 Die Beine nacheinander zur Streckung bringen. Dabei den Brustkorb hochhalten und den ganzen Körper gestreckt lassen. Die Beine beugen und die Füße zum Rumpf bewegen. Einatmen und die Beine nach oben in Sarvāṅgāsana schwingen. Dann nach unten kommen.

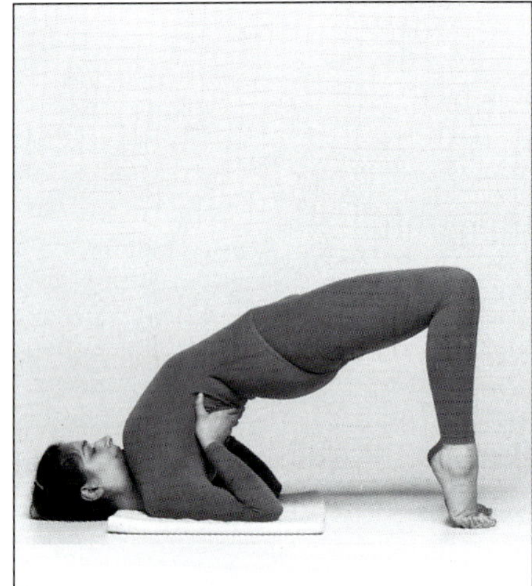

2 Den Rumpf so weit wie möglich hochwölben. Ausatmen und die Füße auf den Boden aufsetzen. Einen Moment auf den Zehen stehen bleiben, Fersen anheben, Hüften und Lendenwirbelsäule nach oben strecken. Das Gesäß anspannen. Die Position der Hände und Ellenbogen zwischendurch korrigieren. Wirbelsäule und hintere Rippen fest nach innen nehmen, Brustkorb öffnen. Dann die Fersen aufsetzen. 15 bis 20 Sekunden so verweilen, gleichmäßig atmen.

● *Bei Rückenschmerzen auf den nächsten Schritt verzichten.*

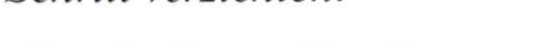

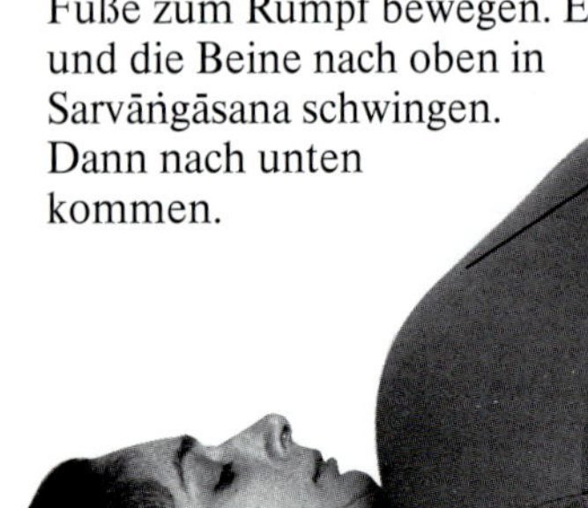

VARIATION

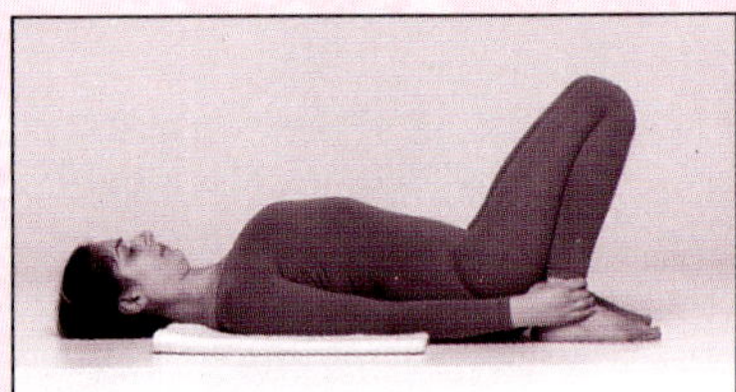

1 Beine anwinkeln, Füße hüftweit entfernt aufsetzen. Schultern unten, Fußgelenke greifen.

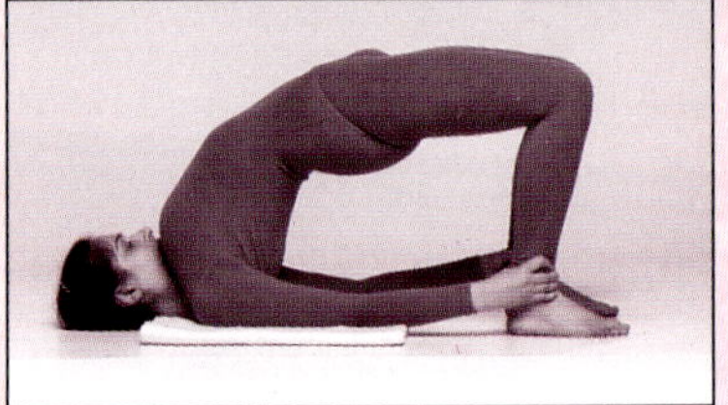

2 Einatmen und den Oberkörper anheben und wölben. ♦♦

ARBEITEN IN DER STELLUNG

Stützen Sie den Körper nur leicht mit den Händen ab.

Heben Sie sowohl Vorder- als auch Rückseite des Körpers, um die Wölbung zu intensivieren. Schultern und Unterarme nach unten drücken, um den Rumpf zu heben. Fersen auf den Boden drücken, damit die Beine gedehnt werden.

Eka pāda setu bandha sarvāṅgāsana

EKA PĀDA = ein Bein; *SETU BANDHA* = Konstruktion einer Brücke; *SARVĀṄGĀSANA* = Schulterstand

Aus der gewölbten Haltung heraus wird das angehobene Bein immer mehr gestreckt. ♦♦♦

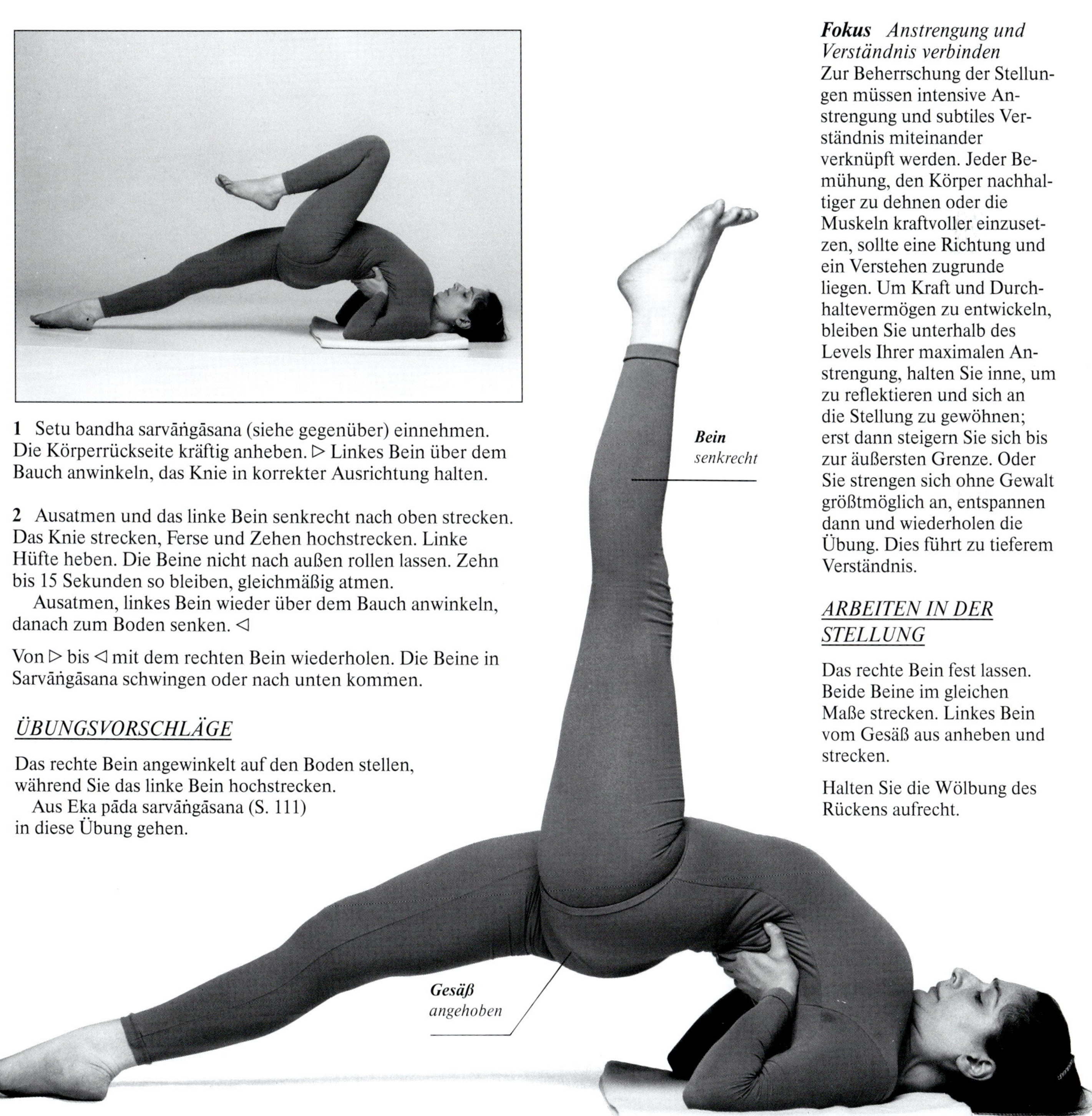

1 Setu bandha sarvāṅgāsana (siehe gegenüber) einnehmen. Die Körperrückseite kräftig anheben. ▷ Linkes Bein über dem Bauch anwinkeln, das Knie in korrekter Ausrichtung halten.

2 Ausatmen und das linke Bein senkrecht nach oben strecken. Das Knie strecken, Ferse und Zehen hochstrecken. Linke Hüfte heben. Die Beine nicht nach außen rollen lassen. Zehn bis 15 Sekunden so bleiben, gleichmäßig atmen.

Ausatmen, linkes Bein wieder über dem Bauch anwinkeln, danach zum Boden senken. ◁

Von ▷ bis ◁ mit dem rechten Bein wiederholen. Die Beine in Sarvāṅgāsana schwingen oder nach unten kommen.

ÜBUNGSVORSCHLÄGE

Das rechte Bein angewinkelt auf den Boden stellen, während Sie das linke Bein hochstrecken.

Aus Eka pāda sarvāṅgāsana (S. 111) in diese Übung gehen.

Fokus *Anstrengung und Verständnis verbinden*
Zur Beherrschung der Stellungen müssen intensive Anstrengung und subtiles Verständnis miteinander verknüpft werden. Jeder Bemühung, den Körper nachhaltiger zu dehnen oder die Muskeln kraftvoller einzusetzen, sollte eine Richtung und ein Verstehen zugrunde liegen. Um Kraft und Durchhaltevermögen zu entwickeln, bleiben Sie unterhalb des Levels Ihrer maximalen Anstrengung, halten Sie inne, um zu reflektieren und sich an die Stellung zu gewöhnen; erst dann steigern Sie sich bis zur äußersten Grenze. Oder Sie strengen sich ohne Gewalt größtmöglich an, entspannen dann und wiederholen die Übung. Dies führt zu tieferem Verständnis.

ARBEITEN IN DER STELLUNG

Das rechte Bein fest lassen. Beide Beine im gleichen Maße strecken. Linkes Bein vom Gesäß aus anheben und strecken.

Halten Sie die Wölbung des Rückens aufrecht.

Sālamba sarvāṅgāsana (*auf einem Stuhl*)

SĀLAMBA = unterstützt; *SARVĀṄGĀSANA* = Schulterstand

Der Rücken wird gewölbt und unterstützt. Das öffnet den Brustkorb und streckt die inneren Organe. Eine emotional beruhigende Haltung. ◆◆

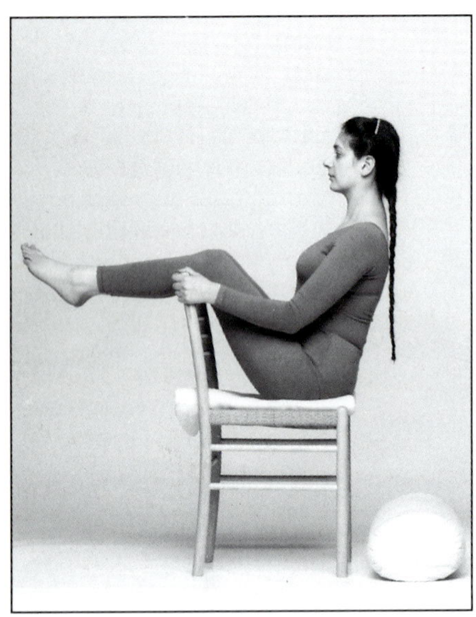

1 Einen Stuhl auf rutschfesten Grund stellen. Eine Decke über die vordere Sitzkante legen und eine Polsterrolle oder einen Stapel Decken vor dem Stuhl auf den Boden legen. Mit gespreizten Beinen auf den Stuhl setzen, das Gesicht zur Lehne gewandt. Näher an die Lehne heransetzen und festhalten.

Ein Bein nach dem anderen über die Lehne heben; die Beine bleiben leicht gebeugt. Das Körpergewicht gleichmäßig verteilen.

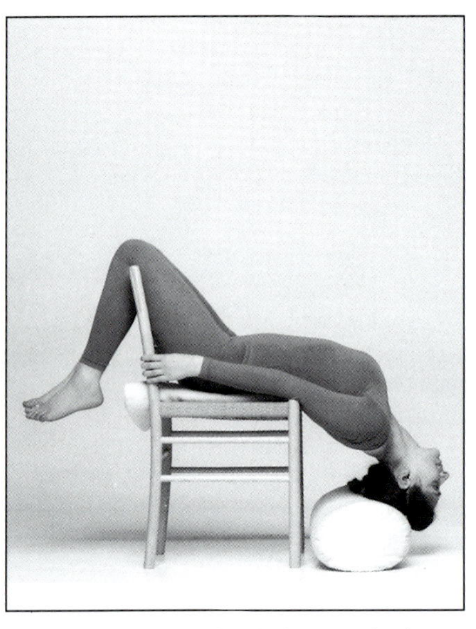

2 Zurücklehnen. Festhalten und mit dem Gesäß einige Zentimeter näher zur vorderen Stuhlkante rutschen. Den Rücken vorsichtig nach hinten neigen; die Taille über die Stuhlkante beugen, bis der Kopf das Polster berührt. Den Nacken nicht einengen.

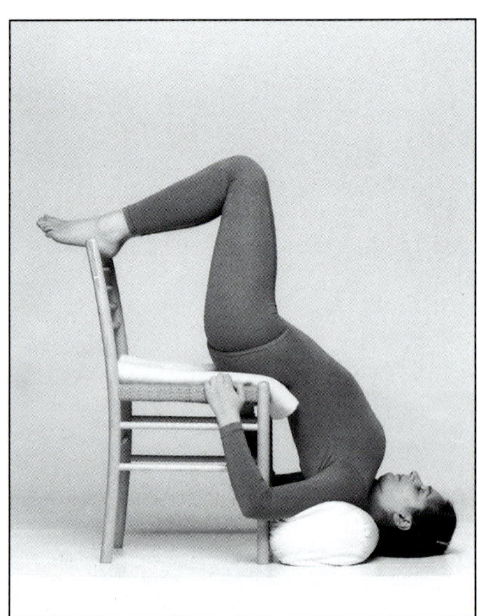

3 Weiter nach unten rutschen, so daß sich der Kopf auf dem Boden, die Schultern auf der Unterlage und das Kreuzbein am Stuhlende befinden. An den Seiten der Sitzfläche festhalten. Wenn nötig, Position des Stuhles korrigieren, indem Sie das Kreuzbein von der Taille wegbewegen.

ÜBUNGSVORSCHLÄGE

Den Stuhl etwa einen halben Meter von einer Wand entfernt aufstellen und die Füße gegen die Wand stützen.

Damit die Beine weicher liegen, Stuhllehne mit einer Decke polstern.

Eine gefaltete Decke unter den Kopf legen, wenn dies angenehmer ist.

Ein Polster hinter die Beine legen, um das Hohlkreuz abzuschwächen.

Die Oberschenkel mit einem Gürtel zusammenbinden; so können die Beine besser entspannen.

Nach dieser Übung Ardha halāsana (S. 110) ausführen. Vorsorglich einen zweiten Stuhl in Kopfnähe bereithalten.

Fokus *Die richtigen Hilfsmittel*
Stühle, Hocker und Bänke, die als Übungshilfen verwendet werden, sollten schwer und stabil sein. Breite und Höhe müssen stimmen, und sie dürfen nicht kippen oder umfallen, wenn Sie Ihr ganzes Körpergewicht auf eine Seite bringen. Machen Sie einen Test: Setzen Sie sich auf die äußerste Kante (die nicht abgerundet, sondern gerade sein sollte).

REFLEXION
Häufig verursachen Emotionen eine Abschweifung des Geistes, so daß Ausgeglichenheit und innerer Friede darunter leiden. Nach der Yogalehre liegt das emotionale Herz im Zentrum unterhalb des physischen Herzens. Dieses Zentrum wird durch die Āsanas geöffnet und stabilisiert; dadurch bekommt der Geist die nötige Kraft, um mit emotionalen Belastungen fertig zu werden.

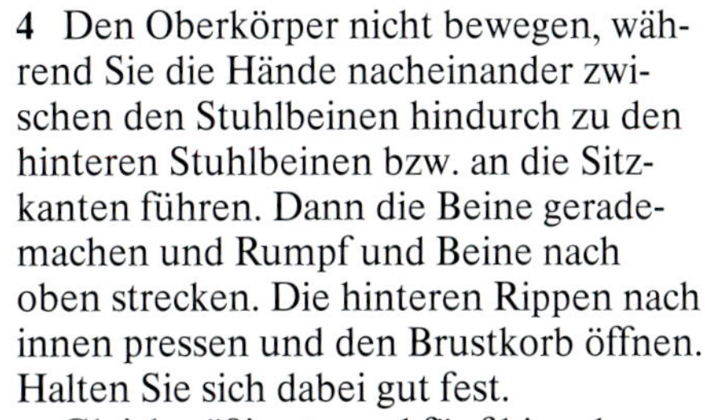

4 Den Oberkörper nicht bewegen, während Sie die Hände nacheinander zwischen den Stuhlbeinen hindurch zu den hinteren Stuhlbeinen bzw. an die Sitzkanten führen. Dann die Beine geradmachen und Rumpf und Beine nach oben strecken. Die hinteren Rippen nach innen pressen und den Brustkorb öffnen. Halten Sie sich dabei gut fest.

Gleichmäßig atmend fünf bis zehn Minuten oder länger so bleiben.

ARBEITEN IN DER STELLUNG

Kopf und Hals-Nacken-Partie entspannt lassen. Lernen Sie, die hinteren Rippen weit nach innen zu nehmen, ohne zu verkrampfen.

Fühlen Sie, wie Brustkorb, Magen und Bauch weit und offen werden.

Beine *gestreckt*

Brustkorb *offen*

Übung beenden

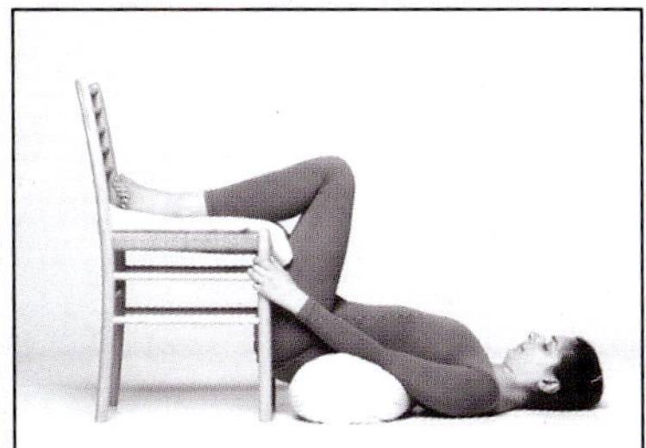

Den unteren Rücken vorsichtig auf den Boden ablassen; nachdem er längere Zeit gegen den Sitz des Stuhls gedrückt war, fühlen Sie womöglich ein unangenehmes Ziehen. Beine anwinkeln, Füße auf die Stuhllehne aufsetzen. Die Hände zwischen den Stuhlbeinen hervorholen; am Sitz festhalten.

Langsam ganz vom Stuhl herunterrutschen und die Füße auf den Sitz stellen. Den Stuhl wegschieben; die Hüften sollen auf der Polsterrolle liegen. Körper ganz herablassen, Beine beugen, auf die Seite drehen.

Setu bandha sarvāṅgāsana *(auf einer Bank)*

SETU BANDHA = Konstruktion einer Brücke; *SARVĀṄGĀSANA* = Schulterstand

Die Lungen werden geöffnet, während der Körper sich im Ruhezustand befindet. Eine regenerierende Position. ♦♦

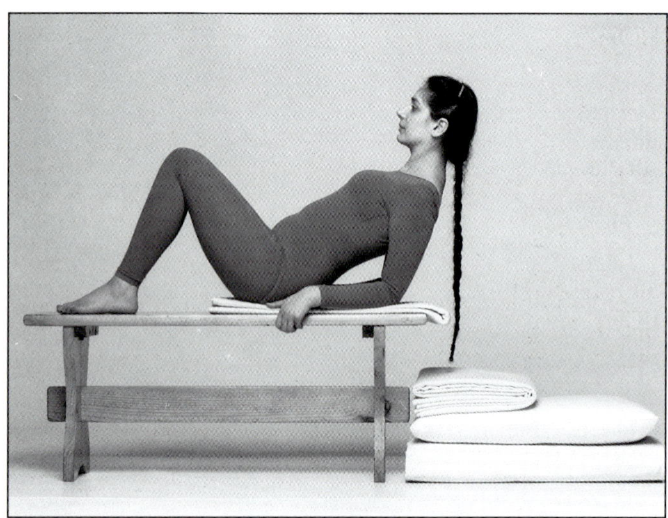

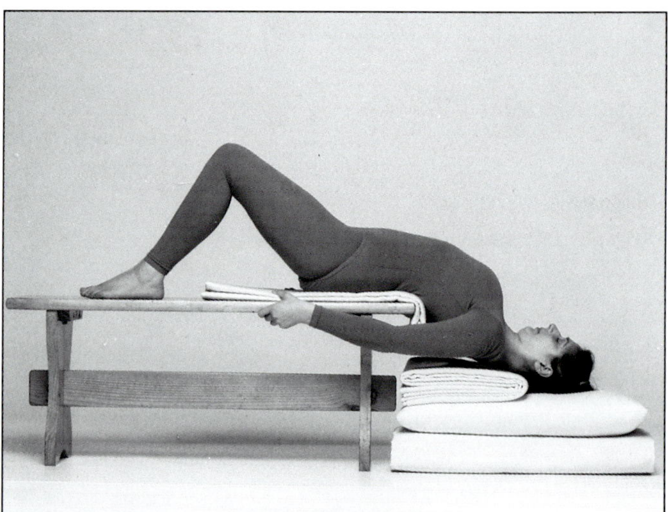

1 Eine dicke, gefaltete Decke über die Kante einer Bank oder eines Beistelltisches legen. Auf den Boden vor der Bank legen Sie ein oder zwei feste Polster oder mehrere Decken, die groß genug sind, um Kopf, Schultern und Oberarmen Platz zu bieten. Ein kleines Kissen oder eine kleine Decke als Unterlage für die Schultern quer darüber legen. Auf der Bank sitzen und mit gebeugten Beinen die Füße etwa einen halben Meter vom Rand entfernt aufsetzen. An den Seiten festhalten und auf die Ellenbogen zurücklehnen. Rumpf und Beine sollen sich in einer Linie befinden.

2 Ausatmen und vorsichtig nach hinten kommen; die Taille über den Rand der Bank zurückbeugen, bis die Schultern auf der oberen Decke und der Kopf auf den Polstern liegt. Das Kreuzbein bleibt auf der Bank; Kreuzbein und Gesäßmuskeln vom unteren Rücken wegbewegen.

3 Die Beine vom Rumpf wegstrecken und dann entspannen. Den Brustkorb heben, so daß der obere Brustbereich geöffnet wird und die Atmung an Tiefe gewinnt. Die Arme über den Kopf nehmen und entspannen.

Gleichmäßig atmen, fünf bis zehn Minuten oder länger so liegen bleiben.

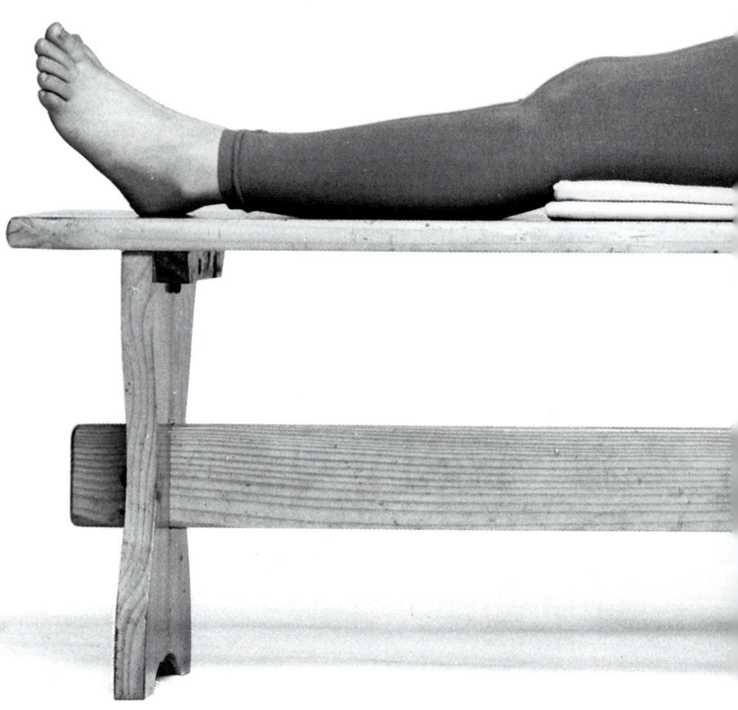

ÜBUNGSVORSCHLÄGE

Höhe der Polsterunterlage je nach Beweglichkeit der Wirbelsäule variieren.

Zur besseren Entspannung einen Gürtel um die Mitte der Beine legen. Wenn Sie einen Partner haben, der beim Abnehmen der Gürtel hilft, Beine oberhalb der Fußgelenke, unter und über den Knien und oben an den Oberschenkeln zusammenbinden.

Sollte Ihr Rücken schmerzen, Füße höher legen, z. B. auf ein Polster.

Übung beenden

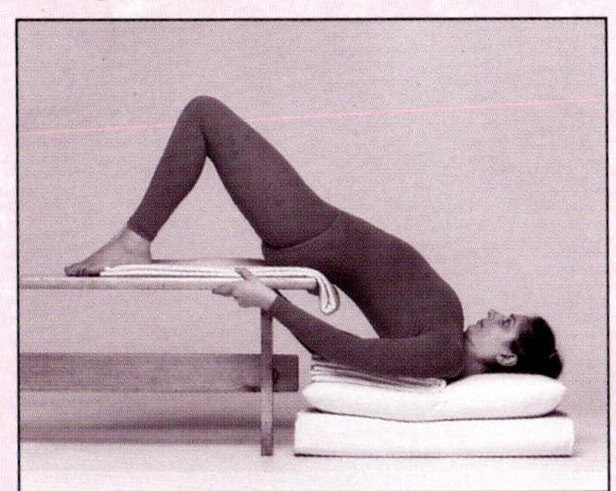

1 An der Bank festhalten, die Beine anwinkeln und die Füße auf die Bank setzen. Vorsichtig in Richtung Kopf rutschen. Halten Sie an, wenn das Steißbein die Kante erreicht, damit daß Gesäß nicht plötzlich zum Boden geht.

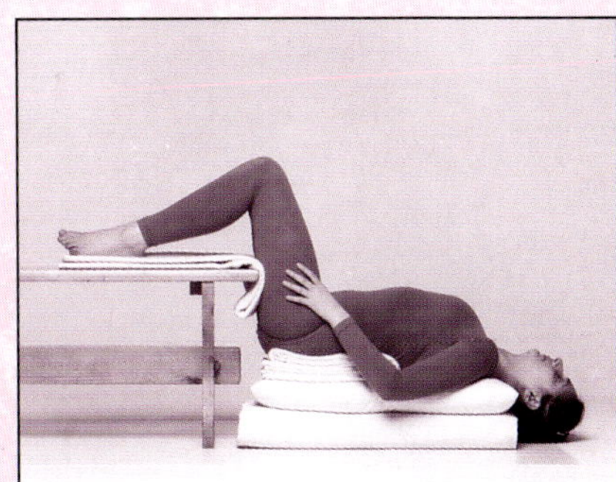

2 Die Hüften herunterlassen und die Lendenwirbelsäule auf den Polstern ablegen. Ganz nach unten kommen, zur Seite drehen und setzen.

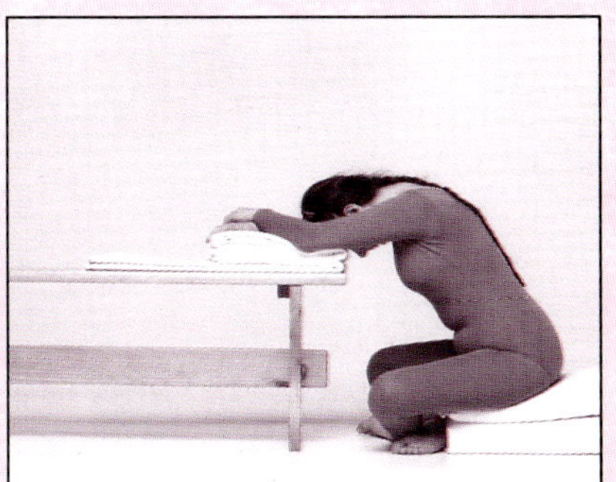

3 Mit gekreuzten Beinen vor der Bank sitzen und den Kopf auf die Dekken legen, bis Sie wieder ein normales Gefühl im Rücken haben.

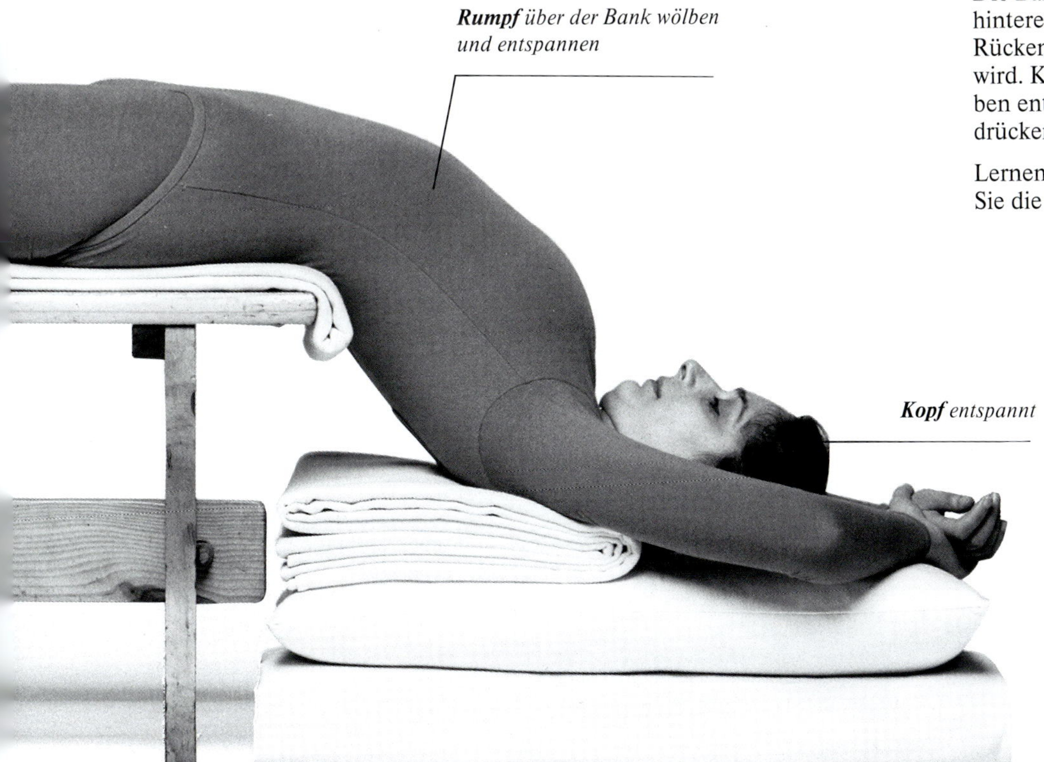

***Rumpf** über der Bank wölben und entspannen*

***Kopf** entspannt*

ARBEITEN IN DER STELLUNG

Den Bauch in Richtung Brustkorb, den Brustkorb vom Bauch wegstrecken.

Die Bankkante sollte gegen die unteren hinteren Rippen drücken, damit die Rückenwölbung noch ausgeprägter wird. Kopf und Hals-Nacken-Partie bleiben entspannt; Schultern nach unten drücken.

Lernen Sie loszulassen, und genießen Sie die Entspannung.

Viparīta karaṇi

VIPARĪTA = umgekehrt; *KARAṆI* = eine spezielle Form des Übens

Eine einfache Umkehrung des Körpers mit erholsamer Wirkung. ♦

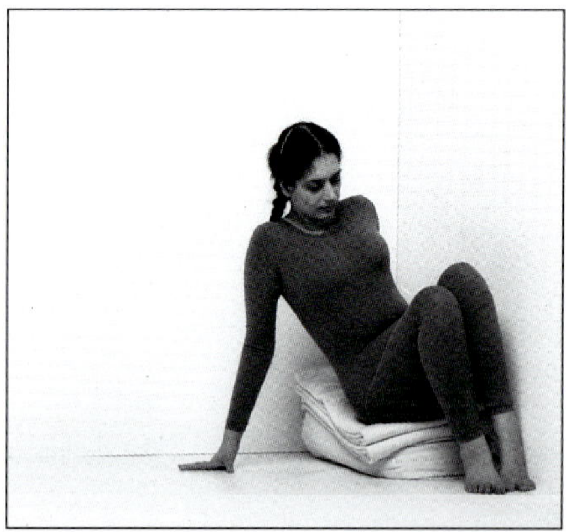

1 Einen Stapel Decken oder eine Polsterrolle gegen eine Wand legen. Die Rumpflänge entscheidet über die Breite der Unterlage. Je größer Sie sind, desto höher und breiter muß Ihre Unterlage sein.

Seitlich am Rand des Deckenstapels sitzen; eine Hüfte berührt die Wand. Die Beine anwinkeln; die Hände befinden sich auf dem Boden.

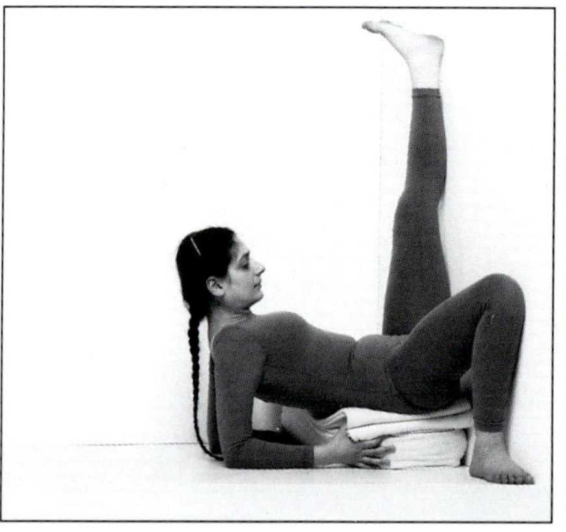

2 Der Körper wird mit Hilfe der Hände um 90 Grad gedreht. Ein Bein nach dem anderen senkrecht an die Wand legen und gleichzeitig den Rumpf in die entgegengesetzte Richtung drehen, bis er sich in gerader Ausrichtung mit den Beinen befindet. Beide Gesäßhälften berühren die Wand.

3 Die Hüften tief lassen, den Oberkörper wölben und nach hinten legen; Kopf auf den Boden bringen. Die Schultern nach unten drücken und den Brustkorb öffnen. Wenn nötig, eine Decke unter den Kopf legen.

Die Oberarme nach außen drehen und über den Kopf nehmen.

Gleichmäßig atmen und fünf bis zehn Minuten liegen bleiben.

Zurückrutschen, bis die Hüften auf dem Boden liegen. Beine beugen, zur Seite drehen und aufstehen.

ARBEITEN IN DER STELLUNG

Halten Sie die Leistenbeugen tief. Nicht von der Wand wegrutschen.

Fühlen Sie die Öffnung von Bauch und Brustkorb. Ruhen Sie sich vollständig aus.

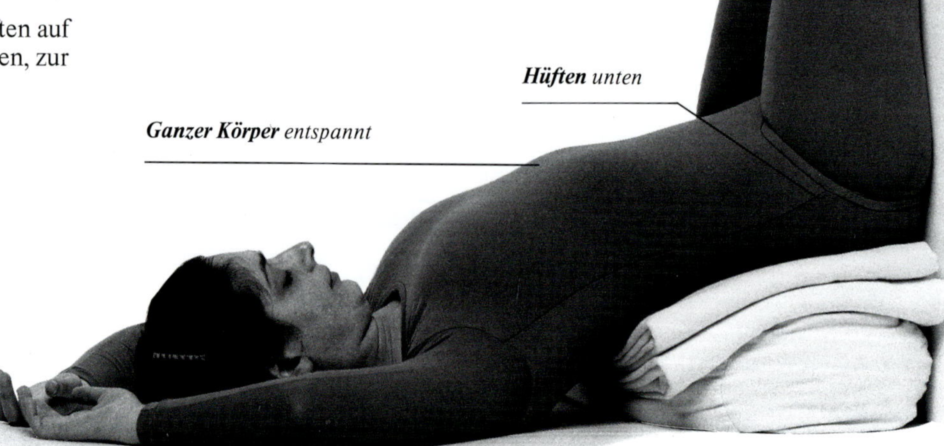

***Hüften** unten*

***Ganzer Körper** entspannt*

Balanceübungen

Man hält Balance durch die Intelligenz des Körpers – durch Instinkt oder Gleichgewichtssinn – und nicht durch Kraft. Wird die Balance durch Kraft gehalten, handelt es sich um eine physische Aktion; wird sie durch die Intelligenz des Körpers gehalten, handelt es sich um Entspannung in Aktion.

B. K. S. IYENGAR

Die Balanceübungen vermitteln Leichtigkeit, Kraft und Beweglichkeit. Man entwickelt ein hohes Maß an Körperbeherrschung. Die Muskeln werden gestrafft. Koordinations- und Konzentrationsvermögen nehmen zu.

Die Balanceübungen kräftigen zwar die Arme, sie erfordern aber auch starke Handgelenke. Diese werden durch Üben von Adho mukha śvānāsana (S. 90), Ūrdhva mukha śvānāsana (S. 91) und Adho mukha vṛkṣāsana (S. 96) entwikkelt. Mitunter ist es ratsam, die Handgelenke zu bandagieren, damit sie den Körper besser halten können.

Anfangs sollten Sie unbedingt ein Kissen vor oder hinter dem Kopf auf den Boden legen, um etwaige Stürze abzufangen.

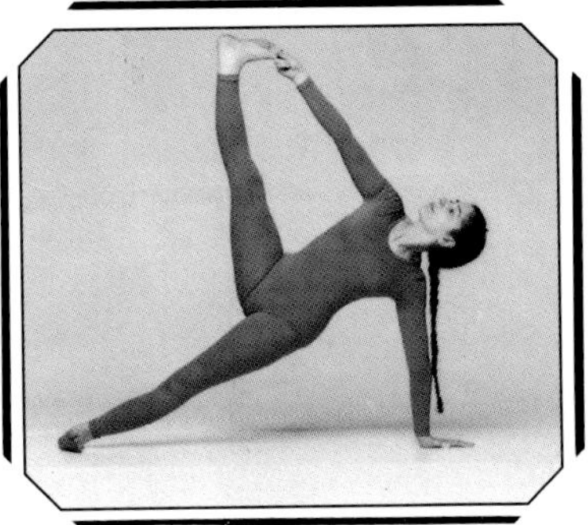

ÜBUNGSHINWEISE

Bei Ermüdung der Handgelenke nehmen Sie Uttānāsana ein; die Finger zeigen nach hinten, die Handflächen nach oben.

Ist Śīrṣāsana II (S. 107) die Ausgangsposition, so besteht häufig die Gefahr, daß der Nacken zu sehr zusammengedrückt wird. Rücken und Nacken sollten daher durch andere Āsanas ausreichend trainiert und kräftig sein. Als Ausgleich zur Beanspruchung des Nackens sollten Sie deshalb diese Übungen mit Ūrdhva dhanurāsana ausklingen lassen.

Vorsicht: Keine Balanceübungen in den ersten zwölf bis 18 Monaten nach einer Bauchoperation ausführen. Während der Menstruation oder einer Schwangerschaft ebenfalls von diesen Übungen absehen. Bei schwachen oder verletzten Handgelenken äußerst vorsichtig arbeiten.

Lolāsana

LOLA = vor und zurück schwingen; baumelnder Ohrring

Der Körper schwingt zwischen den Armen vor und zurück.
Es entsteht ein Gefühl der Leichtigkeit. ♦♦♦

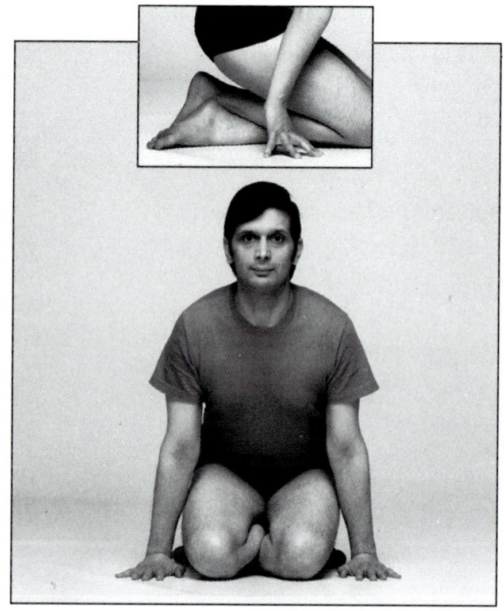

1 Auf dem Boden hocken und die Hände neben den Knien aufsetzen; die Finger sind gespreizt.

▷ Das Gesäß anheben und rechtes Fußgelenk über das linke bringen, dann wieder setzen. Nach vorne lehnen.

2 Die Ellenbogen gerademachen und die Handflächen auf den Boden drücken. Ausatmen und Rumpf und Beine vom Boden heben, mit den gekreuzten Füßen nahe am Damm. Die Beine nach oben ziehen und auf den Händen balancieren. Zwei- oder dreimal vor und zurück schwingen.

Ausatmen und nach unten kommen. Die Beine strecken. ◁

Von ▷ bis ◁ wiederholen, dabei Füße umgekehrt kreuzen.

ÜBUNGSVORSCHLÄGE

Setzen Sie die Hände auf zwei Holzklötzen auf.

REFLEXION
Yoga fördert und bewahrt die höchste Entfaltung aller Körperfähigkeiten. Die Stellungen verleihen mehr Energie, Elastizität, Ausdauer und Spannkraft. Festigkeit und Leichtigkeit werden entwickelt. Diese Tugenden übertragen sich auf den Geist. Daher wird ein fein abgestimmter Körper für spirituelles Wachstum als notwendig erachtet.

ARBEITEN IN DER STELLUNG

Das Körpergewicht gleichmäßig auf beiden Händen verteilen. Die Oberarme kräftig nach oben strecken.

Die Oberschenkel in Richtung Rumpf nach oben ziehen, die Schienbeine zu den Oberschenkeln ziehen. Zehen nach hinten strecken.

Fokus *Hände aufsetzen*
Die Hände zeigen parallel zueinander nach vorne. Handflächen und Finger strecken und auf den Boden drücken. Handballen, vor allem die Daumenseiten, nach unten drücken. Unterarme von den Handgelenken wegstrecken.

Für ein stabileres, leichteres Gleichgewicht die Knöchel der Finger beugen.

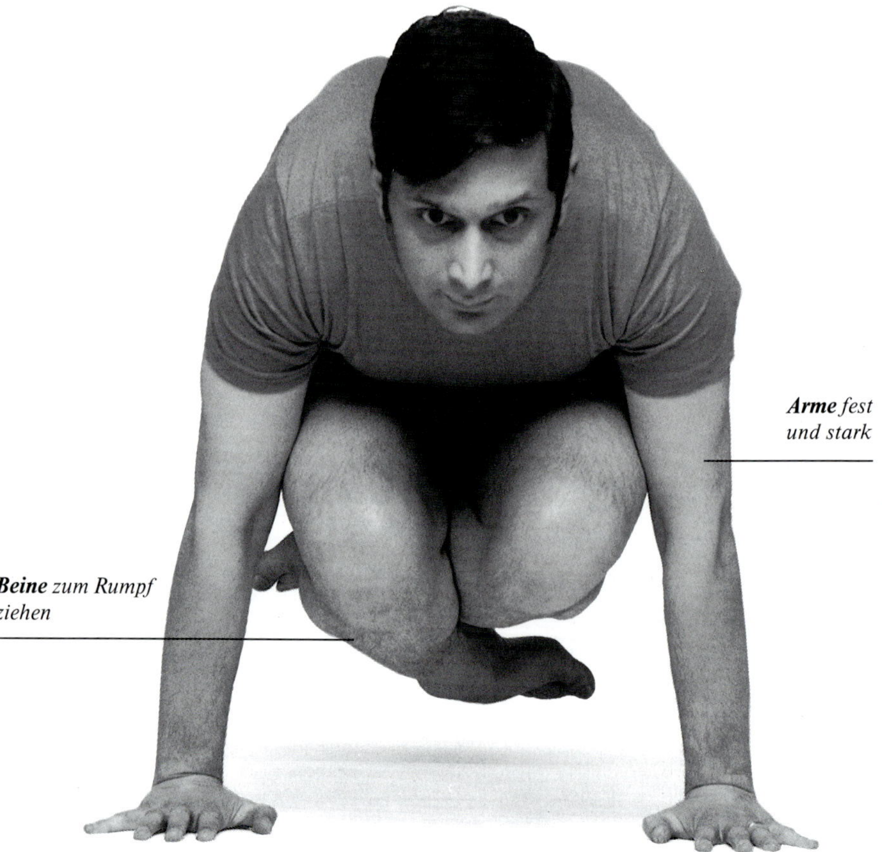

Arme *fest und stark*

Beine *zum Rumpf ziehen*

एक हस्त भुजासन

Eka hasta bhujāsana

EKA = eins; *HASTA* = Hand; *BHUJA* = Arm, Elefantenrüssel

Die Arme heben das schwere Gewicht der Beine. ♦♦♦

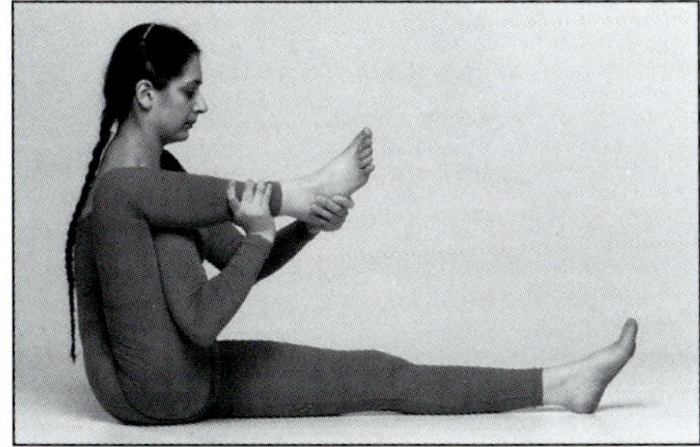

1 In Daṇḍāsana (S. 52) sitzen. ▷ Das linke Bein gerade halten, das rechte Bein beugen und über den rechten Oberarm heben. Den Fuß mit beiden Händen fassen, das Bein zurückziehen und so hoch wie möglich auf den Oberarm bringen.

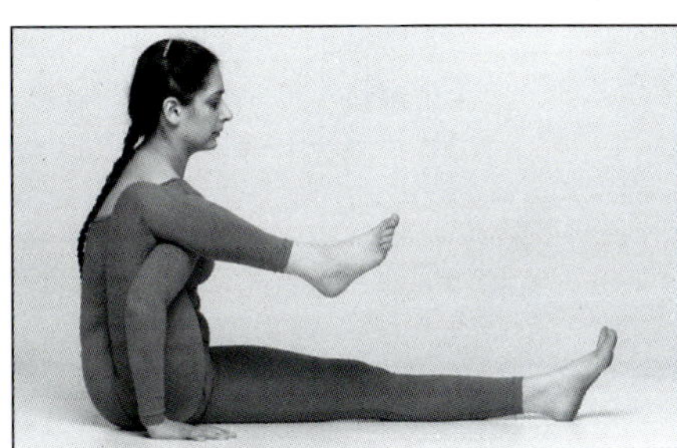

2 Beide Hände neben den Hüften aufsetzen; der linke Arm ist gerade, der rechte leicht gebeugt. Rechten Außenschenkel zum Rumpf pressen, damit das Bein nicht wegrutscht. Den Fuß nach vorne strecken.

3 Die Handflächen nach unten drücken; ausatmen und den Rumpf und das linke Bein vom Boden wegheben. Das Bein bleibt gerade, die Kniescheibe angezogen und der Fuß gestreckt.

Fünf bis zehn Sekunden die Balance halten, gleichmäßig atmen.

Ausatmen und nach unten kommen. Rechtes Bein herunternehmen. ◁

Von ▷ bis ◁ auf der anderen Seite wiederholen.

ÜBUNGSVORSCHLÄGE

Setzen Sie die Hände auf zwei Holzklötzen auf.

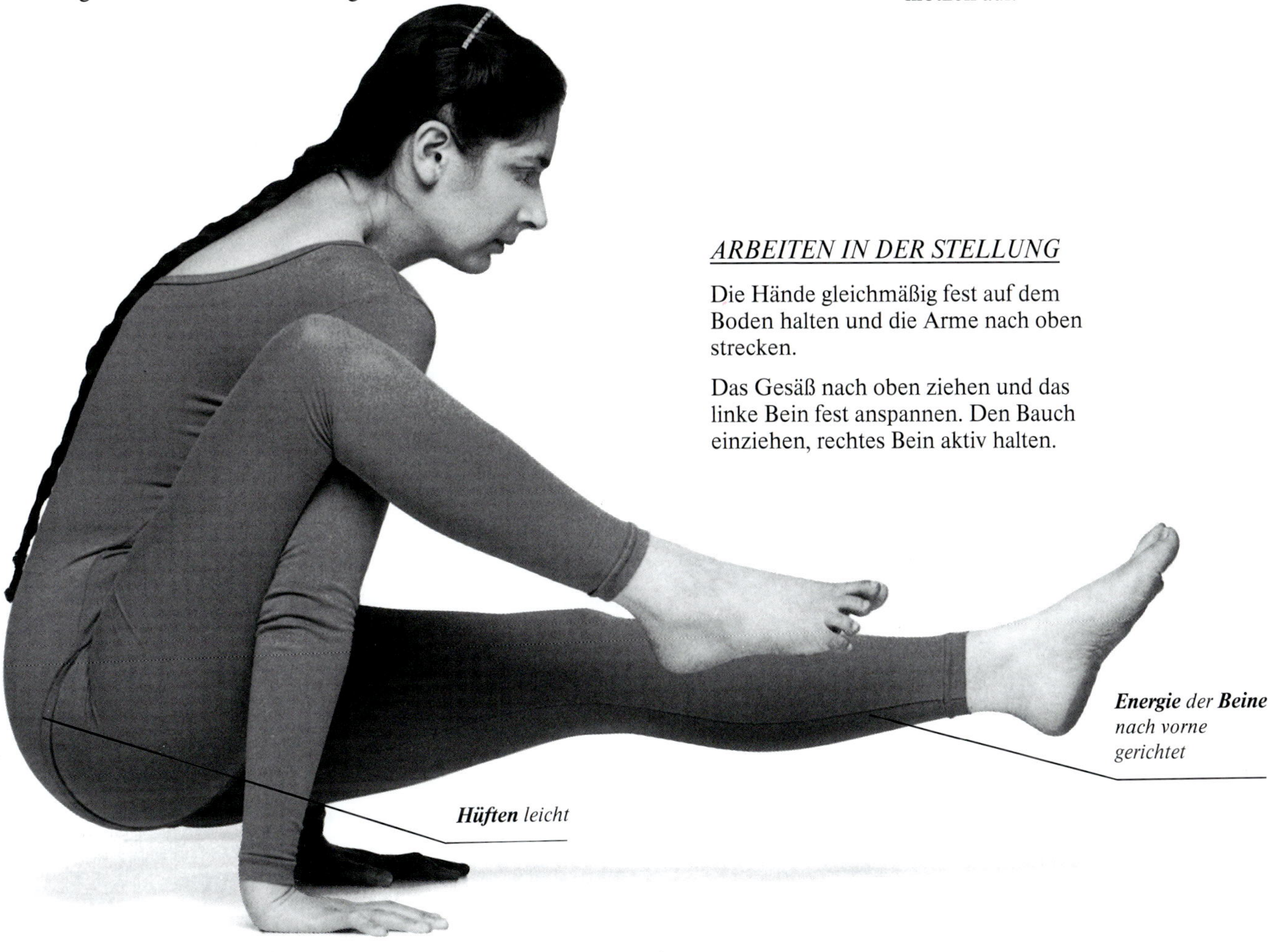

ARBEITEN IN DER STELLUNG

Die Hände gleichmäßig fest auf dem Boden halten und die Arme nach oben strecken.

Das Gesäß nach oben ziehen und das linke Bein fest anspannen. Den Bauch einziehen, rechtes Bein aktiv halten.

***Energie** der **Beine** nach vorne gerichtet*

***Hüften** leicht*

Vasiṣṭhāsana

VASIṢṬHA = ein Weiser

Das Balancieren auf einer Hand und auf einem Bein erfordert Kraft und Konzentration. ♦♦♦♦

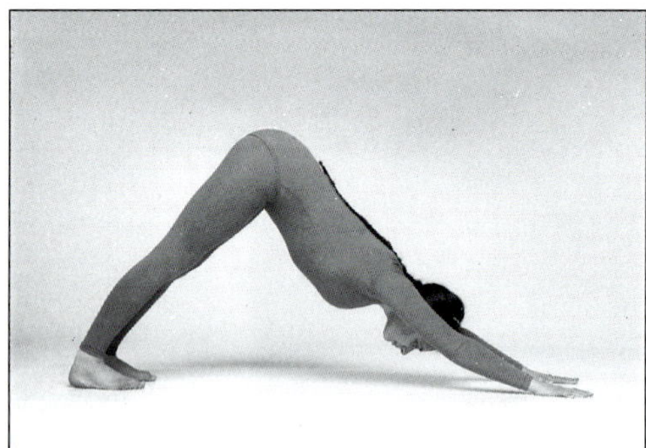

1 In Adho mukha śvānāsana (S. 90) stehen.
▷ Mehr Gewicht auf die linke Hand legen, die rechte Seite leicht machen.

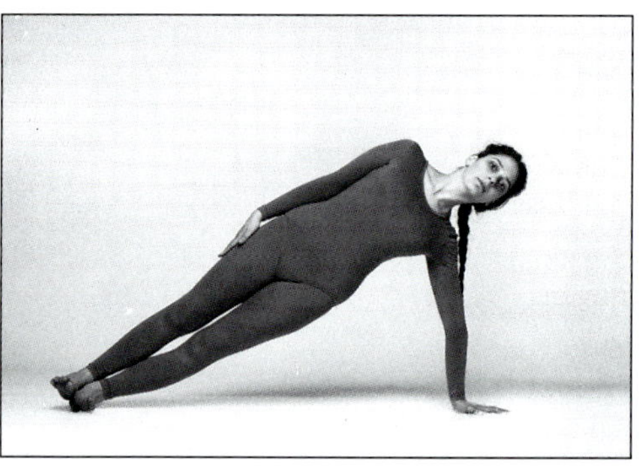

2 Die Füße und den Rumpf um 90 Grad nach rechts drehen; linkes Bein auf das rechte legen, Füße zusammennehmen. Die rechte Körperhälfte genau über der linken halten; der Kopf befindet sich in einer Linie mit dem Kreuzbein und wird etwas zurückgehalten. Rechten Arm auf die rechte Körperseite legen.

Die linke Hand stabilisieren und den Arm nach oben strecken. Den Rumpf strecken und die linke Hüfte anheben. Knie geredemachen.

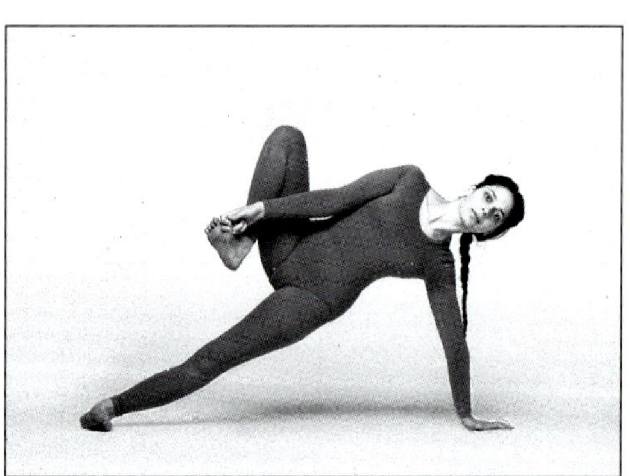

3 Das rechte Bein beugen und im Hüftgelenk nach außen drehen; das Knie zeigt nach oben. Die große Zehe mit Daumen, Zeige- und Mittelfinger greifen.

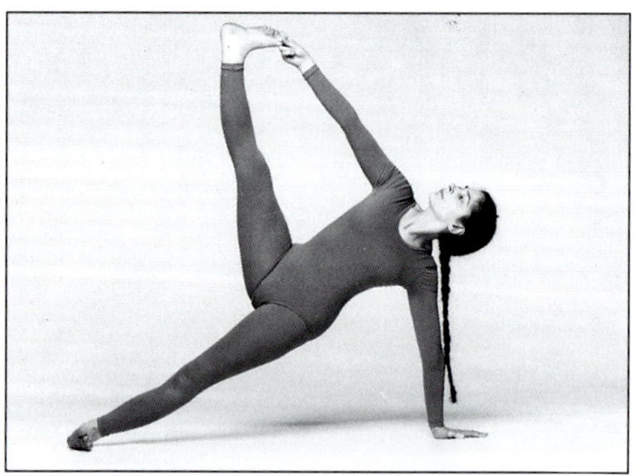

4 Den rechten Arm und das rechte Bein gerademachen und nach oben strecken. Kopf drehen und zur Decke schauen.

Zehn bis 15 Sekunden die Balance halten, gleichmäßig atmen.

Ausatmen, rechten Arm und rechtes Bein nach unten nehmen und wieder in Adho mukha śvānāsana gehen. ◁

Von ▷ bis ◁ auf der anderen Seite wiederholen. Danach nach unten kommen.

ARBEITEN IN DER STELLUNG

Rumpf und linkes Bein in einer Linie halten. Den Körper nicht durchhängen lassen.

Hüften, Taille und Brustkorb etwas nach vorne bringen.

Den linken Arm nach außen drehen, die Schulterblätter nach innen nehmen.

Rechtes Bein vom Gesäß aus kräftig nach oben strecken.

ÜBUNGSVORSCHLÄGE

Linken Fuß gegen eine Wand stützen.

Lernen Sie, in Schritt 2 mit senkrecht nach oben gestrecktem rechtem Arm das Gleichgewicht zu halten.

Arm *und* **Bein**
ziehen nach oben
Hüfte
anheben
Fußaußenkante *für*
die Balance benützen

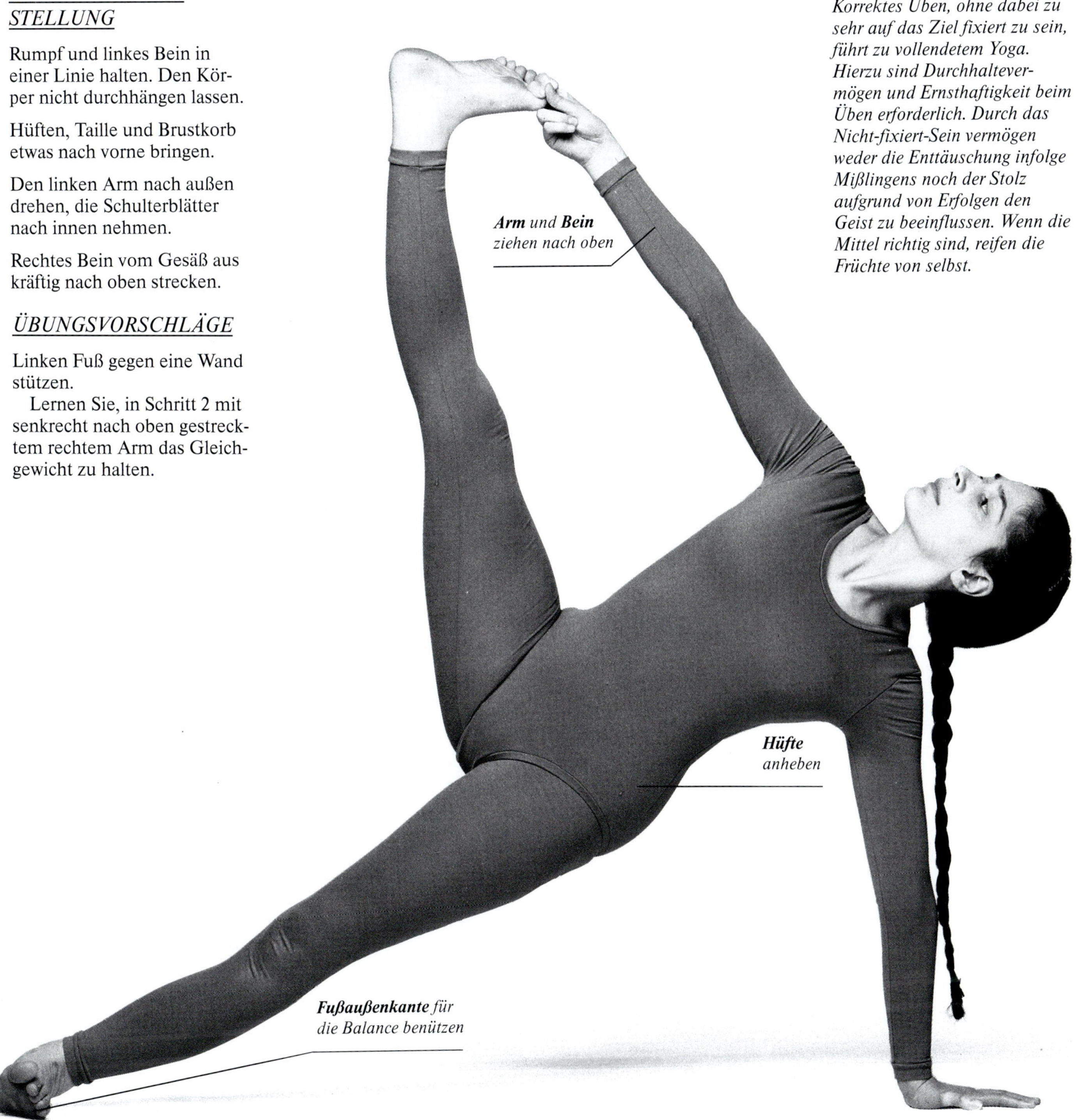

REFLEXION

Korrektes Üben, ohne dabei zu sehr auf das Ziel fixiert zu sein, führt zu vollendetem Yoga. Hierzu sind Durchhaltevermögen und Ernsthaftigkeit beim Üben erforderlich. Durch das Nicht-fixiert-Sein vermögen weder die Enttäuschung infolge Mißlingens noch der Stolz aufgrund von Erfolgen den Geist zu beeinflussen. Wenn die Mittel richtig sind, reifen die Früchte von selbst.

Aṣṭāvakrāsana

AṢṬA = acht; *VAKRA* = gebeugt; *AṢṬĀVAKRA* = ein Weiser

Der Körper beugt sich an acht Stellen: an Handgelenken, Ellenbogen, Hüften und Fußgelenken. ♦♦♦♦

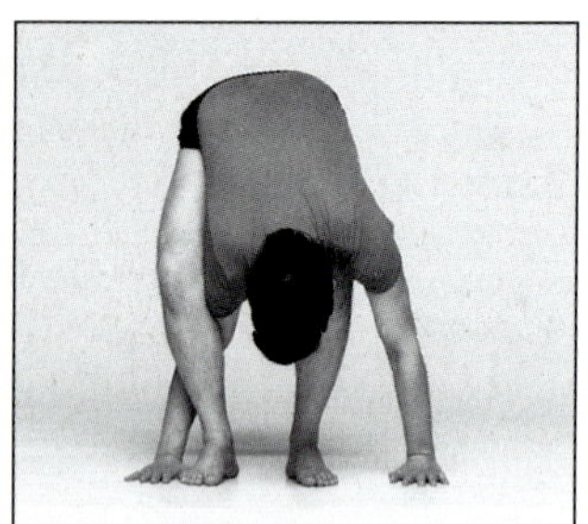

1 Tāḍāsana (S. 18) einnehmen, die Füße etwa 30 Zentimeter voneinander entfernen. ▷ Nach vorne beugen und die rechte Handfläche einige Zentimeter neben der Innenkante des rechten Fußes, linke Handfläche neben der Außenkante des linken Fußes aufsetzen. Beine beugen.

Den rechten Arm hinter das rechte Knie nehmen, die Hand neben der Außenkante des rechten Fußes aufsetzen.

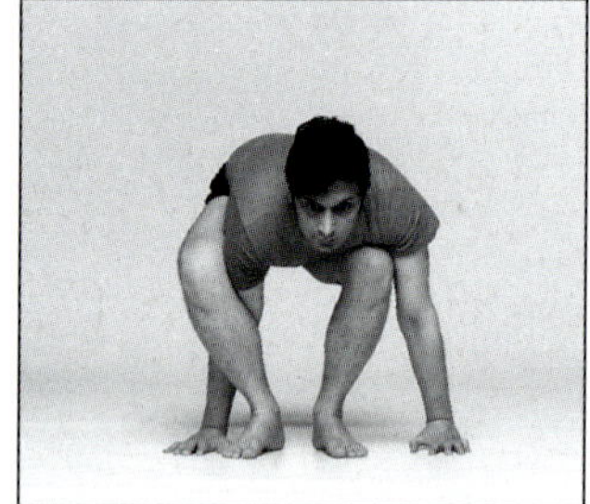

2 Die Knie mehr beugen. Den rechten Oberschenkel so hoch wie möglich auf den rechten Oberarm nehmen. Das Körpergewicht auf die Hände verlegen. Die Füße leicht machen.

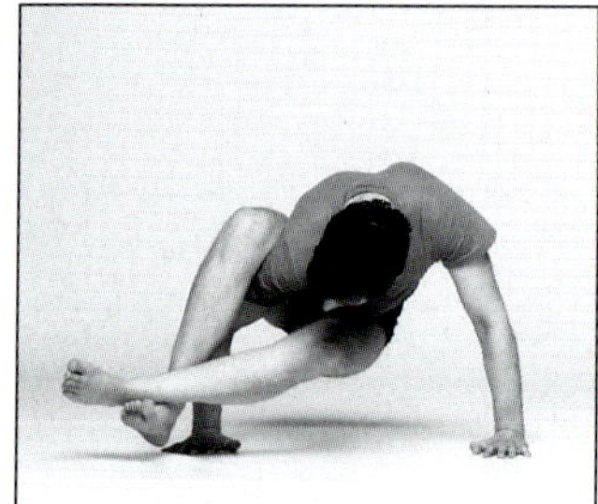

3 Die Füße nach vorne bewegen. Linkes Fußgelenk auf das rechte legen; Füße nach rechts nehmen. Den Körper leicht machen.

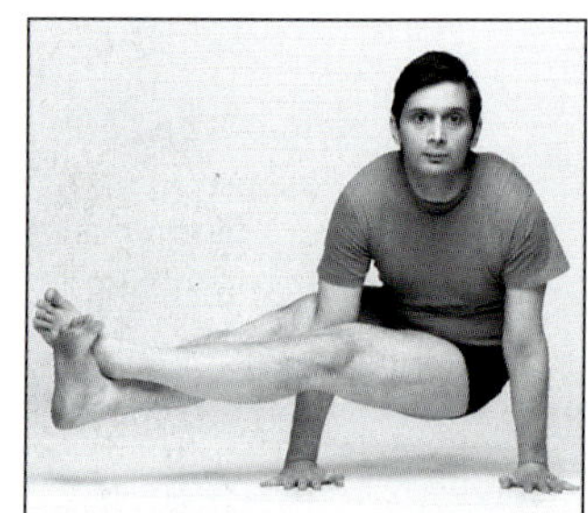

4 Ausatmen, die Beine anheben und nach rechts strekken; Knie gerademachen. Den Brustkorb heben und nach vorne schauen.

Fünf bis zehn Sekunden so bleiben. Nach unten kommen oder zum nächsten Schritt übergehen.

5 Arme nach außen beugen und Kopf und Rumpf tief senken, bis fast in die Waagrechte. Gleichmäßig atmen, einige Sekunden lang die Balance halten.

Einatmen, Rumpf heben und Arme strecken. Füße auseinandernehmen und auf den Boden bringen, hochkommen. ◁ Von ▷ bis ◁ auf der anderen Seite wiederholen.

ARBEITEN IN DER STELLUNG

Die Hände bleiben aktiv (siehe Fokus S. 124). Arme stark machen, so daß der Körper unten bleibt. Den Rumpf nach vorne strecken. Die Schultern nicht zusammenziehen, Nacken nicht verkrampfen.

Die Beine kräftig strecken und wie eine Klammer um den Arm schließen.

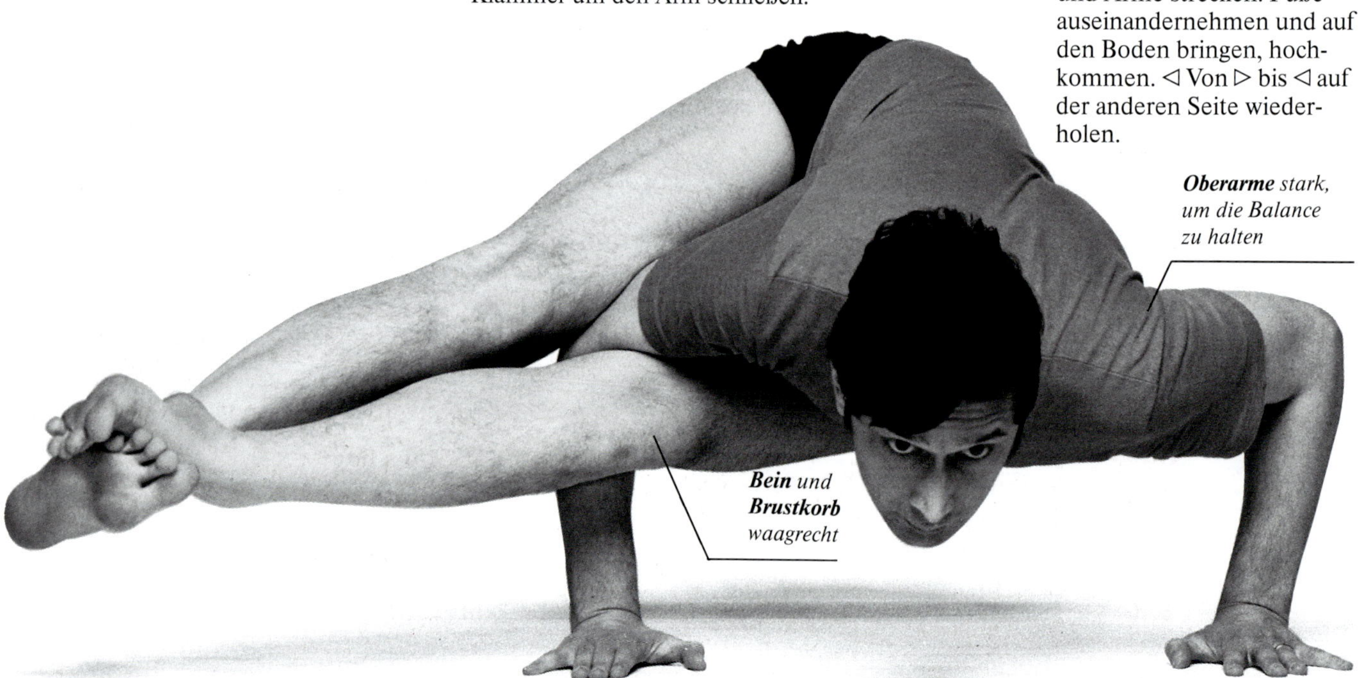

***Oberarme** stark, um die Balance zu halten*

***Bein** und **Brustkorb** waagrecht*

Bhujapīḍāsana

BHUJA = Arm; *PĪḌA* = Druck

Die Beine umklammern die Arme, um den Körper heben zu können. ♦♦♦

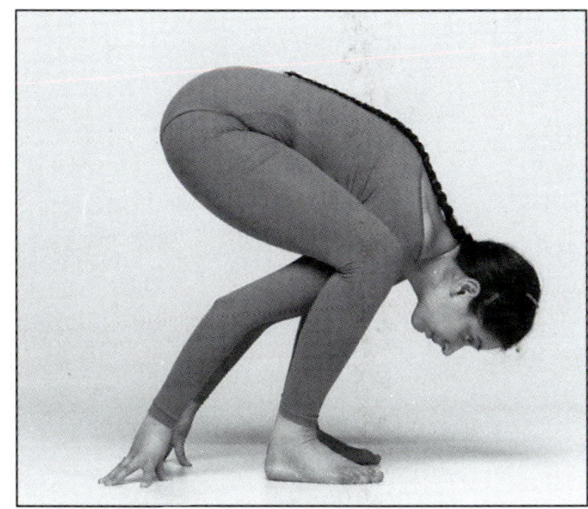

1 Tāḍāsana (S. 18) einnehmen, die Füße etwa 30 Zentimeter voneinander entfernen. ▷ Nach vorne beugen und die Beine beugen. Die Arme zwischen den Beinen hindurchstrecken.

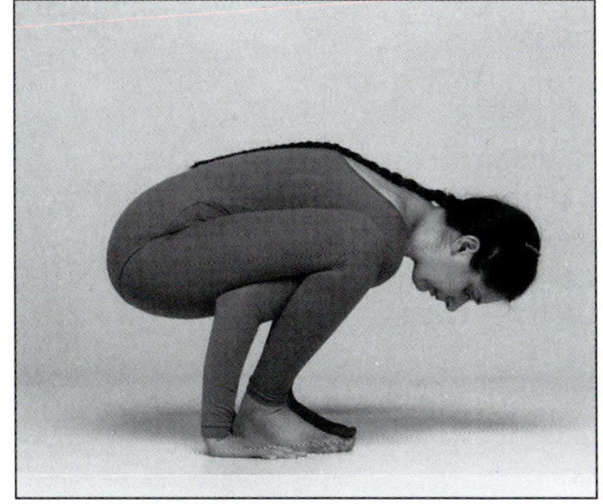

2 Die Handflächen außen neben die Füße setzen. Die Rückseiten der Oberschenkel so hoch wie möglich auf die Oberarme bringen. Nach vorne lehnen; das Körpergewicht auf die Hände verlagern und die Füße leicht machen.

3 Den linken Fuß über den rechten kreuzen; Füße ein wenig nach vorne bringen. Ausatmen, die Handflächen auf den Boden drücken und die Füße heben. Bauch anspannen und den Rumpf anheben. Arme gerademachen. Fünf bis zehn Sekunden die Balance halten, gleichmäßig atmen; Brustkorb und Kopf hochhalten.

Ausatmen, Füße auseinander nehmen, aufsetzen, in den Stand hochkommen. ◁

Von ▷ bis ◁ wiederholen, dabei die Beine umgekehrt kreuzen.

ÜBUNGSVORSCHLÄGE

Setzen Sie die Hände auf zwei Holzklötzen auf.

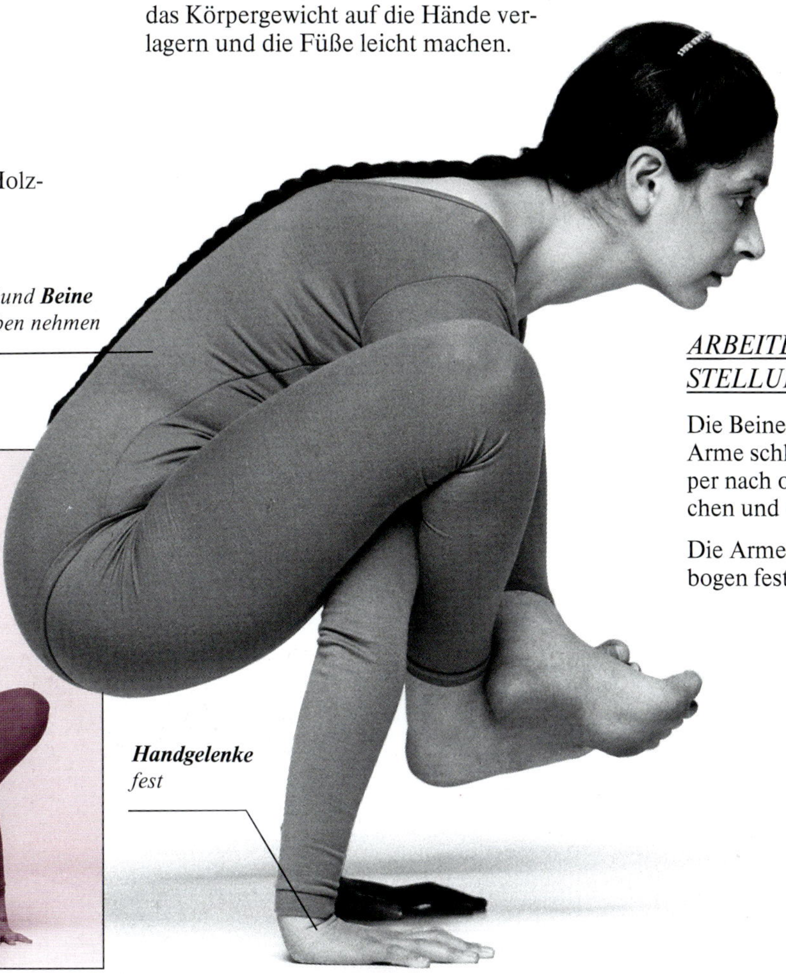

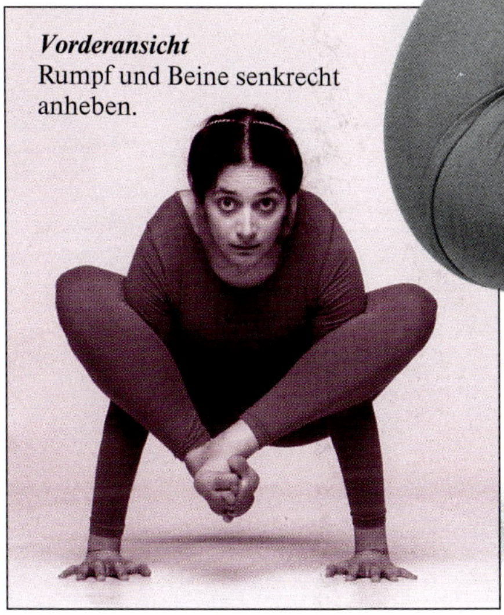

***Rumpf** und **Beine** nach oben nehmen*

Vorderansicht
Rumpf und Beine senkrecht anheben.

***Handgelenke** fest*

ARBEITEN IN DER STELLUNG

Die Beine fest angespannt um die Arme schließen. Den ganzen Körper nach oben ziehen, kompakt machen und dennoch leicht lassen.

Die Arme strecken und die Ellenbogen festmachen.

Bakāsana

BAKA = Kranich

Diese Haltung empfindet eine Vogelgestalt nach. Die Arme werden zu Beinen, die den Körper tragen. ♦♦♦

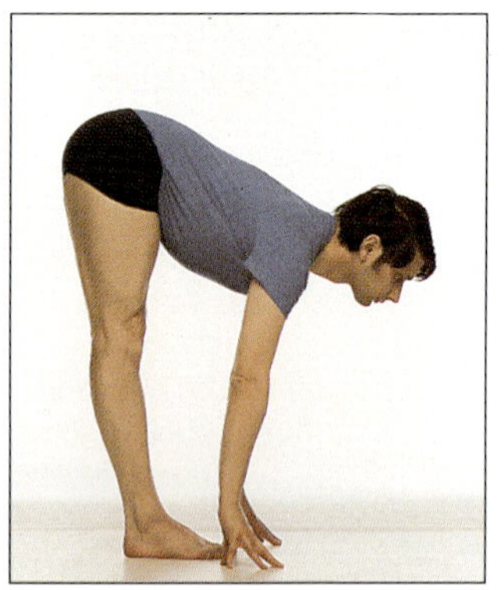

1 Mit geschlossenen Füßen in Tāḍāsana (S. 18) stehen. Nach vorne beugen und die Hände vor den Füßen aufsetzen.

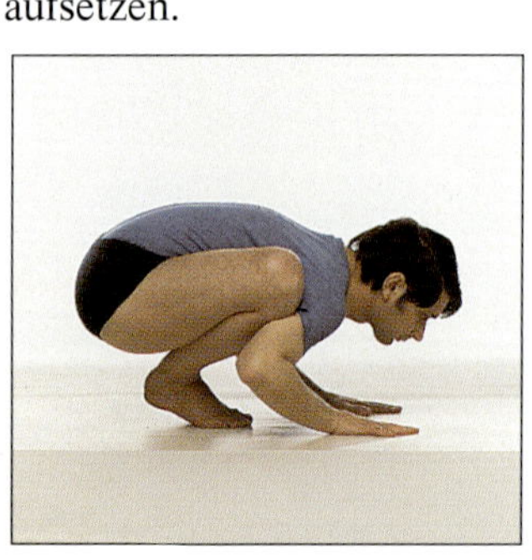

2 Knie und Ellenbogen nach außen beugen. Nach vorne beugen und Kopf und Brustkorb nach unten nehmen. Die Handflächen bleiben auf dem Boden; die Oberarme unter die Knie bringen. Die oberen Abschnitte der Schienbeine liegen nahe der Achselhöhlen an den Oberarmen, Füße weiterhin geschlossen halten, auf den Zehenspitzen stehen.

ÜBUNGSVORSCHLÄGE

Die Hände auf zwei Holzklötze aufsetzen.

Warten Sie mit der Streckung der Arme, bis Sie die Balance sicher und leicht halten.

3 Die Füße leicht machen, anheben und zum Gesäß ziehen. Wenn nötig, die Füße nacheinander anheben. Einen Moment innehalten, um die Balance zu stabilisieren.

Die Arme gerademachen, den Rumpf und die Beine so weit wie möglich anheben. Den Kopf hochhalten. Gleichmäßig atmend zehn bis 15 Sekunden balancieren.

Ausatmen und gleichzeitig die Ellenbogen nach außen beugen und nach unten kommen.

Fokus *Beine heben*
Zum Anheben der gebeugten Beine zunächst die Füße heben, die Unterschenkel fest gegen die Oberschenkel und die Oberschenkel kräftig gegen den Rumpf drücken. Dabei die Muskeln spannen. Nachdem sich die Füße vom Boden gelöst haben, Unter- und Oberschenkel fest zusammenpressen, als wären sie eine einzige Gliedmaße.

ARBEITEN IN DER STELLUNG

Die Füße hochhalten. Die Beine nicht nach unten rutschen lassen, sondern kräftig zum Gesäß hin anspannen.

Den Rücken rund machen, Bauchmuskeln anspannen.

Die Oberarme immer mehr strecken.

Rücken *rund*
Füße *nach hinten strecken*
Obere Abschnitte *der* **Schienbeine** *gegen Oberarme drücken*

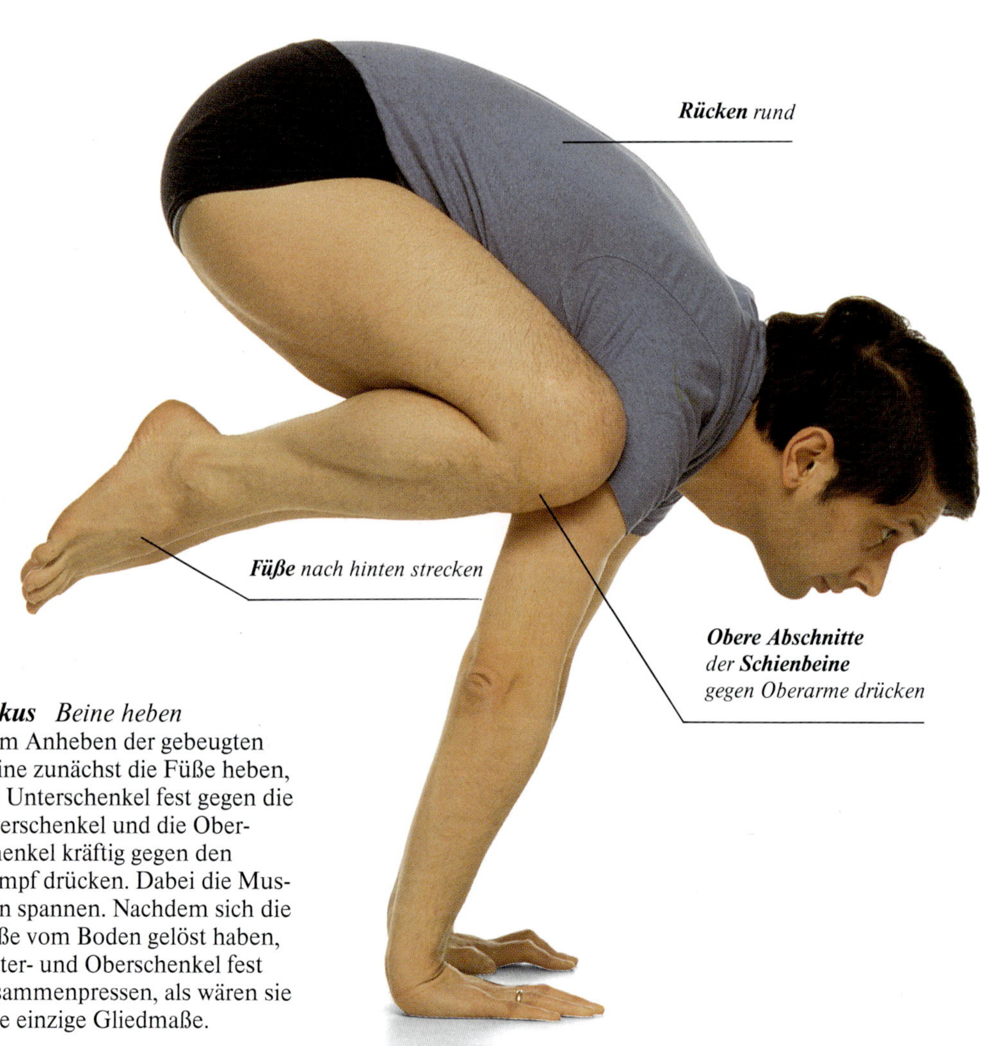

Bakāsana aus Śīrṣāsana

Arme und Schultern entwickeln mehr Kraft und Beweglichkeit. ◆◆◆◆

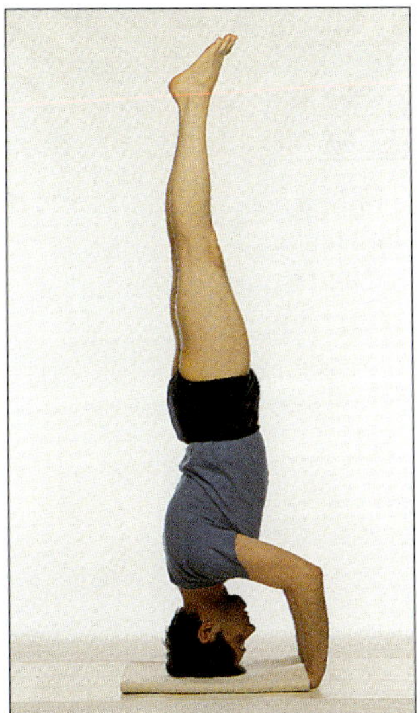

1 In Śīrṣāsana II (S. 107) stehen.

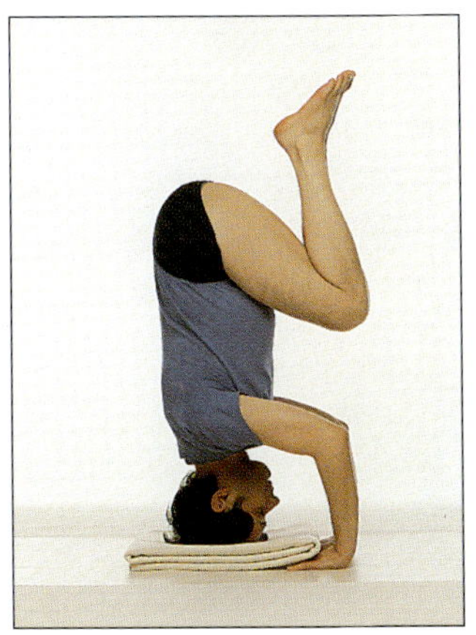

2 Die Schultern hoch und die Ellenbogen innen halten; die Beine zum Bauch beugen.

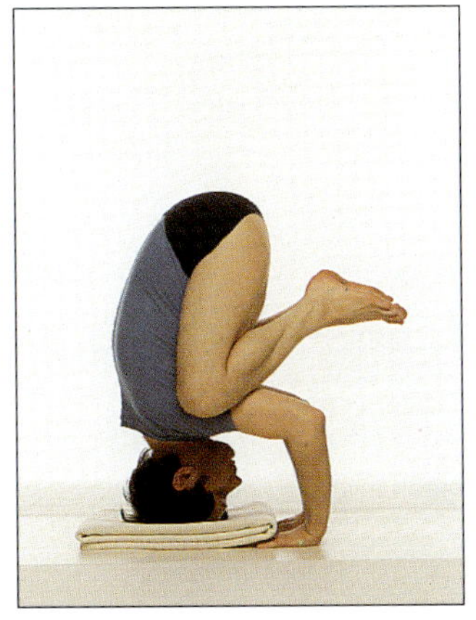

3 Ausatmen und die Schienbeine auf die Oberarme bringen. Die Knie so weit oben wie möglich auf die Oberarme nehmen. Die Füße oben lassen. Einen Moment die Balance halten.

4 Einatmen, Kopf und Schultern anheben; mit der Streckung der Ellenbogen beginnen. Beine weiterhin nach oben ziehen.

In dieser Stellung stabil werden; die Beine nicht nach unten rutschen lassen. Außenseiten der Ellenbogen fest nach innen nehmen. Die Arme strecken, bis sie ganz gerade sind und der Rumpf sich weit oben befindet. Ausatmen, Arme beugen, Nacken nach unten strecken und den Kopf auf den Boden bringen. Beine zu Śīrṣāsana II heben. Anschließend nach unten kommen.

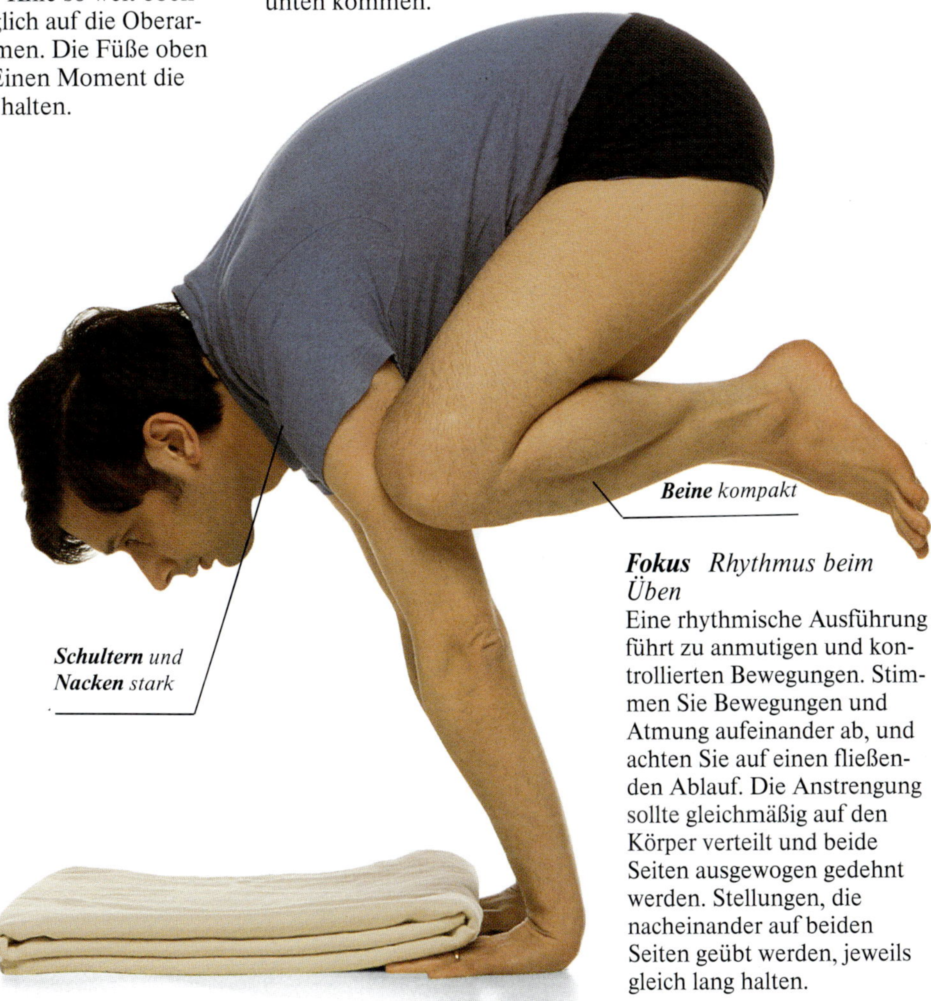

ARBEITEN IN DER STELLUNG

Wie bei Bakāsana (siehe gegenüber).

Um den Kopf zu heben, die Schultern kräftig anheben, den hinteren Schulterbereich und die Schulterblätter in Richtung Taille ziehen. Gleichzeitig die Oberarme nach oben strecken.

ÜBUNGSVORSCHLÄGE

Zur Übungserleichterung zwei oder drei Decken unter den Kopf legen.

Falls der Nacken sich gestaucht anfühlt, Ūrdhva dhanurāsana (S. 138) ausführen.

Fokus *Rhythmus beim Üben*

Eine rhythmische Ausführung führt zu anmutigen und kontrollierten Bewegungen. Stimmen Sie Bewegungen und Atmung aufeinander ab, und achten Sie auf einen fließenden Ablauf. Die Anstrengung sollte gleichmäßig auf den Körper verteilt und beide Seiten ausgewogen gedehnt werden. Stellungen, die nacheinander auf beiden Seiten geübt werden, jeweils gleich lang halten.

पार्श्व बकासन

Pārśva Bakāsana

PĀRŚVA = seitlich; *BAKA* = Kranich

Fest angespannte Bauchmuskeln halten den Körper gedreht und im Gleichgewicht. ♦♦♦♦

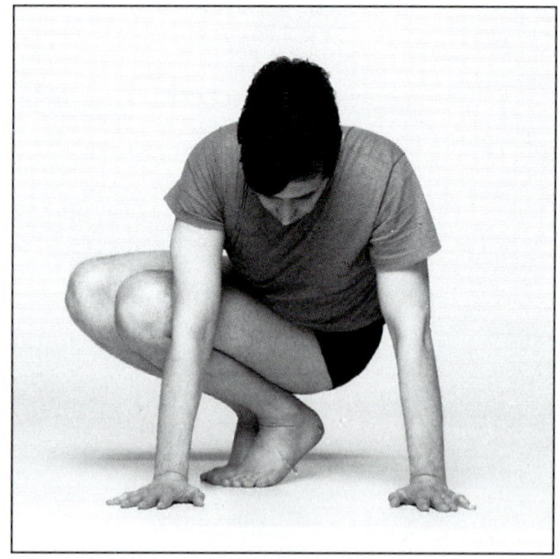

1 In Tāḍāsana (S. 18) stehen. ▷ Nach vorne beugen und die Beine beugen. Die Hände etwas voneinander entfernt vor den Füßen aufsetzen.

Fersen heben, Beine und Hüften fast um 90 Grad nach rechts drehen; die Oberschenkel befinden sich jetzt dicht beim rechten Oberarm. Kopf, Brustkorb und Hände zeigen nach vorne.

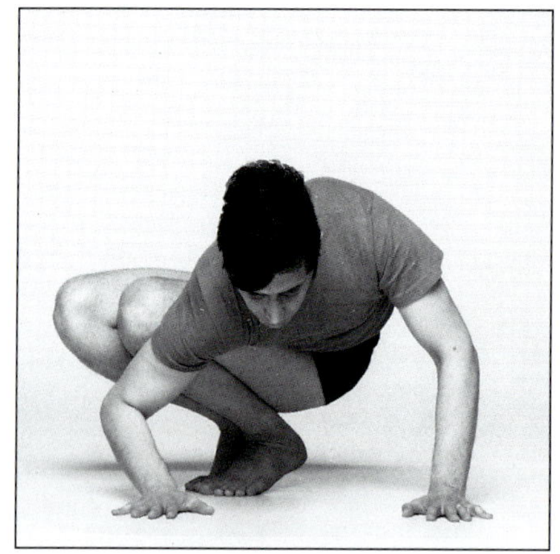

2 Die Ellenbogen beugen, den Bauch weit nach links bringen, beide Beine gegen den rechten Oberarm drücken. Die Beine so hoch wie möglich zur Schulter nehmen. Verlagern Sie Ihr Gewicht auf die Hände.

3 Ausatmen und Füße vom Boden heben; die gebeugten Beine fest zusammenpressen. Die Arme von den Handgelenken aus nach oben strecken. Der rechte Arm bleibt etwas gebeugt, als Stütze für die Beine. Fünf bis zehn Sekunden die Balance halten, gleichmäßig atmen.

Ausatmen, Beine zum Boden bringen, nach vorne drehen und aufstehen. ◁

Von ▷ bis ◁ wiederholen, dabei Beine nach links bringen.

ÜBUNGSVORSCHLÄGE

Wie die vorherige Übung kann auch diese Stellung in Śīrṣāsana II (S. 107) begonnen werden.

ARBEITEN IN DER STELLUNG

Der linke Arm bleibt fest, um den Druck gegen den rechten Arm auszugleichen.

Den Rumpf stärker drehen. Den Bauch kräftig anspannen und weiter nach links bewegen, während Sie die Beine nach rechts nehmen.

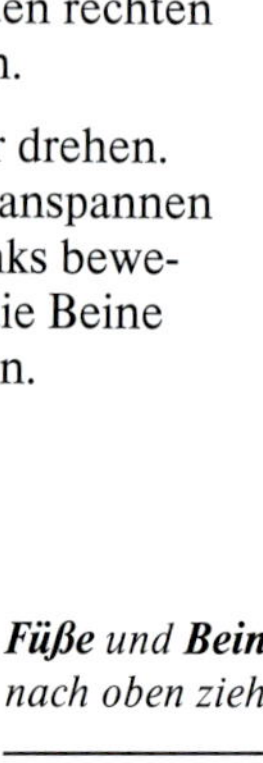

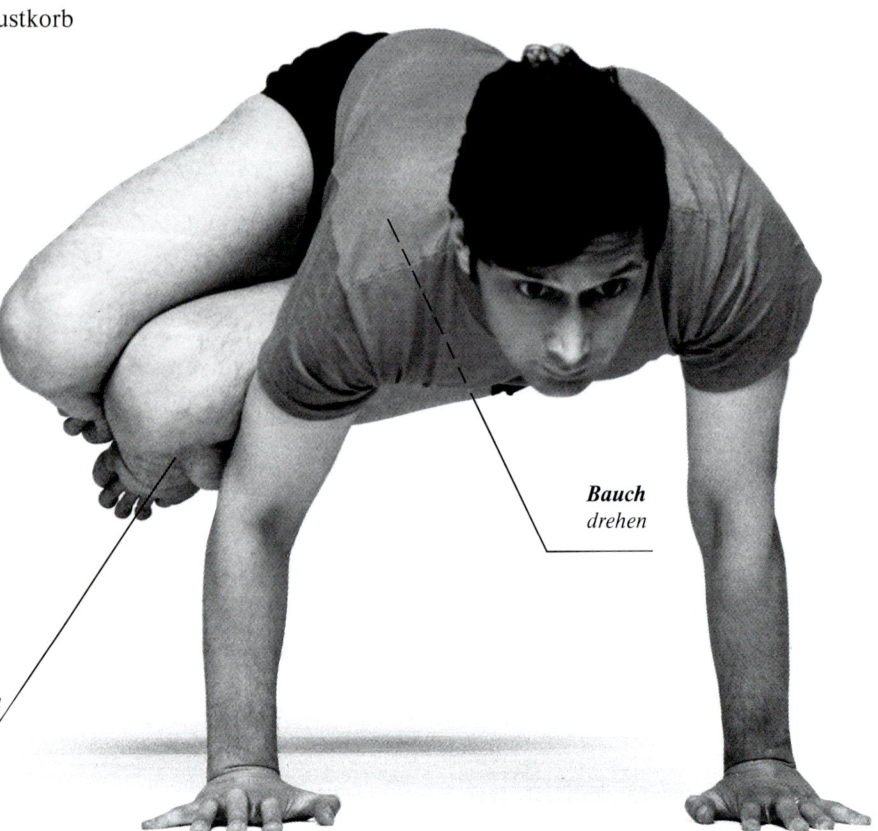

RÜCKWÄRTSBEUGEN

Bei korrekter Ausführung vermitteln die Āsanas ein Gefühl von Leichtheit und Freiheit. Freiheit entsteht, wenn sämtliche Körperteile aktiv sind. Laßt uns frei sein, welche Stellung wir auch ausführen. Laßt uns erfüllt sein bei allem, was wir tun.

B. K. S. IYENGAR

Rückwärtsbeugen wirken belebend. Sie geben Energie, machen Mut und bekämpfen Niedergeschlagenheit. Sie öffnen den Brustkorb und machen die Wirbelsäule beweglicher. Die Kraft in Armen und Schultern nimmt zu, und Körper und Geist werden angeregt.

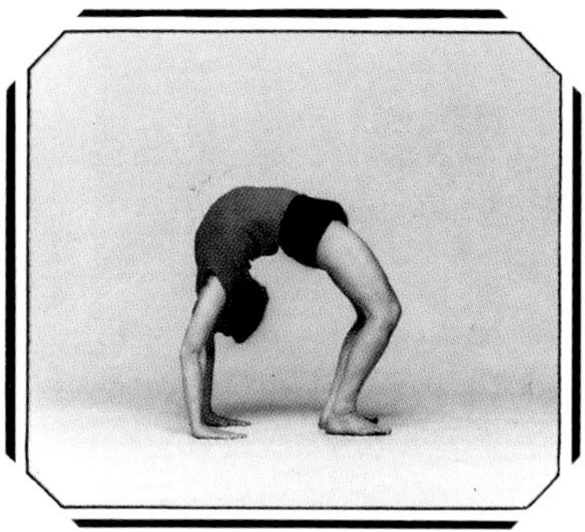

ÜBUNGSHINWEISE

Die Stellungen müssen auf einer rutschfesten Unterlage geübt werden.

Rückwärtsbeugen sind schwierig und sollten daher vorsichtig begonnen und langsam gesteigert werden. Die Instruktionen beziehen sich auf die Endpositionen. Anfänger und Übende, die noch wenig beweglich sind, sollten sich nicht überfordern, sondern an Uṣṭrāsana (S. 134) und Viparīta daṇḍāsana auf einem Stuhl (S. 136) arbeiten. Der Körper wird mit diesen Rückwärtsbeugen vorbereitet, bevor man zu anderen Varianten übergeht. Ūrdhva dhanurāsana (S. 138) ist eine wichtige Haltung. Sie sollte mühelos beherrscht werden, ehe man an schwierigere Übungen herangeht.

Um aus den Stellungen den größten Nutzen zu ziehen, wiederholen Sie sie mindestens zwei- bis dreimal. Dadurch wird der Rücken lockerer, was wiederum der Übungsausführung zugute kommt. Wer gelenkig ist, sollte besonders auf die gleichmäßige Dehnung der Vorder- und Rückseite des Körpers achten. Einseitiges Überdehnen, besonders im Lendenbereich, führt zu Verletzungen. Vorder- und Rückseite des Rumpfes müssen ausgewogen gestreckt werden.

Beim Üben von Rückwärtsbeugen kann es unter Umständen zu Übelkeit kommen. Die Ursache dafür ist die Streckung der Leber, aber es besteht kein Grund zur Besorgnis. Durch unabsichtliches Atemanhalten können Kopfschmerzen auftreten. Schwindelgefühle infolge des Hoch- und Runtergehens werden gelindert, indem Sie den Körper nach den Übungen nach vorne beugen. Der Rücken darf auf keinen Fall überlastet werden. Sollten Sie im Anschluß an die Übungen Schmerzen haben, achten Sie darauf, daß die Lendenwirbel nicht zu sehr zusammengedrückt werden. Versuchen Sie, beim Üben Kreuz- und Steißbein von der Lendenwirbelsäule wegzubewegen (s. Fokus S. 93).

Nach rückwärtsbeugenden Übungen sollte die Wirbelsäule sorgfältig entspannt werden. Dies geschieht entweder durch Drehübungen, vor allem Marīcyāsana III (S. 73) und Ardha matsyendrāsana I (S. 74f.), oder durch nicht zu anstrengende Vorwärtsbeugen, besonders Janu śīrṣāsana (S. 59). Dabei sollte die Wirbelsäule nicht gewaltsam gestreckt, statt dessen behutsam gedehnt und gelockert werden.

Vorsicht: Bei Herzerkrankungen, hohem Blutdruck und anderen schweren Krankheiten sowie während der Menstruation oder einer Schwangerschaft Rückwärtsbeugen nicht üben.

Bei Rückenleiden oder Knieschäden die Übungen nur unter fachmännischer Aufsicht ausführen.

Uṣṭrāsana

UṢṬRA = Kamel

Diese einfache Rückwärtsbeuge macht die Schultern beweglich und öffnet den Brustkorb. ♦♦

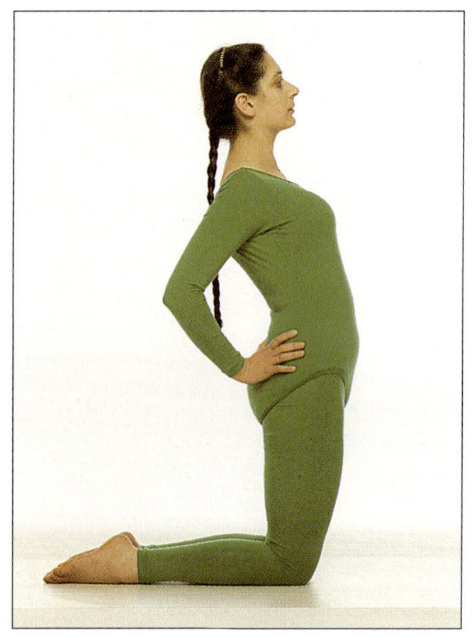

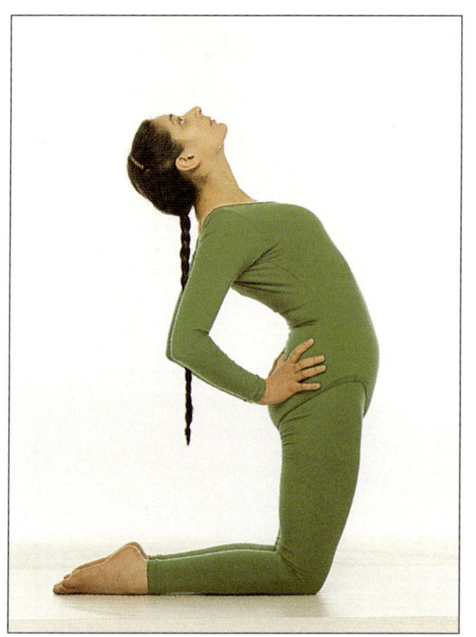

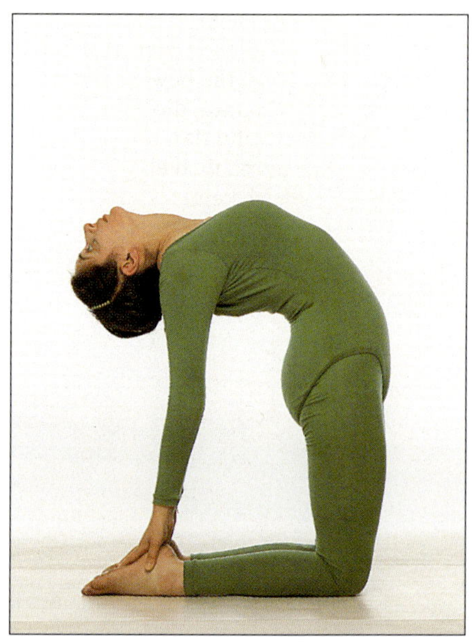

1 Mit geschlossenen Knien und Füßen niederknien; die Oberschenkel befinden sich rechtwinklig zum Boden. Die Knie auf gleicher Höhe und die Körperhälften parallel halten. Hände an die Hüften legen, Gesäß anspannen und Hüften und Rumpf nach oben strecken.

2 Die Hüften und obere Abschnitte der Oberschenkel nach vorne schieben. Ausatmen und zurückbeugen: Steiß- und Kreuzbein einschließlich Lendenbereich nach vorne bringen, die Brustwirbelsäule nach innen wölben, die Schulterblätter nach innen nehmen, während die Schultern zurück bleiben. Den Bauch in Richtung Brustkorb strecken und das Brustbein und die Schlüsselbeine nach hinten nehmen. Den Hals strecken, ohne ihn zu überdehnen.

3 Die Hände von den Hüften lösen, die Arme nach unten strecken und die Handflächen auf die Sohlen legen; die Finger zeigen zu den Zehen. Den Kopf in den Nacken legen und zurückschauen.

Position 15 bis 20 Sekunden halten und dabei die Beugung intensivieren. Nicht den Atem anhalten.

Einatmen, Hände wegnehmen und nach oben kommen. Die Gesäßmuskeln benutzen, um das Becken zu heben.

REFLEXION
Für das Üben ist es notwendig, die Details und die Ausrichtung der Stellungen zu kennen. Nur so versteht man genau, in welche Richtung und wie weit der Körper bewegt, gedreht oder gedehnt werden soll und welcher Körperteil unbewegt bleibt. Und nur so erkennt man, wann eine Übung richtig oder falsch ist und wann die Gefahr einer Überlastung besteht. Richtiges Verständnis führt zu Fortschritt im Yoga.

Fokus *Rückwärtsbeugen für Anfänger*
Beim Rückwärtsbeugen sollten die Rückenmuskeln locker und weich sein. Die Wirbelsäule muß langsam für die Übungen trainiert werden. Dazu sollte man sich des Körpers in allen Stellungen voll bewußt sein und jede Bewegung geistig mitverfolgen. Seien Sie unbeweglichen Stellen gegenüber besonders aufmerksam, damit Sie die beweglichen Abschnitte nicht überfordern. Achten Sie darauf, die Muskeln nicht zu verhärten, da dies die Bewegungen behindert und zu Verletzungen führen kann. Versuchen Sie, allmählich ein Gefühl für die gleichmäßige Streckung zu entwickeln.

ARBEITEN IN DER STELLUNG

Die Schienbeine nach unten drücken und die Füße nach hinten strecken.

Die Arme im Schultergelenk nach außen drehen und die Ellenbogen festmachen.

Den unteren Rücken kräftig nach vorne und die hinteren Rippen nach oben drücken. Die Körpervorderseite über den gewölbten Rücken strecken.

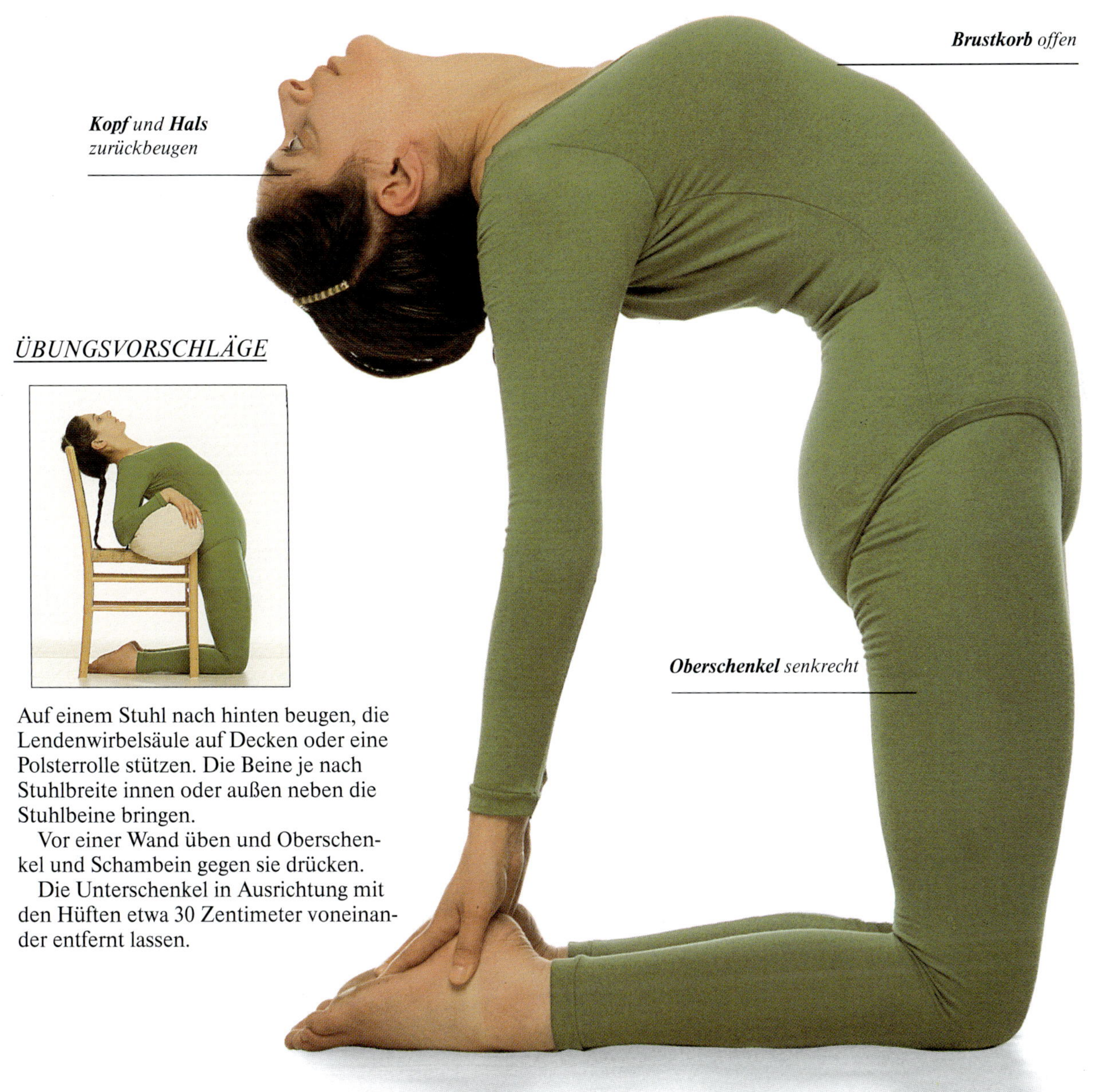

ÜBUNGSVORSCHLÄGE

Auf einem Stuhl nach hinten beugen, die Lendenwirbelsäule auf Decken oder eine Polsterrolle stützen. Die Beine je nach Stuhlbreite innen oder außen neben die Stuhlbeine bringen.

Vor einer Wand üben und Oberschenkel und Schambein gegen sie drücken.

Die Unterschenkel in Ausrichtung mit den Hüften etwa 30 Zentimeter voneinander entfernt lassen.

Viparīta daṇḍāsana *(auf einem Stuhl)*

VIPARĪTA = umgekehrt; *DAṆḌA* = Stab, Stange

Der Rücken wölbt sich über einen Stuhl und kann entspannen. ♦♦

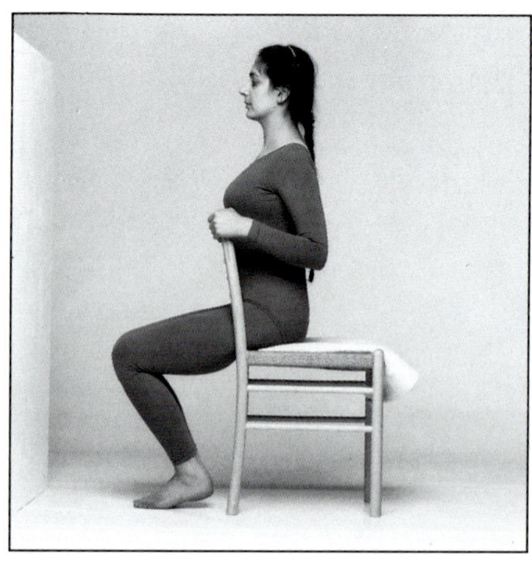

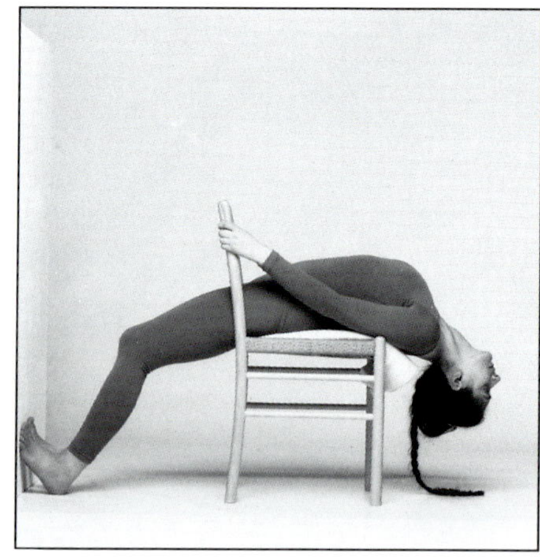

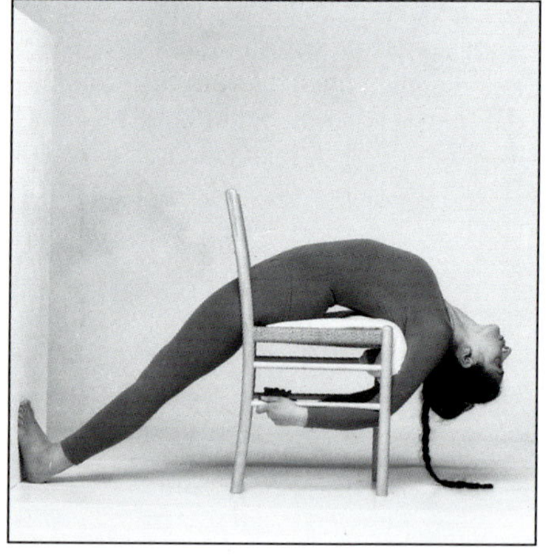

1 Stellen Sie einen stabilen Stuhl (siehe Fokus S. 118) 60 bis 75 Zentimeter von einer Wand entfernt; die Lehne zeigt zur Wand. Eine gefaltete Decke über die Sitzvorderkante legen.

Erst mit einem, dann mit dem anderen Bein durch die Rückenlehne steigen und die Hüften so weit vorbringen, daß das Kreuzbeinende sich über der hinteren Kante des Stuhles befindet. Die Seiten der Rückenlehne fassen.

2 Den Rücken nach innen wölben, ausatmen, zurücklehnen und den Oberkörper nach hinten senken, so daß die hinteren Rippen unterhalb der Schulterblätter einen Bogen über der Sitzfläche bilden. Die Zehen etwa zehn Zentimeter vom Boden entfernt an die Wand stellen; Fersen aufgesetzt lassen. Die Knie leicht gebeugt halten.

ÜBUNGSVORSCHLÄGE

Bei Schmerzen im Lendenwirbelbereich eine gerollte oder gefaltete Decke darunterlegen.

Wenn der Nacken zu sehr zusammengedrückt wird, den Kopf auf Decken oder eine Polsterrolle legen. Das entspannt und mindert die Belastung.

3 Die Arme zwischen den vorderen Stuhlbeinen hindurchführen und die hinteren Stuhlbeine oder seitlichen Streben fassen. Die Beine ge護demachen, indem Sie die Knie nach unten drücken. Den Rumpf von der Leistenregion zu den Schultern strecken. Kopf zurücknehmen, das Kinn zum Boden hin strecken und ohne Anstrengung nach hinten schauen.

30 bis 60 Sekunden gleichmäßig atmend so bleiben oder zum nächsten Schritt übergehen. Rücken und Hals-Nacken-Partie nicht überlasten.

***Beine** fest*

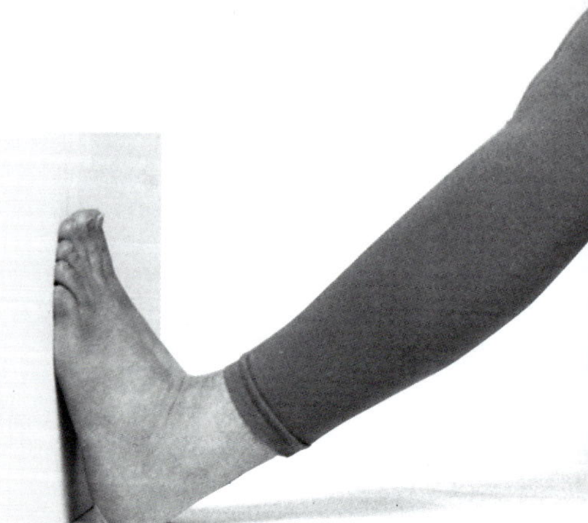

REFLEXION

Unterstützte Āsanas fördern die Entspannung und helfen dem Körper bei nur geringer Anstrengung. Der physiologische Nutzen dieser Übungen sollte nicht unterschätzt werden. Das zentrale Nervensystem wird unterstützt, die für physische und mentale Gesundheit wichtigen Drüsen arbeiten effizienter. Die inneren Organe werden für die Dauer der Übungen gedehnt oder auch leicht massiert. Entlegene Körperteile und Zellen werden aktiviert. Daher sollte man diese wohltuenden und heilsamen Stellungen nicht vernachlässigen.

4 Die Beine fest lassen und die Arme über den Kopf führen und zum Boden strecken. Dabei nicht vom Sitz herunterrutschen. 30 bis 60 Sekunden so verweilen.

Übung beenden
Die Rückenlehne fassen und die Beine beugen. Den Brustkorb anheben und vorsichtig nach oben kommen. Kurz über die Lehne nach vorne beugen (das hilft bei einer Überlastung des Rückens) und aus dem Stuhl steigen.

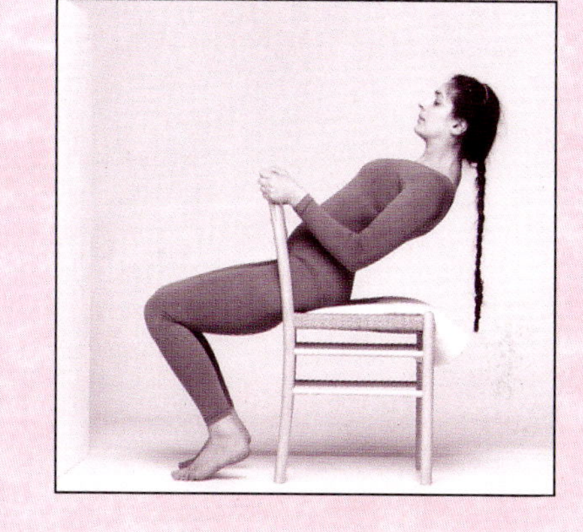

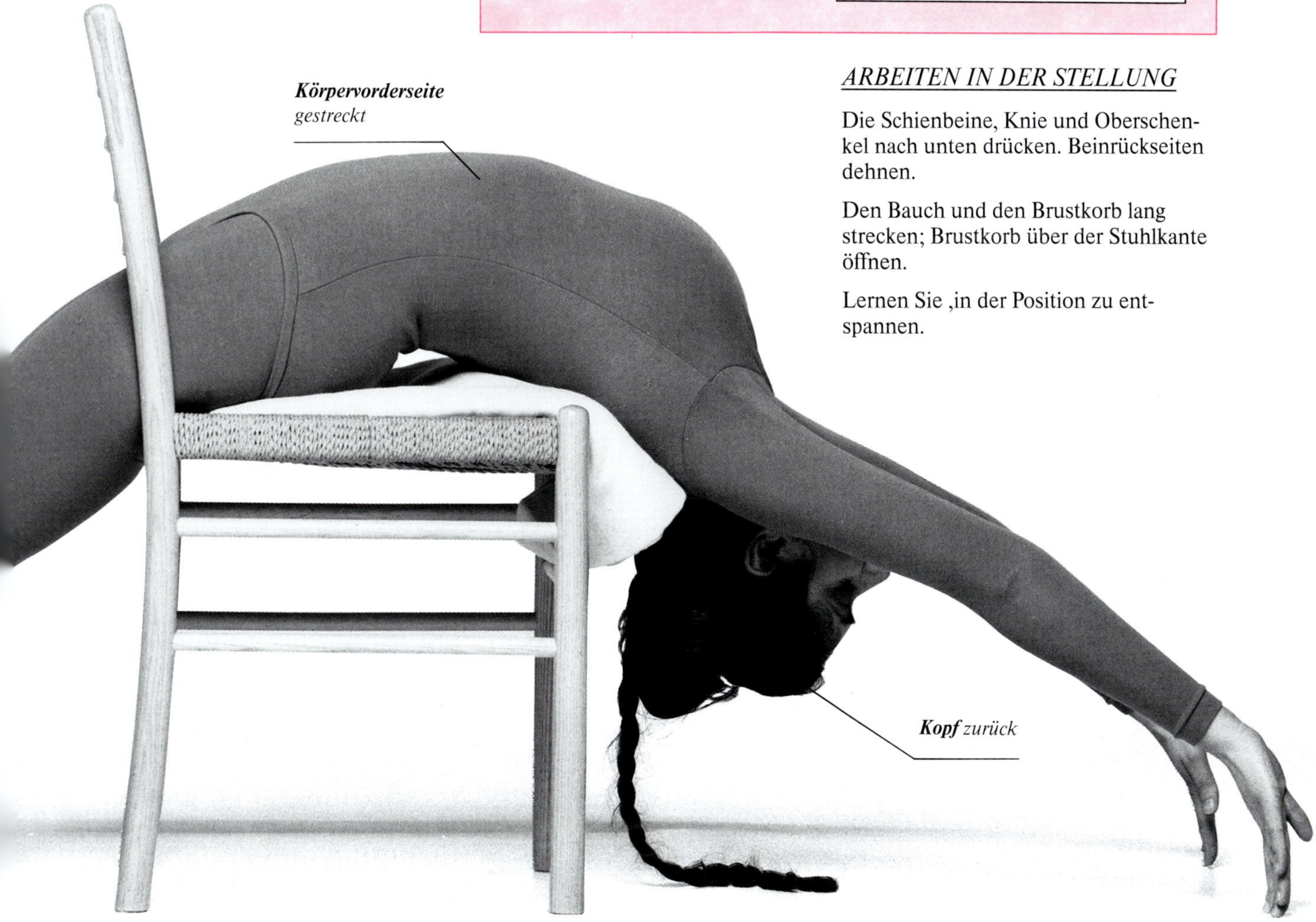

Körpervorderseite *gestreckt*

Kopf *zurück*

ARBEITEN IN DER STELLUNG

Die Schienbeine, Knie und Oberschenkel nach unten drücken. Beinrückseiten dehnen.

Den Bauch und den Brustkorb lang strecken; Brustkorb über der Stuhlkante öffnen.

Lernen Sie ,in der Position zu entspannen.

Ūrdhva dhanurāsana

ŪRDHVA = nach oben; *DHANURA* = Bogen

Der Körper wölbt sich mit Hilfe der Arme und Beine nach oben. ♦♦

1 Gerade auf dem Boden liegen. Die Ellenbogen beugen und die Arme über den Kopf nehmen. Die Hände unter den Schultern aufsetzen; die Finger sind gespreizt und zeigen in Richtung Füße. Beine anwinkeln und die Füße hüftweit voneinander entfernt nahe beim Gesäß aufsetzen.

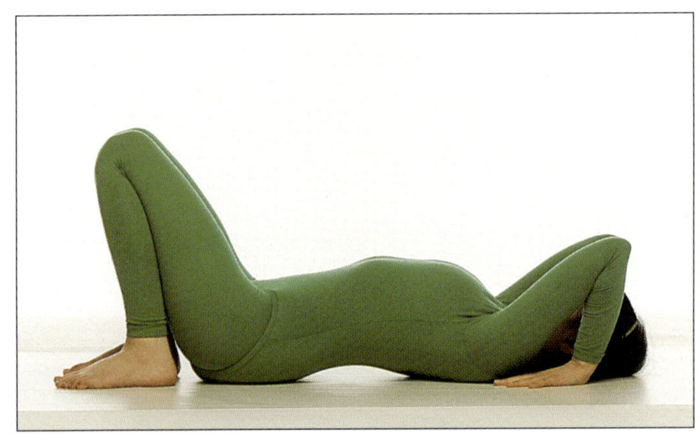

2 Ausatmen und den Brustkorb und die Hüften heben; den Kopf zurücknehmen und Scheitelpunkt auf den Boden setzen. Darauf achten, daß die Hände sich in einer Linie befinden. Schultern und Kreuzbein heben.

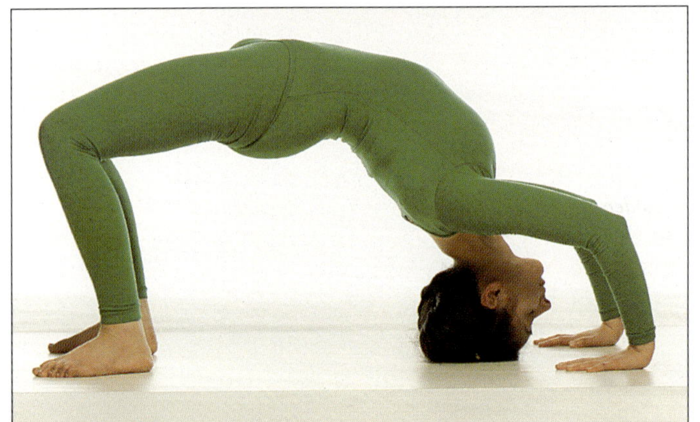

3 Hände und Füße gegen den Boden drücken, Kopf und Rumpf nach oben bringen. Die Arme gerademachen und die Beine hochstrecken.

Fersen heben und die Füße näher zum Kopf bringen. Den Brustkorb und die Oberarme nach vorne bringen. Steiß- und Kreuzbein sowie den Lendenwirbelbereich anheben und von der Taille wegbewegen. Die Oberschenkelmuskeln nach oben ziehen.

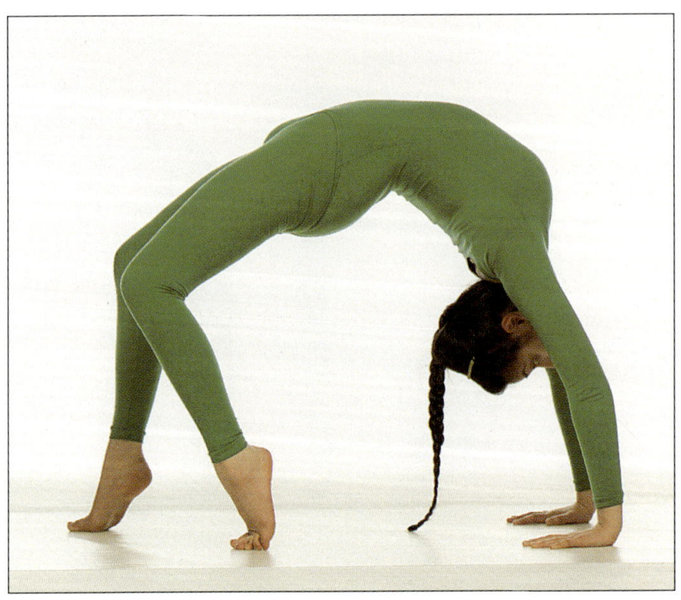

4 Das Steiß- und Kreuzbein weit oben lassen, die Fersen aufsetzen. Während Sie die Fersen zum Boden senken, Außenseiten der Oberschenkel nach innen rollen (siehe Fokus). Die Schulterblätter und hintere Rippen nach innen nehmen. Arme und Beine soweit wie möglich strecken. Den Kopf zurücknehmen, den Hals locker lassen.

Zehn bis 15 Sekunden oder länger so bleiben, gleichmäßig atmen.

Ausatmen und vorsichtig nach unten kommen.

Fokus *Beine zentrieren*
Bei Rückwärtsbeugen neigt man dazu, die Beine nach außen rollen zu lassen. Dadurch wird der Bewegungsradius der Iliosacralgelenke eingeschränkt, was zu Schmerzen führen kann. Um dem vorzubeugen, Oberschenkel, Knie und Schienbeine nach innen drehen.
Wenn die Bewegung leichter fällt, die Füße immer mehr gerade ausrichten.

ÜBUNGSVORSCHLÄGE

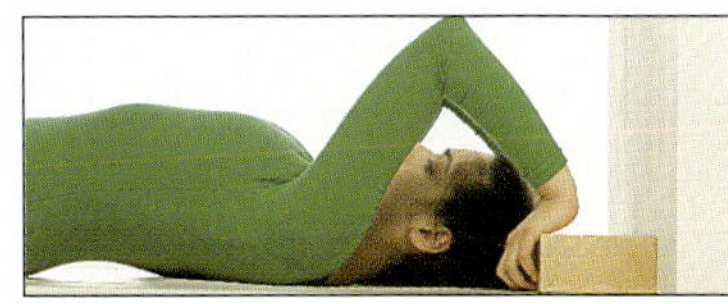

Die Hände wie oben abgebildet auf zwei Holzklötze legen.

Die Oberarme oberhalb der Ellenbogen mit einem Gürtel zusammenbinden, um die Arme zu unterstützen und an ihrem Platz zu halten.

Damit der Rumpf höher nach oben kommt, die Füße auf zwei Holzklötze oder einen niedrigen Schemel stellen.

REFLEXION

Normalerweise degeneriert die Wirbelsäule mit zunehmendem Alter. Der Körper schrumpft und büßt an Vitalität ein. Rückwärtsbeugen wirken diesem Prozeß entgegen. Die Wirbelsäule bleibt lang und geschmeidig, die inneren Organe werden geöffnet und gestreckt, und das Gehirn wird aktiviert. Man hält den Geist wach und die Psyche freudig gestimmt.

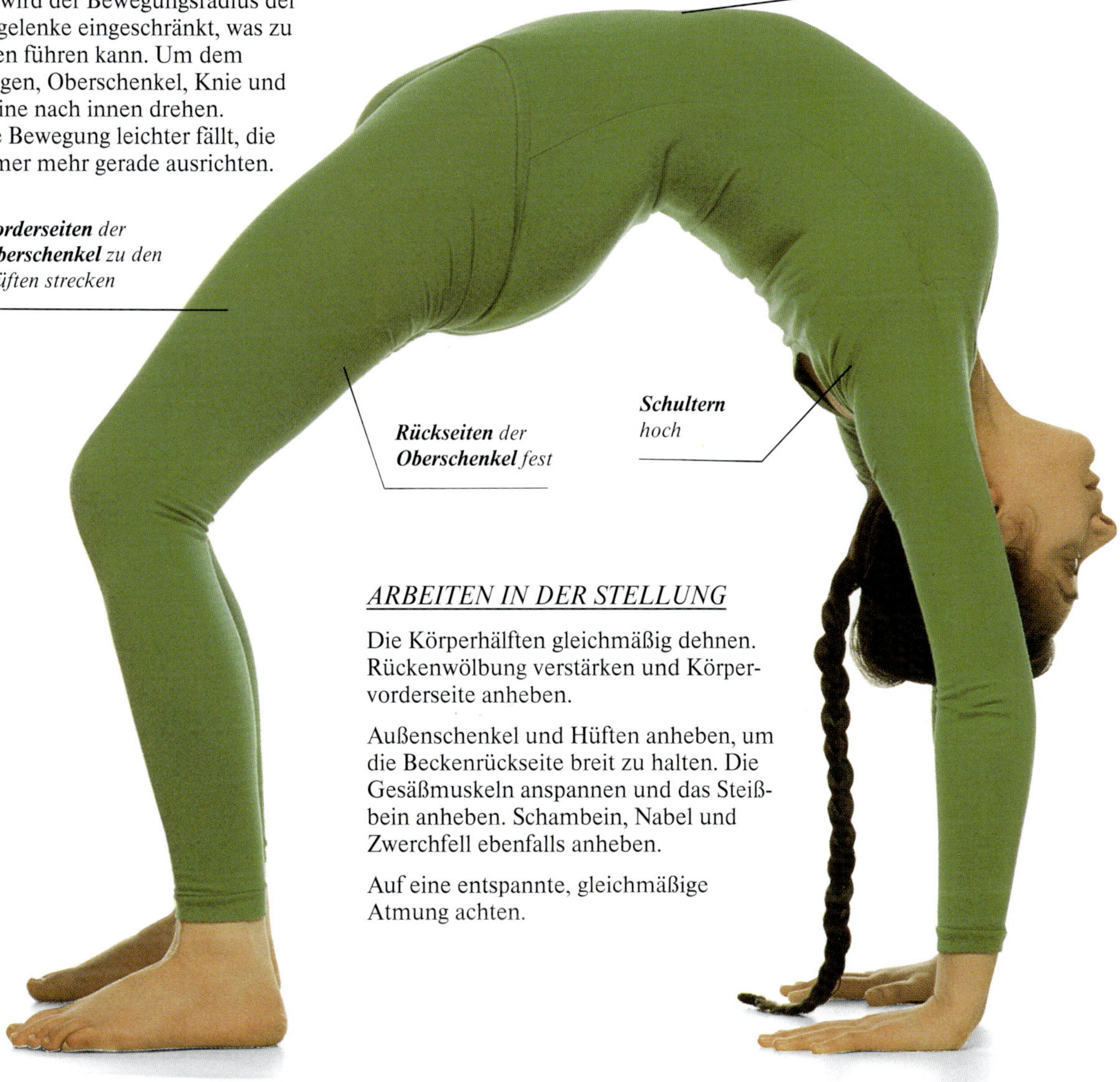

***Nabel** anheben*

***Vorderseiten** der **Oberschenkel** zu den Hüften strecken*

***Rückseiten** der **Oberschenkel** fest*

***Schultern** hoch*

ARBEITEN IN DER STELLUNG

Die Körperhälften gleichmäßig dehnen. Rückenwölbung verstärken und Körpervorderseite anheben.

Außenschenkel und Hüften anheben, um die Beckenrückseite breit zu halten. Die Gesäßmuskeln anspannen und das Steißbein anheben. Schambein, Nabel und Zwerchfell ebenfalls anheben.

Auf eine entspannte, gleichmäßige Atmung achten.

Ūrdhva dhanurāsana aus Śīrṣāsana

ŪRDHVA = nach oben; *DHANURA* = Bogen

Das Absenken aus dem Kopfstand verleiht dem rückwärts gebeugten Körper mehr Leichtigkeit. Śīrṣāsana und Ūrdhva dhanurāsana sollten jedoch vorher beherrscht werden. ◆◆◆

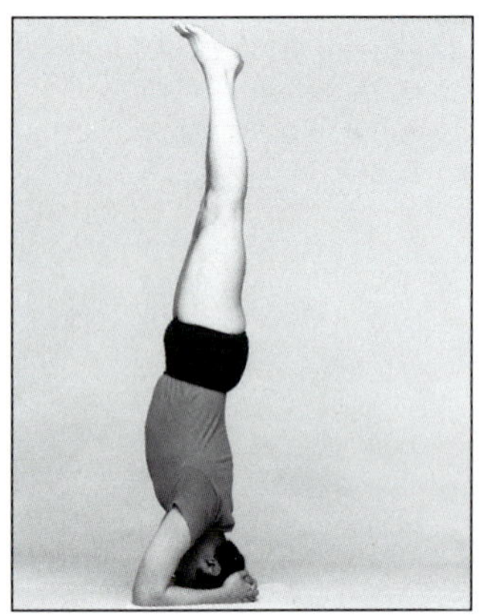

1 In Śīrṣāsana (S. 98) stehen. Den Körper kräftig nach oben strecken.

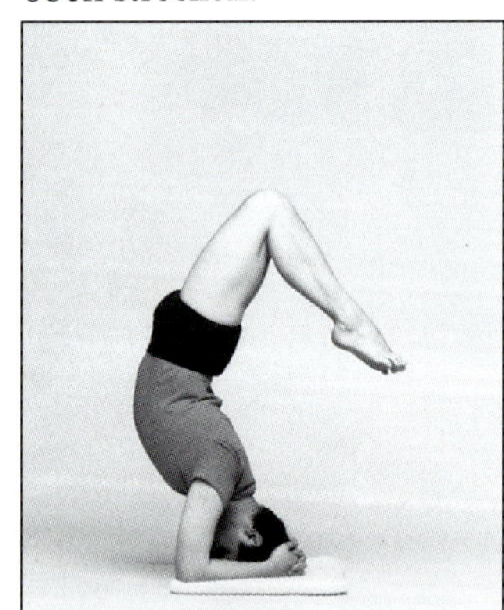

2 Die Schultern sehr anheben. Brustkorb nach vorne bringen, Rücken nach innen wölben. Hüften nach oben strecken und Knie beugen.

Rücken ausgeprägt wölben, Brustkorb, Bauch und Hüften weiter nach vorne bringen und Knie nach hinten nehmen. Kurz innehalten, um die Position zu stabilisieren, anschließend die Wölbung noch verstärken und die Füße tiefer sinken lassen.

Unterarme fest nach unten drücken, weiter auf die Stirn vorrollen, ohne zuviel Druck auf Hals und Nacken zu bringen.

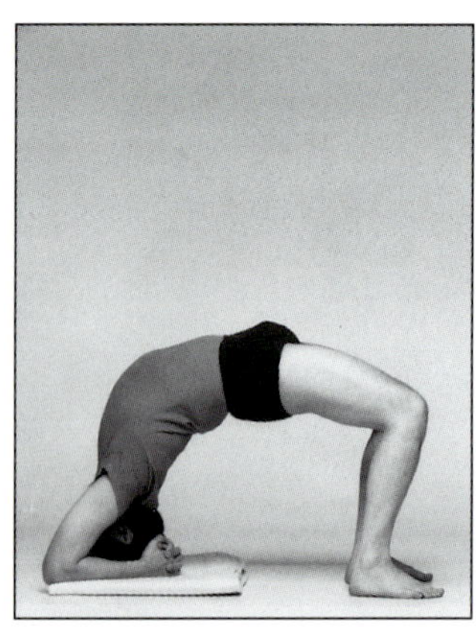

3 Ausatmen und die Füße auf dem Boden aufsetzen. Die Hüften oben lassen.

4 Die Verschränkung der Hände lösen, die Hände unterhalb der Schultern aufsetzen und fest auf den Boden drücken, um so Schultern und Kopf vom Boden abzuheben. Dann Arme gerademachen, Füße näher zum Kopf bewegen und den Rücken wölben.

Gleichmäßig atmend zehn bis 15 Sekunden so bleiben.

Ausatmen und nach unten kommen.

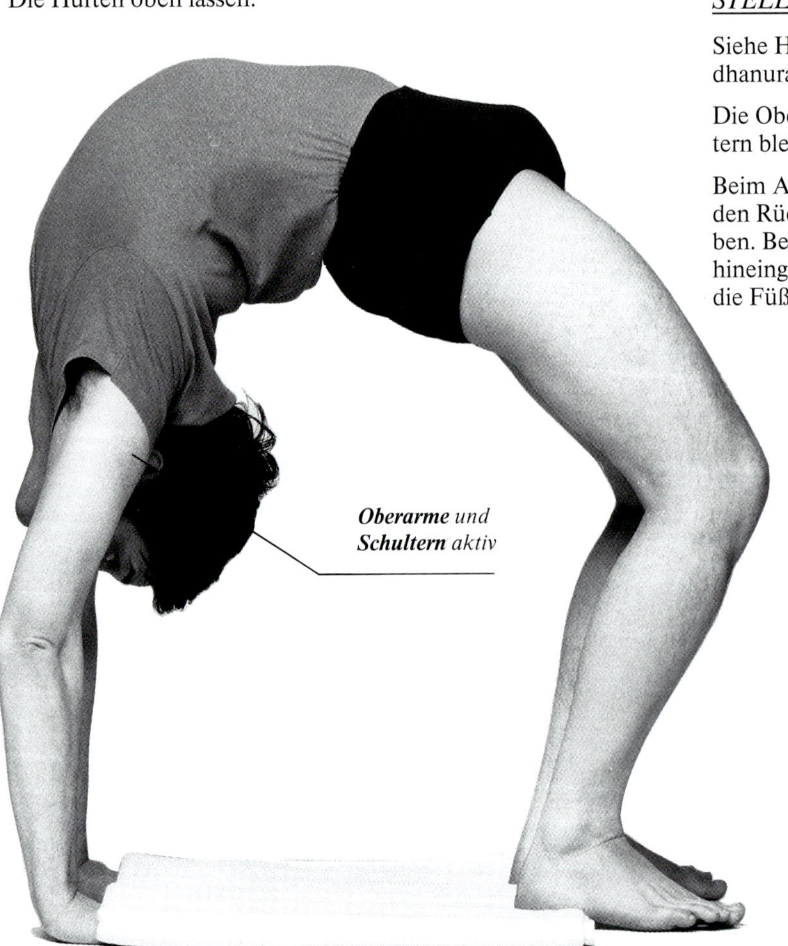

ÜBUNGSVORSCHLÄGE

Um einen möglichen Sturz abzufangen, eine Polsterrolle oder ein festes Kissen hinter den Kopf legen.

Einen Schemel gegen eine Wand stellen und die Füße auf den Schemel sinken lassen. Die Höhe allmählich verringern.

Bei kräftigen Rücken- und Hals-Nacken-Muskeln die Übung zwei- bis dreimal wiederholen.

ARBEITEN IN DER STELLUNG

Siehe Hinweise unter Ūrdhva dhanurāsana (S. 138).

Die Oberarme und die Schultern bleiben fest und stabil.

Beim Ablassen in die Position den Rücken gleichmäßig wölben. Behutsam in die Übung hineingehen, nicht abrupt auf die Füße fallen.

ऊर्ध्व धनुरासन

Ūrdhva dhanurāsana aus Tāḍāsana

ŪRDHVA = nach oben; *DHANURA* = Bogen

Kraft und Flexibilität werden beim Rückwärtsbeugen kontrolliert. ♦♦♦♦

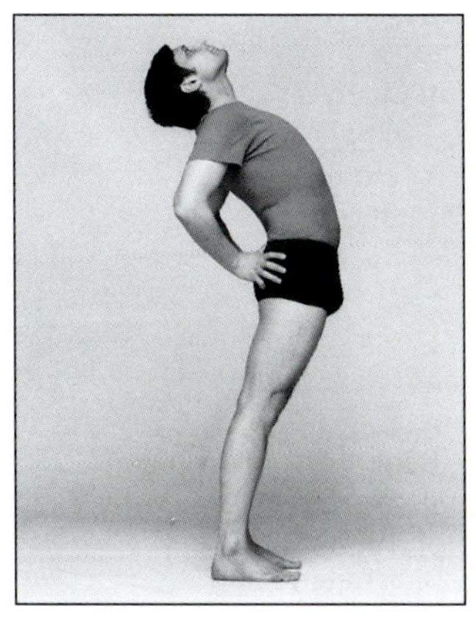

1 In Tāḍāsana (S. 18) die Füße etwa 30 Zentimeter voneinander entfernen und die Hände an die Hüften legen. Knie gerade und Fersen auf dem Boden lassen, Oberschenkel und Hüften nach vorne bringen und den Oberkörper zurückbeugen.

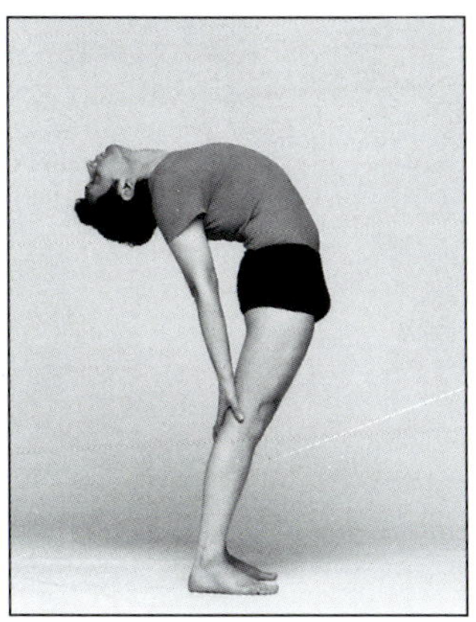

2 Die Wölbung verstärken: das Kreuzbein nach vorne drücken, die Lendenwirbelsäule nach oben strecken und die Brustwirbelsäule nach vorne wölben. Gleichzeitig fahren die Hände an den Beinrückseiten hinab; nach hinten schauen.

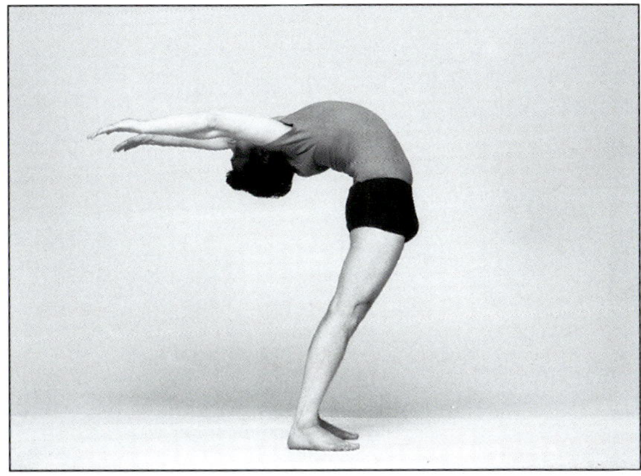

3 Hände lösen und die Arme über den Kopf heben. Nach hinten und dann nach unten strecken; den Rumpf maximal wölben.

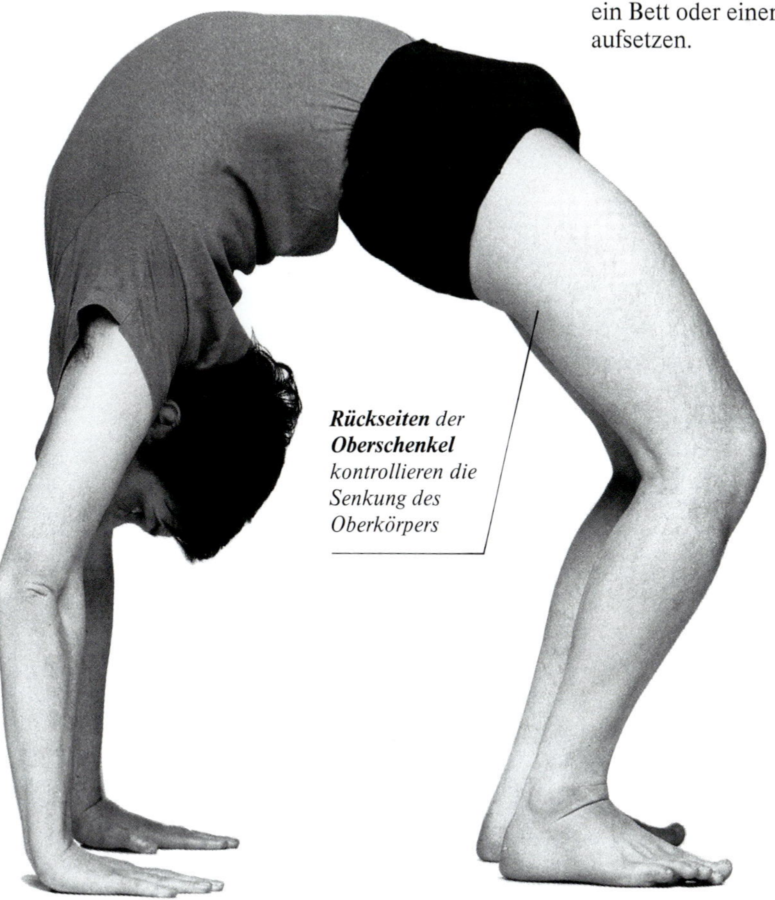

***Rückseiten** der **Oberschenkel** kontrollieren die Senkung des Oberkörpers*

4 Die Knie nur wenig beugen; mit den Schienbeinen Gegendruck geben. Die Hände aufsetzen und mit federnder Bewegung die Arme sofort strecken und292 gerademachen. Füße und Hände näher zusammenbringen.

Zehn bis 15 Sekunden gleichmäßig atmend so verweilen.

Ausatmen und vorsichtig nach unten kommen.

ÜBUNGSVORSCHLÄGE

Etwa 60 Zentimeter vor einer Wand stehen. Rückwärts beugen, Hände gegen die Wand setzen und Stück für Stück tiefer nach unten bewegen. In gleicher Weise wieder nach oben kommen.

Beim Rückwärtsbeugen die Hände auf ein Bett oder einen Stapel fester Kissen aufsetzen.

ARBEITEN IN DER STELLUNG

Siehe Hinweise unter Ūrdhva dhanurāsana (S. 138).

Die Beine bis zum letzten Moment gerade lassen.

Auf die gleichmäßige Wölbung des Rumpfes achten.

Die Arme bleiben fest und stabil.

द्वि पाद विपरीत दंडासन

Dvi pāda viparīta daṇḍāsana

DVI PĀDA = zwei Beine; *VIPARĪTA* = umgekehrt; *DAṆḌA* = Stab, Stange

Die Schulterblätter müssen die Rippen »packen«, um den Brustkorb zu öffnen und die Hüften anzuheben. ◆◆◆

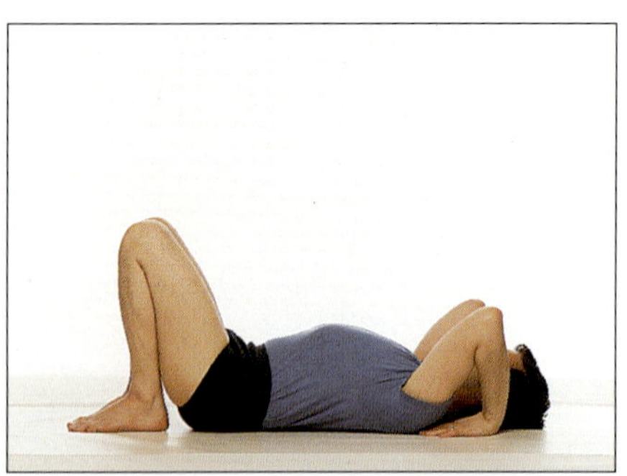

1 Auf dem Boden liegen. Knie anwinkeln, die Füße nahe beim Gesäß aufsetzen und geschlossen halten. Ellenbogen beugen, die Handflächen unter den Schultern aufsetzen; die Finger zeigen zu den Füßen.

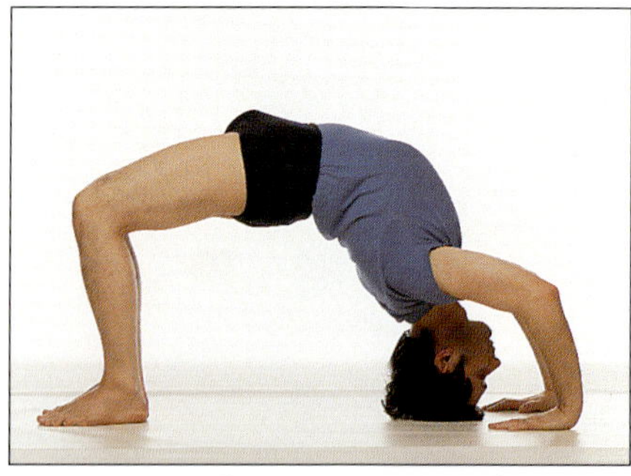

2 Ausatmen, Schultern und Hüften anheben, Scheitelpunkt auf den Boden setzen.

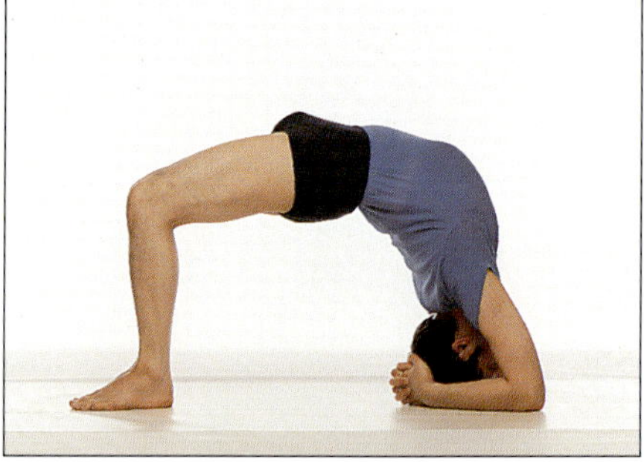

3 Die Hände hinter dem Kopf falten. Ellenbogen nach innen nehmen. Hals und Schultern nach oben strecken und hintere Rippen weit nach innen ziehen. Steiß- und Kreuzbein sowie Oberschenkel heben. Den Brustkorb öffnen. Diese Position zehn bis 15 Sekunden halten, gleichmäßig atmen. Ausatmen und nach unten kommen oder zum nächsten Schritt übergehen.

4 Brustkorb und Hüften oben lassen; ein Bein nach dem anderen strecken, ohne den Rücken zu überlasten, zehn bis 15 Sekunden oder länger so verweilen. Beine beugen, nach unten kommen.

ÜBUNGSVORSCHLÄGE

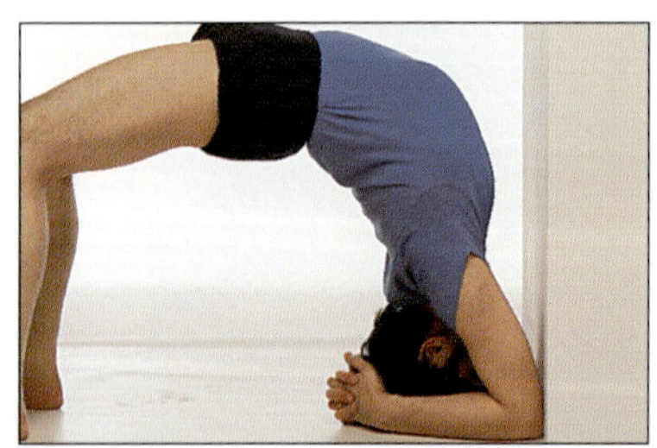

Mit dem Kopf an einer Wand liegen. In Schritt 3 die Ellenbogen gegen die Wand bringen und den Brustkorb anheben.

Einen Schemel gegen die Wand rücken und die Füße daraufsetzen.

Übungsalternative
Den Körper aus Śīrṣāsana in die Position herablassen (siehe S. 140).

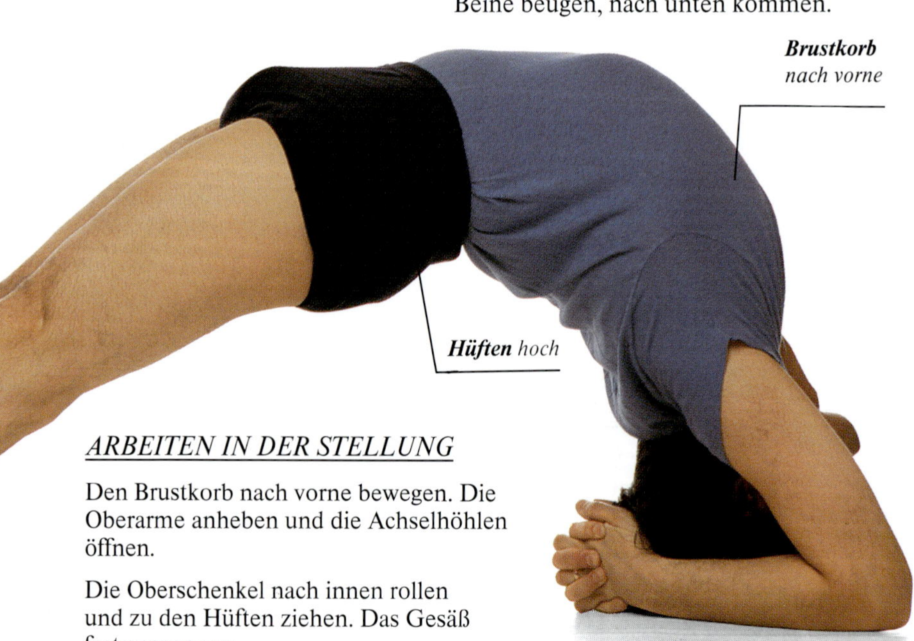

ARBEITEN IN DER STELLUNG

Den Brustkorb nach vorne bewegen. Die Oberarme anheben und die Achselhöhlen öffnen.

Die Oberschenkel nach innen rollen und zu den Hüften ziehen. Das Gesäß fest anspannen.

Eka pāda rājakapotāsana

EKA PĀDA = ein Bein; *RĀJA KAPOTA* = Königstaube

Die unabhängigen Bewegungen von Rumpf und Gliedmaßen erzeugen diese anmutige Haltung. ♦♦♦♦

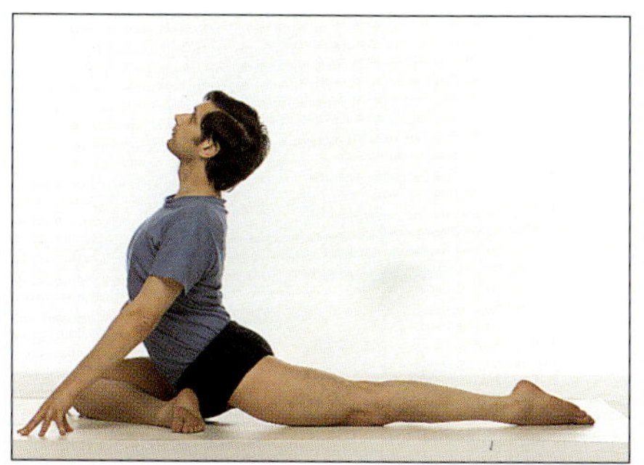

1 Auf dem Boden knien, den Rumpf nach vorne lehnen, die Hände aufsetzen. ▷ Rechtes Bein nach vorne bringen und einschlagen, das Knie zeigt leicht nach außen, der Fuß befindet sich vor der linken Leistenbeuge. Oberschenkel auf dem Boden lassen. Linkes Bein gerade nach hinten strecken, die Oberschenkelvorderseite berührt den Boden. Hüften und Rumpf hochstrecken.

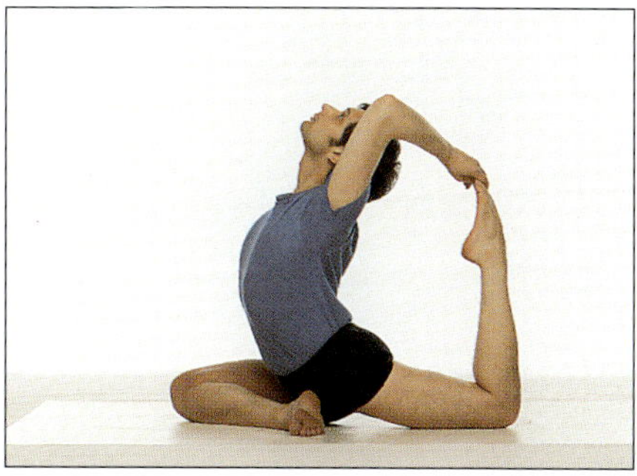

2 Linkes Bein anwinkeln, den Unterschenkel senkrecht zum Boden halten. Den Oberschenkel vom Gesäß wegstrecken. Kreuzbein und Gesäß nach unten drücken. Den Rumpf nach oben strecken, Brustkorb nach vorne weit öffnen und den Rücken zum linken Fuß hin nach innen wölben. Linken Arm zurückstrecken und die Zehen greifen; den Arm nach oben drehen; der Ellenbogen zeigt jetzt direkt zur Decke.

Den ganzen Körper stabil machen.

3 Rechten Arm hoch- und zurücknehmen, um den Fuß auch mit der rechten Hand zu fassen. Beide Hände halten den Fuß und ziehen ihn näher zum Kopf; mit dem Hinterkopf die Fußsohle berühren. Den Blick zur Decke richten.

Gleichmäßig atmend 15 bis 20 Sekunden so bleiben. Ausatmen, den Fuß loslassen. ◁

Die Beine wechseln und von ▷ bis ◁ wiederholen.

ÜBUNGSVORSCHLÄGE

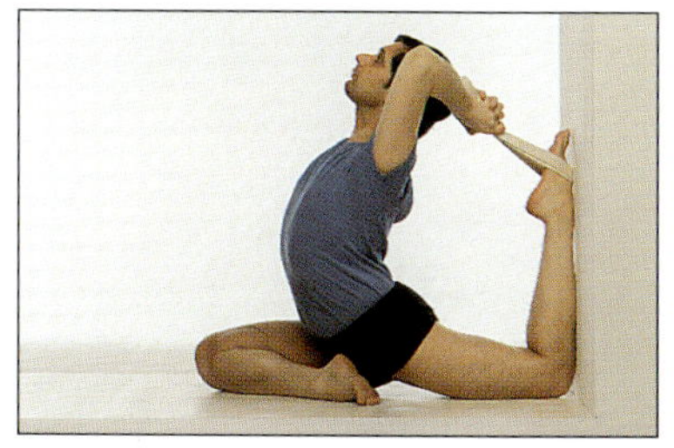

Linken Unterschenkel an eine Wand bringen. Einen Gürtel verwenden, um den Fuß zum Kopf zu ziehen.

ARBEITEN IN DER STELLUNG

Den Körper während der Übung stabil halten. Das linke Bein zentrieren. Die äußere linke Gesäßhälfte bleibt tief; das Kreuzbein breit. Den Lendenwirbelbereich nach unten drücken und den oberen Rücken davon weg nach oben strecken.

Rumpf heben und wölben
Hintere Rippen nach innen
Bein als Verankerung

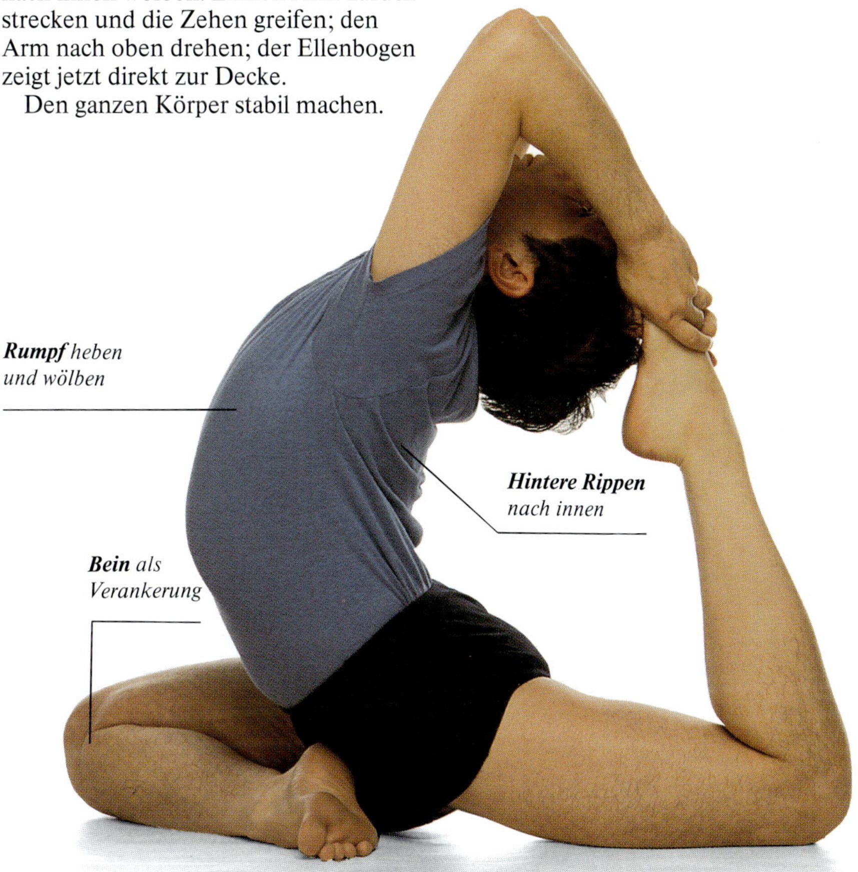

Kapotāsana

KAPOTA = Taube

Diese Haltung erinnert an die Gestalt einer Taube. ♦♦♦♦

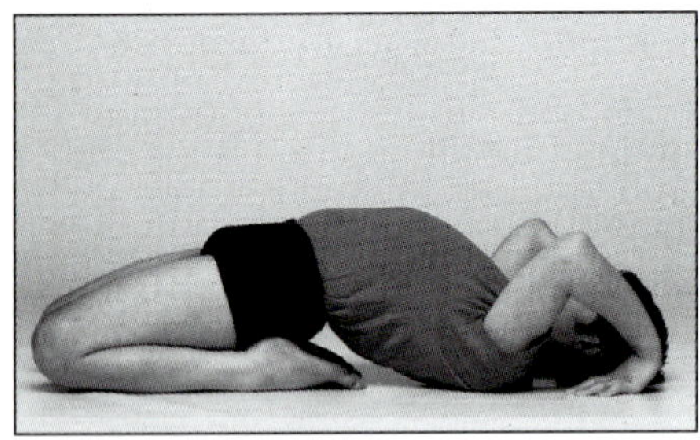

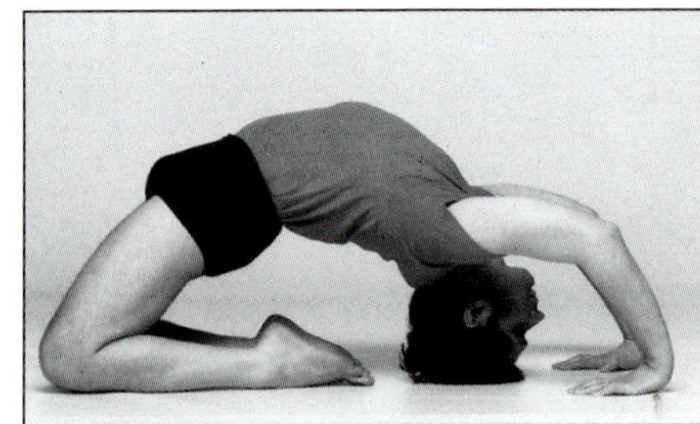

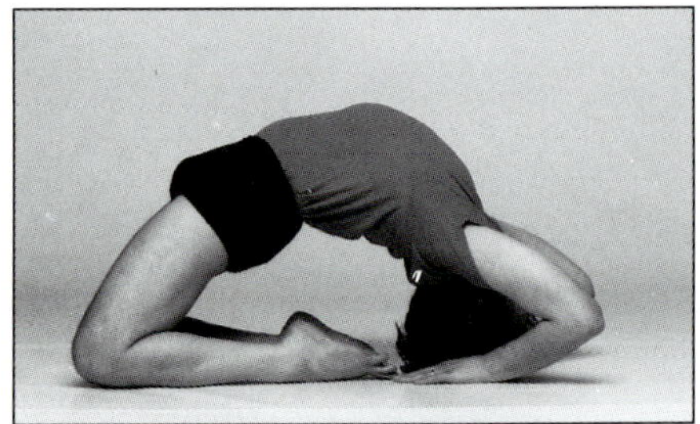

1 In Supta vīrāsana (S. 82) die Arme anwinkeln und die Hände neben dem Kopf aufsetzen.

2 Die Handflächen auf den Boden drücken, ausatmen und Hüften und Rumpf heben. Den Kopf nach hinten nehmen und am Scheitelpunkt auf den Boden setzen.

3 Den Rumpf höher heben und die Hände dichter zu den Füßen bringen. Nacheinander die Füße fassen.

4 Die Füße festhalten. Den Kopf weiter zurücknehmen und auf den Fußsohlen ablegen. Nach hinten schauen.

Gleichmäßig atmend zehn bis 15 Sekunden so verweilen.

Ausatmen, die Hände lösen und vom Kopf wegbewegen, nach oben kommen.

ÜBUNGSVORSCHLÄGE

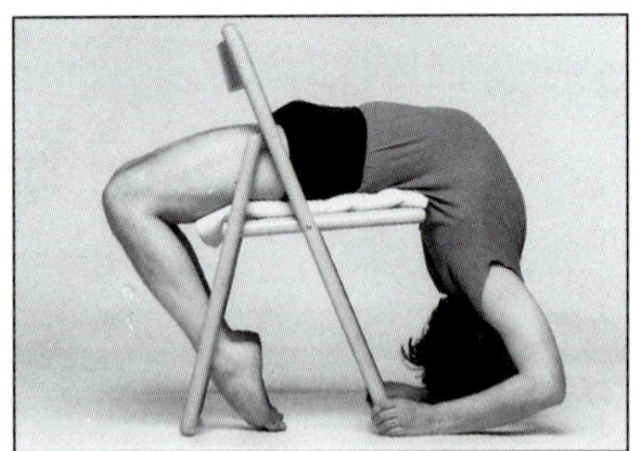

Die Knie gegen eine Wand halten, damit sie nicht wegrutschen.

Einen Stuhl mit einer Querstrebe zwischen den Hinterbeinen wählen. Gleiche Ausgangsposition wie in Viparīta daṇḍāsana (S. 136) einnehmen. Füße unter den Sitz nehmen; Schienbeine auf die Querstrebe legen. Gut festhalten und den Oberkörper über die Sitzkante nach unten beugen. Hände über den Kopf nehmen. Die Vorderbeine des Stuhles fassen.

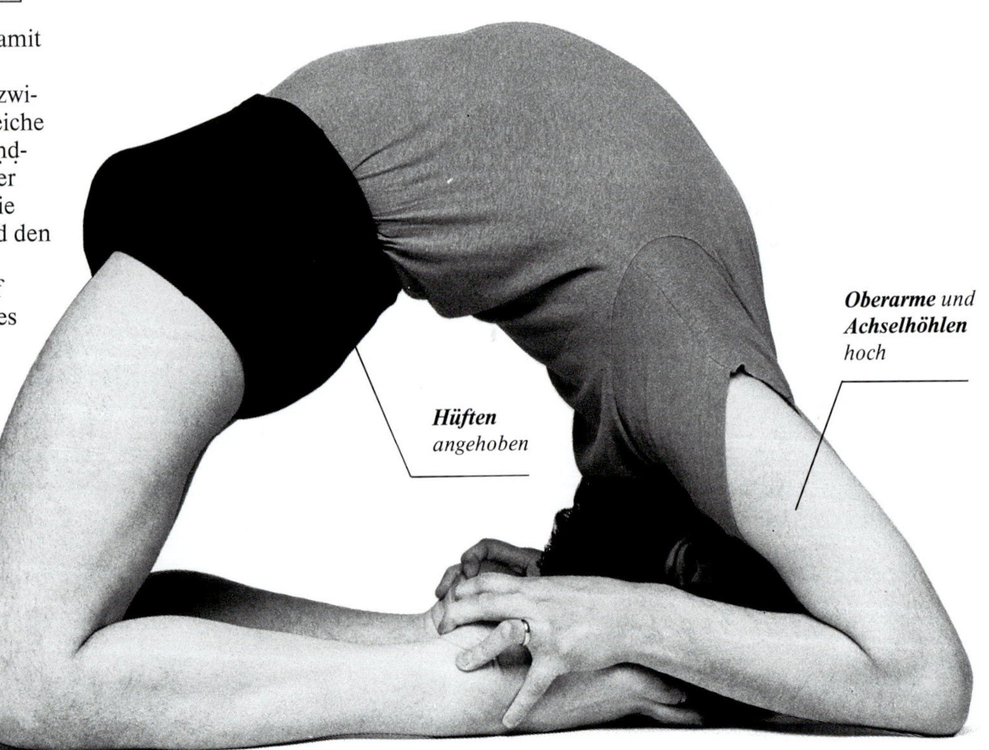

ARBEITEN IN DER STELLUNG

Hüften und Gesäß fest lassen.

Die Schultern angehoben lassen. Schulterblätter gegen die hinteren Rippen in den Körper hineindrücken und den Brustkorb intensiv nach vorne wölben.

Schnelle Übungsreihen

Im Yoga ist der Rhythmus wichtiger als das Verweilen in der Position.

B. K. S. IYENGAR

Springend ausgeführte schnelle Übungsfolgen wirken belebend und aufmunternd. Sie entwickeln Schnelligkeit, Wachheit und Ausdauer. Man unterscheidet zwei Kategorien: die Sūrya-namaskār-Reihe, die das Blut im Solarplexus-Bereich verteilt, die Bauchorgane streckt und Energie gibt, und eine Reihe aus Schulterstand und Vorwärtsbeugen, die den Blutstrom zum Gehirn fördert und somit Depressionen und Lethargie vertreibt.

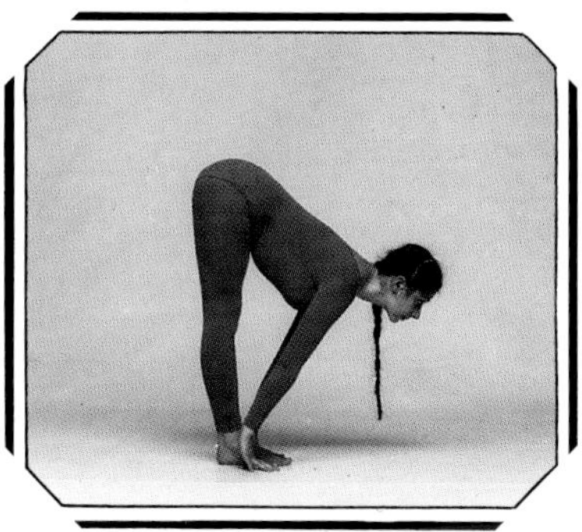

ÜBUNGSHINWEISE

Die Positionen werden in schneller Folge ausgeführt, die Reihen mehrmals wiederholt und mit zunehmender Kondition und Kraft beschleunigt. Die Geschwindigkeit nimmt automatisch zu, je besser man die Übungen beherrscht.

Beim Absprung werden beide Füße gleichzeitig vom Boden gelöst. Ein geschmeidiger Bewegungsablauf ist wichtig, wobei die Übergänge zwischen den Positionen möglichst rhythmisch erfolgen. Man sollte sich die Abschnitte einer Reihe vorab vergegenwärtigen, um sich gut auf das jeweils folgende Übungselement vorbereiten zu können.

Trotz schneller Übungsabfolge ist eine saubere, präzise Übungsausführung erforderlich; die in den Zwischenstellungen verbrachte Zeitspanne sollte möglichst kurz sein. Arme, Beine und Rumpf werden koordiniert bewegt, so daß sie zum gleichen Zeitpunkt die Endposition erreichen. Vor dem Hinzufügen anderer Übungselemente sollte die Basisreihe beherrscht werden.

Schnelle Übungsreihen müssen nicht so häufig geübt werden wie andere Übungsarten. Sūrya namaskār (S. 146) ist ein guter Anfang, die Schulterstand-Vorwärtsbeugen-Reihe (S. 148) ein geeigneter Abschluß für eine Übungsstunde.

Vorsicht: Bei Rücken- oder Knieschäden sowie anderen medizinischen Indikationen und während der Menstruation oder einer Schwangerschaft keine schnellen Übungsreihen ausführen.

सूर्य नमस्कार

Sūrya namaskār

SŪRYA = Sonne; *NAMASKĀR* = Gruß

Dies ist eine Übung aus dem alten Indien. In der Tradition wird sie vor Sonnenaufgang ausgeführt. ♦♦♦

Synchronisieren Sie die Übungen mit der Ein- und Ausatmung. Vor dem Übergang zur nächsten Stellung ein- bis zweimal normal atmen.

In Tāḍāsana stehen. Einatmen, die Arme nach oben in Ūrdhva hastāsana schwingen. Ausatmen und in Uttānāsana beugen. Einatmen, den Kopf anheben. Ausatmen, in Adho mukha śvānāsana zurückspringen. Einatmen, gefühlvoll auf die Fußrücken in Ūrdhva mukha śvānāsana springen. Ausatmen, die Arme beugen, die Zehen aufstellen und Caturaṅga daṇḍāsana einnehmen.

Anschließend die Reihe umkehren: Einatmen, gefühlvoll auf die Fußrücken springen und die Arme zu Ūrdhva mukha śvānāsana strecken. Ausatmen, in Adho mukha śvānāsana springen. Einatmen, in Uttānāsana vorspringen, Kopf anheben und die Hände neben die Füße setzen. Ausatmen, den Kopf neigen. Einatmen, in Ūrdhva hastāsana aufrichten, die Arme strecken. Ausatmen, die Arme seitlich vom Rumpf in Tāḍāsana sinken lassen.

Die Reihe zwei- bis dreimal ohne Pause wiederholen. Zum Schluß in Uttānāsana ausruhen.

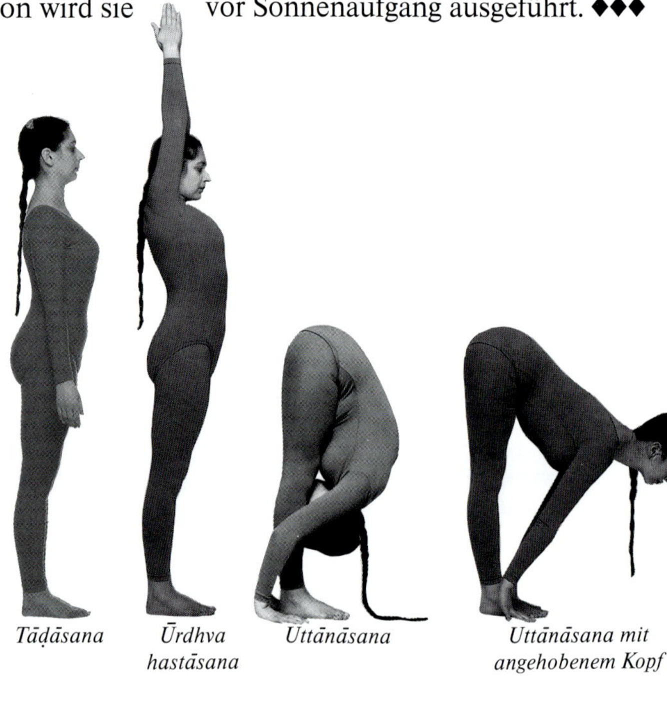

Tāḍāsana — *Ūrdhva hastāsana* — *Uttānāsana* — *Uttānāsana mit angehobenem Kopf*

VARIATION

Tāḍāsana, Ūrdhva hastāsāna, Uttānāsana wie oben. Dann aus Adho mukha śvānāsana über Lolāsana in Jānu śīrṣāsana nach vorne springen und das rechte Bein anwinkeln. Die Beine wechseln. Zurück in Adho mukha śvānāsana springen. Von Adho mukha śvānāsana aus in umgekehrter Reihenfolge wiederholen.

Von vorne wiederholen und Ardha baddha padma paścimottānāsana, Tryaṅga mukhaikapāda paścimottānāsana, Marīcyāsana I und Paścimottānāsana in die Reihe einfügen. ♦♦♦♦

ÜBUNGSVORSCHLÄGE

Durch das Einfügen von Nāvāsana, Ardha nāvāsana, Drehübungen, Balanceübungen oder stehenden Übungen die Reihe abwandeln oder erweitern.

Vor dem Wechseln der Beine Lolāsana und Adho mukha śvānāsana einschieben. Wenn Lolāsana zu schwierig ist, die Beine einfach kreuzen und den Körper schnell aus Adho mukha śvānāsana in die Vorwärtsbeuge und zurück bringen.

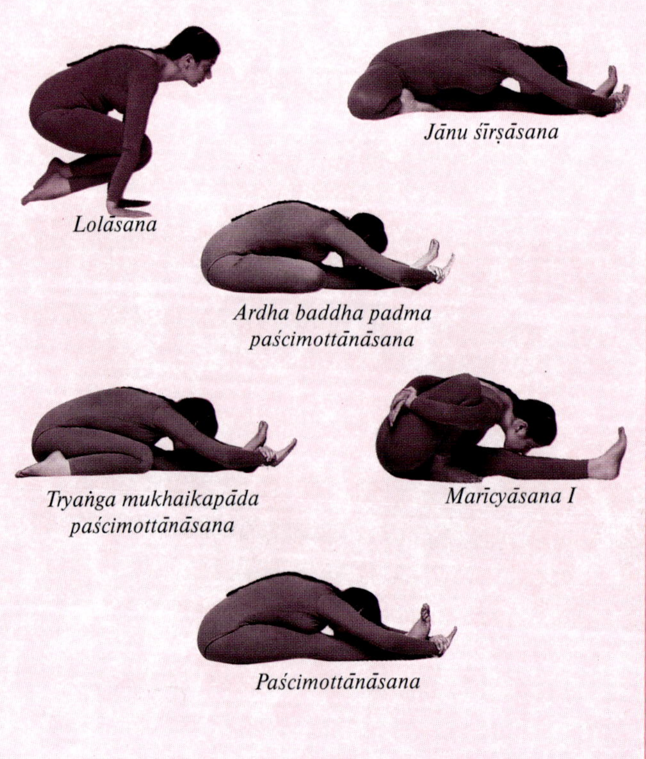

Lolāsana — *Jānu śīrṣāsana* — *Ardha baddha padma paścimottānāsana* — *Tryaṅga mukhaikapāda paścimottānāsana* — *Marīcyāsana I* — *Paścimottānāsana*

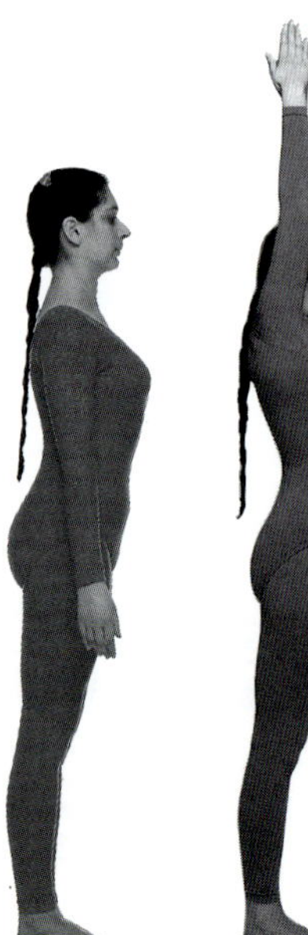

Tāḍāsana — *Ūrdhva hastāsan*

ÜBUNGSVORSCHLÄGE

Den Sprung von Uttānāsana in Adho mukha śvānāsana und zurück mehrmals üben. Danach Ūrdhva mukha śvānāsana und zum Schluß Caturaṅga daṇḍāsana (siehe Einfache Sprungfolge, S. 91) hinzufügen.

Caturaṅga daṇḍāsana aus der Hauptreihe ausklammern.

Die Reihenfolge der letzten drei Übungen (Adho mukha śvānāsana, Ūrdhva mukha śvānāsana und Caturaṅga daṇḍāsana) variieren.

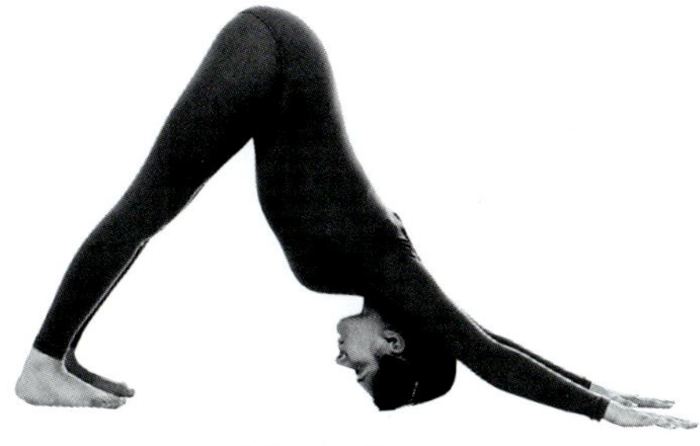

Adho mukha śvānāsana

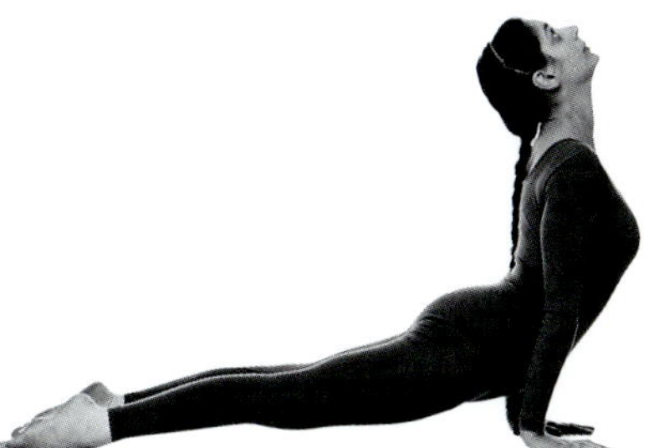

Ūrdhva mukha śvānāsana

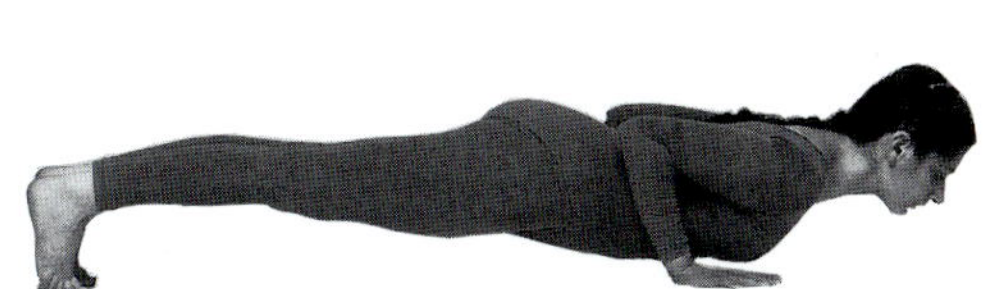

Caturaṅga daṇḍāsana

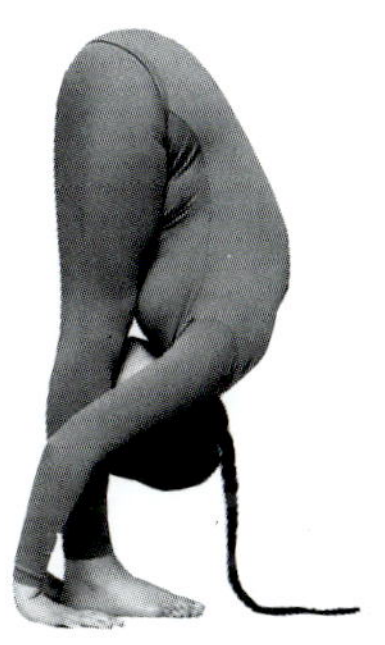

Uttānāsana

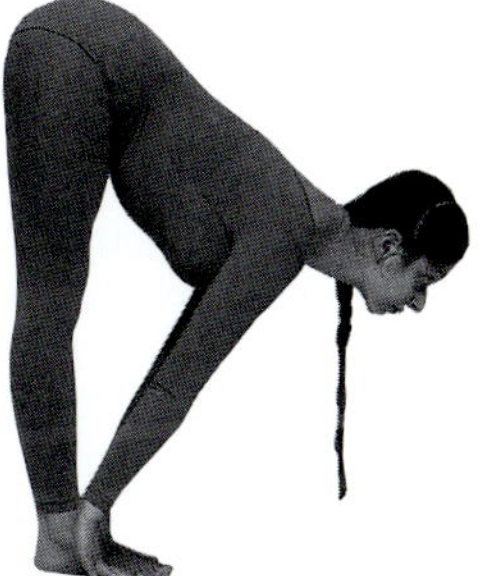

Uttānāsana mit angehobenem Kopf

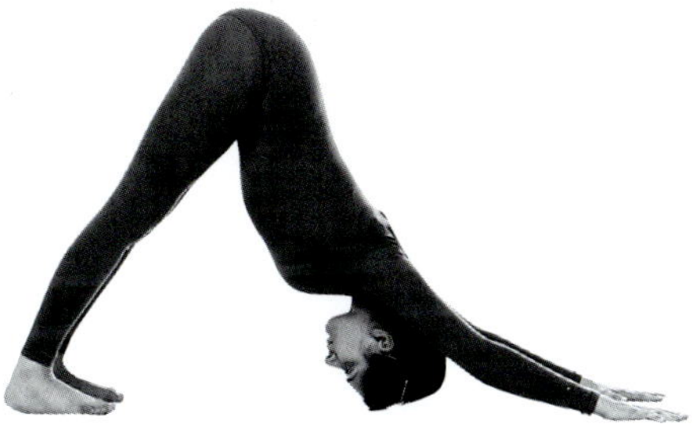

Adho mukha śvānāsana

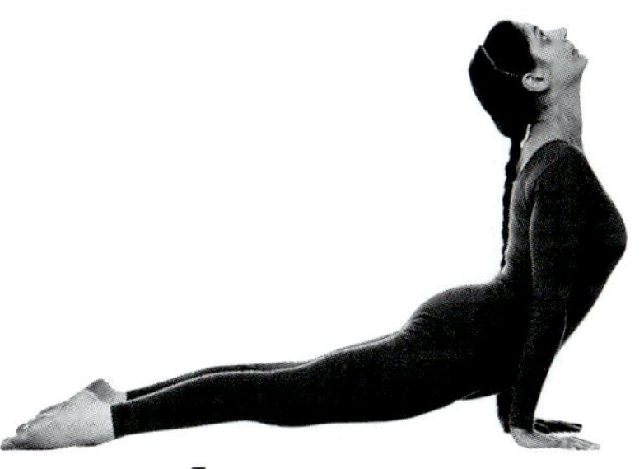

Ūrdhva mukha śvānāsana

Sarvāṅgāsana und Vorwärtsbeugen

Sie erfrischen und beleben das Gehirn. ♦♦♦

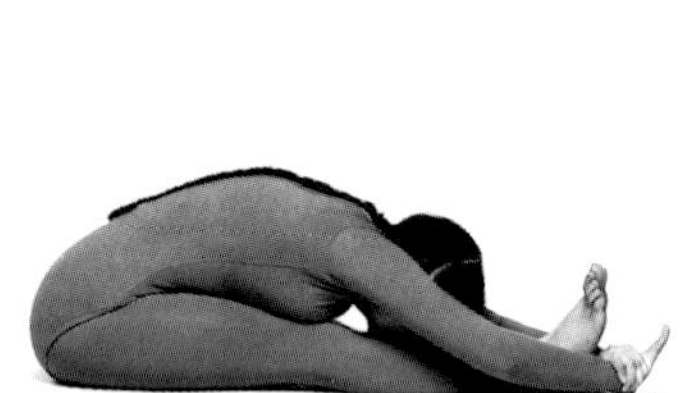

Paścimottānāsana

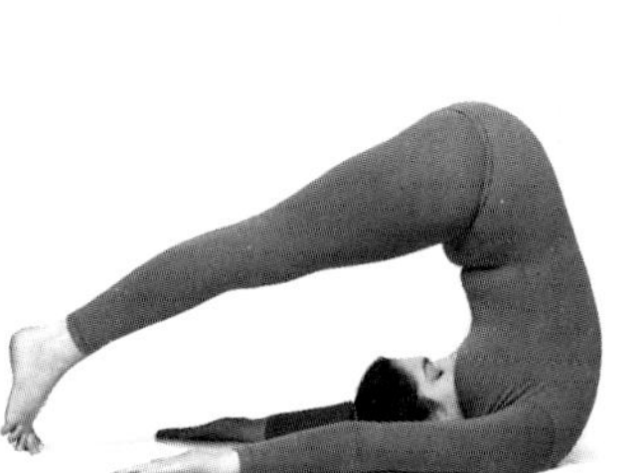

Halāsana

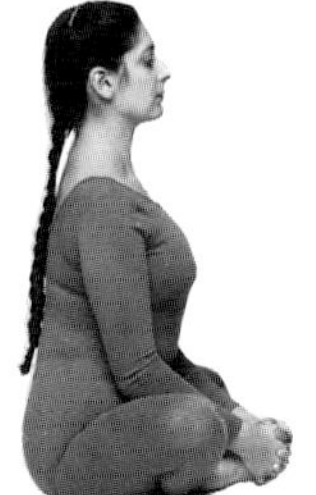

Baddha koṇāsana

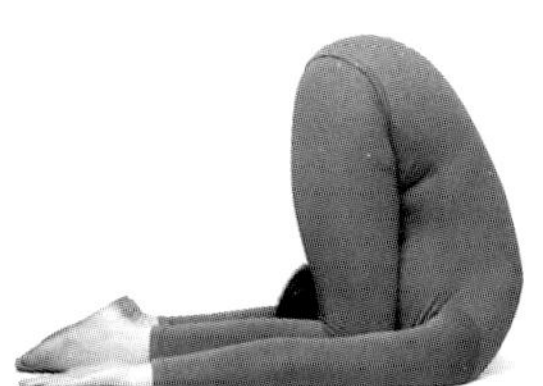

Karṇapīdāsana

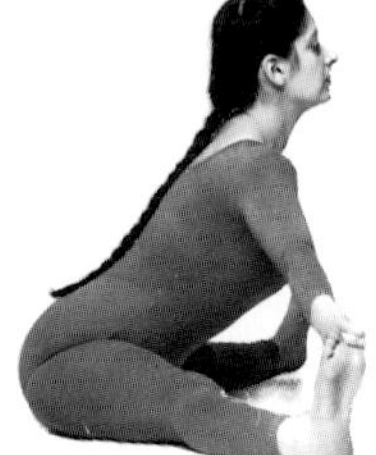

Upaviṣṭa koṇāsana

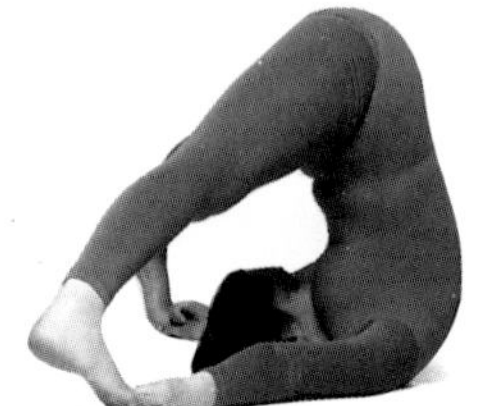

Supta koṇāsana

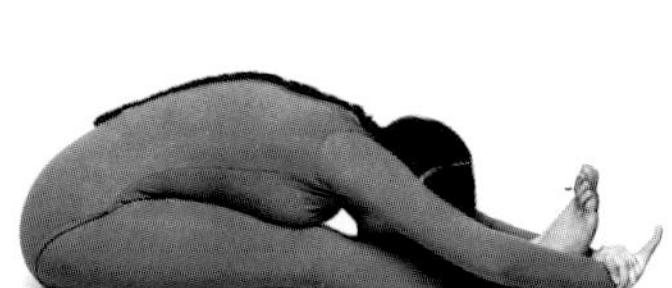

Paścimottānāsana

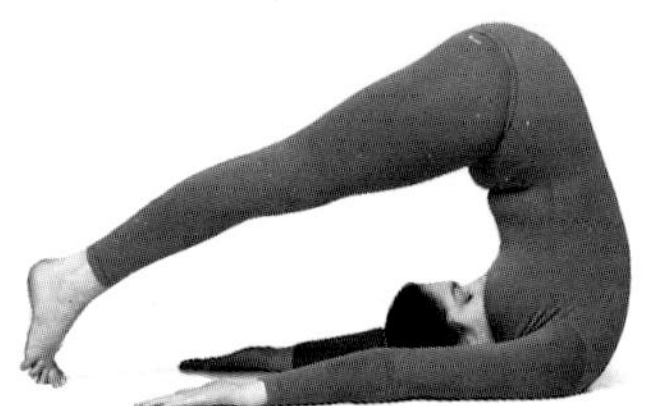

Halāsana

ÜBUNGSVORSCHLÄGE

Durch die paarweise Ausführung aller Sarvāṅgāsana-Variationen und Vorwärtsbeugen die Reihe mit der Zeit entsprechend erweitern oder abwandeln.

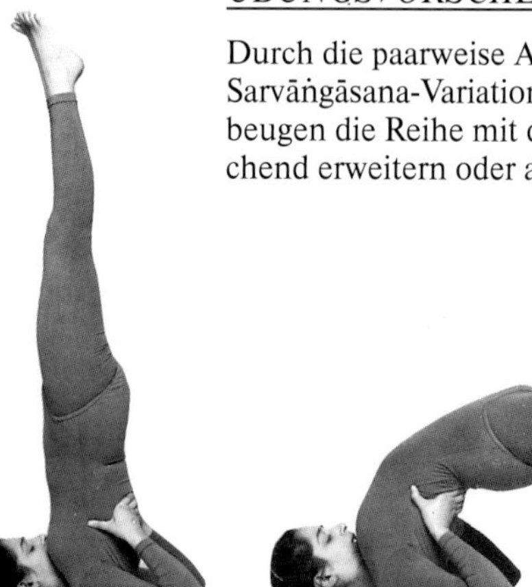

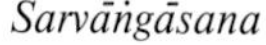

Sarvāṅgāsana

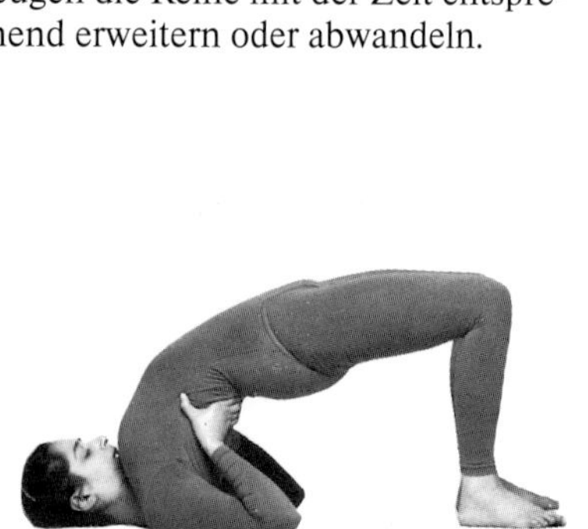

Setu bandha sarvāṅgāsana

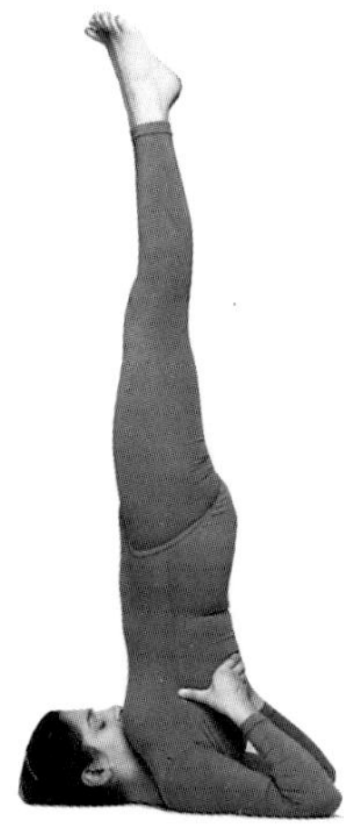

Sarvāṅgāsana

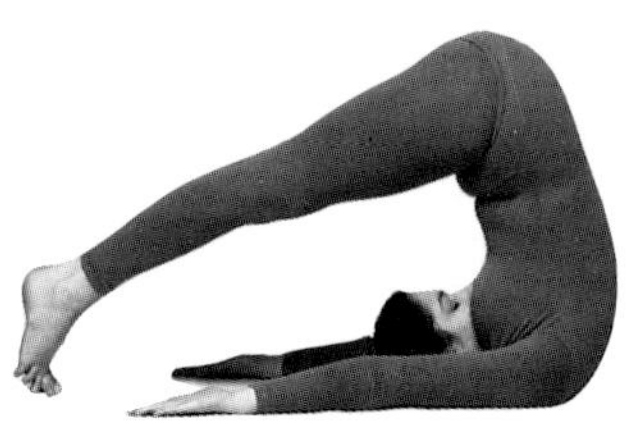

Halāsana

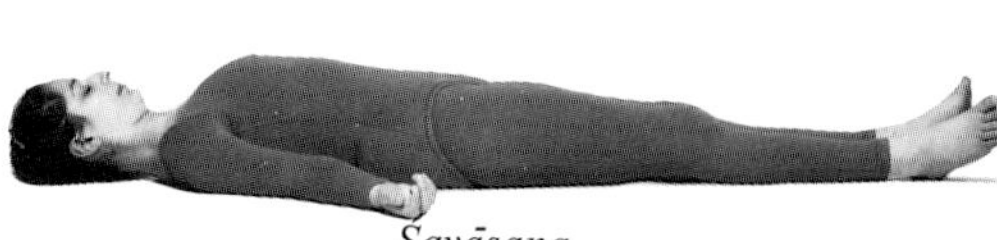

Savāsana

Bei allen Bewegungen ausatmen. Während der Haltungen ein- oder zweimal atmen.

Ausatmen, in Paścimottānāsana nach vorne beugen.

Ausatmen, die Arme und Beine über den Kopf in Halāsana führen. Ausatmen, in Baddha koṇāsana aufsitzen und die Fußsohlen aneinanderlegen. Ausatmen, in Karṇapīdāsana nach hinten schwingen; die Arme zeigen nach hinten. Ausatmen, in Upaviṣṭa koṇāsana vorschwingen und die Füße fassen. Ausatmen, in Supta koṇāsana zurückschwingen und die Zehen greifen. Ausatmen, in Paścimottānāsana nach vorne beugen. Ausatmen, in Halāsana zurückschwingen. Ausatmen, die Beine zu Sarvāṅgāsana anheben und den Rücken mit den Händen stützen. Ausatmen, die Knie beugen und in Setu bandha sarvāṅgāsana gehen. Ausatmen, hochspringen, in Sarvāṅgāsana. Ausatmen, die Beine hinter den Kopf in Halāsana nehmen. Ausatmen und die Beine auf den Boden senken zu Śavāsana.

ENTSPANNUNG

Genauigkeit und das Achten auf Details führen zur Meisterschaft in der Kunst der Entspannung.

B. K. S. IYENGAR

Entspannung ist ein Segen. Sie bringt Frieden für Körper und Geist. Die Aufmerksamkeit ist nach innen gerichtet, und man lernt, sich seiner selbst besser bewußt zu sein.

In Śavāsana (S. 150) ist es wichtig, den Körper warm zu halten, weil der Stoffwechsel sich verlangsamt. Vermeiden Sie einengende Kleidung, und legen Sie sich statt dessen eine Decke über. Selbst Socken können die Zehen leicht behindern.

Bewußtheit in Śavāsana erfordert Übung und einen ruhigen Geist. Anfangs besteht oft die Tendenz, nervös und zappelig zu sein oder einzuschlafen; deshalb ist Achtsamkeit erforderlich, um dem entgegenzuwirken. Durch ein regelmäßiges Üben der Āsanas wird die Fähigkeit zur Entspannung in hohem Maße gefördert. Normalerweise werden die Āsanas mit Śavāsana beendet, damit sie ihre Wirkung im Körper entfalten können. Manchmal sind sie jedoch bereits so entspannend, daß eine zusätzliche Entspannungsphase nicht mehr notwendig ist. Oder aber der belebende Effekt ist so ausgeprägt, daß Śavāsana nicht möglich ist und die erzeugte Energie direkt in den Alltag übernommen wird.

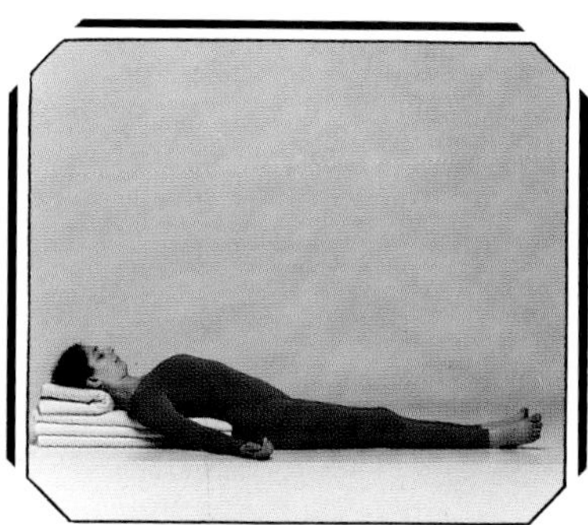

ÜBUNGSHINWEISE

Wer unter Verspannungen oder Streß leidet, sollte eine Bandage um Stirn und Augen binden, um leichter abschalten zu können.

Śavāsana kann vor oder während der Prāṇāyāma-Techniken geübt werden. Die Übung kann dazu dienen, verschiedene Methoden gegeneinander abzugrenzen, den Rücken und die Lungen zu entspannen, den Brustkorb zu öffnen und den Geist zu beruhigen. In diesem Fall sollte der Brustkorb etwas höher liegen.

Vorsicht: Śavāsana nicht ausführen, wenn Sie unter psychischen Erkrankungen, Depressionen oder Angstzuständen leiden. Statt dessen Entspannungspositionen mit unterstütztem Brustkorb üben (siehe Therapeutische Übungsreihen, S. 185)

Treten während der Übung Panikgefühle auf, die Augen offen und ruhighalten.

Epileptiker und Patienten mit Hyperventilation sollten einen ausgebildeten Yogalehrer konsultieren.

Śavāsana I

ŚAVA = Leichnam

Im Entspannungszustand liegt der Körper still wie ein Leichnam, und der Geist ist friedvoll. Beherrscht man die Übung, kann dieser Ruhezustand beliebig hervorgerufen werden. ♦

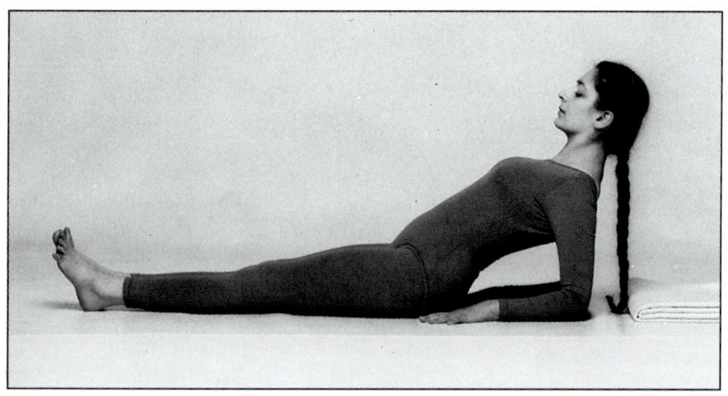

1 In Daṇḍāsana (S. 52) sitzen. Auf die Ellenbogen zurücklehnen. Rumpf und Beine sollen sich in einer Linie befinden.

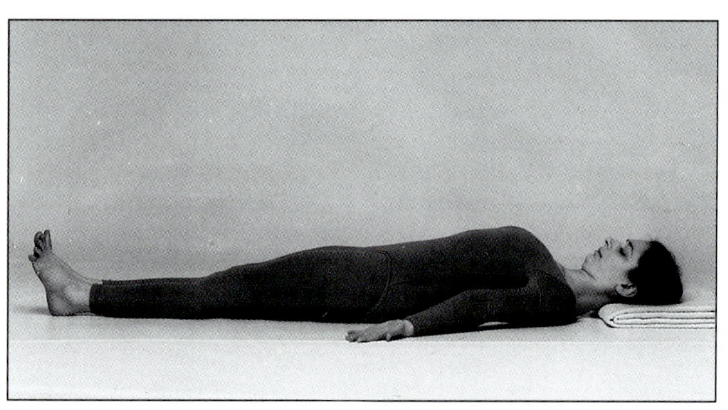

2 Den Oberkörper hinlegen, dazu den Rücken Wirbel für Wirbel zum Boden senken. Ein flaches Kissen unter Kopf und Nacken schieben. Den Rücken auflegen. Rumpf, Arme und Beine zunächst strecken, danach entspannen.

Kopf und Nacken

Den Kopf gerade halten und vom Rumpf wegbewegen. Auf der Mitte des Hinterkopfes liegen. Die Augenbrauen und der Nasenrücken zeigen zur Decke. Nacken und Hals strecken und dann entspannen. Das Kinn nicht hochhalten. Falls sich der Hals verspannt anfühlt, die Haltung des oberen Rückens und des Kopfes ändern.

Rücken

Die Schultern vom Kopf wegbewegen und zum Boden hindrücken. Die Schulterblätter und hinteren Rippen nach innen nehmen, um den Brustkorb zu öffnen.

Die Beine leicht beugen, Hüften heben und unteren Rücken in Richtung Beine strecken. Mit Hilfe der Hände das Gesäß vom Kreuzbein wegbewegen. Dann das Kreuzbein gleichmäßig zum Boden herablassen und die Beine geademachen.

Arme

Die Oberarme nach außen, die Handflächen nach oben drehen. Arme und Hände strecken, dann entspannen; etwas vom Oberkörper entfernt halten. Handgelenke und Hände liegen links und rechts, jeweils an den gleichen Stellen, auf dem Boden; die Finger krümmen sich ganz leicht.

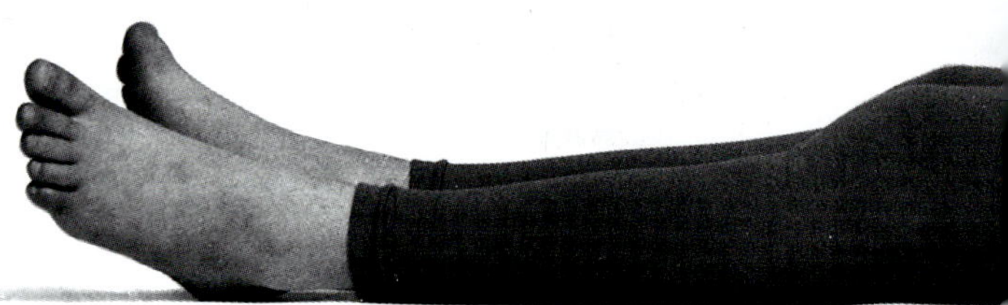

Körpervorderseite

Die Schlüsselbeine weit nach außen und in Richtung Kopf bewegen. Den Brustkorb öffnen; das Brustbein nicht einsinken lassen. Den Brustkorb vom Bauch wegbewegen. Den Bauch entspannt lassen.

Beine

Beine und Füße strecken. Gleichmäßig zu den Seiten sinken lassen. Jeweils die gleichen Stellen an Beinen und Füßen berühren den Boden.

Fokus *Rückenlage korrigieren*
Jede falsche Position eines Körperteils beeinträchtigt die Entspannung. Nachdem Sie ein paar Minuten stillgelegen haben, achten Sie auf Ungleichmäßigkeiten. Nehmen Sie sich Zeit, um den Körper zu justieren und korrekt auszurichten. Gehen Sie behutsam vor, das Zentrieren von Kopf und Körper sollte die Position so wenig wie möglich stören. Dann halten Sie den Körper wieder ganz still. Falls die Position noch immer nicht ausgewogen ist, merken Sie sich den Fehler, und vermeiden Sie ihn beim nächsten Mal.

3 Die Augen schließen und normal atmen. Die Atmung ruhiger machen. Den Geist nicht abschweifen lassen, sondern die Aufmerksamkeit auf den Körper lenken. Die Augen stillhalten und das Gesicht entspannen. Den Körper in den Boden hineinsinken lassen. Fünf bis zehn Minuten oder länger ruhig liegen bleiben.

Dann die Augen langsam öffnen, die Beine beugen und auf eine Seite drehen; kurz so bleiben, danach auf die andere Seite drehen. Aus der Seitenlage aufstehen.

ÜBUNGSVORSCHLÄGE

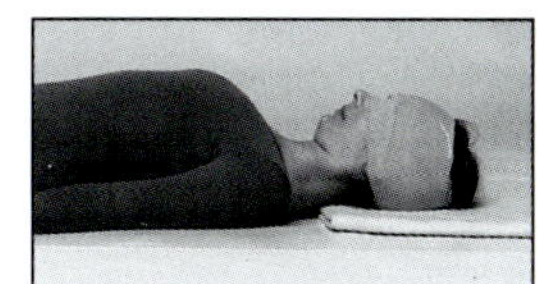

Die Beine etwas weiter auseinanderbringen, um den Bauch zu entspannen.

Zur Linderung von Verspannungen und Migräne eine Bandage um Stirn und Augen binden. Kein Kreppmaterial verwenden. Beim Entfernen Bandage vorsichtig abwickeln.

Bei unbequemer Rückenlage oder Rückenschmerzen die Beine anwinkeln und die Waden auf einen Stuhl legen.

REFLEXION

Der Geist ist wankelmütig und wird von Launen regiert. Innere und äußere Umstände beeinflussen ihn. Wenn der Körper reglos ist, kann man den Zustand des Geistes studieren. Er kann müde und teilnahmslos oder aber gehetzt und unfähig zur Ruhe sein. Es ist wichtig, sowohl Trägheit als auch übermäßige Erregung zu bekämpfen. Śavāsana lehrt den Geist Stille und Achtsamkeit.

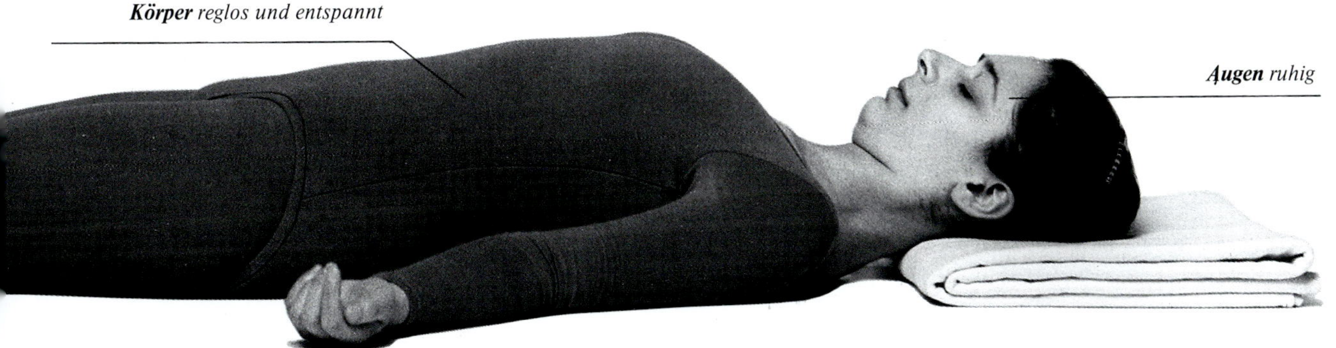

Śavāsana II

ŚAVA = Leichnam

Der Geist lernt, sich zurückzuziehen. Die Entspannung wird vertieft. ♦♦

1 Zwei oder drei längs gefaltete Decken (oder eine Polsterrolle) unter die Lendenwirbelsäule, den oberen Rücken und den Kopf plazieren und gleichmäßig darauf legen. Gegen den Lendenwirbelbereich halten, während Sie den Körper absenken. Eine weitere Decke unter den Kopf legen, um ein Zurückkippen der Stirn zu vermeiden.

2 Den Körper wie in Śavāsana I (Schritt 2, S. 150) sorgfältig ausrichten.

3 Die oberen Augenlider nach unten ziehen und so die Augen schließen; unbewegt lassen. Die Augäpfel entspannen und zurück in die Augenhöhlen sinken lassen.

Die Stirnhaut vom Mittelpunkt weg nach außen ziehen, um alle Falten zu glätten. Dann die Haut vom Haaransatz aus in Richtung Augenbrauen entspannen; Schläfen entspannen.

Die Gesichtshaut entspannen. Spannungen in den Winkeln der Augen, Nase und Lippen auflösen. Die Haut von Nase und Wangen entspannen.

Nicht die Kiefer aufeinanderpressen oder die Zähne zusammenbeißen. Die Zunge liegt entspannt im Unterkiefer.

Spannungen im Ohrenbereich abbauen. Das Hören auf Außengeräusche verhärtet die Gehörgänge. Zur Entspannung das Hören nach innen lenken, so als horchten Sie auf Laute im Inneren.

Vom Kopf zu den Fingerspitzen und Zehen die Haut weich und gefühlvoll werden lassen. Lernen Sie, sich von der Haut weg nach innen zurückzuziehen.

Lassen Sie alle Denkprozesse zur Ruhe kommen. Halten Sie Ihr Ego zurück, und lassen Sie den Geist nicht abschweifen.

Der Blick der Augen ist nach unten in den Brustkorb gerichtet. Beginnen Sie, den Atem zu beobachten. Verfolgen Sie das Wechselspiel der natürlichen Ein- und Ausatmung. Machen Sie Ihren Atem weich und ruhig. Lassen Sie Geist und Atem miteinander verschmelzen.

Fünf bis zehn Minuten oder länger so liegen bleiben und die Stille von Körper und Geist bewahren.

Dann langsam die Augen öffnen und anfangs noch ganz weich halten. Die Beine anwinkeln, auf eine Seite rollen, einen Moment verweilen und anschließend auf die andere Seite drehen. Aus der Seitenlage aufstehen.

ÜBUNGSVORSCHLÄGE

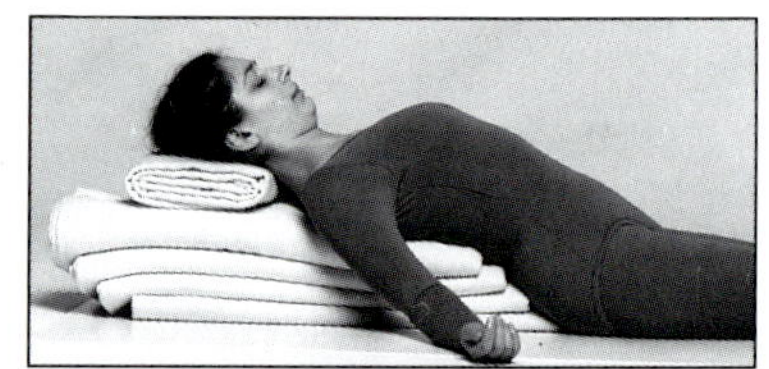

Mit dem Rücken auf treppenförmig gestapelten Decken liegen. Dies ist für Menschen mit Herz- und Lungenerkrankungen sowie für Schwangere empfehlenswert.

REFLEXION

Das Üben der Āsanas, die harmonische Streckung und Bewegung des Körpers, sensibilisieren die Haut. Sie ist die Schwelle zwischen Innen- und Außenwelt. Śavāsana lehrt die vollständige Entspannung der Körperhülle. Je entspannter die Haut, um so tiefer das Bewußtsein für Śavāsana. Körper und Geist ziehen sich von der Haut in das Reich des Innern zurück, in das Universum innerer Funktionen und Körperlaute. Sie werden völlig ruhig. Dieser Zustand friedlichen Bewußtseins führt zur Meditation.

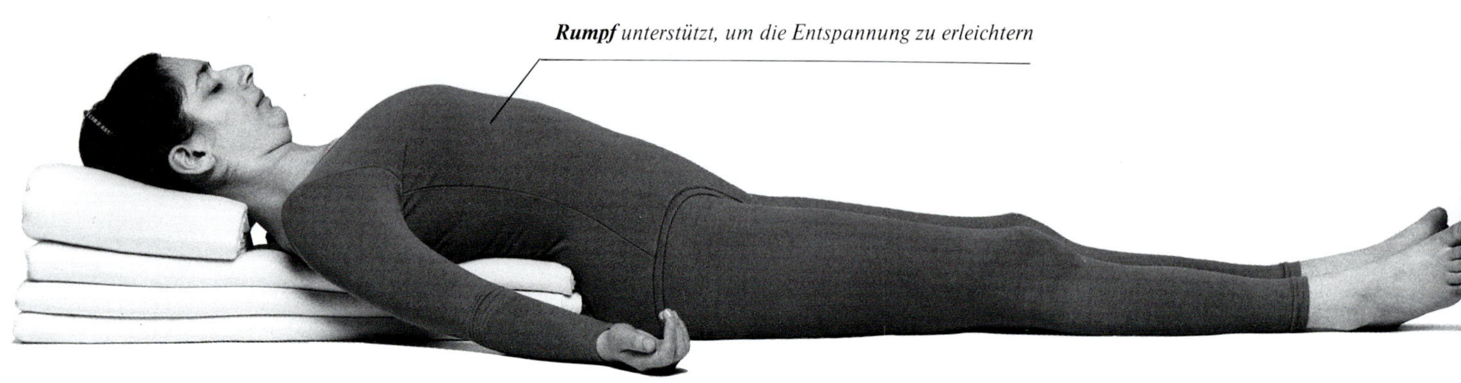

***Rumpf** unterstützt, um die Entspannung zu erleichtern*

TEIL II

DER GEIST

PRĀṆĀYĀMA & PHILOSOPHIE

Die Beherrschung des Geistes gilt als der höchste Yoga. Sie gleicht der Bändigung eines ungestümen Pferdes, das gezähmt werden muß, damit es seinem Reiter gehorcht.

BHAGĀVATA PURĀṆA, XI. 20

Studium des Selbst

Wo Analyse endet, beginnt die Fähigkeit zur Unterscheidung.
Wo diese endet, beginnt Wissen.

B. K. S. IYENGAR

Svādhyāya, das Studium des Selbst, ist der zweite Eckpfeiler des Yoga. Es resultiert in Wissen *(jñāna)* und erfüllt das zweite Bedürfnis der Menschheit - geistige Zufriedenheit.

Wissen erwerben

Wissen ist ein Geschenk des Geistes, das den Menschen vom Tier unterscheidet. Dem Wesen nach sowohl theoretisch als auch praktisch, wird es über Studium und Erfahrung erworben.

Yogaschüler erreichen *svādhyāya* durch eindringliches Üben. Der Schüler muß lernen, Geist und Herz allen Aspekten des Yoga zu öffnen. Die Mühe lohnt sich, denn das Verstehen des Selbst verleiht geistige und körperliche Sicherheit. Außerdem macht es bewußt, daß es notwendig ist, die philosophischen Prinzipien in das Üben einfließen zu lassen.

Die Wirkung von *svādhyāya* mag am Anfang nicht unbedingt ersichtlich sein, während der Nutzen der *āsanas* klar auf der Hand liegt. Das Studium des Selbst verleiht indes eine weitere Dimension und ist unverzichtbar für alle, die sich eingehender mit Yoga beschäftigen wollen. Körper und Geist erreichen einen Zustand der Stille, die Grenze zwischen dem physischen Ausführen und dem mit tiefem Verständnis verknüpftem Üben wird überschritten. Auf diese Weise wird spirituelles Bewußtsein erworben.

Svādhyāya umfaßt mehrere Ebenen. Auf der praktischen Ebene beinhaltet es die Entwicklung und Kontrolle des Geistes durch die Beherrschung und Verfeinerung der Atmung *(prāṇāyāma)* sowie durch die Zurückziehung der Aufmerksamkeit von den Sinnen *(pratyāhāra).* Darüber hinaus muß auch der Geist durch das Studium der Philosophie bereichert werden.

In der Philosophie des Yoga gilt der Geist als Werkzeug der Wahrnehmung und Aktion. Auf Sanskrit heißt Geist *manas.* Der Geist gehört zu den Urprinzipien der Natur. Er ist Teil des übergeordneten Bewußtseinsprinzips *(citta).*

Citta besteht aus drei Komponenten - Geist, Intellekt und Ego - und wird von drei Eigenschaften geprägt: Leichtheit, die den Geist klar, klug und friedlich macht; Energie, die Antrieb gibt, der Gutes oder Schlechtes bewirken kann; und Trägheit, die sowohl Stabilität als auch Dumpfheit bewirkt. Das Wechselspiel dieser Eigenschaften äußert sich in Stimmungsschwankungen.

Atem und Geist hängen unmittelbar zusammen. Gewöhnlich beeinflußt der Zustand des Geistes die Atmung. Bei Erregung wird der Atem flach und hastig, wohingegen ruhiges, tiefes Atmen den Geist beruhigt. Bei *prāṇāyāma* wird der Zustand des Geistes über die Atemlenkung verändert. Der Geist lernt, dem Atemrhythmus zu folgen, und zerstreute Gedanken werden so nach innen gelenkt.

Die Beruhigung des Geistes durch *prāṇāyāma* führt zum Zustand inneren Friedens, der mit der Zeit länger andauert und tiefer wird. Verschiedene Formen von *prāṇāyāma* bewirken verschiedene Stufen von Bewußtsein. Genau wie für eine umfassende Straffung und Sensibilisierung des Körpers verschiedene *āsanas* notwendig sind, so sind für eine vollständige Erfahrung eine Vielzahl von *prāṇāyāmas* nötig.

Prāṇāyāmas beruhigen auch die Sinne und lenken sie in die Innenwelt zurück. Augen, Ohren, Nase, Zunge und Haut werden naturgemäß von der Außenwelt in Anspruch genommen und sind ständig auf der Suche nach neuen Reizen. Das Loslösen von den Objekten und die Zurückziehung der Aufmerksamkeit führen zu einem Zustand des Mit-sich-selbst-zufrieden-Seins, der äußere Reize überflüssig macht. Man nennt ihn den »wunschlosen« Zustand *(pratyāhāra).* Wer ihn erreicht, kennt den Unterschied zwischen Alltag und spirituellem Leben.

Das Studium des Selbst wird durch die Vertrautheit mit der Yogaphilosophie und ihrer Anleitung zur Gelassenheit unterstützt. Die philosophische Auseinandersetzung trainiert und schärft den Geist und rückt individuelle Belange in die richtige Perspektive. Sie schafft ein Verständnisfundament, auf dem die Praxis strukturiert und weiterentwickelt werden kann. Indem sie den den Übungen und Regeln zugrundeliegenden Zweck erklärt, wird das Interesse an Yoga wachgehalten. Im Alltag dient die Yogaphilosophie als Maß zur Einschätzung der Richtigkeit unseres Denkens und Handelns. Gedanken wandeln sich oftmals, und Handlungen können falsch sein. Mit Hilfe der Philosophie analysieren und erweitern wir unsere Erfahrungen und vermeiden die Wiederholung von Fehlern. Auf den folgenden Seiten werden die Techniken für *prāṇāyāma* und *pratyāhāra* beschrieben und die Grundzüge der Yogaphilosophie erläutert.

Prāṇāyāma

Im Prāṇāyāma ist der Rücken die Tafel, die Luft schreibt, und der Geist hält die Kreide.

B. K. S. IYENGAR

Prāṇāyāma besänftigt und stärkt den Geist und schafft ein Gefühl inneren Raumes. Im Körper entstehen Energiereserven. Sind die Lungen kräftig genug, wird ihre Kapazität erhöht. Man unterscheidet drei Typen der Atemlenkung, die den Atem verlängern, ausdehnen und verfeinern: Einatmen *(pūraka)*, Ausatmen *(recaka)* und das Atemanhalten *(kumbhaka)*.

Übungshinweise

Prāṇāyāmas sollten erst ausgeführt werden, wenn Körper, Nervensystem und Lungen durch das Üben der Āsanas gestärkt sind. Dies dauert mindestens zwei Jahre. Da die Atmung ein sehr subtiler Vorgang ist, muß mit noch größerer Sorgfalt als bei den Āsanas gearbeitet werden.

Śavāsana ist eine Vorbereitung für Prāṇāyāma.

Bei den Prāṇāyāmas sollte man langsam beginnen und sich allmählich steigern; am Anfang genügen schon wenige Minuten. Mit wachsender Vertrautheit kann die Übungszeit gesteigert werden. Es ist ratsam, am frühen Morgen oder Abend in einem gut durchlüfteten Raum zu üben. Magen und Darm sollten leer sein.

Unmittelbar vor oder nach anstrengenden Āsanas sollte man besser nicht üben, da diese Atmung und Lungentätigkeit stark beeinflussen. Keine Bedenken bestehen hingegen für das Üben nach einer beruhigenden Reihe mit unterstützten Umkehrhaltungen.

Die angeführten Atemtechniken werden zunächst in Śavāsana mit unterstütztem Oberkörper geübt. Dadurch werden die Lungen schonend auf die Prāṇāyāmas vorbereitet. Der Brustkorb öffnet sich, und die Atmung wird leichter. Wenn die Atmung stetig geworden ist, können Sie diese Techniken auch im Sitzen ausführen.

Der aufrechte Sitz bei den Prāṇāyāmas erfordert Übung. Der Körper sollte sich nach oben strecken, und die Position der Beine sollte bequem sein, damit die Sitzhaltung nicht beeinträchtigt wird.

Um die verschiedenen Techniken zu beherrschen, sollten die einzelnen Stadien in der angegebenen Reihenfolge geübt werden.

Vor Beginn der Übungen wird jeweils ganz ausgeatmet. Ein Zyklus besteht aus einer Einatmung und einer Ausatmung.

Wird der Ablauf eines Zyklus gestört, führen Sie ihn dennoch zu Ende, und atmen Sie zwei- bis dreimal normal ein und aus. Bevor Sie erneut ansetzen, versuchen Sie, die Fehlerursache zu finden.

Vorsicht

Bei Ermüdung der Lungen, Erschöpfung oder Reizung die Übungen nicht fortsetzen, da dies schädlich sein könnte. Statt dessen hinlegen und entspannen. Bei Schmerzen im Rücken ebenfalls hinlegen.

Falls Panik oder Atemnot auftreten, achten Sie darauf, den Bauch betont locker zu halten.

Ein Hitzegefühl im Kopf ist ein Zeichen von Überlastung. Liegen Sie in Śavāsana, um sich auszuruhen.

Bei Bluthochdruck oder Herzproblemen tiefes Einatmen vermeiden.

Bei zu niedrigem Blutdruck oder Depressionen tiefes Ausatmen vermeiden.

Bei Streß oder Verspannungen die Augen mit einem weichen Tuch bedecken oder eine Bandage um Stirn und Augen wickeln. (Die Bandage sollte fest an der Stirn, aber weich auf den Augen liegen.)

Normale Atmung *(liegend)*

Die normale Atmung als Einführung in die Atemlenkung. ♦♦

Mit der Lendenwirbelsäule, dem oberen Rücken und dem Kopf auf ein oder zwei längs gefalteten Decken liegen (siehe Fokus rechts und Śavāsana, S. 152). Eine zusätzliche Decke unter den Kopf legen und warten, bis Geist und Körper ganz ruhig werden. Das Gesicht entspannen und die Augen schließen. Drei bis vier Minuten in Śavāsana liegen.

Den Blick nach unten in den Brustkorb richten. Werden Sie sich des Brustkorbes bewußt. Beobachten Sie, wie der Brustkorb sich hebt und senkt, während Sie normal atmen. Die Atemzüge allmählich weicher, sanft und rhythmisch gestalten und gleichmäßig tief werden lassen. Fühlen Sie, wie die Brustkorbseiten sich gleichförmig heben und senken und wie der Geist langsam ruhig und friedlich wird. Ihr Atem vertieft und verlangsamt sich zunehmend, er dringt tief in den Brustraum ein. Schlafen Sie nicht ein.

Bei gleichmäßiger Atmung fünf bis zehn Minuten liegen bleiben.

Mit der nächsten Atemtechnik fortfahren oder die Decken unter dem Rücken wegnehmen und nur mit einer Decke unter dem Kopf flach auf dem Boden liegen. Einige Minuten so verweilen, dann die Knie beugen, zur Seite drehen und aufstehen.

Vorsicht

Prāṇāyāma-Techniken sind enorm wirkungsvoll, denn sie beeinflussen die Lebenskraft. Fehler bei den Āsanas führen schlimmstenfalls zu Muskelrissen, hingegen können Fehler bei den Prāṇāyāmas nachteilig auf das Nervensystem und Gehirn wirken. Es ist daher wichtig, unter Aufsicht eines erfahrenen Lehrers zu arbeiten.

Verfeinerung der Technik

- Während der gesamten Übung bleiben die Augen unbewegt und nach innen gerichtet. Auf die Atmung achten, so daß Atem und Geist zum Einklang kommen. Alle übrigen Gedanken ausschalten, da diese stören.
- Gleichmäßig durch beide Nasenlöcher atmen. Die Lungen rechts und links gleichmäßig füllen und leeren. Den Atemfluß auf beiden Seiten genau gleich halten.

Fokus *Prāṇāyāma mit Decken*
Eine Decke auf 0,75 bis einen Meter Länge und 20 bis 25 Zentimeter Breite falten. Von Lendenwirbelsäule bis Kopf unter den Rücken legen. Um den Brustkorb noch mehr zu öffnen, zwei oder drei Decken obenauf legen.

Decke quer unter den Brustkorb, unterhalb der Schulterblätter, legen. Oberarme seitlich unter die Decken bringen.

Decken treppenförmig aufeinanderstapeln (siehe S. 152).

Immer ein oder zwei gefaltete Decken unter den Kopf legen, so daß er höher als der Brustkorb liegt. Aufpassen, daß die Stirn nicht zurückkippt und das Kinn nicht hochsteht.

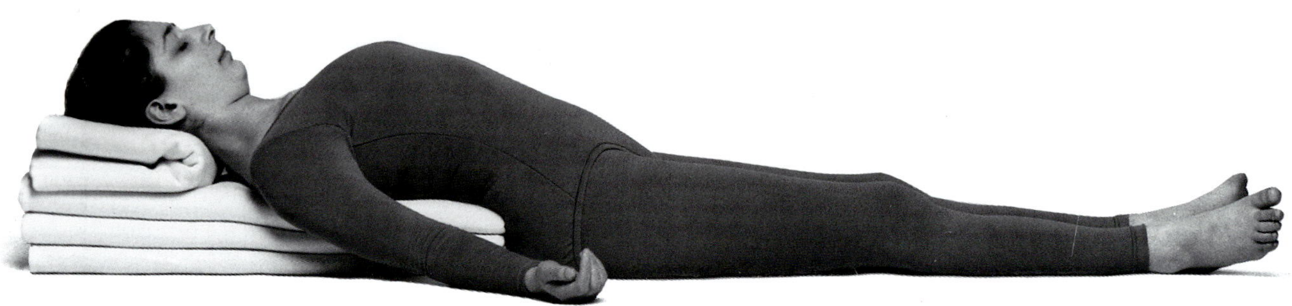

Normale Atmung (*sitzend*)

Eine Übung, die richtiges Sitzen und natürliches Atmen lehrt. ♦♦♦

Auf zwei gefalteten Decken in Sukhāsana (S. 53) sitzen. Die Fingerkuppen neben den Hüften aufsetzen und den Rumpf nach oben strecken. Ellenbogen beugen, Handrücken auf die Oberschenkel legen. Die Oberarme und Ellenbogen locker lassen und leicht zurücknehmen. Die Handflächen und Finger entspannen.

Das Steiß- und Kreuzbein sowie die Lendenwirbel anheben. Schambein und untere Bauchpartie nach oben ziehen. Die Wirbelsäule hochstrecken. Die Körperseiten strecken und den Brustkorb anheben. Brustbein und Schlüsselbeine hochhalten. Achselhöhlen und Brustkorb nach vorne bringen, Schultern weiten und nach hinten nehmen.

Hintere Schultern und Schulterblätter nach unten ziehen. Die hinteren Rippen in den Körper hineinziehen und Brustwirbelsäule nach innen wölben.

Den Kopf gerade und die Augen auf gleicher Höhe halten; Scheitel zeigt zur Decke. Hinterkopf anheben. Ohren senkrecht halten. Die Augen schließen und die Augäpfel zurück in die Augenhöhlen ziehen. Den Blick nach hinten und in den Brustkorb lenken.

Ein paar Minuten so sitzen, jede Körperregung genau beobachten. Wirbelsäule und unteren Rücken nicht einsinken lassen.

Ohne daß der Brustkorb sinkt, den Nacken in Richtung Schädel strecken und den Kopf senken. Den Hals nicht zu sehr zusammendrücken. Den natürlichen Atemprozeß verfolgen. Regelmäßig atmen und auf die Atembewegung im Brustkorb achten. Mit ein wenig Übung unterstützt die Atmung die aufrechte Körperposition.

Fünf bis zehn Minuten so bleiben. Dann in Śavāsana entspannen.

Beim Üben: An einer Wand sitzen, eine gefaltete Decke zwischen Taille, oberen Rücken und Wand legen.

In Padmāsana (S. 54 f.), Vīrāsana (S. 50) oder Baddha koṇāsana (S. 57) sitzen.

Um zu lernen, die Hände zu entspannen, sie mit den Handflächen nach unten auf die Knie legen.

Bei Knieschmerzen die Knie mit Decken unterstützen.

Verfeinerung der Technik

- Den Bauch nicht wölben, sondern von unten leicht nach innen und nach oben ziehen. Die Aftermuskeln leicht anspannen, damit das Steißbein oben bleibt.
- Mit jedem Einatmen lassen Sie den Brustkorb sich heben und den Scheitel sinken. Während des Ausatmens Brustkorb nicht einsinken lassen.

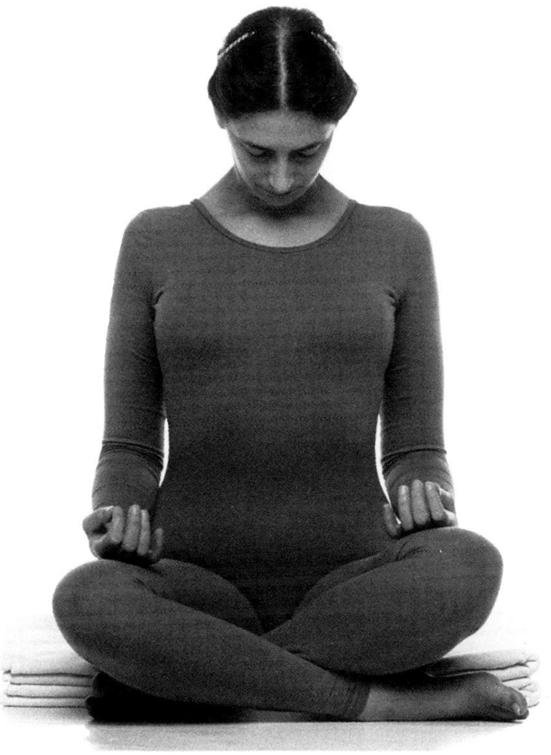

Ujjāyī prāṇāyāma (liegend)

UḌ = extrem; *JĀYI* = erobern, unterwerfen

Die tiefe Atmung versorgt alle Körperbereiche mit Energie. ◆◆

1 Tiefes Einatmen, normales Ausatmen

Unter Energielosigkeit oder niedrigem Blutdruck Leidende können mit dieser Methode ihre Sauerstoffaufnahme erhöhen.

Prāṇāyāma-Ausgangslage (siehe S. 156) einnehmen. Drei bis vier Minuten entspannen. Einige Male normal atmen, zum Schluß ausatmen.

▷ Langsam und tief einatmen, ohne Überanstrengung den Atem natürlich verlängern. Die Luft auf beiden Seiten der Nasenscheidewand (Septum) einziehen. Spüren Sie, wie die Lungen und die vorderen Rippen sich während des Einatmens nach außen und oben öffnen. Das Gehirn bleibt passiv.

Normal ausatmen, die Luft wie mit einem Seufzer gehen lassen. Den Hals und die Nasengänge entspannt halten. Der Brustkorb darf nicht einsinken. ◁

Von ▷ bis ◁ bildet einen Atemzyklus. Sechs oder sieben Zyklen ausführen, danach ausruhen. Die Übung abschließen oder zur nächsten Technik übergehen. Später sollten mehrere Zyklen hintereinander ausgeführt werden.

Verfeinerung der Technik

- Gesicht und Augen bleiben ganz ruhig. Nicht verspannen, sondern immer weiter entspannen. Beim Einatmen Arme oder Finger nicht verkrampfen.
- Die Bewegung von Atem, Lungen und Rippen aufeinander abstimmen. Weich einatmen und darauf achten, wie der Brustkorb sich langsam öffnet.

2 Tiefes Ausatmen, normales Einatmen

Das Ausatmen zu üben, wirkt beruhigend und senkt zu hohen Blutdruck. Das Gehirn wird ruhiger.

Prāṇāyāma-Ausgangslage (siehe S. 156) einnehmen. Nach dem Entspannen einige Male normal atmen, zum Schluß ausatmen.

▷ Normal einatmen.

Obere Brustkorbpartie angehoben lassen, vom hinteren Bereich der Nase her langsam die Luft ausströmen lassen. Ohne sich zu überanstrengen, die Luft kontrolliert, weich und behutsam gehen lassen. Die Ausatmung fließend machen. Verfolgen Sie den Prozeß der Ausatmung aufmerksam, und spüren Sie, wie sich in Ihnen immer mehr Ruhe ausbreitet. ◁

Von ▷ bis ◁ sechsmal oder öfter wiederholen, die Zyklen gleich lang machen. Danach ausruhen und die Übung beenden oder mit der nächsten Technik fortfahren.

Verfeinerung der Technik

- Gegen Ende der Ausatmung den Bauch noch mehr entspannen.
- Die Luft von beiden Lungen- und Nasenseiten gleichmäßig ausströmen lassen und nicht hastig ausstoßen. Vollständig ausatmen und erst dann wieder einatmen.

3 Tiefes Einatmen und tiefes Ausatmen

Prāṇāyāma-Ausgangslage (siehe S. 156) einnehmen. Eine Weile ruhig liegen. Dann einige Male normal atmen, zum Schluß ausatmen.

▷ Mit einem langen, tiefen, langsamen Atemzug einatmen und die Luft an der Nasenscheidewand spüren. Die Einatmung einleiten, indem Sie Haut und Muskeln im Schambein- und Unterleibsbereich leicht nach unten drücken und zum Zwerchfell hochziehen. Auf diese Weise wird der Brustkorb weiter geöffnet. Einatmen, bis der Atem die Region der Schlüsselbeine erreicht.

Brustkorb angehoben lassen, langsam und tief ausatmen, ohne die Kehle anzustrengen. Das gleichmäßige Ausströmen der Luft kontrollieren, hastiges Ausatmen vermeiden. Die Rippen nicht abrupt einsinken lassen. ◁

Von ▷ bis ◁ sechsmal oder öfter wiederholen. Dann ausruhen und die Übung abschließen oder mit der nächsten Technik fortfahren.

Verfeinerung der Technik

- Die Nasenflügel nicht wölben, sondern im gesamten Übungsverlauf passiv lassen.
- Auf stetige Weise ein- und ausatmen. Falls erforderlich, normale Atemzüge zwischenschalten.
- Spüren Sie, wie Ihr ganzer Körper – vom Schambein bis zu den Schlüsselbeinen – am Vorgang der Atmung teilnimmt.

Ujjāyī prāṇāyāma (sitzend)

Die Körperrückseite unterstützt den Atem – ob er ansteigt oder sinkt.
Dies wird in mehreren Stadien geübt. ♦♦♦

1 Tiefes Einatmen, normales Ausatmen

Sitzposition für Prāṇāyāma (siehe S. 157) einnehmen. Die Augen schließen und den Kopf senken. Einige Male normal atmen, zum Schluß ausatmen.

▷ Tief und gleichmäßig einatmen, die untere Rumpfpartie nach oben ziehen und den Brustkorb bis zu den Schlüsselbeinen mit Luft füllen.

Brustkorb angehoben lassen, normal ausatmen. ◁

Von ▷ bis ◁ sechsmal oder öfter wiederholen. Den Kopf heben, einen Moment ruhig sitzen. Hinlegen und ausruhen oder mit der nächsten Technik fortfahren.

Verfeinerung der Technik

- Den Kopf unten lassen, den Körper ruhig halten. Den unteren Rücken und die Wirbelsäule strecken, den Brustkorb weit öffnen.

2 Tiefes Ausatmen, normales Einatmen

Sitzposition für Prāṇāyāma (siehe S. 157) einnehmen. Einige Male einatmen, zum Schluß ausatmen.

▷ Normal einatmen. Langsam und tief ausatmen, ohne die Körperstreckung aufzugeben. ◁

Von ▷ bis ◁ sechsmal oder öfter wiederholen. Den Kopf heben und eine Weile ruhig sitzen. Hinlegen und ausruhen oder mit der nächsten Technik fortfahren.

Verfeinerung der Technik

- Die Ausatmung fließend gestalten. Dabei den oberen Brustkorbteil nicht einsinken lassen, aber die unteren Rippen allmählich entspannen.

3 Tiefes Einatmen, tiefes Ausatmen

Sitzposition für Prāṇāyāma (siehe S. 157) einnehmen. Einige Male normal atmen, zum Schluß ausatmen.

▷ Tief einatmen, Brustkorb weit öffnen. Langsam und tief ausatmen, Rumpf nach oben gestreckt lassen. ◁

Von ▷ bis ◁ sechsmal oder öfter wiederholen, dabei gleichmäßig atmen und die Übergänge zwischen Ein- und Ausatmung fließend halten. Den Kopf heben und einen Moment ruhig sitzen bleiben. Dann flach auf den Rücken legen und entspannen oder mit der nächsten Technik fortfahren.

Verfeinerung der Technik

- Den Brustkorb oben, den Kopf unten lassen. Nicht überanstrengen. Die Augen und die Hals-Nacken-Partie entspannen.

Fokus *Tiefes Einatmen und Ausatmen*

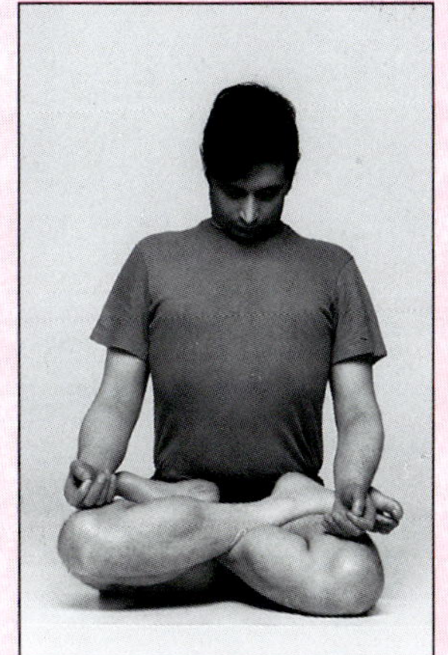

Tiefes Einatmen

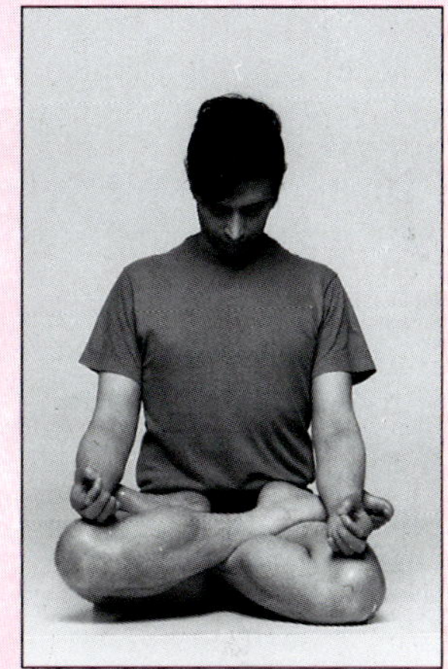

Tiefes Ausatmen

Tiefes Einatmen

Während des Einatmens Wirbelsäule und Rumpf von der Basis nach oben strecken. Bauch leicht nach hinten nehmen, freie Rippen anheben und den Brustkorb öffnen. Untere hintere Rippen nach innen und oben nehmen. Gleichzeitig Schultern zurück und Schulterblätter nach innen und unten bewegen. Den siebten Brustwirbel, an dem sich die entgegengesetzten Streckungen treffen, nach innen drücken, so daß der Brustkorb angehoben bleibt.

Tiefes Ausatmen

Während des Ausatmens leichte Rumpfstreckung beibehalten. Obere Ecken des Brustkorbs und hintere Rippen »halten«, um das Ausströmen der Luft zu kontrollieren. Den Geist nicht sinken lassen, Brustkorb offen und Wirbelsäule gestreckt halten. Der Atem verläßt den Körper in gleichmäßigem Fluß.

- Das Volumen und die Länge der Atemzüge sollte gleich sein.

Vorsicht

Die Lungen sollten nie angestrengt werden. Wenn Sie das Aneinanderreihen mehrerer Prāṇāyāma-Zyklen erschöpft, dann machen Sie dazwischen einige normale Atemzüge.

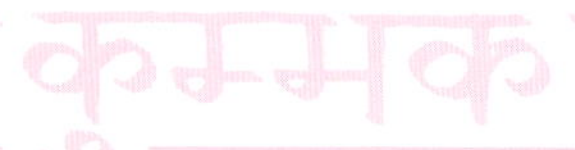

Kumbhaka

KUMBHA = Tongefäß

Wie ein Gefäß ist der Brustkorb entweder voll oder leer. Nach der normalen Ein- und Ausatmung kommt eine fast unmerkliche Pause. Prāṇāyāma hebt diese Pause hervor und dehnt sie aus. Atem und Atembewegung hören auf. ♦♦♦♦

Antara kumbhaka

ANTARA = innerlich

Durch das Anhalten der eingeatmeten Luft gelangt diese als Energie in sämtliche Körperabschnitte.

Sitzposition für Prāṇāyāma (siehe S. 157) einnehmen. Die Augen schließen und den Kopf senken. Einige Male normal atmen, zum Schluß ausatmen.

▷ Schnell und kräftig einatmen und innehalten. Unteren Bauch leicht nach oben ziehen, ohne zu verkrampfen. Die Muskeln oben am Brustkorb in der Nähe der Schultern leicht anspannen, oberes Brustbeinende angehoben lassen. Die Luft gleichmäßig in den Lungen verteilen. Lungen, Gesicht sowie Hals-Nacken-Partie nicht verspannen. Die Haut bleibt weich.

Die oberen Ecken des Brustkorbs weiterhin »halten«, ruhig ausatmen. Den Bauch entspannen. Zur Entspannung der Lungen ein paar normale Atemzüge machen. ◁

Von ▷ bis ◁ viermal oder öfter wiederholen. Den Kopf heben und einen Moment ruhig sitzen. Dann hinlegen und ausruhen oder mit der nächsten Technik fortfahren.

Verfeinerung der Technik

- Lernen Sie, den Brustkorb in gefülltem Zustand vollkommen unbewegt zu halten.

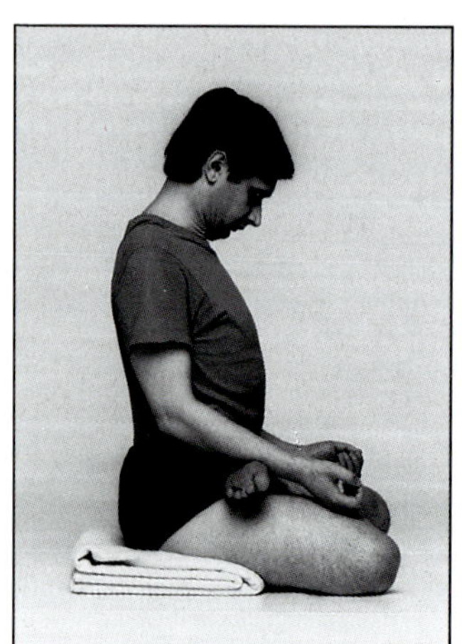

Vor dem Atemanhalten

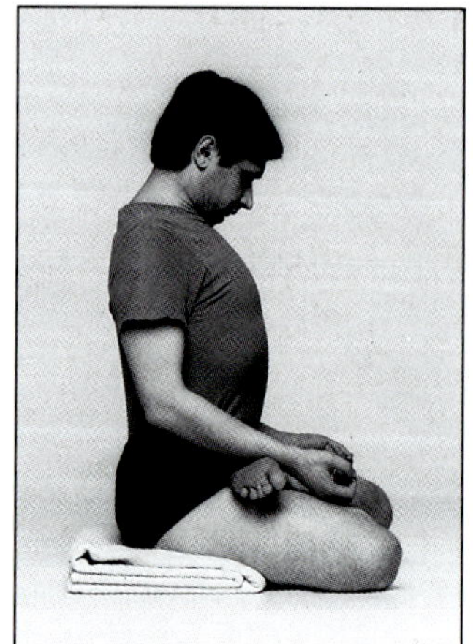

Während des Atemanhaltens

Bāhya kumbhaka

BĀHYA = äußerlich

Die Pause nach dem Ausatmen. Sie wird normalerweise nicht für sich geübt.

Bāhya kumbhaka wird beim Üben in Viloma prāṇāyāma (siehe S. 161) ausgeführt. Nutzen Sie die Pause am Ende der Ausatmung, um den Geist völlig zur Ruhe zu bringen. Die Pause sollte natürlich sein und nicht mit Anstrengung gehalten werden.

Bāhya kumbhaka sollte erst geübt werden, wenn Prāṇāyāma vertraut ist und Antara kumbhaka ohne Mühe gelingt.

REFLEXION

Prāṇa durchdringt den Kosmos als universelle Lebenskraft, die subtiler ist als Luft. Prāṇāyāma lenkt und verfeinert die Atmung; die Lebenskraft wird aus der Atmosphäre herausgefiltert und im Körper verteilt und gespeichert. Universelle Energie und individuelle Seele verschmelzen in Form des Atems. Beim Ausatmen werden Geist und Ego aufgegeben, der ausströmende Atem fließt in das äußere Universum zurück.

Fokus *Unterschied zwischen normaler Atmung und Prāṇāyāma*

Die normale Atmung ist ein natürlicher Vorgang, der kein Nachdenken oder Verstehen erfordert. Luft gelangt in die Lungen und verläßt sie durch das Ausdehnen und das Zusammenziehen des Zwerchfells. Atemvolumen und -qualität hängen vom physischen und emotionalen Zustand des Menschen ab.

Prāṇāyāma führt zur vollkommenen Beherrschung von Atemlänge, -volumen, -fluß und -qualität. Der Brustkorb öffnet sich vollständig, die Lungen werden bewußt gefüllt und entleert. Dies erfordert die Kontrolle über die Zwerchfelltätigkeit.

Während des Einatmens das Zwerchfell zur Seite ziehen und ruhig halten. Die Rippen vorne und an den Seiten von innen heraus weiten, während die Körperrückseite stabil bleibt. Beim Ausatmen Zwerchfell gleichmäßig entspannen und nicht abrupt loslassen.

Die Beobachtung und Beruhigung des Zwerchfells übt eine besänftigende Wirkung auf Geist und Emotionen aus.

Viloma prāṇāyāma (*liegend*)

VILOMA = gegen die natürliche Ordnung

Der Atem fließt nicht natürlich, sondern wird von Pausen unterbrochen und in verschiedene Körperbereiche gelenkt. ♦♦♦

1 Unterbrochenes Einatmen, langes Ausatmen

Die Einatmung wird gemäß der folgenden Körperbereiche dreigeteilt: (1) vom Schambein bis zum oberen Beckenrand; (2) vom oberen Beckenrand bis zum Zwerchfell; (3) vom Zwerchfell bis zu den Schlüsselbeinen.

Prāṇāyāma-Ausgangslage (siehe S. 156) einnehmen. Die Augen schließen und kurz entspannen. Einige Male normal atmen, zum Schluß ausatmen.

1 ▷ Teilweise einatmen, dabei Haut und Muskeln der Schambeingegend gleichzeitig in Richtung Boden und zum oberen Beckenrand hin ziehen. Kurz warten, um den Atem im Beckenbereich zu verteilen.

2 Teilweise einatmen, dabei Haut und Muskeln im Bauchbereich vom oberen Beckenrand zum Zwerchfell ziehen. Kurz warten, um den Atem in der Bauchregion zu verteilen.

3 Vollständig einatmen, dabei Brustkorb zu den Schlüsselbeinen und den seitlichen Rippen hin öffnen. Kurz warten, um den ganzen Brustkorb mit Luft zu füllen.

Langsam und gleichmäßig ausatmen. Zwei- oder dreimal normal atmen, bis die Lungen wieder entspannt sind. ◁

Von ▷ bis ◁ sechsmal oder öfter wiederholen. Dann ausruhen oder mit der nächsten Technik fortfahren.

Beim Üben: Lernen Sie, den Atem ohne Bezug zu den entsprechenden Körperabschnitten aufzuteilen.

Einatmung in fünf Teile gliedern, indem der Brustkorb wie folgt unterteilt wird: vom Zwerchfell bis unter die Brust; von dort bis zum oberen Brustkorb; von den oberen Rippen bis zu den Schlüsselbeinen.

Verfeinerung der Technik

- Atemvolumen und -geschwindigkeit sollen in den einzelnen Abschnitten jeweils gleich sein. Beobachten Sie in den Pausen die Bewegung des Atems im entsprechenden Abschnitt.
- Achten Sie darauf, daß Sie sich nicht verspannen.

2 Unterbrochenes Ausatmen, langes Einatmen

Prāṇāyāma-Ausgangslage (siehe S. 156) einnehmen. Die Augen schließen und kurze Zeit entspannen. Zwei- bis dreimal normal atmen, zum Schluß ausatmen.

▷ Vollständige Einatmung; die Luft von der Schambeingegend bis zu den Schlüsselbeinen einziehen. Dabei den Brustkorb unbedingt angehoben halten.

1 Teilweise ausatmen, von den Schlüsselbeinen bis zum Zwerchfell. Kurz warten, das Zwerchfell beobachten und ruhig halten.

2 Teilweise ausatmen, vom Zwerchfell bis zum oberen Beckenrand. Kurz warten und Bauch flach werden lassen.

3 Vollständig ausatmen, vom oberen Beckenrand bis zum Schambein. Kurz warten. Zwei- bis dreimal atmen, damit die Lungen sich entspannen können. ◁

Von ▷ bis ◁ sechsmal oder öfter wiederholen. In Śavāsana entspannen oder mit der nächsten Technik fortfahren.

Verfeinerung der Technik

- Die Ausatmung mental verfolgen, den Geist in jeder Pause ganz ruhig werden lassen.

Fokus *Gehirn beim Atmen entspannen*
Das Einatmen sollte das Gehirn nicht aktivieren. Um Spannungen abzubauen, das Gehirn während des Ausatmens entspannen. Lernen Sie, die Atembewegung auf die Lungen zu konzentrieren und zu erkennen, wo die Atmung im Körper stattfindet. Spüren Sie, wie der Atem durch die Luftröhre in die Lungen gelangt und diese wieder verläßt.

Viloma prāṇāyāma (sitzend)

In den Pausen verteilt sich der Atem in den Lungen und bewirkt ein Gefühl von Frische. ♦♦♦

1 Unterbrochenes Einatmen, langes Ausatmen

Sitzposition für Prāṇāyāma (siehe S. 157) einnehmen. Die Augen schließen und den Kopf senken. Einige Male normal atmen, zum Schluß ausatmen.

▷ Rumpf und Atmung in drei Abschnitte gliedern:

1 Teilweise einatmen, vom Schambein bis zum oberen Beckenrand. Kurz warten. Untere Bauchpartie ganz leicht spannen und anheben.

2 Teilweise einatmen, vom oberen Beckenrand bis zum Zwerchfell, dann kurz warten. Diesen Abschnitt angehoben halten.

3 Vollständig einatmen, vom Zwerchfell zu den Schlüsselbeinen, dann kurz warten. Den Rumpf vom unteren Rand des Brustkorbs aus strecken.

Langsam ausatmen, das Ausströmen der Luft kontrollieren. Zur Entspannung der Lungen zwei- bis dreimal normal atmen. ◁ Von ▷ bis ◁ sechsmal oder öfter wiederholen. Den Kopf heben und kurz ruhig sitzen. Dann hinlegen und entspannen oder mit der nächsten Technik fortfahren.

Verfeinerung der Technik

- In den Pausen jede Anstrengung vermeiden. Ruhig sitzen und nicht zulassen, daß der Atem den Körper zum Zittern bringt.

Fokus *Rumpf im Sitzen heben*

Rumpf und Wirbelsäule sollen von der Basis aus lang nach oben gestreckt werden und sich leicht anfühlen. Die Höhe der Decken danach richten, ob die Wirbelsäule gestreckt werden kann oder nicht. Im letzteren Fall drei oder vier Decken unterlegen. Gesäß und oberer Teil der Oberschenkel befinden sich auf den Decken, so daß der Rumpf sich nicht nach vorne neigt. Sitzknochen etwas auseinanderbewegen und in einer Linie halten. Während der gesamten Übung stabil sitzen, Wirbelsäule und Brustkorb anheben. Nur so kann die Körperenergie nach oben steigen und sich verteilen, ansonsten verliert man an Konzentration.

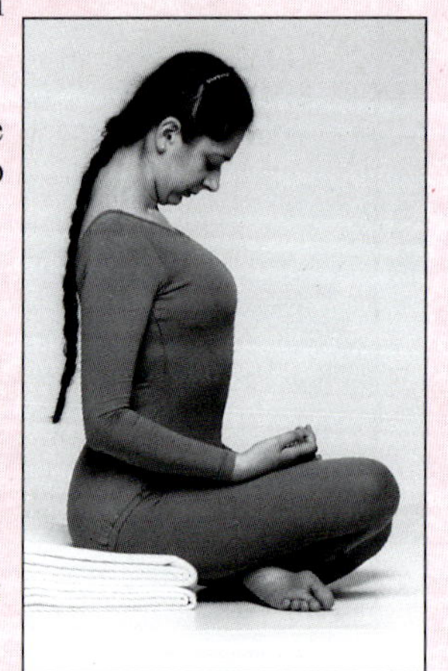

2 Unterbrochenes Ausatmen, langes Einatmen

Sitzposition für Prāṇāyāma (siehe S. 157) einnehmen. Die Augen schließen und den Kopf senken. Einige Male normal atmen, zum Schluß ausatmen.

▷ Lange und tief einatmen. Innehalten, um den angehobenen Brustkorb zu stabilisieren.

Die vorangegangene Unterteilung von Rumpf und Atmung beibehalten (siehe links).

1 Teilweise ausatmen, von den Schlüsselbeinen zum Zwerchfell, dann kurz warten. Den Brustkorb nicht einsinken lassen.

2 Teilweise ausatmen, vom Zwerchfell bis zum oberen Beckenrand, dann kurz warten. Darauf achten, daß jetzt keine Luft in diesen Abschnitt gelangt.

3 Vollständig ausatmen, vom oberen Beckenrand bis zum Schambein. Kurz warten, Geist und Körper völlig ruhig halten. Zur Entspannung der Lungen zwei- oder dreimal normal atmen. ◁

Von ▷ bis ◁ sechsmal oder öfter wiederholen. Den Kopf heben und kurz ruhig sitzen. Anschließend Śavāsana einnehmen.

- Beim Üben Rumpf und Atmung in vier, fünf oder mehr Abschnitte einteilen.

Verfeinerung der Technik

- Das unterbrochene Ausatmen nicht abrupt, sondern fließend gestalten.
- Entsprechende Körperabschnitte beobachten, während Sie den Atem anhalten.

REFLEXION

Prāṇāyāma ist ein besonderes, kostbares Geschenk. Die Atemlenkung ist zwar schwierig auszuführen, jedoch durch Übung erlernbar; ähnlich der begabten Hand, die ein Musikinstrument spielt oder dem feinen Pinsel, der über die Leinwand streicht. Die Atemzüge fließen ineinander und verbinden sich zu einer Woge anschwellender Einatmungen und abfallender Ausatmungen. Der Rhythmus wird ein Teil des Körpers, der Geist genießt seine Schönheit. Prāṇāyāma nimmt Energie aus der Atmosphäre auf; das Individuum wird eins mit dem Universum, mit dem Bewußtsein.

Pratyāhāra

Sei so still, daß du die Laute in deinem Innern hörst.
Nicht einmal das Ticken einer Uhr sollte stören.

B. K. S. IYENGAR

Obwohl Prāṇāyāma bereits die Sinne beruhigt, ist Pratyāhāra eine davon verschiedene Technik zur völligen Zurückziehung der Sinne und Aussetzung jeder Aktivität. Das Nervensystem kann sich erholen, der Geist hat Gelegenheit zur Sammlung.

Pratyāhāra ist eine Vorbereitung auf Konzentration und Meditation und schwierig zu erreichen. Die nachfolgend beschriebene Technik Saṇmukhī mudrā ist dabei hilfreich; das leichte Berühren von Augen, Ohren, Nase und Lippen mit den Fingern hält die Störungen der Außenwelt zurück.

Übungshinweise

Saṇmukhī mudrā sollte erst dann praktiziert werden, wenn Erfahrungen mit Prāṇāyāma vorhanden sind.

Die Technik braucht nur gelegentlich geübt werden.

Sie ist nützlich zum Abbau von Streß und zur Erholung. Sie kann im Sitzen oder Liegen ausgeführt werden.

Vorsicht

Nicht gegen die Augäpfel drücken.
Bei Ohrinfektionen nicht die Ohren zuhalten.
Nicht ausführen bei Depressionen.

Saṇmukhī mudrā

Mit aufrechtem Rumpf und geradem Kopf die Sitzposition für Prāṇāyāma (siehe S. 157) einnehmen. Die Augen schließen und einige Zeit ganz ruhig sitzen.

Die Hände zum Gesicht heben; Ellenbogen seitlich, Oberarme in Schulterhöhe halten. Zeigefinger sanft unter die Augenbrauen, Mittelfinger oberhalb der Wimpern mitten auf die Augenlider, Ringfinger in die Vertiefungen über den Nasenflügeln, kleine Finger nahe der Mundwinkel auf die Oberlippe legen. Die Daumen auf den flächigen Teil am Ohreneingang legen.

Behutsam den Abstand zwischen Zeige- und Mittelfingern vergrößern, obere Augenlider nach unten ziehen. Weder die Finger zu fest auflegen, noch zuviel Druck auf die Augen ausüben.

Mit den Ringfingern auf beiden Seiten vorsichtig gegen die Nasenflügel drücken, jedoch nicht soweit, daß die Ringfinger den Druck des Atems spüren. Dagegen spüren die kleinen Finger den Hauch des Atems. Das Atemvolumen verringern.

Mit den Daumen die Ohren abdecken und zuhalten. Behutsam vorgehen und auf beiden Seiten nur ganz wenig, aber gleichmäßigen Druck ausüben. Zwei Minuten oder länger sitzen bleiben, ohne einen Körperteil zu stören.

Die Finger bleiben empfindsam, die Augen weich, die Muskeln der Ohren entspannt, die Nasenflügel und Mundwinkel passiv.

Erleben Sie das Zurückziehen der Sinne. Spüren Sie die angenehme Kühle in den Augen.

Dann die Hände wegnehmen, die Arme senken und hinlegen. Bleiben Sie so lange wie möglich ganz still.

REFLEXION

Hin und wieder ist es nötig, sich vom Alltag zurückzuziehen, um Körper, Geist und Seele neu zu beleben. Ein Urlaub, bei dem man abschaltet und frische Energie für die Arbeit tankt, ist eine Möglichkeit. Die Methode der Yogis besteht im Loslösen der Sinne von den Außenobjekten und dem Zurückziehen in die Innenwelt, die reiche Reserven spiritueller Energie bereithält.

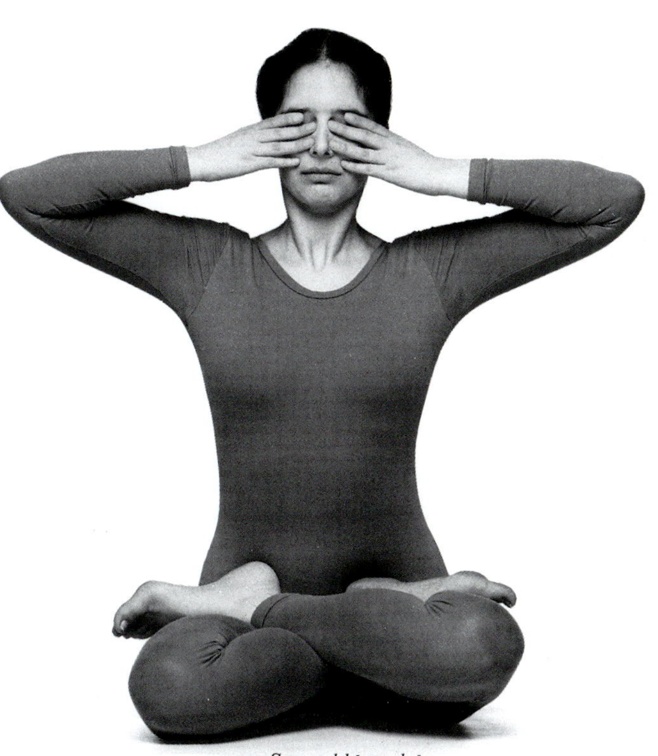

Saṇmukhī mudrā

Die Philosophie des Yoga

Nachdem ich alle Philosophien studiert habe, bin ich zu der Überzeugung gekommen, daß keine so wertvoll ist wie die des Yoga.

ŚIVA SAṀHITĀ, I.17

Yoga ist eine einzigartige Verbindung von theoretischer Erkenntnis und ihrer praktischen Anwendung. Allein aus diesem Grund ist es wertvoll, diesen Pfad zu betreten. Auf der vierten Stufe *(prāṇāyāma)* wird sich der Übende bewußt, daß die philosophische Reise begonnen hat.

Yoga führt in das tiefste aller Mysterien, das Verhältnis der eigentlichen Natur des Menschen zum Universum. »Yoga« bedeutet Vereinigung. Das Wort stammt von der Sanskritverbwurzel *yui* (vereinigen). Auch das deutsche Wort »Joch« leitet sich davon ab. In der Philosophie des Yoga ist damit die Vereinigung der individuellen mit der kosmischen Seele gemeint. Das Individuum hat die Aufgabe, das ihm innewohnende Göttliche zu suchen; Yoga weist den systematischen, schrittweisen Weg zu diesem Ziel hin, wobei die Erfolge sichtbar werden.

Die Philosophie des Yoga hat über Jahrhunderte große Denker in ihren Bann geschlagen, und sie priesen seinen praktischen Nutzen. Heute ist Yoga in der ganzen Welt verbreitet und hat unzähligen Menschen geholfen. Deshalb sollte man sich den Lehren des Yoga mit einer offenen Einstellung nähern. Wie bei allem Neuen scheint es zunächst schwierig zu sein, die gedanklichen Hintergründe zu erfassen. Doch wenn man sie erst einmal verstanden hat, verleihen sie einem eine tiefe Einsicht in das Wesen der menschlichen Existenz.

Yogaschriften

In den indischen Schriften finden sich häufig Hinweise auf Yoga in Form von Erläuterungen, Definitionen und Lobreden.

Einige von diesen Schriften gehören zu den ältesten der Welt. Als früheste Texte sind die *Veden* überliefert, aus denen sich alle nachfolgenden Lehren ableiten. Es heißt, daß sie von Gott zu Beginn aller Zeiten enthüllt wurden und die ewige Wahrheit in sich tragen. Sie enthalten die heiligen Lieder, die Regeln für die Rituale und ihre Durchführung, philosophische Betrachtungen und die Überlieferung des uralten Wissens.

Im Westen sind aus den *Veden* vor allem die *Upaniṣads* bekannt geworden, philosophische und mystische Abhandlungen und Gedichte über das Wesen der kosmischen Seele. Die *Kaṭhopaniṣad* spricht von der Ruhigstellung des Geistes und der Kontrolle der Sinne, und die *Śvetāśvatara Upaniṣad* beschreibt die Praxis und die heilsamen Ergebnisse des Yoga.

Es gibt eine Reihe unterschiedlich alter, spezieller Yoga-*Upaniṣads*, die von der Enthüllung der Seele durch Meditation handeln. In diesen Texten wird die heilige Silbe »aum« als bestes Meditationsobjekt bezeichnet.

Auch die *Purāṇas* sind uralte Werke; in ihnen geht es um die Entstehung, Entwicklung und Ordnung der Welt. Meditation und Ruhigstellung des Geistes werden in allen Texten mitbehandelt. In einer der bedeutenden *Purāṇas*, dem *Śrīmad Bhāgavatam*, findet sich auch ein wichtiger Hinweis auf den therapeutischen Aspekt der Yoga-*āsanas*.

Einer der frühesten Belege für Yoga ist in einem wohl mindestens 3000 Jahre alten Ritualhandbuch, der *Ahirbudhnya Saṁhitā,* überliefert. Darin wird Yoga als die Vereinigung des individuellen Selbst mit dem höchsten Selbst definiert. Der Text umreißt Theorie und Praxis des Yoga, wozu auch die acht Stufen gehören, die Patañjali (siehe S. 169) später eingehend erörtert hat. Auch wird erklärt, daß es zu Beginn zwei Schriften gab, die den Menschen enthüllt wurden. Die eine behandelte den Yoga der Geisteskontrolle, die andere den Yoga der Handlung. Beide Schriften sind verlorengegangen.

In eine andere Textkategorie fallen die beiden großen Nationalepen, *Rāmāyana* und *Mahābhārata*, in denen die Geschichten der verschiedenen Inkarnationen Gottes erzählt werden. Zwischen den Erzählungen sind Abhandlungen moralischer und philosophischer Art eingestreut. Das *Mahābhārata* ist eine bedeutende Quelle des Wissens über Yoga. Die Figuren der epischen Handlung nehmen ausnahmslos Zuflucht zu Yoga und Meditation, um vor wichtigen Ereignissen ihren Geist zu sammeln. Daneben stehen auch lange Diskurse über die Philosophie des Yoga. Die *Bhagavad Gītā (Gesang Gottes)* ist eine bedeutende Yogaschrift, die noch heute von Millionen Menschen in Indien täglich gelesen und rezitiert wird. Sie bildet die spirituelle Essenz des *Mahābhārata* und gibt den Dialog zwischen Gott (Krishna) und seinem hingebungsvollen Verehrer Arjuna am Vorabend des Kampfes wieder. In den 18 Kapiteln werden verschiedene Aspekte des Yoga behandelt. Dazu gehören der Yoga der Handlung *(karma yoga)*, der Yoga der Erkenntnis *(jñāna yoga)* und der Yoga der Hingabe *(bhakti yoga)*. Auch die Ruhigstellung des Geistes durch Meditation wird beschrieben. Die Erläuterungen erstrecken sich auf die verschiedensten Themen, wie religiöse Pflichterfüllung, ethische Lebensführung, selbstloses Handeln, Festigkeit des Geistes, Ausrottung der Begierden und Entsagung. Ausführlich wird das Wesen des Universums und der Schöpfung dargestellt und die Schönheit der Seele und des Göttlichen besungen.

Aus all diesen Schriften wurde eine philosophische Sammlung erstellt, in der das ganze Wissen über Yoga zusammengefaßt ist: das *Yoga Sūtra* von Patañjali, auch bekannt als der achtgliedrige Yoga *(aṣṭāṅga yoga)*. Die Entstehung dieses Textes wird zwischen 200 und 800 v. Chr. angesiedelt, wobei ihn traditionelle Überlieferungen sogar noch weiter zurückdatieren. Patañjalis *Yoga Sutrā* ist der maßgebliche Text, der von allen Yogaschulen anerkannt wird und aus dem sich alle folgenden Schriften herleiten.

Neben Yoga entstanden fünf weitere klassische philosophische Systeme, die in unterschiedlicher Weise die universelle Wahrheit betrachten. Eines davon, *Sāṁkhya*, ist mit Yoga sehr eng verbunden, und zusammen bilden sie ein vollständiges Begriffssystem für die Evolution und Natur des Universums und für die Stellung von Mensch und Gott in ihm. Gott, die Seele und die Urmaterie werden darin als die drei Prinzipien dargestellt, die seit Ewigkeit miteinander existieren.

Die verschiedenen Yogawege

Nach Patañjali haben viele Autoren über das Thema geschrieben, dabei den einen oder anderen Aspekt betont und auf ihren Theorien Schulen gegründet. Einige von ihnen interpretierten das *Yoga Sutrā* und schrieben Kommentare dazu, andere spezialisierten sich auf die einzelnen Pfade, die in den Texten erwähnt sind: *rāja, haṭha, mantra* und *laya yoga (Upaniṣads* und *Haṭha-Yoga-*Schriften) oder *bhakti, karma* und *jñāna yoga (Bhagavad Gītā)*. Jeder dieser Pfade entspricht einem bestimmten Aspekt von Yoga. Je nach individueller Veranlagung oder religiöser Tradition folgt man dem einen oder anderen. Doch alle Wege setzen voraus, daß man das philosophische System als Ganzes bis zu einem gewissen Grad verstanden hat.

Rāja yoga ist die Vereinigung des Geistes mit der Seele in dem transzendenten Zustand des *samādhi*. *Rāja* bedeutet Meisterschaft über Geist und Sinne. Patañjalis Yoga wird manchmal mit *rāja yoga* gleichgesetzt, da er in seinem Aphorismen dieselben Ziele beschreibt.

Haṭha yoga (der Yoga der Willenskraft) führt durch die Gnade der göttlichen Kraft *(Kuṇḍalini)*, die schlafend in jedem Menschen vorhanden ist, zur Befreiung. Diese Kraft wird durch verschiedene Praktiken erweckt, die die Energiebahnen und -zentren im Körper reinigen. Dazu gehören die *āsanas*, bestimmte innere Reinigungen mit Wasser und Stoff *(kriyās)*, *prāṇāyāma*, um den Energiefluß zu kanalisieren und aufrechtzuerhalten, und die Körperverschlüsse *(bandhas)*, die verhindern, daß Energie verlorengeht. In verschiedenen mittelalterlichen Schriften sind Beschreibungen von *haṭha yoga* überliefert; zu den bedeutendsten gehören die *Haṭha Yoga Pradīpikā* von *Svātmārāma* (wahrscheinlich aus dem 15. Jahrhundert) und die *Gheraṇḍa-* und *Śiva Saṁhitās*.

Im *mantra yoga* führt der Weg zur Vollkommenheit über die Rezitation heiliger Silben *(mantra)*. Diese Praxis gilt als besonders geeignet für Menschen, deren Intellekt nicht besonders geschult ist *(Yogatattva* und *Varāha Upaniṣads)*.

PATAÑJALI

Patañjali nimmt in der Reihe großer indischer Weiser und Wohltäter der Menschheit eine einzigartige Stellung ein. In der indischen Tradition wird er als Autor klassischer Abhandlungen über Medizin, Grammatik und Yoga verehrt. Diese drei Wissenschaften bewirken die Reinigung von Körper, Sprache und Geist.

Er gilt als eine Inkarnation der Schlange Ananta (»die Unendliche«), auf der Vishnu, der Erhalter der Welt, vor dem Beginn der Schöpfung im Schlafe ruht.

Patañjali wurde einer frommen Frau namens Goṇikā geboren, die ihr Leben ganz der Spiritualität geweiht hatte. Er fiel als winzige Schlange in ihre zur Schale geformten Hände, als sie der Sonne Wasser als Opfergabe darbrachte. Daher wurde er Patañjali genannt. *Pata* heißt »Schlange« oder »gefallen«, und *añjali* bedeutet »zum Gebet gefaltete Hände«. Dargestellt wird er mit dem Oberkörper eines Menschen und dem aufgerollten Schwanz einer Schlange.

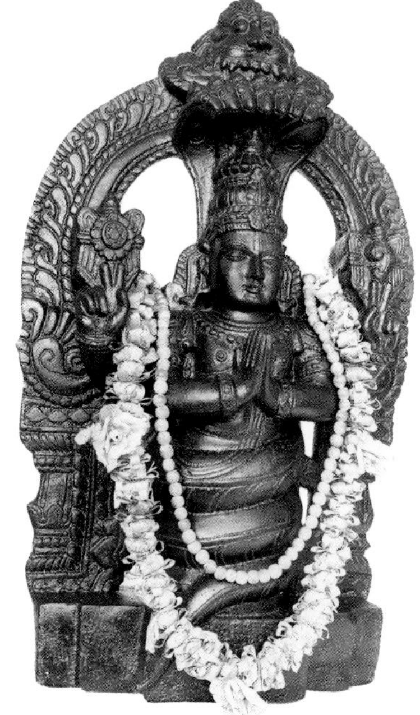

Laya yoga weist den Weg zur Vollkommenheit durch völliges Aufgehen *(laya)* in Gott *(Yogatattva* und *Varāha Upaniṣads)*. Diese Verschmelzung ist ein Zustand ohne Wünsche und Begierden. In der Erfahrung der höchsten Seligkeit werden alle sinnlich wahrnehmbaren Dinge vergessen.

All diese verschiedenen Yogaarten sind miteinander verbunden und wurzeln in dem achtstufigen Yoga.

Das Yoga Sūtra des Patañjali

Das *Yoga Sūtra* des Patañjali ist in vier Kapitel unterteilt, die vom Aufgehen im kosmischen Prinzip *(samādhi)*, der spirituellen Praxis *(sādhana)*, der göttlichen Manifestationen *(vibhūti)* und der letztendlichen Befreiung *(kaivalya)* handeln. Diese Themen sind zu 196 Aphorismen *(sūtras)* komprimiert.

Patañjali umfaßt mit seinem Werk alle Zweige des Yoga. Er vermittelt eine vollständige und in sich geschlossene Wissenschaft. Die verwendeten Begriffe sind sorgfältig bestimmt und eingeteilt; das Gefüge aus Gedanken, Voraussetzungen, praktischen Beobachtungen und Anweisungen ist durch logische Argumente ineinander verwoben und durch Erfahrung bestätigt. Daraus ergibt sich eine detaillierte Beschreibung des Yogapfades von Anfang bis Ende, beginnend bei der Motivation, einen derartigen Weg zu beschreiten, über die zu erwartenden Hindernisse und Ablenkungen bis zum letztendlichen Ziel. Das Ziel besteht darin, den Geist von allen Trübungen zu klären und aus diesem erleuchteten Zustand heraus Befreiung zu erlangen.

Das erste Kapitel, *Samādhi Pāda*, stellt Yoga als Ruhigstellen der Bewegungen des Geistes dar. Es beschreibt die verschiedenen Zustände des Geistes und Bewußtseinsebenen, vor der unvorhersehbaren, schwankenden Geisteshaltung, die das Alltagsleben gemeinhin beherrscht, bis zu den erhabenen Erfahrungen des Überbewußtseins und der tiefen Meditation.

In dem zweiten Kapitel, *Sādhanā Pāda*, werden die Mittel erläutert, mit deren Hilfe man den für gewöhnlich zerstreuten Geist zu konzentrieren lernt, was zur höchsten Erfüllung führt. Dies sind die acht Glieder des Yoga. Die ersten fünf bilden die spirituellen Praktiken *(sādhanā)*: ethisches Verhalten, Entwicklung von Tugenden, Üben der Körperhaltungen, Atemtechniken und Kontrolle der Sinne. Die Ergebnisse dieser Praktiken eröffnen die drei letzten Glieder: Konzentration, Meditation und der transzendente Bewußtseinszustand des *samādhi*.

Das dritte Kapitel, *Vibhūti Pāda*, zählt die verschiedenen Kräfte und übersinnlichen Wahrnehmungsfähigkeiten auf, die einem vervollkommneten Yogi zufallen. Für den Übenden können sie eine Falle sein. Bleibt er darin verhaftet, unterbricht er möglicherweise seine spirituelle Praxis und verliert bereits Erreichtes wieder. Man muß über diese Erfahrungen hinaus zum viel höheren Ziel hin weiterstreben.

Die endgültige Reise der Seele zur Befreiung wird im vierten Kapitel, *Kaivalya Pāda*, beschrieben. Der Yogi erkennt die letztendliche spirituelle Realität des Universums. Dieses Wissen aus eigener Erfahrung strahlt aus dem Yogi hervor, und er ist von allen Bindungen an die materielle Welt befreit.

Die *Sūtras* sind schwer zu verstehen. Zum Teil liegt das an ihrem Inhalt an sich, zum Teil aber auch daran, daß die heutigen Lebens- und Denkweisen sehr weit von denen früherer Zeit entfernt scheinen. Die Aphorismen setzen eine Vertrautheit mit einer Fülle an philosophischen Vorstellungen voraus, wie beispielsweise über Natur und Sinn des Universums oder über die Psychologie des Menschen. Zudem erfordert ihr Verständnis einen Hintergrund praktischer Erfahrung in Yoga.

Wie andere klassische indische Lehren wurden die *Sūtras* mündlich überliefert. Das Wissen wurde direkt vom Lehrer an den Schüler weitergegeben. Dabei erhielten nur diejenigen Schüler Unterweisungen, die auch fähig waren, sie zu verstehen. Dadurch wurde sowohl ein hohes Niveau aufrechterhalten als auch die Reinheit der Lehren bewahrt. Obwohl die wesentlichen Lehren erhalten sind, gibt es die Schulen, die sie verbreitet haben, nicht mehr, und die Verständnisgrundlage ist in hohem Maße verlorengegangen.

Kommentare zu den Yoga Sūtras

Zu den *Yoga Sūtras* gibt es eine ganze Reihe bedeutender Erläuterungen und Kommentare. Die erste und älteste Auslegung stammt von Vyāsa; sie wird oft gemeinsam mit dem Text gelesen. In den tausend Jahren zwischen dem 8. und dem 18. Jahrhundert entstanden weitere wesentliche Kommentare. In ihnen werden Patañjalis Aphorismen erweitert, erhellt und interpretiert.

Auch Gelehrte unserer Tage haben die *Yoga Sūtras* übersetzt und interpretiert, und verschiedene spirituelle Schulen betonten mit ihren Versionen bestimmte Aspekte des Yoga. Nicht alle schreiben jedoch aus einer praktischen Kenntnis von Patañjalis Yoga heraus, in der Absicht, Einblicke in die Feinheiten des Yoga zu vermitteln.

Unter den Kommentatoren nimmt B. K. S. Iyengar eine herausragende Stellung ein, indem er die verschiedenen Aspekte des klassischen Yoga erforscht hat. Er stellt sich in die Tradition von Patañjali und betrachtet Yoga als ein zusammenhängendes Gebilde. Alle acht Stufen spielen eine Rolle für die spirituelle Entwicklung eines Menschen. Iyengar erhellt die *Yoga Sūtras* mit dem Wissen seiner Erfahrungen. Er enthüllte Bedeutungen und Zusammenhänge, die bislang hinter theoretischem Wissen verborgen lagen. Seine Interpretationen sind logisch und direkt auf die Yogapraxis anwendbar.

Der Überblick über die Yogaphilosophie auf der Grundlage der Erläuterungen B. K. S. Iyengars und seines Sohnes Prashant ist den folgenden *Yoga Sūtras* von Patañjali entnommen: 1. Kapitel, Sūtras 2, 6 bis 15, 19, 20, 24 bis 26, 33 bis 39, 51; 2. Kapitel, Sūtras 1, 6, 13, 16, 23, 30, 32, 34, 46, 49 bis 52, 54; 3. Kapitel, Sūtras 1 bis 3, 7, 8, 51, 56; 4. Kapitel, Sūtras 10, 12, 18, 19, 24, 29, 34.

Das Mysterium des Universums

Yoga ist sehr eng verbunden mit *Sāṁkhya*, einem anderen philosophischen System. *Sāṁkhya* bringt die vedischen Lehren über die Natur des Universums und die Schöpfung in ein System. Diese Lehren bilden den Hintergrund für die Philosophie des Yoga. Das Universum besteht aus zwei klar getrennten Prinzipien: Materie *(prakṛti)* und Geist *(puruṣa)*.

Auf metaphysischer Ebene läßt sich die Mannigfaltigkeit der Schöpfung auf einen einzigen Ursprung zurückführen. (In der modernen Physik geht man ähnlich vor: Alle Substanzen erweisen sich in der Analyse als Verbindungen von über hundert Elementen. Diese wiederum kann man auf eine begrenzte Anzahl atomarer und subatomarer Teilchen zurückführen. Ein allgemeines Ziel der Wissenschaft ist es, das gemeinsame Prinzip hinter all diesen Substanzen zu erkennen.)

Die Substanz der materiellen Welt *(prakṛti)* ist unzerstörbar und ewig. Sie hat drei Eigenschaften *(guṇas)*, die in ihren vielfältigen Kombinationen die ganze Schöpfung durchziehen. Diese *guṇas* sind: *sattva*, die Eigenschaft von Licht und Intelligenz, *rajas*, die Eigenschaft von Energie und Antrieb, und *tamas*, die Eigenschaft von Masse und materieller Substanz. *Prakṛti* umfaßt die undifferenzierte Materie, die sichtbare und erklärbare Welt der Erscheinungen, zu der alle Dinge gehören, und die Sinne, den Geist und die Organe. Und alles ist durchzogen von den drei Eigenschaften der Natur, den *guṇas*.

Das geistige Sein *(puruṣa)* ist das Prinzip oder die Essenz des Bewußtseins *(citta)*; es ist rein, unzerstörbar und ewig. Es wird auch *ātman*, die Seele oder das innere Selbst aller Lebewesen, genannt. Es gibt unendlich viele *puruṣas*.

Die Schöpfung ist das Ergebnis der Vereinigung von *prakṛti* und *puruṣa*. Da Geist und Materie nicht geschaffen, sondern ewig sind, entsteht die Schöpfung nicht aus dem Nichts, sondern folgt einem sich wiederholenden Kreislauf der Manifestation und Auflösung. Nur *Īśvara*, das göttliche Prinzip, ist unberührt von der Zeit und dem Gesetz von Ursache und Wirkung. Er ist der Ursprung des Universums und allen Wissens, der größte aller Lehrer. In dem philosophischen System des Yoga wird er als »besonderer« oder erhöhter *puruṣa* betrachtet.

Sāṁkhya kennt 24 Schöpfungskomponenten, die sich im Verlauf der Evolution des Universums entfalten.

Als erstes offenbart sich aus der Urmaterie das kosmische Prinzip der Intelligenz *(mahat)*. Dieses Prinzip verfügt über einen hohen Anteil an *sattva* und kleine Mengen von *rajas* und *tamas*. *Mahat* ist Intelligenz in Samenform; man kann sie nicht wahrnehmen, sondern aus dem Vorhandensein von intelligentem Leben im Universum auf sie schließen.

Das nächste kosmische Prinzip, das sich manifestiert, ist das Ego *(ahaṁkāra)*. Es ist dafür verantwortlich, daß sich die geschaffenen Formen als individuelle Wesen verstehen. Auf dieser Stufe können Name und Form unterschieden werden.

Aus dem kosmischen Ego-Prinzip heraus entwickelt sich die Schöpfung in zwei Richtungen weiter: Sie teilt sich in belebte und in nicht belebte Formen. Leben wird durch psychosensorische Eigenschaften und einen hohen Anteil an Intelligenz, Ego und Geist charakterisiert. All dies fällt unter die Kategorie *sattva*. Der belebte Teil der Schöpfung wird noch einmal entsprechend den drei *guṇas* unterschieden. Menschen haben einen größeren Anteil *sattva* als Tiere und Pflanzen.

Die psychosensorische Schöpfung beginnt mit dem Geist *(manas)*. Aus diesem entwickeln sich die fünf Sinne der Wahrnehmung – Augen, Ohren, Nase, Zunge und Haut – und die fünf Organe des Handelns – Arme, Beine, Sprache, Fortpflanzungs- und Ausscheidungsorgane. Der Geist besteht aus vier Funktionen: dem Sammeln von Informationen (ebenfalls *manas* genannt), dem Bewußtsein *(citta)*, der Intelligenz *(buddhi)* und dem Ego oder dem Prinzip der Individualität *(ahaṁkāra)*. Diese Instrumente befähigen das Individuum, intellektuell, gefühlsmäßig und körperlich zu agieren.

In der indischen Philosophie wird der Geist – ausgenommen die spirituelle Qualität des Geistes, die ihrem Wesen nach unveränderbar ist – zur Materie gezählt. Beide sind veränderlich und den drei Eigenschaften der Natur, den *guṇas*, unterworfen; sie zeichnen sich durch wellenförmige Bewegungen und Schwankungen aus. Wiederum ist es interessant, auf die moderne Physik und die darin postulierte Gleichwertigkeit von Energie und Materie zu verweisen.

Die Materie bildet die Hülle für die geistigen Wesen. Aus ihr wird die äußere Welt zusammengesetzt, und sie liefert auch die Mittel zur Wahrnehmung. Die Vereinigung von Materie und Geist ist der Ausgangspunkt für Erfahrungen.

Daneben gibt es den Teil der Schöpfung, der nicht wahrnehmen kann. Dieser beginnt mit der infraatomaren Struktur der elementaren Prinzipien Erde, Wasser, Feuer, Luft und Äther. Diese offenbaren sich in den fünf grobstofflichen Elementen. Mit den grobstofflichen Elementen sind nicht die physikalischen Substanzen von Erde, Wasser usw. gemeint, sondern die ihnen innewohnenden Prinzipien. Unter dem Begriff »Erde« ist das Prinzip der

Festigkeit, der Schwere und des Geruchs zu verstehen. »Wasser« bedeutet Flüssigkeit, Kühle und Geschmack, »Feuer« Leuchtkraft, Hitze und Gestalt, »Luft« steht für Gasförmigkeit, Bewegung und Berührung, und »Äther« repräsentiert Klang, Raum und die Fähigkeit von Kontraktion und Ausdehnung.

Die verschiedenen Kombinationen und Verhältnisse der Elemente, Sinne und Organe und die unterschiedlichen Zusammensetzungen der drei *guṇas* bewirken die Vielfalt der geschaffenen Formen des Universums.

Für einen Yogi ist es von Bedeutung, die einzelnen Evolutionsstufen des Universums zu kennen, denn sein Ziel ist die Identifikation mit dem Ursprung, dem höchsten Prinzip. Um dies zu erreichen, dreht Yoga den Evolutionsprozeß um, folgt der Spur zurück von den Sinnen und dem Bewußtsein bis zum inneren Selbst. Das Einssein der Seele mit dem höchsten Seinsprinzip, aus dem das ganze Universum erstanden ist, wird erfahren. Auf der grobstofflichen Ebene erhöht sich allmählich der Anteil an *sattva* in Körper und Geist. Der Yogi gelangt durch den achtstufigen Yogaweg zur Identifikation mit dem Unendlichen.

Das Wesen der Erfahrungen

Sinn und Zweck der Schöpfung liegen darin, dem Individuum zu dienen. Die materielle Welt liefert den Boden für Erfahrungen. Wenn die Erfahrungen des Lebens zu spiritueller Weisheit führen, verhilft dies der Seele zur Befreiung. Die Philosophie des Yoga behandelt in allen Einzelheiten das Wesen der Erfahrungen und die Notwendigkeit einer positiven Einstellung.

Es gibt drei Arten von Erfahrungen: angenehme, schmerzhafte und irreführende. Die beiden ersten Kategorien sind das Ergebnis vernünftigen Handelns, das Angenehmes sucht und Schmerzhaftes vermeidet. Bei den irreführenden Erfahrungen ist der Verstand getrübt, und man handelt impulsiv, ohne die Folgen zu beachten.

Der Yogaphilosophie liegt die Erkenntnis zugrunde, daß das Leben in der Welt immer mit Schmerz und Leid verbunden ist, und daß alles Leiden - körperlich, geistig und spirituell - unwillkommen ist. Sie lehrt, daß es wünschenswert und möglich ist, sich davon zu befreien. Patañjali drückt es folgendermaßen aus: *»heyam duḥkham anāgatam«* (II.16) - »Das noch nicht eingetretene Leid ist zu vermeiden«. Eine nachdrückliche Aufforderung, Yoga zu praktizieren, um die Kraft zu erlangen, einem möglichen Unglück in der Zukunft begegnen zu können.

Jeder wünscht sich das Angenehme, doch das ist immer mit Leiden verbunden, denn sobald es zu Ende ist, schmerzt der Verlust. Daraus folgt, daß auch das Angenehme zu vermeiden ist und man danach trachten sollte, sich von allen Verhaftungen zu befreien. Dies erfordert die Kultivierung einer leidenschaftslosen Geisteshaltung.

Erfahrungen und Lebenssituationen werden durch vergangene Handlungen bestimmt. Verhaftungen und Abneigungen lassen einen handeln, und jede dieser Handlungen hat entsprechend dem universellen Gesetz von Ursache und Wirkung ihre Folgen. Diese Reaktionen wiederum bedingen weitere Handlungen - das ist das Verfangensein im Rad des Lebens, und die verkörperte Seele nimmt aus diesem Grund eine Wiedergeburt nach der anderen an.

Das Wesen des Bewußtseins

Das Bewußtsein schwankt zwischen fünf Zuständen, *vṛttis*, was wörtlich »Versionen« bedeutet. Der erste ist richtige Anschauung oder Erkenntnis *(pramāṇa)*; sie müssen auf unmittelbarer Wahrnehmung, Schlußfolgerung und verläßlicher Zeugenaussage beruhen, wie das beispielsweise in den Schriften gegeben ist. Der zweite Zustand ist mangelnde Unterscheidung *(viparyaya)*, eine Folge falscher Wahrnehmung. Einbildung *(vikalpa)* kennzeichnet den dritten Zustand, in dem Vorstellungen keine Substanz und keinen Bezug zur Wirklichkeit haben. Im vierten Zustand, dem Schlaf *(nidrā)*, ist das Bewußtsein inaktiv, und der fünfte Zustand, das Gedächtnis *(smṛti)*, speichert die Erfahrungen.

Es gibt fünf Arten von menschlichem Leid *(kleśas)*: Mangel an spiritueller Weisheit, Egoismus, Verhaftung an das Angenehme, Abneigung gegenüber Schmerz und das Hängen am eigenen Leben.

Diese Leiden bilden einen Teil der »Infrastruktur«, die das Bewußtsein formt. Dazu kommen noch die unterbewußten Eindrücke *(saṁskāras)*, die man sich mit vergangenen Erfahrungen erworben hat und die dem Bewußtsein seine bestimmten Veranlagungen und Neigungen verleihen. *Kleśas* und *saṁskāras* bilden zusammen den feinstofflichen Körper, der auch mit dem Tod nicht zerstört wird, sondern von Geburt zu Geburt wandert und verantwortlich ist für die Vielfalt an Charakteren und Erfahrungen in dieser Welt.

Das Bewußtsein hat zwei Seinsweisen, eine negative und eine positive, die den Geist entweder zu weltlichen oder zu spirituellen und religiösen Zielen hin bewegt. Die negative Ausrichtung wird schmerzhaft genannt, da sie aufgrund der Verhaftung an die Erfahrungen der Welt die *kleśas* verursacht. Die andere ist nicht schmerzhaft, denn sie löscht die *kleśas* aus.

Die Entfernung des Leids führt zu einem Zustand absoluter Ruhe, *citta prasādanam* genannt. Dieser geistige Friede ist nicht leicht zu erlangen, sondern muß kultiviert werden. Dafür gibt es verschiedene Möglichkeiten, je nach Temperament und Neigungen.

Will man emotionale Aufregungen vermeiden, ist es wichtig zu wissen, wie man auf Menschen und Umstände reagieren soll. Dort wo man Glück vorfindet, sollte man freundlich sein. Begegnet einem Elend, sollte man Mitleid zeigen. Der Tugend bringe man Freude entgegen und der Niedertracht Gleichmut. Jede andere Reaktion, wie Eifersucht, Ärger, Empörung oder Unmut, erzeugt keinen Frieden.

Gedanken, Emotionen und Handlungen, die den ethischen Regeln zuwiderlaufen, bringen Leid und Unwissenheit. Verursacht werden sie durch Gier, Zorn oder Verblendung. Die unangenehmen Folgen dieser negativen Zustände erschüttern den Geist immer weiter. Durch das Üben von Yoga wird ihnen Einhalt geboten.

Durch Atemübungen und einen besonderen *prāṇāyāma*, bei dem man nach dem Ausatmen innehält, kann der Geist ruhiggestellt werden. Meditation bringt den Geist ebenfalls zur Ruhe. Man läßt das Bewußtsein auf einem erhebenden Gegenstand oder einer Erfahrung verweilen, wie es etwa das beispielhafte Leben eines Heiligen oder religiöse Verehrung darstellen.

Auf diese Weise werden die Hindernisse, die den geistigen Frieden stören, überwunden. Ganz am Anfang seiner Aphorismen (I, 2) beschreibt Patañjali den Zustand heiterer Ruhe als *citta vṛtti nirodhaḥ*, als das Zügeln der Aktivitäten des Geistes. Dies ist *samādhi;* das Bewußtsein ist rein geworden und dient als Instrument, die letzte Wahrheit des Seins zu enthüllen. Der Körper wird vollständig beherrscht und ist eins mit dem Geist und der Seele. Es ist die Verwirklichung der Einheit der Seele mit dem alles durchdringenden Geist des Weltalls.

Die acht Stufen des Yoga

Yoga wird traditionellerweise in acht Stufen oder Glieder, *aṣṭāṅga* genannt, unterteilt. Die einzelnen Glieder sind miteinander verbunden, und jedes einzelne umfaßt zahlreiche Facetten, die durch das Studium der Schriften und durch Übung enthüllt werden. Sie führen schrittweise zu den höchsten Bewußtseinsstufen und einem spirituellen Leben. Die Übungen werden immer mehr verinnerlicht.

Die Stufen lauten folgendermaßen:

1. Yama

Yama umfaßt die ethischen Prinzipien von Gewaltlosigkeit *(ahiṁsā)*, Wahrhaftigkeit *(satya)*, Nichtstehlen *(asteya)*, Enthaltsamkeit *(brahmacarya)* und Aufgabe von Gewinnsucht *(aparigraha)*. Diese Prinzipien eines rechten Lebens sind universell und bilden die Grundlage für Yoga. Die Essenz von *yama* liegt darin, keinem Lebewesen in Gedanken, Worten und Taten etwas zuleide zu tun.

Die Begriffe können nur annähernd übersetzt werden. Für jeden von ihnen gibt es eine ganze Reihe von Bedeutungen, die sich verändern, je nachdem in welchen Lebensumständen man sich befindet und wie weit man spirituell fortgeschritten ist.

2. Niyama

Dies sind persönliche Regeln, die man beachten sollte. Sie bestehen aus Reinheit von Körper und Geist *(śauca)*, Zufriedenheit *(santoṣa)*, Selbstzucht *(tapas)*, Studium des Selbst *(svādhyāya)*, und Hingabe aller Gedanken und Handlungen an Gott *(Īśvarapraṇidhāna)*.

Niyama bringt Disziplin in das tägliche Leben.

3. Āsana

Dies sind die Yogastellungen. *Āsanas* sollen stabil *(sthira)* und angenehm *(sukham)* sein. Beständiges und langes Üben ist notwendig, um Meisterschaft und Perfektion zu erlangen. Körper und Geist bewegen sich in Einklang und gehen ganz im Unendlichen auf. Alle Dualitäten des Geistes verschwinden.

Patañjali erwähnt keine *āsanas* mit Namen, sondern setzt deren Kenntnis stillschweigend voraus. Einige der Stellungen werden in den verschiedenen Kommentaren zu seinem Werk und in anderen Yogatexten vorgestellt. Es wird überliefert, daß es 840 000 *āsanas* gibt, entsprechend dem vollen Potential an Bewegungen, zu denen der Mensch fähig ist. In Indien starb die systematische und korrekte Praxis der *āsanas* nach Patañjali aus. In den letzten Jahren hat B. K. S. Iyengar daran gearbeitet, die Vielfalt und Tiefe der *āsanas* wieder bekannt zu machen.

4. Prāṇāyāma

Prāṇāyāma ist die Kunst des Atmens im Yoga. Sie besteht aus der Regulierung und Verfeinerung von Einatmung, Ausatmung und Anhalten des Atems. Lernt man, den Lebensatem zu kontrollieren und zu kanalisieren, gelangt man zu einer introspektiven Betrachtungsweise, die das Tor zu spirituellem Wissen öffnet. Die Übung von *prāṇāyāma* sollte erst dann begonnen werden, wenn man eine gewisse Fertigkeit in den *āsanas* gewonnen hat. Der Atem setzt sich aus der grobstofflichen Luft und dem *prāṇa* zusammen, der allesdurchdringenden Lebenskraft im Universum. Der *prāṇa* ist die Verbindung zwischen dem menschlichen Organismus und dem Kosmos. *Prāṇa* ist Energie, und in allen traditionellen Yogaschriften wird ernsthaft davor gewarnt, das Üben von *prāṇāyāma* ohne Anleitung oder ohne ausreichende Vorbereitung zu beginnen.

5. Pratyāhāra

Pratyāhāra ist das Zurückziehen der Sinne von der äußeren Welt in das innere Selbst. Äußere Störungen und Ablenkungen gelangen nicht mehr über die Schwelle der inneren Welt.

6. Dhāraṇā

Dhāraṇā ist die ununterbrochene Konzentration, bei der der Geist beständig auf einen bestimmten Punkt oder Gegenstand gerichtet ist. Um diese Fähigkeit zu erlangen, bedarf es beharrlicher Übung.

7. Dhyāna

Dhyāna ist Meditation. Die Konzentrationsdauer wird erhöht, so daß sich der Geist vollkommen in den Gegenstand der Konzentration vertieft und unentwegt darüber kontempliert. Subjekt und Objekt kommen einander sehr nahe.

8. Samādhi

Dies ist der transzendente Zustand jenseits der Meditation, bei dem alle psychologischen Vorgänge aufhören, da das Bewußtsein vollkommen in der Seele aufgeht. Es ist ein Zustand von Wahrheit und Seligkeit.

Jede Yogapraxis findet ihren Höhepunkt in *samādhi*, doch wird dieser Erfahrungszustand nur selten erreicht. Es gibt verschiedene Ebenen von *samādhi*, die entsprechend der spirituellen Entwicklung immer subtiler werden. Der Gipfel wird als »samenloser *samādhi*« beschrieben, bei dem keine Eindrücke von Handlungen und Wünschen im Geist mehr vorhanden sind. Dies wird auch *kaivalya* oder die Absonderung der Seele von der Materie genannt. Der Yogi hat seine Reise zurück zu Quelle und Substanz der Schöpfung vollendet und ist befreit.

Die ersten fünf Glieder, *yama, niyama, āsana, prāṇāyāma* und *pratyāhāra,* werden als Disziplinen *(sādhanā)* des Yoga bezeichnet. Man sollte ihnen mit ungemindertem Bemühen und in einem Geist der Losgelöstheit von den Reizen der Welt nachgehen.

Sie bringen Geist und Sinne zur Ruhe und bereiten den Boden für *dhāraṇā, dhyāna* und *samādhi*, die als die Errungenschaften des Yoga betrachtet werden.

Die höheren Bewußtseinszustände, die durch *dhāraṇā, dhyāna* und *samādhi* hervorgerufen werden, führen zu spiritueller Weisheit. Sie bringen auch eine ganze Reihe übernatürlicher Kräfte *(siddhis)*, die von dem jeweiligen Meditationsobjekt abhängen. Einige dieser Fähigkeiten, wie etwa Hellsichtigkeit, Hellhörigkeit oder Gedankenlesen, bleiben noch im Rahmen menschlicher Erfahrungen. Andere scheinen außergewöhnlich, wie etwa die Überwindung von Hunger und Durst oder die Fähigkeit, sich leicht oder schwer, klein oder groß zu machen.

Die *siddhis* sind ein Hinweis darauf, daß sich der Yogi auf dem richtigen Weg befindet. Doch er bleibt nicht in ihnen verhaftet, da sie nicht sein höchstes Ziel darstellen.

Wenn die Seele frei ist von der Verwobenheit mit der Natur, kann sie zu ihrem ursprünglichen, reinen Zustand zurückkehren. Der Yogi hat die Eindrücke und Begierden, die tief in seinem Bewußtsein verankert sind, ausgelöscht. Er hat die Kette von Ursache und Wirkung durchbrochen und steht damit außerhalb der Zeit. Vergangenheit und Zukunft haben keine Bedeutung mehr für ihn, denn er lebt in der ewigen Gegenwart.

Er kann zwischen Bewußtsein und Seele unterscheiden. Er erkennt, daß das Bewußtsein mit dem Geist, dem Intellekt und den Sinnen zusammenwirkt, damit er seine Aufgaben in der Welt erfüllen kann.

Die Meditation ist ganz auf das Selbst gerichtet, und der daraus folgenden höchsten religiösen Erfahrung entströmen Tugend und Erleuchtung. Das wahre Selbst enthüllt sich in seiner leuchtenden Reinheit. Dieser unerschütterliche Zustand wird die letztendliche Befreiung *(kaivalya)* genannt.

Teil III

DIE SEELE

DHYNĀNA & HINGABE

»Wenn die Sonne und der Mond untergegangen sind und das Feuer nicht mehr brennt und die Worte schweigen, welches Licht hat dann der Mensch?«
Er sagt:
»Tatsächlich ist die Seele sein Licht, denn mit der Seele als dem Licht verharrt und bewegt sich der Mensch, verrichtet seine Arbeit und kehrt zurück.«

BRHADĀRAṆYAKA UPANIṢAD, IV. 3.6.

Hingabe

Der Geist richtet sich mit Hingabe auf das unendliche Eine.
Diese Hingabe verstärkt die Intensität der Konzentration,
da sie die Kette der sich zerstreuenden Gedanken durchbricht.

B.K.S. IYENGAR

Der dritte Eckstein der Yogapraxis heißt *Īśvarapraṇidhana*. Dies ist die Hingabe an Gott, um die Seele zu enthüllen. Diese Hingabe führt zu innerem Frieden, in dem die tiefsten Bedürfnisse des Menschen eine Antwort finden und die Seele Erfüllung erfährt.

Die Erfahrung des inneren Friedens

Innerer Frieden ist das Fehlen von inneren und äußeren Konflikten. Das Bewußtsein ist klar, und man hat die Stärke, anderen zu helfen. Der Geist ist unberührt von weltlichen Begierden und wird von äußeren Umständen nicht erschüttert. Die Seele befindet sich in Harmonie, da sie im Göttlichen ruht.

In der indischen Philosophie wird die Seele analysiert, beschrieben und lokalisiert. Sie sitzt im spirituellen Herzen in der unteren Mitte des Brustkorbs. Ihr Licht strahlt bei Heiligen und Yogis, der Mehrheit der Menschen aber bleibt sie verborgen. Die Seele ist subtil und doch mächtig. Sie ist verbunden mit dem universellen Geist, mit Gott, welcher sowohl als im Menschen immanent angesehen wird, als auch außerhalb von ihm existiert. Jeder hat eine Seele, und durch Yoga kann sie enthüllt werden.

Durch die Yogapraxis hat sich der Schüler eine Fülle an Wissen erworben. Gleichzeitig erkennt er, daß das Individuum im Angesicht des Höchsten bedeutungslos ist. Gibt man den persönlichen Stolz auf, vertiefen sich die Yogaerfahrungen ganz wesentlich; Gott wird zum Führer.

Man kann Gott als persönliche Gottheit oder als abstraktes Prinzip von Wahrheit und Vollkommenheit verstehen. Nach der indischen Philosophie gibt es sechs wesentliche göttliche Eigenschaften. Diese sind: wahres Wissen, Stärke, Beherrschung von Körper, Geist und dem Selbst, unerschütterliche Festigkeit, die Kraft, Begrenzungen zu durchbrechen, und Energie. Der Yogi, auf dem Weg zum letztendlichen Ziel, strebt danach, diese Eigenschaften in sich zu verwirklichen. Der vollkommene Yogi strahlt Schönheit, Anmut, Kraft und Glanz aus; Patañjali bezeichnet das als den »Reichtum des Körpers«.

Es ist ein Akt göttlicher Gnade, wenn in seltenen Momenten Einblicke in die Seele gelingen. *Īśvarapraṇidhana* ist Verehrung in Demut und Liebe. Hingabe des Selbst bedeutet, das Ego, das heißt jedes Empfinden von »ich«, aufzugeben. Man muß die subjektive Verwobenheit abschütteln, die sich in jedem »ich sehe«, »ich will«, »ich tue« äußert, damit das innere Wesen nicht durch die Handlungen gestört wird.

So betrachtet ist Yoga eine Philosophie in einem religiösen Rahmen. Der einzelne Mensch muß an kein religiöses Dogma glauben. Laut Patañjali kann der Yogaschüler jeder beliebigen Glaubensrichtung angehören. Viele Menschen haben die Erfahrung gemacht, daß ihr Glaube durch die Yogapraxis an Kraft gewonnen hat.

Die Auslegungen über die Verbindung von Yogaphilosophie und -praxis gründen sich auf die folgenden Aphorismen Patañjalis: 1. Kapitel, Sūtras 2, 20 bis 22, 24 bis 26, 28, 33 bis 39, 49; 2. Kapitel, Sutra 48; 3. Kapitel, Sūtra 47; 4. Kapitel, Sūtras 25 und 26.

Synthese der acht Glieder des Yoga

Jede einzelne Stufe des achtgliedrigen Yogaweges ist hinsichtlich dieses Zustandes der Harmonie von Bedeutung. *Yama* gibt die Grundlage für ein moralisches Verhalten. *Niyama* entwickelt einen selbstdisziplinierten und zufriedenen Geist. *Āsana* verhilft zu einem gesunden, starken Körper, was wiederum einen direkten Einfluß auf den Geisteszustand hat. *Prāṇāyāma* und *pratyāhāra* führen zu Ruhe und Gelassenheit, die Grundlage für die Empfänglichkeit meditativer Übungen sind. *Dhāraṇā* und *dhyāna* verstärken den Zustand inneren Friedens und bereiten die Seele auf das Eintauchen in die Seligkeit von *samādhi* vor, die Vereinigung der Seele mit dem Göttlichen.

Āsana ist der erste bewußte Schritt auf dem Yogapfad. Von da ab greifen all die anderen Stufen bis zu einem gewissen Grad ineinander. Die. Ausübung von *āsana* beinhaltet ein ethisches und diszipliniertes Verhalten, ein Ausweiten des Atems und das Zurückziehen der Sinne von der äußeren Welt. Konzentration und Meditation führen zum vollkommenen Aufgehen im Yoga.

Um die Bemühungen in die richtige Richtung zu lenken und eine Grundlage für den Erfolg zu legen, sind fünf positive Eigenschaften notwendig: Glaube *(śraddhā)*, Kraft *(vīrya)*, Gedächtnis *(smṛti)*, Versenkung *(samādhi)* und Weisheit *(prajña)*. Der Glaube basiert auf der persönlichen Erfahrung und hat nichts mit idealistischem oder blindem Glauben zu tun. Die Kraft entspricht dem auf das Üben angewandte geistige und körperliche Bemühen. Das Gedächtnis sammelt das aufgenommene Wissen und läßt Erfahrungen nicht vergessen; es ist so die Grundlage der Intelligenz. Versenkung bedeutet, die Aufmerksamkeit im Rahmen eines Themas zu halten. Aus der Versenkung erwächst Weisheit. Auf der Basis sicherer Selbsterkenntnis vertieft sich das Verständnis für andere.

Drei Stufen sind zu bewältigen, um zur Versenkung zu gelangen: Wiederholung, Verstehen und ernsthafte Absicht. Diese im Geist zu verankern, beschleunigt den Fortschritt. Die drei Stufen gelten für alle Aspekte des Yoga und werden hier am Beispiel *āsana* erläutert.

Die erste Stufe ist das Vertrautwerden mit dem gewünschten Gegenstand. Im Falle der *āsanas* heißt das, daß man Name und Bedeutung der jeweiligen Stellung kennt, denn sie symbolisieren deren inneres Wesen. Man sollte sich in die Form vertiefen, um sich auch in den kleinsten Details, die sie bestimmen, zu vervollkommnen. Die ständige Wiederholung gestaltet den Körper entsprechend der *āsanas* und prägt den subtilen Aspekt der Namen ins Bewußtsein.

Auf der zweiten Stufe richtet man die vollkommene Aufmerksamkeit von Körper, Geist und Herz auf das *āsana*. Während man die Stellung ausführt, reflektiert man über sie, um ihr volles Potential zur Wirkung kommen zu lassen. Wesentlich ist eine bescheidene und offene innere Haltung, denn nur dann vermag man das Licht des Wissens, das aufsteigt, zu erkennen.

Auf der dritten, sehr persönlichen Stufe vertiefen sich Wissen und innere Hingabe. Die Yogapraxis wird wichtiger als der Mensch, der sie durchführt, wodurch das Ego unterworfen wird. Das tägliche Üben wird lebensnotwendig, und die *āsanas* sind wie ein Freund, der für einen da ist, wenn man ihn braucht. Schließlich gibt man sich vollkommen hin und geht im *āsana* auf.

Mit dieser inneren Haltung wird Yoga ein Akt der Verehrung. Es ist der Geist, in dem man die heilige Silbe »aum« oder irgendein anderes Gebet wiederholt, um alle Handlungen in einer meditativen Haltung zu verrichten.

Meditation in der Handlung

Wenn das Selbst, der Geist, der Verstand und das Bewußtsein sich zusammen mit den inneren Organen und dem äußeren Körper ausdehnen, werden das Selbst und sein Instrument, der Körper, eins. Dann existieren keine Dualitäten mehr. Dieser Zustand der Einheit gibt einen Vorgeschmack auf *citta vṛtti nirodhaḥ*, den Zustand, in dem die Bewegungen des Geistes zur Ruhe kommen.

Führt man die *āsanas* auf diese Art durch, so ist das dynamische Meditation. Der Geist ist wach und aktiv; er ist eins mit dem Körper in jeder Handlung und durchdringt jede Zelle. Um beispielsweise das Knie gestreckt zu halten, wird die ganze Aufmerksamkeit auf das Knie gerichtet. Das ist Konzentration. Ohne in der Konzentration auf das Knie nachzulassen, bewegt sich der Geist weiter, zum Oberschenkel, zur Hüfte usw. Er durchwandert so den ganzen Körper und konzentriert sich mit gleichbleibender Intensität auf jeden einzelnen Teil. Das ist Meditation.

Dabei wird keine Partie stärker als eine andere mit Aufmerksamkeit bedacht. Hat man dieses Gleichmaß erreicht, ist der Geist stetig. Er bewegt sich weder in die Vergangenheit noch in die Zukunft, sondern ist in der Gegenwart verankert.

In diesem Zustand verhält sich die analytische Gehirnhälfte passiv, und die meditative ist von innen heraus in die Betrachtung des Körpers versunken. Dies verleiht das Gefühl von innerem Frieden, eine Erfahrung, die nicht in Worte zu fassen ist. Dieses Erleben spornt den Schüler an, in seiner Suche nach der Seele fortzufahren.

B. K. S. Iyengar beschreibt dies als Meditation in der Handlung; das innere Wesen drückt sich nach außen in der Durchführung der *āsanas* aus. Es ist etwas anderes als die passive Meditation in ruhiger Sitzhaltung, bei der die Sinne nach innen gerichtet werden und man die Einkehr im göttlichen Wesen sucht.

Erkenntnis der Seele

Wenn der Körper durch *āsana* beherrscht wird, der Geist durch *prāṇāyāma* unter Kontrolle ist und die Sinne durch *pratyāhāra* gebändigt sind, erfährt man die Früchte der Yogapraxis. Das Bewußtsein ist im spirituellen Zentrum konzentriert und ist in Verbindung mit der Seele.

Die Erkenntnis der Seele geht über sinnliche Wahrnehmung und verstandesmäßiges Erfassen hinaus, denn sowohl Sinne als auch Verstand gehören zur Natur *(prakṛti)*. Bei der Meditation auf grobstoffliche Objekte, wie etwa eine Rose oder eine Kerzenflamme, setzt man psychologische Fähigkeiten und die Sinne ein. Dies ist keine Meditation im Sinne des Yoga.

Im Yoga muß der Geist von grobstofflichen Objekten und den Sinnen abgezogen und auf höhere, subtilere Ebenen gebracht werden. Die höchsten Erkenntnisse werden einem enthüllt, oder man erfährt sie intuitiv. Yoga ist ein Training für die Entwicklung der intuitiven Fähigkeiten, bei dem Sinne und Geist sublimiert werden.

Wenn die Sinne und der Geist transzendiert sind, bleibt einzig die Erfahrung der Seele. Die physischen, physiologischen und geistigen Funktionen schweigen in Frieden, und das Bewußtsein verharrt in vollkommener Ruhe *(citta vṛtti nirodhaḥ)*.

Das Bewußtsein befindet sich in seinem reinen, ursprünglichen Zustand. Es ist mit einem lupenreinen Kristall vergleichbar, der alle Gegenstände in ihrer tatsächlichen Form reflektiert. So enthüllt auch das Bewußtsein den wesentlichen, unberührbaren Kern aller Dinge. Diese intuitive Vision der Wahrheit ist höchste Weisheit. Sie durchdringt das Mysterium des Universums und die Wirklichkeit des Seins. Sie ist der Höhepunkt menschlicher Erfahrung. In ihr drückt sich die Seele aus.

ध्यान

Dhyāna

Meditation stumpft den Geist nicht ab. Vielmehr ist der Geist in der Meditation ruhig, dabei aber messerscharf, er schweigt und vibriert vor Energie. Man kann diesen Zustand jedoch nicht ohne eine feste, stetige Sitzhaltung erreichen, in der die Wirbelsäule aufrecht nach oben strebend gehalten wird und der Geist herabsteigt, um sich im Bewußtsein des Herzens, in dem sich das wahre Selbst enthüllt, aufzulösen.

B. K. S. IYENGAR

Meditation ist ein zeitloser Zustand, in dem die Belange des Alltags keine Bedeutung haben. Meditation ist eine Erfahrung jenseits von Zeit und Raum. In ihr verbindet sich der spirituelle Kern des Menschen bewußt mit dem unendlichen Kosmos. Meditation gewährt Seligkeit.

Richtlinien für die Praxis

Meditation ist nichts für Anfänger.

Sie wird erst aufgenommen, wenn regelmäßiger *prāṇāyāma* zur festen Gewohnheit geworden ist. *Prāṇāyāma* verhilft dem Körper zu ruhiger Haltung und dem Geist zur Konzentration.

Meditation wird im Anschluß an *prāṇāyāma* oder für sich alleine praktiziert.

Meditation ist nicht einfach, denn der Geist verharrt nicht lange in Ruhe, sondern kehrt leicht zu weltlichen Gedanken zurück. Wesentlich ist ernsthaftes Üben: Wenn der Geist die Konzentration verweigert, ist es besser, dies zu akzeptieren und es am nächsten Tag wieder zu versuchen.

Obwohl man die Technik der sitzenden Meditationshaltung befolgen sollte, ist Meditation ein Zustand, der sich nicht erlernen läßt. Üben allein ist keine Garantie dafür, ihn zu erreichen oder ihn wiederzugewinnen, wenn er einmal erreicht wurde. Die Erfahrung stellt sich dann ein, wenn man dafür bereit ist.

Vorsicht *Bei Depressionen oder einem Nervenzusammenbruch auf keinen Fall meditieren.*

Techniken für Dhyāna

Padmāsana (S. 54) oder eine andere Meditationshaltung einnehmen. Die Wirbelsäule aufrecht und den Kopf gerade halten. Körper und Geist beruhigen und die oberen Augenlider nach unten ziehen, um die Augen zu schließen.

Die Arme hochheben und die Handflächen vor dem Brustkorb aneinanderlegen; die Daumen weisen zum unteren Ende des Brustbeins, die Finger zeigen leicht vom Brustkorb weg. Den Brustkorb leicht nach vorne bringen, die Ellenbogen bewegen sich nach unten und zurück, Richtung Taille. Die Handflächen bis zu den Fingerspitzen dehnen; die Haut der Handrücken und der Knöchel zieht sich dabei leicht zurück, näher an die Knochen. Die Handgelenke sind entspannt.

Erste Stufe

Der Blick zieht sich von den Augenlidern zurück; die Augäpfel sind entspannt. Das Gehör zieht sich von den Ohrmuscheln zurück. Der Atem berührt die Nasenlöcher kaum noch; er geht so sanft und fein wie möglich. Die Geschmacksempfindung zieht sich von der Zungenspitze zurück.

Ziehen Sie auf einer ganz subtilen Ebene das Fleisch des Körpers von der Haut, den Schädel von der Kopfhaut und das Gehirn vom Schädel zurück. Die Aufmerksamkeit richtet sich mehr auf den hinteren Teil des Gehirns an der Schädelbasis als auf den vorderen Teil nahe der Stirn.

Die Augen ruhen in den Augen, die Ohren in den Ohren, die Nase in der Nase und die Zunge in der Zunge; die Körperhaut ruht in sich. Daraus erwächst Stille.

Erfahren Sie, wie sich das Bewußtsein verfeinert.

Zweite Stufe

Sehen, Hören und Geschmacksempfinden werden nach innen gezogen. Lassen Sie sie nach unten sinken, an das Ende des Brustkorbs hinter dem Brustbein, und sich vereinigen im Sitz der Seele. Die Daumen grüßen und verschmelzen in der Seele; die Finger grüßen und verschmelzen im Universum.

Aum

Lösen Sie am Ende die Hände behutsam, und legen Sie sich nieder. Langsam die Augen öffnen und vor dem Aufstehen in den normalen Zustand zurückkehren.

Bleiben Sie noch eine Weile ruhig für sich, ohne mit anderen Menschen zu sprechen.

Kurse

Die Kurse auf den folgenden Seiten wurden konzipiert, um Schülern die Möglichkeit zu geben, systematisch zu üben. Kurs I ist für Anfänger, Kurs II für Schüler im Übungsgrundstadium, Kurs III für Schüler im mittelschweren Stadium und Kurs IV für Fortgeschrittene. Kurs I beinhaltet Āsanas mit einem Rautensymbol. Kurs II mit zwei Rautensymbolen usw. Manchmal wird das Zwischenstadium einer schwierigeren Stellung bereits in einem früheren Kurs erklärt.

Die Āsanas werden im passenden Kontext vorgestellt und ihrer Schwierigkeit nach strukturiert. Mit Ausnahme von Śīrṣāsana und Sarvāṅgāsana können die meisten Stellungen zwei- bis dreimal wiederholt werden. Wiederholungen und die Verfestigung des Geübten sind in den Kursen vorgesehen.

Sie lernen, Fortschritte zu beurteilen und den Zeitpunkt für eine Übungssteigerung zu erkennen. Die Übungshäufigkeit und -dauer sind neben individueller Begabung entscheidende Faktoren.

Kurs I stellt die grundlegenden Übungen vor, auf denen die folgenden Kurse aufbauen. In den Kursen II bis IV sind die Übungseinheiten nach Monaten aufgeteilt, mit je einem Schwerpunktthema pro Woche. Das Ergebnis ist eine Vielzahl von Übungseinheiten.

Den Übungseinheiten liegt ein roter Faden zugrunde. Sie beginnen mit Stellungen, die eine Streckung des Körpers oder Sammlung des Geistes bewirken; es folgen intensive und schließlich beruhigende Übungen. Umkehrhaltungen kommen normalerweise in allen Einheiten vor. Die Entspannungsübungen sollten nicht ausgelassen werden.

Während der Menstruation sollte die Übungsreihe nicht fortgesetzt werden. Eine Liste mit geeigneten Āsanas finden Sie auf S. 186.

KURS I

Dieser Kurs umfaßt zwölf Einheiten mit für Anfänger ungefährlichen Āsanas. Zunächst sollte ihre Ausführung annähernd beherrscht, später dann die Details beachtet werden, um die Übungstechnik zu vervollkommnen.

Den Schwerpunkt bilden Übungen im Stehen, die den Körper kräftigen und die Koordination verbessern. Es werden andere Stellungen hinzugefügt, die das Lernspektrum erweitern und die Wendigkeit und Entspannung fördern.

Neben dem physischen Nutzen wird gelegentlich etwas von der meditativen, beruhigenden Wirkung der Übungen erkennbar werden. Auf diese Weise sind die Übungen belebend und entspannend zugleich.

Es ist besser, jeden Tag eine kurze Zeitspanne zu üben als einmal in der Woche eine lange. Bei täglichem Üben sollte man an zwei Tagen in der Woche auf Übungen im Stehen verzichten und Übungen im Sitzen, Umkehrhaltungen und Entspannung üben.

Wer seltener übt, braucht länger, um die Grun[illegible] Kurs vorgestellten Stellungen zu beherrschen.

Vorsicht *Bei den Knien ist größte Vorsicht angezei[illegible] sie zu strecken und geradezumachen, ohne sie zu überlasten.*

Empfohlenes Übungsschema

Abwechselnd Einheit 1 und 2 in der ersten Woche, Einheit 2 und 3 in der zweiten Woche usw., bis in der zwölften Woche alle Einheiten jeweils zwei Wochen lang geübt wurden. Dann das Gelernte durch erneutes Wiederholen aller Einheiten verfestigen.

Übungseinheit 1

Sukhāsana (S. 53) und Parvatāsana (S. 51); Tāḍāsana (S. 18); Ūrdhva hastāsana (S. 19); Vṛkṣāsana (S. 21); Utthita trikoṇāsana (S. 22); Utthita pārśvakoṇāsana (S. 24); Vīrabhadrāsana II (S. 28); Pārśvottānāsana (S. 40), mit den Händen auf einem Sims wie bei Uttānāsana; Uttānāsana I (S. 44), mit den Händen auf einem Sims; Sukhāsana (S. 53); Sarvāṅgāsana (S. 108); Ardha halāsana (S. 110); Liegen mit über dem Bauch gebeugten Beinen (S. 85); Śavāsana I (S. 150).

□ Zum Ausruhen Uttānāsana I zwischen zwei Standpositionen oder nach je zwei Übungen einfügen. Bei Rückenschmerzen die Hände dabei auf einen Sims legen. Die Übungen im Stehen je zweimal wiederholen. In Sarvāṅgāsana die Höhe der Decken richtig anpassen. Wenn die Stellung zu schwierig ist, die Beine hoch gegen eine Wand legen (S. 80).

Übungseinheit 2

Sukhāsana und Parvatāsana (S. 53); Utthita hasta pādāṅguṣṭhāsana I und II (S. 20); Tāḍāsana (S. 18); Vṛkṣāsana (S. 21); Trikoṇāsana (S. 22); Pārśvakoṇāsana (S. 24); Vīrabhadrāsana I (S. 26), mit den Händen an den Hüften; Vīrabhadrāsana II (S. 28); Pārśvottānāsana (S. 40), die Ellenbogen haltend; Uttānāsana I (S. 44), mit den Händen auf einem Sims; Vīrāsana mit anschließender Vorwärtsbeuge (S. 50 f.) Gomukhāsana (S. 56), nur Arme; Sarvāṅgāsana (S. 108); Ardha halāsana (S. 110); Śavāsana I (S. 150).

□ Nach Vīrabhadrāsana I in Uttānāsana I ausruhen. Vor Sarvāṅgāsana auf den Rücken legen und strecken. Lernen Sie, in Śavāsana gerade zu liegen.

Übungseinheit 3

Vīrāsana (S. 50); Utthita hasta pādāṅguṣṭhāsana I und II (S. 20); Uttānāsana I (S. 44), mit den Händen auf einem Sims; Trikoṇāsana (S. 22); Pārśvakoṇāsana (S. 24); Vīrabhadrāsana I (S. 26); Uttānāsana I (S. 44); Vīrabhadrāsana II (S. 28); Pārśvottānāsana (S. 40); Prasārita Pādottānāsana (S. 42); Vīrāsana mit anschließender Vorwärtsbeuge (S. 50 f.); Sukhāsana (S. 53); Gomukhāsana (S. 56), nur Arme; Sarvāṅgāsana (S. 108); Halāsana oder Ardha halāsana (S. 110); Śavāsana I (S. 150).

□ Die Arme in Vīrabhadrāsana I oben lassen. Trikoṇāsana, Pārśvakoṇāsana, Vīrabhadrāsana I, Vīrabhadrāsana II und Pārśvottānāsana sind die fünf grundlegenden Übungen im Stehen.

ÜBUNGSEINHEIT 4

Vīrāsana (S. 50); Adho mukha śvānāsana (S. 90); Vīrāsana Vorwärtsbeuge (S. 51); Tāḍāsana (S. 18); Trikoṇāsana (S. 22); Pārśvakoṇāsana (S. 24); Vīrabhadrāsana I (S. 26); Uttānāsana I (S. 44); Vīrabhadrāsana II (S. 28); Pārśvottānāsana (S. 40); Garuḍāsana (S. 46); Utkaṭāsana (S. 47); Adho mukha śvānāsana (S. 90); Parvatāsana in Vīrāsana (S. 51); Vīrāsana Vorwärtsbeuge (S. 51); Sarvāṅgāsana (S. 108); Ardha halāsana oder Halāsana (S. 110); Śavāsana I (S. 150).

□ Für Adho mukha śvānāsana Uttānāsana einnehmen und rückwärtsgehen. Bei den Standübungen mit dem Rücken an einer Wand stehen.

ÜBUNGSEINHEIT 5

Tāḍāsana (S. 18); Trikoṇāsana (S. 22); Pārśvakoṇāsana (S. 24); Vīrabhadrāsana I (S. 26); Uttānāsana I (S. 44); Vīrabhadrāsana II (S. 28); Pārśvottānāsana (S. 40); Marīcyāsana stehend (S. 70); Bharadvājāsana auf einem Stuhl sitzend (S. 71); Vīrāsana mit anschließender Vorwärtsbeuge (S. 50 f.); Sarvāṅgāsana (S. 108); Halāsana (S. 110); Jaṭhara-parivartanāsana-Variation mit gebeugten Beinen (S. 85); Śavāsana I (S. 150):

□ Bei den Übungen im Stehen einen Fuß mit der Außenkante an einer Wand halten. Vor Sarvāṅgāsana auf den Rücken legen und strecken.

ÜBUNGSEINHEIT 6

Liegen auf Polsterrollen (S. 80); Uttānāsana I (S. 44); Adho mukha śvānāsana (S. 90); Vīrasāna und Parvatāsana (S. 50 f.); Tryaṅga mukhaikapāda paścimottānāsana (S. 61); Paścimottānāsana (S. 64); Sarvāṅgāsana (S. 108); Halāsana (S. 110); Viparīta karaṇi (S. 122).

□ Bei Vīrāsana auf die Ausrichtung der Beine achten und ein Gefühl dafür entwickeln, wann die Knie entspannt oder überlastet sind. Bei Tryaṅga mukhaikapāda paścimottānāsana und Paścimottānāsana einen Gürtel zu Hilfe nehmen, um den Rücken nach innen zu wölben.

ÜBUNGSEINHEIT 7

Utthita hasta pādāṅguṣṭhāsana I und II (S. 20); Tāḍāsana (S. 18); Vṛkṣāsana (S. 21); Trikoṇāsana (S. 22); Pārśvakoṇāsana (S. 24); Vīrabhadrāsana I (S. 26); Vīrabhadrāsana II (S. 28); Ardha candrāsana (S. 30); Vīrabhadrāsana III (S. 32f.), mit den Händen auf einem Sims; Parśvottānāsana (S. 40); Prasārita pādottānāsana I (S. 42); Vīrāsana mit anschließender Vorwärtsbeuge (S. 50 f.); Daṇḍāsana (S. 52); Paripūrṇa nāvāsana (S. 58); Jānu śīrṣāsana (S. 59), Kopf angehoben; Tryaṅga mukhaikapāda paścimottānāsana (S. 61); Paścimottānāsana (S. 64); Sarvāṅgāsana (S. 108); Halāsana (S. 110); Śavāsana I (S. 150).

□ Wenn nötig, nach Vīrabhadrāsana I in Uttānāsana I nach vorne beugen. Ardha candrāsana an einer Wand ausführen.

Bei Jānu śīrṣāsana, Tryaṅga mukhaikapāda paścimottānāsana und Paścimottānāsana Gürtel benutzen und Kopf hochhalten.

ÜBUNGSEINHEIT 8

Adho mukha śvānāsana (S. 90); Uttānāsana I (S. 44); Tāḍāsana (S. 18); Trikoṇāsana (S. 22); Pārśvakoṇāsana (S. 24); Vīrabhadrāsana I (S. 26); Vīrabhadrāsana II (S. 28); Ardha candrāsana (S. 30); Pārśvottānāsana (S. 40); Vīrāsana (S. 50); Sukhāsana (S. 53); Baddha koṇāsana (S. 57); Sarvāṅgāsana (S. 108); Halāsana (S. 110); Sarvāṅgāsana (S. 108); Eka pāda sarvāṅgāsana (S. 111); Pārśvaikapāda sarvāṅgāsana (S. 111); Supta baddha koṇāsana (S. 81), ohne Polster; Śavāsana I (S. 150).

□ Bei Pārśvottānāsana die Übungsalternative versuchen: Kopf unten lassen und so zur anderen Seite wechseln.

ÜBUNGSEINHEIT 9

Liegen mit aufrechten Beinen (S. 80); Adho mukha śvānāsana (S. 90); Tāḍāsana (S. 18); Trikoṇāsana (S. 22); Pārśvakoṇāsana (S. 24); Vīrabhadrāsana I (S. 26); Vīrabhadrāsana II (S. 28); Ardha candrāsana (S. 30); Vīrabhadrāsana III (S. 32), mit den Händen auf einem Sims; Pārśvottānāsana (S. 40); Parīghāsana (S. 48); Uṣṭrāsana (S. 134); Ūrdhva mukha śvānāsana (S. 91); Adho mukha śvānāsana (S. 90); Sarvāṅgāsana (S. 108); Halāsana (S. 110); Śavāsana I (S. 150).

□ Falls es angenehmer ist, Uṣṭrāsana mit Stütze ausführen.

ÜBUNGSEINHEIT 10

Tāḍāsana (S. 18); Vṛkṣāsana (S. 21); Garuḍāsana (S. 46); Utkaṭāsana (S. 47); Parīghāsana (S. 48); Sukhāsana und Parvātāsana (S. 53); Sukhāsana Vorwärtsbeuge (S. 53); Vīrāsana (S. 50); Baddha koṇāsana (S. 57); Bharadvājāsana I (S. 72); Sarvāṅgāsana (S. 108); Halāsana (S. 110); Eka pāda sarvāṅgāsana (S. 111); Pārśvaikapāda sarvāṅgāsana (S. 111); Ūrdhva prasārita pādāsana (S. 84), nur Schritt 4; Śavāsana I (S. 150).

□ Bei Bharadvājāsana I nur bis zur Zwischenstufe arbeiten, Hände auf dem Boden lassen. Bei Ūrdhva prasārita pādāsana die Beine erst über dem Bauch anwinkeln, dann nach oben strecken.

ÜBUNGSEINHEIT 11

Marīcyāsana stehend (S. 70); Bharadvājāsana auf einem Stuhl sitzend (S. 71); Tāḍāsana (S. 18); Trikoṇāsana (S. 22); Pārśvakoṇāsana (S. 24); Vīrabhadrāsana I (S. 26); Vīrabhadrāsana II (S. 28); Ardha candrāsana (S. 30); Pārśvottānāsana (S. 40); Prāsārita pādottānāsana (S. 42); Sarvāṅgāsana (S. 108); Halāsana (S. 110); Śavāsana I (S. 150).

□ Allmählich länger in Sarvāṅgāsana und Halāsana bleiben.

ÜBUNGSEINHEIT 12

Ūttanāsana I (S. 44); Adho mukha śvānāsana (S. 90); Ūrdhva mukha śvānāsana (S. 91); Adho mukha śvānāsana (S. 90); Vīrāsana (S. 50); Daṇḍāsana (S. 52); Paripūrṇa nāvāsana (S. 58); Jānu śīrṣāsana (S. 59); Tryaṅga mukhaikapāda paścimottānāsana (S. 61); Paścimottānāsana (S. 64); Baddha koṇāsana (S. 57);

Upaviṣṭa koṇāsana (S. 65), Schritt 1; Bharadvājāsana I (S. 72); Sarvāṅgāsana (S. 108), Halāsana (S. 110), Śavāsana I (S. 150).

□ Die Sitzstellungen zweimal wiederholen. Bei Bharadvājāsana I nur bis zur Zwischenstufe arbeiten.

KURS II

Dieser aus 36 Übungseinheiten bestehende Kurs II bietet eine allgemeine Einführung in Übungen im Sitzen, Drehübungen, Übungen im Liegen und in Umkehrhaltungen. Sobald diese Übungen sicher beherrscht werden, folgt die Einführung einfacher rückwärtsbeugender Stellungen und Atemtechniken.

Indem Sie sich bei jeder Übungseinheit auf bestimmte Körperpartien konzentrieren, arbeiten Sie systematischer. So können z. B. die Streckung der Füße, die Ausrichtung der Beine oder die Drehung der Hüften die Schwerpunkte einer Einheit sein.

Beachten Sie hierzu die Hinweise unter »Arbeiten in der Stellung« und »Fokus«.

Es ist sinnvoll, jeden Tag eine Stellung auszuwählen, der Sie sich intensiver widmen. Auf diese Weise verbessern Sie die Qualität des Übens.

Die Übungseinheiten sind in vier Gruppen unterteilt, je nachdem welche Stellungskategorie überwiegt: A = Übungen im Stehen; B = Übungen im Sitzen; C = Verschiedene Stellungen oder Rückwärtsbeugen, und D = Entspannung und Prāṇāyāma. Hier wird zu einem monatlichen Wechseln geraten.

Empfohlenes Übungsschema

Die folgende Aufstellung ist ein Vorschlag für das tägliche Üben. Zusammen mit dem Wiederholen und Verfestigen der Lektionen dauert der Kurs etwa 18 Monate. Die Einheiten A, B, C und D beziehen sich jeweils auf eine Übungswoche. Im ersten Monat üben Sie in der ersten Woche abwechselnd 1 A und 2 A; in den folgenden Wochen wechseln Sie 1 B und 2 B, 1 C und 2 C, 1 D und 2 D miteinander ab. Wiederholen Sie diesen Ablauf im zweiten Monat. Im dritten Monat wechseln Sie 2 A und 3 A miteinander ab und wiederholen 1 A; 2 B und 3 B abwechseln und 1 B wiederholen; 2 C und 3 C abwechseln und 1 C wiederholen; 2 D und 3 D abwechseln und 1 D wiederholen. Im vierten Monat verfestigen Sie das bisher Gelernte. Dieses Schema durch die Übungseinheiten 4 bis 9 wiederholen, jeweils nach den Einheiten 3, 6 und 9 den Stoff der letzten drei Monate wiederholen. Nach Einheit 9 schließlich sechs Monate auf die Verfestigung aller Übungseinheiten verwenden: 1 bis 9, A bis D.

Übungseinheit 1 A (Stehen)
Utthita hasta pādāṅguṣṭhāsana I und II (S. 20); Tāḍāsana (S. 18); Trikoṇāsana (S. 22); Pārśvakoṇāsana (S. 24); Vīrabhadrāsana I (S. 26); Vīrabhadrāsana II (S. 28); Ardha candrāsana (S. 30); Vīrabhadrāsana III (S. 32); Parivṛtta trikoṇāsana (S. 34); Pārśvottānāsana (S. 40); Prasārita pādottānāsana I (S. 42); Uttānāsana II (S. 45); Vīrāsana Vorwärtsbeuge (S. 51); Supta pādāṅguṣṭhāsana (S. 88), nur Schritt 2 und 3; Ardha halāsana (S. 110); Śavāsana I (S. 150).

□ Bei Parivṛtta trikoṇāsana hinteren Fuß gegen eine Wand und die Hand auf einem Holzklotz aufsetzen. Bei Pārśvottānāsana die Übungsalternative ausführen. Die Füße zum Schluß nicht schließen, sondern grätschen und die Hände lösen und Prasārita pādottānāsana I einnehmen.

Übungseinheit 1 B (Sitzen)
Uttānāsana I (S. 44); Adho mukha śvānāsana (S. 90); Daṇḍāsana (S. 52); Jānu śīrṣāsana (S. 59); Ardha baddha padma paścimottānāsana (S. 60); Tryaṅga mukhaikapāda paścimottānāsana (S. 61); Marīcyāsana I (S. 63); Paścimottānāsana (S. 64); Bharadvājāsana I (S. 72); Marīcyāsana III (S. 73); Sarvāṅgāsana (S. 108); Halāsana (S. 110); Supta koṇāsana (S. 113); Karṇapīḍāsana (S. 112); Halāsana (S. 110); Śavāsana I (S. 150).

□ Jānu śīrṣāsana, Ardha baddha padma paścimottānāsana, Tryaṅga mukhaikapāda paścimottānāsana, Marīcyāsana I und Paścimottānāsana sind die fünf wichtigsten Vorwärtsbeugen. Jeweils zweimal wiederholen. In Marīcyāsana I zunächst nur vorbeugen; dann wiederholen und drehen. Bei Drehübungen nur bis zur Zwischenstufe arbeiten.

Übungseinheit 1 C (Verschiedene)
Tāḍāsana (S. 18); Trikoṇāsana (S. 22); Pārśvakoṇāsana (S. 24); Vīrabhadrāsana I (S. 26); Uttānāsana I (S. 44); Vīrabhadrāsana II (S. 28); Ardha candrāsana (S. 30); Parivṛtta trikoṇāsana (S. 34); Parivṛtta pārśvakoṇāsana (S. 36); Parivṛtta ardha candrāsana (S. 38); Pārśvottānāsana (S. 40); Vīrāsana Vorwärtsbeuge (S. 51); Ūrdhva prasārita pādāsana (S. 84); Sarvāṅgāsana (S. 108); Halāsana (S. 110); Śavāsana I (S. 150).

□ Bei Ūrdhva prasārita pādāsana die Beine gebeugt anheben und dann gestreckt senken.

Übungseinheit 1 D (Entspannung)
Supta baddha koṇāsana (S. 81); Adho mukha śvānāsana (S. 90); Daṇḍāsana (S. 52); Jānu śīrṣāsana (S. 59); Paścimottānāsana (S. 64); Sarvāṅgāsana auf einem Stuhl (S. 118); Ardha halāsana (S. 110); Setu bandha sarvāṅgāsana auf einer Bank (S. 120); Śavāsana II (S. 152), 15 Minuten.

□ Diese Übungseinheit lehrt den Gebrauch von Hilfsmitteln bei den Āsanas. In Adho mukha śvānāsana den Kopf auf ein Polster oder eine gefaltete Decke legen.

Übungseinheit 2 A (Stehen)
Tāḍāsana (S. 18); Vṛkṣāsana (S. 21); Trikoṇāsana (S. 22); Pārśvakoṇāsana (S. 24); Vīrabhadrāsana I (S. 26); Vīrabhadrāsana II (S. 28); Ardha candrāsana (S. 30); Vīrabhadrāsana III (S. 32); Pārśvottānāsana (S. 40); Parighāsana (S. 48); Vīrāsana Vorwärtsbeuge (S. 51); Sarvāṅgāsana (S. 108); Halāsana (S. 110); Setubandha-sarvāṅgāsana-Variation (S. 116), Fußgelenke fassen; Śavāsana I (S. 150).

□ Beim Wechseln von einer Seite zur anderen die Arme angehoben halten.

Übungseinheit 2 B (Sitzen)

Vīrāsana (S. 50); Gomukhāsana (S. 56); Baddha koṇāsana (S. 57); Upaviṣṭha koṇāsana (S. 65), Schritt 1; Paripūrṇa nāvāsana (S. 58); Ardha nāvāsana (S. 58); Jānu śīrṣāsana (S. 59); Tryaṅga mukhaikapāda paścimottānāsana (S. 61); Ardha baddha padma paścimottānāsana (S. 60); Marīcyāsana I (S. 63); Paścimottānāsana (S. 64); Bharadvājāsana I (S. 72); Marīcyāsana III (S. 73); Sarvāṅgāsana (S. 108); Halāsana (S. 110); Eka pāda sarvāṅgāsana (S. 111); Pārśvaikapāda sarvāṅgāsana (S. 111); Supta koṇāsana (S. 113); Pārśva halāsana (S. 112); Śavāsana I (S. 150).

□ In Marīcyāsana III Hände gegen eine Wand oder einen Sims drücken.

Übungseinheit 2 C (Verschiedene)

Adho mukha śvanāsana (S. 90); Ūrdhva mukha śvānāsana (S. 91); Caturaṅga daṇḍāsana (S. 89); diese Folge einige Male wiederholen; Trikoṇāsana (S. 22); Pārśvakoṇāsana (S. 24); Vīrabhadrāsana II (S. 28); Vīrabhadrāsana I (S. 26); Pārśvottānāsana (S. 40); Vṛkṣāsana (S. 21); Garuḍāsana (S. 46); Utkaṭāsana (S. 47); Supta vīrāsana (S. 82); Sarvāṅgāsana (S. 108); Halāsana (S. 110); Śavāsana I (S. 150).

□ Supta vīrāsana mit Unterstützung ausführen (Decken hoch aufeinanderstapeln oder Polsterrollen benutzen).

Übungseinheit 2 D (Entspannung)

Liegen auf Polsterrollen (S. 80); Supta baddha koṇāsana (S. 81); Supta vīrāsana (S. 82), unterstützt; Vīrāsana Vorwärtsbeuge (S. 51); Adho mukha śvānāsana (S. 90), Kopf unterstützt; Sarvāṅgāsana auf einem Stuhl (S. 118); Ardha halāsana (S. 110); Setu bandha sarvāṅgāsana auf einer Bank (S. 120); Śavāsana II (S. 152).

□ Aufmerksam beobachten, wie die Atmung in den unterstützten Āsanas langsam an Tiefe gewinnt.

Übungseinheit 3 A (Stehen)

Tāḍāsana (S. 18); Trikoṇāsana (S. 22), Pārśvakoṇāsana (S. 24); Vīrabhadrāsana I (S. 26); Vīrabhadrāsana II (S. 28); Parivṛtta trikoṇāsana (S. 34); Parivṛtta pārsvakoṇāsana (S. 36); Pārśvottānāsana (S. 41); Jānu śīrṣāsana (S. 59); Tryaṅga mukhaikapāda paścimottānāsana (S. 61); Ardha baddha padma paścimottānāsana (S. 60); Marīcyāsana I (S. 63); Paścimottānāsana (S. 64); Sarvāṅgāsana (S. 108); Halāsana (S. 110); Śavāsana I (S. 150).

□ Genügend Zeit auf Tāḍāsana verwenden und Verständnis für die Hinweise zu den Standpositionen entwickeln, die unter »Fokus« gegeben werden.

Übungseinheit 3 B (Sitzen)

Uttānāsana I (S. 44); Adho mukha śvānāsana (S. 90), mit den Händen gegen eine Wand; Uttānāsana II (S. 45); Daṇḍāsana (S. 52); Marīcyāsana III (S. 73); Ardha matsyendrāsana I (S. 74); Pāśāsana (S. 76); Paścimottānāsana (S. 64), drei Minuten; Sarvāṅgāsana (S. 108), fünf Minuten; Halāsana (S. 110), drei Minuten; Halāsana und Paścimottānāsana abwechseln, sechs- bis achtmal; Śavāsana I (S. 150).

□ Bei ungelenkigem Rücken die Füße in Uttānāsana II etwas auseinander halten. Genügend Zeit auf Daṇḍāsana verwenden. Die Drehübungen vor einer Wand ausführen oder die hintere Hand auf einen Sims legen; mehrmals wiederholen.

Übungseinheit 3 C (Rückwärtsbeugen)

Tāḍāsana (S. 18); Trikoṇāsana (S. 22); Pārśvakoṇāsana (S. 24); Vīrabhadrāsana I (S. 26); Vīrabhadrāsana II (S. 28); Parśvottānāsana (S. 40); Uṣṭrāsana (S. 134); Śalabhāsana I (S. 92); Dhanurāsana (S. 94); Ūrdhva mukha śvānāsana (S. 91); Adho mukha śvānāsana (S. 90); Ardha halāsana (S. 110); Sarvāṅgāsana (S. 108); Śavāsana I (S. 150).

□ Uṣṭrāsana mit Hilfe eines Stuhles ausführen.

Übungseinheit 3 D (Entspannung)

Vīrāsana (S. 21); Jānu śīrṣāsana (S. 59), Kopf unterstützt, zweimal; Tryaṅga mukhaikapāda paścimottānāsana (S. 61), Kopf unterstützt, zweimal; Paścimottānāsana (S. 64), Kopf unterstützt; Marīcyāsana III (S. 73), nur Zwischenstufe; Sarvāṅgāsana auf einem Stuhl (S. 118); Ardha halāsana (S. 110); Setu bandha sarvāṅgāsana auf einer Bank (S. 120) oder Liegen auf Polsterrollen (S. 80); Śavāsana II (S. 152).

□ Vorwärtsbeugende Positionen zwei Minuten auf jeder Seite halten; Paścimottānāsana drei Minuten halten.

Übungseinheit 4 A (Stehen)

Tāḍāsana (S. 18); Trikoṇāsana (S. 22); Pārśvakoṇāsana (S. 24); Vīrabhadrāsana I (S. 26); Vīrabhadrāsana II (S. 28); Ardha candrāsana (S. 30); Vīrabhadrāsana III (S. 32); Pārśvottānāsana (S. 40); Prasārita pādottānāsana I (S. 42); Uttānāsana (S. 44); Adho mukha śvānāsana (S. 90); Vīrāsana Vorwärtsbeuge (S. 51); Śīrṣāsana I (S. 100); Sarvāṅgāsana (S. 108); Halāsana (S. 110); Paścimottānāsana (S. 64); Śavāsana I (S. 150).

□ Lernen Sie als Vorbereitung auf den Kopfstand, in Prasārita pādottānāsana zu bleiben; dabei den Kopf auf Polster betten, wenn er nicht den Boden berührt. Śīrṣāsana zunächst an einer Wand oder in einer Zimmerecke üben.

Übungseinheit 4 B (Sitzen)

Utthita hasta pādāṅguṣṭhāsana I und II (S. 20); Supta pādāṅguṣṭhāsana (S. 88), Schritt 2 und 3; Jānu śīrṣāsana (S. 59); Tryaṅga mukhaikapāda paścimottānāsana (S. 61); Ardha baddha padma paścimottānāsana (S. 60); Marīcyāsana I (S. 63); Paścimottānāsana (S. 64); Marīcyāsana III (S. 73); Śīrṣāsana (S. 100); Sarvāṅgāsana (S. 108); Halāsana (S. 110); Eka pāda sarvāṅgāsana (S. 111); Pārśvaikapāda sarvāṅgāsana (S. 111); Śavāsana II (S. 152).

□ Utthita hasta pādāṅguṣṭhāsana mit Supta pādāṅguṣṭhāsana und den beiden Sarvāṅgāsana-Variationen vergleichen. Mit Śīrṣāsana an einer Wand fortfahren.

Übungseinheit 4 C (Verschiedene)

Parvatāsana in Sukhāsana (S. 53); Parvatāsana in Vīrāsana (S. 51); Padmāsana (S. 54); Uttānāsana I (S. 44); Adho mukha śvānāsana (S. 90); Paścimottānāsana (S. 64); Śīrṣāsana (S. 100); Adho mukha śvānāsana (S. 90); Uttānāsana I (S. 44); Paścimottānāsana (S. 64); Ūrdhva prasārita pādāsana (S. 84), zweimal; Sarvāṅgāsana (S. 108); Halāsana (S. 110); Setu bandha sarvāṅgāsana (S. 116); Śavāsana I (S. 150).

□ In Padmāsana Knie nicht überlasten; anfangs einige Male mit einem untergeschlagenen Bein üben. Die Reihe vor und nach Śīrṣāsana dient der Entspannung des Kopfes. Setu bandha sarvāṅgāsana vom Boden aus einnehmen.

Übungseinheit 4 D (Entspannung und Prāṇāyāma)

Supta vīrāsana (S. 82); Supta baddha koṇāsana (S. 81); Vīrāsana Vorwärtsbeuge (S. 51); Śīrṣāsana (S. 100); Sarvāṅgāsana auf einem Stuhl (S. 118); Ardha halāsana (S. 110); Setu bandha sarvāṅgāsana auf einer Bank (S. 120); Śavāsana II (S. 152); normale Atmung im Liegen (S. 156), zehn Minuten.

□ Vīrāsana Vorwärtsbeuge bereitet den Kopf auf Śīrṣāsana vor. Liegen Sie bequem und entspannt, bevor Sie mit der Atemschulung beginnen.

Übungseinheit 5 A (Stehen)

Adho mukha śvānāsana (S. 90), dreimal; Tāḍāsana (S. 18); Trikoṇāsana (S. 22); Pārśvakoṇāsana (S. 24); Vīrabhadrāsana I (S. 26); Vīrabhadrāsana II (S. 28); Vīrabhadrāsana III (S. 32); Ardha candrāsana (S. 30); Pārśvottānāsana (S. 40); Garuḍāsana (S. 46); Utkaṭāsana (S. 47); Vīrāsana Vorwärtsbeuge (S. 51); Śīrṣāsana (S. 100), Sarvāṅgāsana (S. 108), Halāsana (S. 110); Jānu śīrṣāsana (S. 59); Paścimottānāsana (S. 64); Śavāsana I (S. 150).

□ Adho mukha śvānāsana erst mit den Händen, dann mit den Füßen, zum Schluß wieder mit den Händen gegen eine Wand ausführen. Standpositionen mit dem Rücken an einer Wand üben, ausgenommen Vīrabhadrāsana I und Pārśvottānāsana; hier die hintere Ferse gegen eine Wand stellen. Auf korrekte Ausrichtung achten. Bei Pārśvottānāsana Hände auf den Boden setzen.

Übungseinheit 5 B (Sitzen)

Vīrāsana (S. 50); Parvatāsana in Vīrāsana (S. 51); Adho mukha śvānāsana (S. 90); Uttānāsana (S. 44); Śīrṣāsana (S. 100); Jānu śīrṣāsana (S. 59); Ardha baddha padma paścimottānāsana (S. 60); Tryaṅga mukhaikapāda paścimottānāsana (S. 61); Marīcyāsana I (S. 63); Paścimottānāsana (S. 64); Paripūrṇa nāvāsana (S. 58); Ardha nāvāsana (S. 58); Gomukhāsana (S. 56); Baddha koṇāsana (S. 57); Upaviṣṭa koṇāsana (S. 65), Schritt 1; Padmāsana (S. 54); Vīrāsana (S. 50); Sarvāṅgāsana (S. 108); Ardha halāsana (S. 110); Śavāsana I (S. 150).

□ Ein oder zwei Drehübungen ausführen, falls der Rücken nach den Vorwärtsbeugen schmerzen sollte.

Übungseinheit 5 C (Verschiedene)

Tāḍāsana (S. 18); Ūrdhva hastāsana (S. 19); Uttānāsana II (S. 45); Adho mukha śvānāsana (S. 90); Ūrdhva mukha śvānāsana (S. 91); Caturaṅga daṇḍāsana (S. 89); diese Reihe dreimal ausführen; Uttānāsana I (S. 44); Śīrṣāsana (S. 100); Viparīta daṇḍāsana auf einem Stuhl (S. 136), Schritt 3 dreimal; Bharadvājāsana auf einem Stuhl (S. 71), Paścimottānāsana (S. 64), mit Hilfe eines Stuhls; Sarvāṅgāsana (S. 108); Halāsana (S. 110); Pārśva halāsana (S. 112); Śavāsana I (S. 150).

□ Bei Viparīta daṇḍāsana auf einem Stuhl lernen, die Decken und den Nacken in die richtige Position zu bringen.

Übungseinheit 5 D (Entspannung und Prāṇāyāma)

Uttānāsana I (S. 44); Adho mukha śvānāsana (S. 90), Kopf unterstützt; Vīrāsana Vorwärtsbeuge (S. 51); Śīrṣāsana (S. 100); Jānu śīrṣāsana (S. 59), Kopf unterstützt; Paścimottānāsana (S. 64), Kopf unterstützt; Sarvāṅgāsana auf einem Stuhl (S. 118); Ardha halāsana (S. 110); Sarvāṅgāsana auf einem Stuhl (S. 118); Śavāsana II (S. 152); normale Atmung im Liegen (S. 156), zehn bis 15 Minuten.

□ Für Sarvāṅgāsana auf einem Stuhl und Halāsana Stuhl und Hocker so plazieren, daß Sie gleich von einer Übung in die andere übergehen können.

Übungseinheit 6 A (Stehen)

Tāḍāsana (S. 18); Vṛkṣāsana (S. 21); Trikoṇāsana (S. 22), Pārśvakoṇāsana (S. 24); Vīrabhadrāsana I (S. 26); Vīrabhadrāsana II (S. 28); Trikoṇāsana (S. 22); Pārśvakoṇāsana (S. 24); Parivṛtta ardha candrāsana (S. 38); Pārśvottānāsana (S. 40); Vīrāsana Vorwärtsbeuge (S. 51); Vīrāsana und Parvatāsana (S. 51); Śīrṣāsana (S. 100); Sarvāṅgāsana (S. 108); Halāsana (S. 110); Karṇapīḍāsana (S. 112); Śavāsana I (S. 150).

□ Wenn nötig, zwischen den Standpositionen zum Entspannen in Uttānāsana nach vorne beugen.

Übungseinheit 6 B (Sitzen)

Supta vīrāsana (S. 82); Adho mukha śvānāsana (S. 90); Uttānāsana I und II (S. 44f.); Śīrṣāsana (S. 100); Jānu śīrṣāsana (S. 59); Bharadvājāsana I (S. 72); Tryaṅga mukhaikapāda paścimottānāsana (S. 61); Bharadvājāsana II (S. 77); Paścimottānāsana (S. 64); Pāśāsana (S. 76); Sarvāṅgāsana-Vorwärtsbeugen-Reihe (S. 148); Śavāsana I (S. 150).

□ Versuchen Sie, in der Sarvāṅgāsana-Vorwärtsbeugen-Reihe während der Bewegung des Körpers die Gliedmaßen zu koordinieren.

Übungseinheit 6 C (Rückwärtsbeugen)

Tāḍāsana (S. 18); Trikoṇāsana (S. 22); Pārśvakoṇāsana (S. 24); Vīrabhadrāsana I (S. 26); Vīrabhadrāsana II (S. 28); Pārśvottānāsana (S. 40); Śīrṣāsana (S. 100); Ūrdhva mukha śvānāsana (S. 91); Śalabhāsana I (S. 92); Śalabhāsana II (S. 92); Dhanurāsana (S. 94); Ardha halāsana (S. 110); Sarvāṅgāsana (S. 108); Halāsana (S. 110); Pārśva halāsana (S. 112); Śavāsana I (S. 150).

□ Bei rückwärtsbeugenden Stellungen darauf achten, daß Kreuz- und Schambein unten bleiben.

Übungseinheit 6 D (Entspannung und Prāṇāyāma)

Adho mukha śvānāsana (S. 90); Uttānāsana I (S. 44); Viparīta daṇḍāsana auf einem Stuhl (S. 136), Kopf unterstützt; Śīrṣāsana

(S. 100); Supta baddha koṇāsana (S. 81); Sarvāṅgāsana auf einem Stuhl (S. 118); Ardha halāsana (S. 110); Setu bandha sarvāṅgāsana auf einer Bank (S. 120); Śavāsana II (S. 152); normale Atmung im Liegen (S. 156); Ujjāyī prāṇāyāma im Liegen 1 (S. 158).

□ Für Śavāsana und Prāṇāyāma ein Tuch um die Augen wickeln.

ÜBUNGSEINHEIT 7 A (STEHEN)
Utthita hasta pādāṅguṣṭhāsana I und II (S. 20); Tāḍāsana (S. 18); Trikoṇāsana (S. 22); Pārśvakoṇāsana (S. 24); Vīrabhadrāsana I (S. 26); Vīrabhadrāsana II (S. 28); Ardha candrāsana (S. 30); Vīrabhadrāsana III (S. 32); Trikoṇāsana (S. 22); Pārśvottānāsana (S. 40); Viparīta daṇḍāsana auf einem Stuhl (S. 142); Śīrṣāsana (S. 100); Jānu śīrṣāsana (S. 59); Tryaṅga mukhaikapāda paścimottānāsana (S. 61); Ardha baddha padma paścimottānāsana (S. 60); Paścimottānāsana (S. 64); Sarvāṅgāsana (S. 108); Halāsana (S. 110); Śavāsana I (S. 150).

□ Auf eine der Standpositionen konzentrieren und alle Übungsalternativen einbeziehen. Śīrṣāsana ein paar Zentimeter vor einer Wand ausführen, um Sicherheit zu gewinnen. Sobald Sie stabil und gerade stehen, den Kopfstand in der Mitte des Raumes ausführen.

ÜBUNGSEINHEIT 7 B (SITZEN)
Baddha koṇāsana (S. 57), gegen eine Wand, fünf Minuten; Upaviṣṭa koṇāsana (S. 65), gegen eine Wand, fünf Minuten; Baddha koṇāsana (S. 57); Jānu śīrṣāsana (S. 59); Ardha baddha padma paścimottānāsana (S. 60); Tryaṅga mukhaikapāda paścimottānāsana (S. 61); Marīcyāsana I (S. 63); Paścimottānāsana (S. 64); Pārśva upaviṣṭa koṇāsana (S. 66); Supta baddha koṇāsana (S. 81); Setu bandha sarvāṅgāsana auf einer Bank (S. 120); Śavāsana II (S. 152); normale Atmung im Liegen (S. 156), zehn Minuten.

□ Die Vorwärtsbeugen je zweimal wiederholen. Da keine Umkehrhaltungen vorkommen, kann diese Übungseinheit während der Menstruation geübt werden.

ÜBUNGSEINHEIT 7 C (VERSCHIEDENE)
Supta vīrāsana (S. 82); Bhekāsana (S. 86); Padmāsana (S. 54); Vīrāsana (S. 50); Śīrṣāsana (S. 100); Supta pādāṅguṣṭāsana (S. 88), nur Schritt 1 und 2; Anantāsana (S. 87); Ūrdhva prasārita pādāsana (S. 84); Jaṭhara parivartanāsana (S. 85); Sarvāṅgāsana (S. 108); Halāsana (S. 110); Eka pāda sarvāṅgāsana (S. 111); Pārśvaika pāda sarvāṅgāsana (S. 111); Karṇapīḍāsana (S. 112); Supta koṇāsana (S. 113); Pārśva halāsana (S. 112); Setu bandha sarvāṅgāsana (S. 116); Śavāsana I (S. 150).

□ Bhekāsana erst mit jeweils einem, dann mit beiden Beinen ausführen. In Jaṭhara parivartanāsana Beine auf halbe Höhe absenken, oder nur so weit, wie Sie nicht die Kontrolle verlieren. Setu bandha sarvāṅgāsana vom Boden aus beginnen.

ÜBUNGSEINHEIT 7 D (ENTSPANNUNG UND PRĀṆĀYĀMA)
Viparīta karaṇī (S. 122); Supta vīrāsana (S. 82); Uttānāsana I (S. 44); Adho mukha śvānāsana (S. 90); Śīrṣāsana (S. 100); Sarvāṅgāsana auf einem Stuhl (S. 118); Setu bandha sarvāṅgāsana auf einer Bank (S. 120); Śavāsana II (S. 152); Ujjāyī prāṇāyāma im Liegen 2 (S. 158); Śavāsana I (S. 150).

□ Längere Zeit in den Āsanas verbringen, damit sich der Brustkorb weiter öffnet und die Entspannung an Tiefe gewinnt. Dadurch werden Geist und Körper auf Prāṇāyāma vorbereitet.

ÜBUNGSEINHEIT 8 A (STEHEN)
Tāḍāsana (S. 18); Ūrdhva hastāsana (S. 19); Trikoṇāsana (S. 22); Pārśvakoṇāsana (S. 24); Vīrabhadrāsana I (S. 26), Überleitung in Vīrabhadrāsana III (S. 32); Uttānāsana I (S. 44); Vīrabhadrāsana II (S. 28); Ardha candrāsana (S. 30); Trikoṇāsana (S. 22); Pārśvottānāsana (S. 40); Prasārita pādottānāsana I (S. 42); Adho mukha śvānāsana (S. 90); Śīrṣāsana (S. 100); Sukhāsana mit Parvatāsana und anschließender Vorwärtsbeuge (S. 53); Vīrāsana (S. 50); Gomukhāsana (S. 56); Sarvāṅgāsana (S. 108); Halāsana (S. 110); Śavāsana II (S. 152).

□ Bei den Standpositionen im Rhythmus bleiben. Bewegungen und Atmung aufeinander abstimmen.

ÜBUNGSEINHEIT 8 B (SITZEN)
Sukhāsana und Parvatāsana (S. 53); Vīrāsana und Parvatāsana (S. 50); Adho mukha śvānāsana (S. 90), mit Wand; Śīrṣāsana (S. 100); Pārśva śīrṣāsana (S. 102); Jānu śīrṣāsana (S. 59); Ardha baddha padma paścimottānāsana (S. 60); Tryaṅga mukhaikapāda paścimottānāsana (S. 61); Krauñcāsana (S. 62), Schritt 2; Marīcyāsana I (S. 63); Paścimottānāsana (S. 64); Pārśva upaviṣṭa koṇāsana (S. 66); Baddha koṇāsana (S. 57); Sarvāṅgāsana (S. 108); Halāsana-Variation (S. 110), mit den Händen hinter dem Rücken; Paścimottānāsana (S. 64); Śavāsana II (S. 152).

□ Pārśva śīrṣāsana an einer Wand ausführen, auf korrekte Ausrichtung achten und Hals gerade halten. Diese Variation nur versuchen, wenn Sie Śīrṣāsana sicher beherrschen.

ÜBUNGSEINHEIT 8 C (RÜCKWÄRTSBEUGEN)
Supta vīrāsana (S. 82); Uttānāsana (S. 44); Adho mukha śvānāsana (S. 90); Trikoṇāsana (S. 22); Pārśvakoṇāsana (S. 24); Vīrabhadrāsana I (S. 26); Vīrabhadrāsana II (S. 28); Pārśvottānāsana (S. 40); Śīrṣāsana (S. 100); Viparīta daṇḍāsana auf einem Stuhl (S. 136), dreimal; Ūrdhva dhanurāsana (S. 138), dreimal; Marīcyāsana III (S. 73); Ardha matsyendrāsana I (S. 74); Pāśāsana (S. 76); Ardha halāsana (S. 110); Śavāsana I (S. 150).

□ Bei den Stellungen im Stehen hinteren Fuß gegen eine Wand setzen. Die dritte Wiederholung von Viparīta daṇḍasana auf einem Stuhl mit nach hinten gestreckten Armen ausführen. Die Drehübungen jeweils zweimal wiederholen; nur bis zur Zwischenstufe gehen.

ÜBUNGSEINHEIT 8 D (ENTSPANNUNG UND PRĀṆĀYĀMA)
Sukhāsana (S. 53); Vīrāsana (S. 50); Padmāsana (S. 54); Vīrāsana (S. 50); Adho mukha śvānāsana (S. 90); Śīrṣāsana (S. 100); Sarvāṅgāsana auf einem Stuhl (S. 118); Ardha halāsana (S. 110); Setu bandha sarvāṅgāsana auf einer Bank (S. 120); Śavāsana II (S. 152); normale Atmung im Liegen (S. 156); Ujjāyī prāṇāyāma im Liegen 1 und 2 (S. 158); Śavāsana I (S. 150).

□ Sitzpositionen an einer Wand üben, um gerades Sitzen zu lernen.

ÜBUNGSEINHEIT 9 A (STEHEN)
Sūrya-namaskār-Variation (S. 146); das Springen in die Standpositionen üben (S. 17); Uttānāsana I (S. 44); Supta vīrāsana (S. 82); Śīrṣāsana (S. 100); Pārśva śīrṣāsana (S. 102); Daṇḍāsana (S. 52); Jānu śīrṣāsana (S. 59); Tryaṅga mukhaikapāda paścimottānāsana (S. 61); Ardha baddha padma paścimottānāsana (S. 60); Paścimottānāsana (S. 64); Bharadvājāsana I (S. 72); Bharadvājāsana II (S. 77); Sarvāṅgāsana (S. 108); Halāsana (S. 110); Setu bandha sarvāṅgāsana (S. 116); Śavāsana I (S. 150).

□ Springen Sie nur so lange, wie Sie nicht ermüden. Setu bandha sarvāṅgāsana vom Boden aus einnehmen.

ÜBUNGSEINHEIT 9 B (SITZEN)
Adho mukha śvānāsana (S. 90); Uttānāsana I (S. 44); Vīrāsana (S. 50); Baddha koṇāsana (S. 57); Upaviṣṭa koṇāsana (S. 65), Schritt 1; Baddha koṇāsana (S. 57); Śīrṣāsana (S. 100); Baddha koṇāsana in Śīrṣāsana (S. 104); Upaviṣṭa koṇāsana in Śīrṣāsana (S. 105); Jānu śīrṣāsana (S. 59); Ardha baddha padma paścimottānāsana (S. 60), Tryaṅga mukhaikapāda paścimottānāsana (S. 61); Krauñcāsana (S. 62), Schritt 2; Paścimottānāsana (S. 64); Pārśva upaviṣṭa koṇāsana (S. 66), Marīcyāsana III (S. 73); Ardha matsyendrāsana I (S. 74); Sarvāṅgāsana (S. 108); Halāsana (S. 110); Eka pāda sarvāṅgāsana (S. 111); Pārśvaika pāda sarvāṅgāsana (S. 111); Supta koṇāsana (S. 113); Pārśva halāsana (S. 112); Śavāsana II (S. 152).

□ In Adho mukha śvānāsana und Śīrṣāsana auf Arme, Schultern und Schulterblätter achten. Mit nach innen gewölbtem Rücken nach vorne beugen und einen Gürtel zu Hilfe nehmen. Die Drehübungen dreimal wiederholen, beim letzten Mal Handgelenke hinten fassen.

ÜBUNGSEINHEIT 9 C (RÜCKWÄRTSBEUGEN)
Adho mukha śvānāsana (S. 90), zweimal; Śīrṣāsana (S. 100); Tāḍāsana (S. 18); Trikoṇāsana (S. 22); Pārśvakoṇāsana (S. 24); Vīrabhadrāsana I (S. 26); Vīrabhadrāsana II (S. 28); Vīrabhadrāsana III (S. 32); Ardha candrāsana (S. 30); Pārśvottānāsana (S. 40); Viparīta daṇḍāsana auf einem Stuhl (S. 136), dreimal; Ūrdhva dhanurāsana (S. 138), dreimal; Marīcyāsana III (S. 73), Zwischenstufe dreimal; Ardha halāsana (S. 110); Śavāsana I (S. 150).

□ In Viparīta daṇḍāsana auf einem Stuhl die Arme zum Schluß über den Kopf nehmen und nach hinten strecken. In Ūrdhva dhanurāsana Hände höher aufsetzen, z. B. auf Holzklötzen.

ÜBUNGSEINHEIT 9 D (ENTSPANNUNG UND PRĀṆĀYĀMA)
Liegen auf Polsterrollen (S. 80); Supta vīrāsana (S. 82); Supta baddha koṇāsana (S. 81); Śīrṣāsana (S. 100); Sarvāṅgāsana auf einem Stuhl (S. 118); Ardha halāsana (S. 110); Setu bandha sarvāṅgāsana auf einer Bank (S. 120); Śavāsana II (S. 152); normale Atmung im Liegen (S. 156); Ujjāyī prāṇāyāma im Liegen 1, 2 und 3 (S. 158); Śavāsana I (S. 150).

□ Wenn der Rücken nach den Rückwärtsbeugen schmerzt, Bhāradvājāsana auf einem Stuhl (S. 71) und Marīcyāsana im Stehen (S. 70) ausführen, bevor Sie sich hinlegen.

Verfestigung

Zum Schluß Übungseinheiten 1 bis 9, A bis D wiederholen.

Verweilen Sie allmählich längere Zeit in Śīrṣāsana und Sarvāṅgāsana, um Stabilität und Selbstvertrauen zu erhöhen. Lernen Sie, in den Positionen zu entspannen. Fühlen Sie, in welchem Maß der Körper die Übungsdetails befolgt. Verbringen Sie längere Zeit in Śavāsana, um die Entspannungswirkung zu vertiefen.

Erst wenn Sie Śīrṣāsana fünf Minuten, Sarvāṅgāsana zehn Minuten und Halāsana fünf Minuten bequem halten können, fahren Sie mit Kurs III fort. Dafür benötigt man normalerweise mindestens zwei Jahre.

KURS III

Dieser Kurs besteht aus 16 Übungseinheiten. Das Spektrum der Übungen im Sitzen und der Umkehrhaltungen wird erweitert, und es werden Balanceübungen und schnelle Übungsfolgen dazugenommen.

Je mehr Sie die Prinzipien und die Technik der Stellungen verinnerlichen, um so intensiver und gefühlvoller wird das Üben.

Empfohlenes Übungsschema

Die Übungseinheiten abwechselnd mit denen aus Kurs II ausführen. Nach Übungseinheit 4, A bis D, den gelernten Stoff durch das Wiederholen aller Einheiten verfestigen. Die nächsten vier Monate Übungseinheiten 1 und 2, A bis D, ausführen, dann 2 und 3, A bis D, und so weiter. Schließlich noch drei Monate auf die Verfestigung aller Übungseinheiten verwenden.

ÜBUNGSEINHEIT 1 A (STEHEN)
Tāḍāsana (S. 18); Trikoṇāsana (S. 22); Parivṛtta trikoṇāsana (S. 34); Pārśvakoṇāsana (S. 24); Parivṛtta pārśvakoṇāsana (S. 36); Vīrabhadrāsana I (S. 26); Vīrabhadrāsana II (S. 28); Pārśvottānāsana (S. 40); Prasārita pādottānāsana I (S. 42); Prasārita pādottānāsana II (S. 43); Uttānāsana II (S. 45); Uttānāsana II, Variation (S. 45); Śīrṣāsana I (S. 98); Pārśva śīrṣāsana (S. 102); Sarvāṅgāsana (S. 108), Halāsana (S. 110); Jānu śīrṣasana (S. 59); Paścimottānāsana (S. 64); Śavāsana I (S. 150).

□ Verwenden Sie mehr Zeit auf die Übungen, arbeiten Sie an Details und der Genauigkeit der Ausführung.

ÜBUNGSEINHEIT 1 B (SITZEN)
Vīrāsana (S. 50); Padmāsana (S. 54); Jānu śīrṣāsana (S. 59); Ardha baddha padma paścimottānāsana (S. 60); Tryaṅga mukhaikapāda paścimottānāsana (S. 61); Krauñcāsana (S. 62); Marīcyāsana I (S. 63); Paścimottānāsana (S. 64); Pārśva upaviṣṭa koṇāsana (S. 66); Upaviṣṭa koṇāsana (S. 65); Baddha koṇasana mit anschließender Vorwärtsbeuge (S. 57); Śīrṣāsana I (S. 98); Sarvāṅgāsana (S. 108); Nirālamba sarvāṅgāsana (S. 109); Halāsana (S. 110); Anantāsana (S. 87); Supta pādāṅguṣṭhāsana (S. 88);

Ūrdhva prasārita pādmāsana (S. 84); Jaṭhara parivartanāsana (S. 85); Śavāsana I (S. 150).

□ In Vīrāsana und Padmāsana länger bleiben, um Ruhe für die folgenden Vorwärtsbeugen zu schaffen.

ÜBUNGSEINHEIT 1 C (SCHNELLE ÜBUNGSFOLGEN UND BALANCEÜBUNGEN)
Adho mukha śvānāsana (S. 90); Adho mukha vṛkṣāsana (S. 96); Uttānāsana I (S. 44); Śīrṣāsana I (S. 98); Sūrya namaskār (S. 146); Ūrdhva hastāsana (S. 19); Uttānāsana II (S. 45); Bakāsana (S. 130), dreimal; Ūrdhva hastāsana (S. 19); Uttānāsana II (S. 45); Bhujapīḍāsana (S. 129), dreimal; Paścimottānāsana (S. 64); Sarvāṅgāsana (S. 108), zehn Minuten; Halāsana (S. 110); Śavāsana I (S. 150).

□ Üben Sie das Hochspringen in Adho mukha vṛkṣāsana so lange, bis Sie die Technik beherrschen. Die Ellenbogen nicht beugen. Lernen Sie, von Sarvāṅgāsana in Setu bandha sarvāṅgāsana zurückzugehen und wieder nach oben zu springen.

ÜBUNGSEINHEIT 1 D (ENTSPANNUNG UND PRĀṆĀYĀMA)
Adho mukha śvānāsana (S. 90); Uttānāsana I (S. 44); Śīrṣāsana I (S. 98); Sarvāṅgāsana auf einem Stuhl (S. 118); Ardha halāsana (S. 110); Setu bandha sarvāṅgāsana auf einer Bank (S. 120); Śavāsana II (S. 152); normale Atmung im Liegen (S. 156); Viloma prāṇāyāma im Liegen 1 und 2 (S. 161); Śavāsana I (S. 150).

□ Allmählich länger in den Vorwärtsbeugen verweilen.

ÜBUNGSEINHEIT 2 A (STEHEN)
Tāḍāsana (S. 18); Parivṛtta trikoṇāsana (S. 34); Parivṛtta pārśvakoṇāsana (S. 36); Parivṛtta ardha candrāsana (S. 38); Adho mukha śvānāsana (S. 90); Śīrṣāsana I (S. 98); Pārśva śīrṣāsana (S. 102); Parivṛtta eka pāda śīrṣāsana (S. 102); Sarvāṅgāsana (S. 108); Halāsana (S. 110); Eka pāda sarvāṅgāsana (S. 111); Pārśvaikapada sarvāṅgāsana (S. 111); Supta koṇāsana (S. 113); Pārśva halāsana (S. 112); Karṇapīḍāsana (S. 112); Sarvāṅgāsana (S. 108); Setu bandha sarvāṅgāsana (S. 116), aus Sarvāṅgāsana; Halāsana (S. 110); Setu bandha sarvāṅgāsana auf einer Bank (S. 120); Śavāsana I (S. 150).

□ Gedrehte Standpositionen mehrmals wiederholen.

ÜBUNGSEINHEIT 2 B (SITZEN)
Adho mukha vṛkṣāsana (S. 96); Uttānāsana I und II (S. 44f.); Śīrṣāsana I (S. 98); Pārśva śīrṣāsana (S. 102); Parivṛtta eka pāda śīrṣāsana (S. 102); Eka pāda śīrṣāsana (S. 103); Pārśvaikapāda śīrṣāsana (S. 103); Padmāsana (S. 54); Parvatāsana in Padmāsana (S. 55); Vīrāsana (S. 50); Sarvāṅgāsana (S. 108); Halāsana (S. 110); Nirālamba sarvāṅgāsana (S. 109); Halāsana, Variation (S. 110); Jānu śīrṣāsana (S. 59); Ardha baddha padma paścimottānāsana, Endposition (S. 60); Tryaṅga mukhaikapāda paścimottānāsana (S. 61); Marīcyāsana I (S. 63); Paścimottānāsana (S. 64); Pārśva upaviṣṭa koṇāsāna (S. 66); Parivṛtta jānu śīrṣāsana (S. 67); Parivṛtta upaviṣṭa koṇāsana (S. 66); Śavāsana II (S. 152), zehn bis 15 Minuten.

□ Beobachten Sie die Atmung. Bei den Vorwärtsbeugen die Bewegungen mit der Atmung abstimmen.

ÜBUNGSEINHEIT 2 C (RÜCKWÄRTSBEUGEN)
Supta vīrāsana (S. 82); Matsyāsana (S. 83); Supta vīrāsana (S. 82); Bhekāsana (S. 86); Adho mukha śvānāsana (S. 90); Uttānāsana II (S. 45); Adho mukha vṛkṣāsana (S. 96); Śīrṣāsana I (S. 98); Viparīta daṇḍāsana auf einem Stuhl (S. 136), dreimal; Ūrdhva dhanurāsana (S. 138), sechs- bis achtmal; Marīcyāsana III (S. 73); Ardha matsyendrāsana I (S. 74); Ardha halāsana (S. 110); Śavāsana I (S. 150).

□ In Bhekāsana das Kreuzbein fest nach unten gedrückt lassen. In Ūrdhva dhanurāsana darauf achten, daß der Körper zwischen Armen und Beinen zentriert bleibt. Bei den Drehübungen nur bis zur Zwischenstufe gehen.

ÜBUNGSEINHEIT 2 D (ENTSPANNUNG UND PRĀṆĀYĀMA)
Supta baddha koṇāsana (S. 81); Supta vīrāsana (S. 82); Matsyāsana (S. 83); Vīrāsana Vorwärtsbeuge (S. 51); Viparīta daṇḍāsana auf einem Stuhl, Kopf unterstützt (S. 136); Sarvāṅgāsana auf einem Stuhl (S. 118); Ardha halāsana (S. 110); Setu bandha sarvāṅgāsana auf einer Bank (S. 120); Śavāsana II (S. 152); normale Atmung im Liegen (S. 156); Ujjāyī prāṇāyāma im Liegen 3 (S. 158); Viloma prāṇāyāma im Liegen 1 und 2 (S. 161); Śavāsana I (S. 150).

□ Falls in Setu bandha sarvāṅgāsana weniger Höhe erforderlich ist, die Höhe der Polster oder Kisten variieren.

ÜBUNGSEINHEIT 3 A (STEHEN)
Uttānāsana I (S. 44); Adho mukha śvānāsana (S. 90); Adho mukha vṛkṣāsana (S. 96); Śīrṣāsana I (S. 98); Pārśva vīrāsana in Śīrṣāsana (S. 105); Tāḍāsana (S. 18); Trikoṇāsana (S. 22); Pārśvakoṇāsana (S. 24); Vīrabhadrāsana I (S. 26); Vīrabhadrāsana II (S. 28); Ardha candrāsana (S. 30); Vīrabhadrāsana III (S. 32); Pārśvottānāsana (S. 40); Prasārita pādottānāsana (S. 42); Utkaṭāsana (S. 47); Uttānāsana II (S. 45); Lolāsana (S. 124); Eka hasta bhujāsana S. 125); Sarvāṅgāsana (S. 108); Halāsana (S. 110); Eka pāda sarvāṅgāsana (S. 111); Pārśvaika pāda sarvāṅgāsana (S. 111); Pārśva halāsana (S. 112); Śavāsana I (S. 150).

□ Die Bewegung der Iliosakralgelenke in den Standpositionen beobachten.

ÜBUNGSEINHEIT 3 B (SITZEN)
Adho mukha śvānāsana (S. 90); Uttānāsana I und II (S. 44f.); Śīrṣāsana I (S. 98); Marīcyāsana III (S. 73); Ardha matsyendrāsana I (S. 74); Pāśāsana (S. 76); Bharadvājāsana II (S. 77); Ardha matsyendrāsana II (S. 78); Jānu śīrṣāsana (S. 59); Ardha baddha padma paścimottānāsana (S. 60), Endposition; Tryaṅga mukhaikapāda paścimottānāsana (S. 61); Paścimottānāsana (S. 64); Padmāsana (S. 54); Baddha padmāsana (S. 55); Sarvāṅgāsana

(S. 108); Halāsana (S. 110); Supta koṇāsana (S. 113); Ūrdhva padmāsana in Sarvāṅgāsana (S. 114); Śavāsana I (S. 150).

□ Bei den Drehübungen auf die Drehung der Hüften konzentrieren.

ÜBUNGSEINHEIT 3 C (UMKEHRHALTUNGEN)
Viparīta daṇḍāsana auf einem Stuhl (S. 136); Śīrṣāsana I (S. 98); Pārśva śīrṣāsana (S. 102); Parivṛtta eka pāda śīrṣāsana (S. 102); Eka pāda śīrṣāsana (S. 103); Pārśvaikapāda śīrṣāsana (S. 103); Ūrdhva daṇḍāsana (S. 105); Sūrya namaskār mit Variation (S. 146); Halāsana (S. 110); Sarvāṅgāsana (S. 108); Eka pāda sarvāṅgāsana (S. 111); Pārśvaikapāda sarvāṅgāsana (S. 111); Pārśva halāsana (S. 112); Supta koṇāsana (S. 113); Karṇapīḍāsana (S. 112); Eka pāda setu bandha sarvāṅgāsana (S. 117); Setu bandha sarvāṅgāsana (S. 116); Halāsana (S. 110); Śavāsana I (S. 150).

□ Lernen Sie, von Eka pāda sarvāṅgāsana direkt in Eka pada setu bandha sarvāṅgāsana zu gehen.

ÜBUNGSEINHEIT 3 D (ENTSPANNUNG UND PRĀṆĀYĀMA)
Supta vīrāsana (S. 82); Viparīta daṇḍāsana auf einem Stuhl (S. 136), Kopf unterstützt; Śīrṣāsana I (S. 98); Sarvāṅgāsana auf einem Stuhl (S. 118); Ardha halāsana (S. 110); Setu bandha sarvāṅgāsana auf einer Bank (S. 120); Śavāsana II (S. 152); Ujjāyī prāṇāyāma im Liegen 1 und 2 (S. 158); Viloma prāṇāyāma im Liegen 1 und 2 (S. 161); Śavāsana I (S. 150).

□ Beim Ein- und Ausatmen auf gleiche Länge und Volumen des Atems achten.

ÜBUNGSEINHEIT 4 A (STEHEN)
Adho mukha vṛkṣāsana (S. 96); Śīrṣāsana II (S. 107); Trikoṇāsana (S. 22); Parivṛtta trikoṇāsana (S. 34); Pārśvakoṇāsana (S. 24); Parivṛtta pārśvakoṇāsana (S. 36); Vīrabhadrāsana I (S. 26); Vīrabhadrāsana II (S. 28); Ardha candrāsana (S. 30); Parivṛtta ardha candrāsana (S. 38); Pārśvottānāsana (S. 40); Uttānāsana II (S. 45); Utthita hasta padāṅghuṣṭāsana I und II (S. 20), Fuß fassen, ohne Sims; Uṣṭrāsana (S. 134); Ūrdhva mukha śvānāsana (S. 91); Dhanurāsana (S. 94); Bhujaṅgāsana (S. 93); Adho mukha śvānāsana (S. 90); Sarvāṅgāsana (S. 108); Halāsana (S. 110); Śavāsana I (S. 150).

□ Lernen Sie, die Arme in Adho mukha vṛkṣāsana senkrecht nach oben zu strecken. Auch in den übrigen Stellungen sollten Sie auf die Armhaltung achten.

ÜBUNGSEINHEIT 4 B (SITZEN)
Ūrdhva mukha śvānāsana (S. 91); Adho mukha śvānāsana (S. 90); Caturaṅga daṇḍāsana (S. 89); Śīrṣāsana I (S. 98); Baddha koṇāsana in Śīrṣāsana (S. 104); Upaviṣṭa koṇāsana in Śīrṣāsana (S. 104); Ūrdhva daṇḍāsana (S. 105); Padmāsana (S. 54); Matsyāsana (S. 83); Vīrāsana (S. 50); Supta vīrāsana (S. 82); Daṇḍāsana (S. 52); Paripūrṇa nāvāsana (S. 58); Jānu śīrṣāsana (S. 59); Ardha baddha padma paścimottānāsana (S. 60); Tryaṅga mukhaikapāda paścimottānāsana (S. 61); Krauñcāsana (S. 62); Marīcyāsana I (S. 63); Paścimottānāsana (S. 64); Pārśva upaviṣṭa koṇāsana (S. 66); Upaviṣṭa koṇāsana (S. 65); Sarvāṅgāsana (S. 108); Halāsana (S. 110); Eka pāda sarvāṅgāsana (S. 111); Pārśvaikapāda sarvāṅgāsana (S. 111); Supta koṇāsana (S. 113); Karṇapīḍāsana (S. 112); Pārśva halāsana (S. 112); Setu bandha sarvāṅgāsana (S. 116); Ūrdhva padmāsana in Sarvāṅgāsana (S. 114); Piṇḍāsana in Sarvāṅgāsana (S. 114); Śavāsana I (S. 150).

□ Knie in Padmāsana oder Variationen nicht überlasten.

ÜBUNGSEINHEIT 4 C (RÜCKWÄRTSBEUGEN)
Adho mukha vṛkṣāsana (S. 96); Piñca mayūrāsana (S. 97); Śīrṣāsana I (S. 98); Viparīta daṇḍāsana auf einem Stuhl (S. 136); Ūrdhva dhanurāsana (S. 138); Dvi pāda viparīta daṇḍāsana, gegen Wand (S. 142); Ūrdhva dhanurāsana aus Śīrṣāsana (S. 140); Vīrāsana Vorwärtsbeuge (S. 51); Jānu śīrṣāsana (S. 59), dreimal; Paścimottānāsana (S. 64); Ardha halāsana (S. 110); Śavāsana I (S. 150).

□ Ūrdhva dhanurāsana mehrmals auf verschiedene Weisen üben: Hände auf Holzklötze oder gegen die Wand setzen, und in der Mitte des Raumes üben. Bei den Vorwärtsbeugen den Rücken allmählich entspannen; Dehnung nicht forcieren.

ÜBUNGSEINHEIT 4 D (PRĀṆĀYĀMA)
Śavāsana II (S. 152); normale Atmung im Liegen (S. 156); Viloma prāṇāyāma im Liegen 1 und 2 (S. 161); normale Atmung im Sitzen (S. 157); Śavāsana I (S. 150).

□ Achten Sie sehr darauf, sich nicht zu überanstrengen. Bei Prāṇāyāma zählt die Qualität, nicht die Quantität.

Verfestigung

Alle Übungseinheiten wiederholen.

Die Übungsdetails verinnerlichen und versuchen, sie mit aufzunehmen. Den Zweck der Zwischenstufen verstehen. Mehr Zeit auf rückwärtsbeugende Stellungen verwenden.

Gehen Sie erst zu Kurs IV über, wenn Sie Śīrṣāsana 15 Minuten, Sarvāṅgāsana 20 Minuten und Halāsana zehn Minuten sicher halten können. Außerdem sollten Sie die Śīrṣāsana-Variationen gut beherrschen. Adho mukha vṛkṣāsana, Piñca mayūrāsana, Ūrdhva dhanurāsana und Zurückfallen aus Śīrṣāsana sollten Ihnen leichtfallen. Darüber hinaus sollten Sie Padmāsana beherrschen, bei den Vorwärtsbeugen den Kopf bei geraden Beinen auf die Schienbeine bringen und bei den Drehübungen die Hände fassen können.

KURS IV

Dieser Kurs besteht aus sechs Übungseinheiten und zeigt, wie Āsanas der vierten Schwierigkeitsstufe in das regelmäßige Üben integriert werden können.

Die bisher geübten Stellungen haben Beweglichkeit und Kraft entwickelt. Fortgeschrittene Āsanas vermitteln Wendigkeit und Leichtigkeit. In diesem Stadium nimmt die Fähigkeit zu, zwischen korrekter und inkorrekter Übungsweise zu unterscheiden.

Empfohlenes Übungsschema

Setzen Sie jeden Tag einen anderen Schwerpunkt: An einem Tag üben Sie zum Beispiel Standpositionen, am nächsten Tag die Stellungen im Sitzen, dann Rückwärtsbeugen, Balanceübungen, Drehübungen, Umkehrhaltungen und Entspannung. Andere Übungen können jeweils eingefügt werden. Prāṇāyāma kann nach einer Entspannungsreihe geübt werden oder separat zu einer anderen Tageszeit.

Vorsicht *Prāṇāyāma sollte anfangs nur unter Anleitung eines Lehrers geübt werden.*

ÜBUNGSEINHEIT 1 (STEHEN UND BALANCEÜBUNGEN)
Ūrdhva hastāsana (S. 19) und Uttānāsana II (S. 45), strecken und beugen in schneller Folge, zehnmal; Śīrṣāsana II (S. 107); Trikoṇāsana (S. 22); Parivṛtta trikoṇāsana (S. 34); Pārśva koṇāsana (S. 24); Parivṛtta pārśvakoṇāsana (S. 36); Ardha candrāsana (S. 30); Parivṛtta ardha candrāsana (S. 38); Uttānāsana I (S. 44); Bhujapīḍāsana (S. 129); Bakāsana (S. 130); Pārśva bakāsana (S. 132); Aṣṭavakrāsana (S. 128); Sarvāṅgāsana (S. 108); Ardha halāsana (S. 110); Setu bandha sarvāṅgāsana auf einer Bank (S. 120); Śavāsana (S. 150).

ÜBUNGSEINHEIT 2 (SITZEN)
Sūrya namaskār (S. 146); Śīrṣāsana I (S. 98); Pārśva śīrṣāsana (S. 102); Parivṛtta eka pāda śīrṣāsana (S. 102); Eka pāda śīrṣāsana (S. 103); Pārśvaikapāda śīrṣāsana (S. 103); Ūrdhva padmāsana in Śīrṣāsana (S. 106); Jānu śīrṣāsana (S. 59); Ardha baddha padma paścimottānāsana (S. 60); Tryaṅga mukhaikapāda paścimottānāsana (S. 61); Marīcyāsana I (S. 63); Paścimottānāsana (S. 64); Parivṛtta jānu śīrṣāsana (S. 67); Parivṛtta upaviṣta koṇāsana (S. 66); Sarvāṅgāsana (S. 108); Halāsana (S. 110); Eka pāda sarvāṅgāsana (S. 111); Pārśvaikapāda sarvāṅgāsana (S. 111); Supta koṇāsana (S. 113); Pārśva halāsana (S. 112); Pārśva sarvāṅgāsana (S. 113); Śavāsana I (S. 150).

ÜBUNGSEINHEIT 3 (RÜCKWÄRTSBEUGEN)
Supta vīrāsana (S. 82); Mātsyāsana (S. 83); Śīrṣāsana (S. 100); Viparīta daṇḍāsana auf einem Stuhl (S. 136), dreimal; Ūrdhva dhanurāsana (S. 138), dreimal; Ūrdhva dhanurāsana aus Śīrṣāsana (S. 140), sechsmal; Dvi pāda viparīta daṇḍāsana (S. 142), dreimal; Adho mukha vṛkṣāsana (S. 96); Adho mukha śvānāsana (S. 90); Uttānāsana I (S. 44); Ardha halāsana (S. 110).

ÜBUNGSEINHEIT 4 (BALANCEÜBUNGEN UND RÜCKWÄRTSBEUGEN)
Adho mukha vṛkṣāsana (S. 96); Piñca mayūrāsana (S. 97); Uttānāsana I (S. 44); Śīrṣāsana II (S. 107); Bakāsana aus Śīrṣāsana (S. 131), dann auf die Füße zurückfallen und hoch in Ūrdhva dhanurāsana (S. 138), sechsmal; Vīrāsana Vorwärtsbeuge (S. 51); Jānu śīrṣāsana (S. 59); Paścimottānāsana (S. 64); Ardha halāsana (S. 110); Śavāsana I (S. 150).

ÜBUNGSEINHEIT 5 (PADMĀSANA)
Vīrāsana (S. 50); Supta vīrāsana (S. 82); Padmāsana (S. 54); Mātsyāsana (S. 83); Parvatāsana in Padmāsana (S. 55); Baddha padmāsana (S. 55); Śīrṣāsana I (S. 98); Padmāsana in Śīrṣāsana (S. 106); Pārśva ūrdhva padmāsana in Śīrṣāsana (S. 115); Piṇḍāsana in Śīrṣāsana (S. 106); Sarvāṅgāsana (S. 108); Ūrdhva padmāsana in Sarvāṅgāsana (S. 114); Piṇḍāsana und Pārśva piṇḍāsana in Sarvāṅgāsana (S. 114f.); Pārśva ūrdhva padmāsana in Sarvāṅgāsana (S. 115); Śavāsana I (S. 150).

ÜBUNGSEINHEIT 6 (RÜCKWÄRTSBEUGEN)
Supta vīrāsana (S. 82); Bhekāsana (S. 86); Uttānāsana II (S. 45); Adho mukha śvānāsana (S. 90); Adho mukha vṛkṣāsana (S. 96); Piñca māyurāsana (S. 97); Ūrdhva dhanurāsana aus Śīrṣāsana (S. 140), dreimal; Ūrdhva dhanurāsana (S. 138), dreimal; Dvi pāda viparīta daṇḍāsana (S. 142), dreimal; Kapotāsana (S. 144), auf einem Stuhl, dreimal; Eka pāda rājakapotāsana (S. 143), gegen Wand, mit Gürtel; Kapotāsana (S. 144); Vīrāsana Vorwärtsbeuge (S. 51); Marīcyāsana III (S. 73), dreimal; Ardha halāsana (S. 110); Śavāsana I (S. 150).

Verfestigung

Achten Sie darauf, daß alle Körperteile in allen Stellungen aktiv sind, und verbessern Sie Ihr Verständnis von Basis und Schlüsselpunkten der Stellungen. Die Ausrichtung der verschiedenen Stellungen zur Ausrichtung in Tāḍāsana in Beziehung setzen. Geist und Ego ganz in den Stellungen konzentrieren, um eine vollständige Erfahrung zu erreichen.

Therapeutische Übungsreihen

Dieses Kapitel gibt Vorschläge für einige Krankheiten und Beschwerden. Prāṇāyāma sollte liegend und vorzugsweise getrennt vom Hauptprogramm ausgeführt werden. Um die Stellungen therapeutisch anzuwenden, ist die Anpassung an die individuellen Bedürfnisse erforderlich. Die Anleitung durch einen qualifizierten Yogalehrer ist deshalb notwendig.

Für schwere medizinische Probleme werden keine Therapievorschläge gemacht. In solchen Fällen wird empfohlen, sich an einen erfahrenen Lehrer mit entsprechenden Spezialkenntnissen zu wenden.

Bei kürzlich erfolgten Operationen oder Verletzungen muß ausreichend Zeit verstrichen sein, damit die Wunden verheilt sind, bevor man mit Yoga beginnt. Fragen Sie Ihren Arzt um Rat. Fieber oder akute Krankheiten verlangen Ruhe. Danach sollten die Vorschläge für die Regeneration angewendet werden.

Bei Angabe alternativer Programme wählen Sie das Programm oder die Übungen, die für Sie am wohltuendsten sind.

Wenn Sie mit einer therapeutischen Übungsreihe beginnen, dann folgen Sie ihr, bis eine Zustandsbesserung eintritt, und wenden Sie sich erst dann den Kursen zu.

Die Programme enthalten Übungen unterschiedlichen Schwierigkeitgrades (siehe S. 14 ff.). Wer mit Yoga nicht vertraut ist, beginnt bei den Anfängerstellungen. Schwierigere Stellungen aus der gleichen Gruppe können hinzugefügt werden, sobald Fortschritte erzielt wurden. Anfänger sollten kein Prāṇāyāma üben.

Bei der Übungsdauer der einzelnen Āsanas halten Sie sich, sofern nicht anders angegeben, an die Anweisungen der Āsana-Beschreibungen.

Jeder Reihe sollte Śavāsana (S. 150) folgen.

Amenorrhoe siehe Gynäkologische Beschwerden

Anämie

Liegen auf Polsterrollen (S. 80); Supta vīrāsana (S. 82); Adho mukha śvānāsana, Kopf unterstützt (S. 90); Śīrṣāsana und Reihe (S. 98 bis 105); Drehübungen (S. 72 bis S. 76); Sarvāṅgāsana auf einem Stuhl (S. 118) und Ardha halāsana (S. 110); Setu bandha sarvāṅgāsana auf einer Bank (S. 120).

Ujjāyī prāṇāyāma im Liegen 1 (S. 158) und Viloma prāṇāyāma im Liegen 2 (S. 161).

Arthritis und Rheumatismus

1 Fibrositis und Muskelrheumatismus
Sofern keine Schmerzen vorliegen, können alle Stellungen geübt werden. Bei Schmerzen aufpassen, daß diese nicht zunehmen.

2 Oesteoarthritis (Osteoarthrose)
Alle Stellungen können geübt werden. Besondere Sorgfalt auf die betroffenen Gelenke verwenden.

3 Rheumatische Arthritis
Liegen auf Polsterrollen (S. 80); Bharadvājāsana auf einem Stuhl und Bharadvājāsana I (S. 71 f.), je zweimal; Parvatāsana in Sukhāsana (S. 53); Jānu śīrṣāsana und Paścimottānāsana (S. 59, S. 64), Kopf unterstützt; Adho mukha śvānāsana (S. 90), Kopf unterstützt; Śīrṣāsana (S. 100); Sarvāṅgāsana auf einem Stuhl (S. 118); Ardha halāsana (S. 110).

Sofern keine Schmerzen vorliegen, können alle Stellungen geübt werden.

4 Spondylitis
Alle Standpositionen mit Wandstütze, besonders Parivṛtta trikoṇāsana (S. 34); Parivṛtta pārśvakoṇāsana (S. 36) und Parivṛtta ardha candrāsana (S. 38); Pārśvottānāsana (S. 40), mit den Händen auf einem Sims; Drehübungen (S. 70 bis S. 73); Vīrāsana Vorwärtsbeuge (S. 51); Śīrṣāsana und Pārśva śīrṣāsana (S. 100, S. 102); Sarvāṅgāsana (S. 108); Halāsana und Pārśva halāsana (S. 110, S. 112); Viparīta karaṇī (S. 122); Śavāsana II (S. 152).

Bei Halswirbelsäulen-Spondylitis Śīrṣāsana und Sarvāṅgāsana nur unter Aufsicht ausführen.

Augenbeschwerden

Bei den folgenden Reihen eine Bandage um die Stirn wickeln und auch die Augen leicht damit bedecken (S. 151). Wenn nötig, die Bandage zwischen den Stellungen abnehmen. *Kontaktlinsen entfernen.*

A Adho mukha śvānāsana (S. 90); Śīrṣāsana (S. 98); Sarvāṅgāsana (S. 108) oder Sarvāṅgāsana auf einem Stuhl (S. 118); Ardha halāsana (S. 110) oder Halāsana (S. 110); Vorwärtsbeugen, Kopf unterstützt (S. 59 ff., S. 63, S. 66); Viparīta karaṇī (S. 122); normale Atmung im Liegen (S. 156).

Śīrṣāsana und Sarvāṅgāsana sollten nur geübt werden, wenn sie Erleichterung bringen.

B Ṣaṇmukhī mudrā (S. 163).

Beinschmerzen

Vīrāsana (S. 50); Supta vīrāsana (S. 82); Bhekāsana (S. 86); Padmāsana (S. 54); Baddha koṇāsana (S. 57); Adho mukha śvānāsana (S. 90); Śīrṣāsana (S. 98); Sarvāṅgāsana und Reihe (S. 108 bis S. 115); Ardha halāsana (S. 110); Viparīta karaṇī (S. 122).

Depressionen

A Adho mukha Vṛkṣāsana (S. 96); Piñca māyurāsana (S. 97); Śīrṣāsana (S. 98); Viparīta daṇḍāsana auf einem Stuhl (S. 136); Sarvāṅgāsana auf einem Stuhl (S. 118); Setu bandha sarvāṅgāsana auf einer Bank (S. 120); Ūrdhva dhanurāsana (S. 138), dreimal; Śavāsana II (S. 152).

B Sarvāṅgāsana und Vorwärtsbeugen (S. 148), sechs Reihen in schneller Folge.

Diarrhoe

Śīrṣāsana (S. 100); Sarvāṅgāsana auf einem Stuhl (S. 118); Ardha halāsana (S. 110); Setu bandha sarvāṅgāsana auf einer Bank (S. 120); Viparīta karaṇī (S. 122).

Erschöpfung

A Viparīta karaṇī (S. 122); Supta baddha koṇāsana (S. 81); Supta vīrāsana (S. 82); Adho mukha śvānāsana (S. 90); Śīrṣāsana (S. 98); Sarvāṅgāsana auf einem Stuhl (S. 118); Ardha halāsana (S. 110); Setu bandha sarvāṅgāsana auf einer Bank (S. 120); Śavāsana I oder II (S. 150 oder S. 152).

Sollten die Rückwärtsbeugen zu Rückenschmerzen führen, Marīcyāsana im Stehen (S. 70) und Bharadvājāsana auf einem Stuhl (S. 71) vor Śavāsana ausführen.

B Uttānāsana (S. 44); Adho mukha śvānāsana (S. 90); Vīrāsana Vorwärtsbeuge (S. 51); Sarvāṅgāsana und Vorwärtsbeugen, einfache Variation (S. 148), mehrmals; Halāsana (S. 110), drei Minuten; Sarvāṅgāsana (S. 108), fünf Minuten; Paścimottānāsana (S. 64), eine Minute; Śavāsana (S. 150).

Fibrositis siehe Arthritis und Rheumatismus

Gebärmuttervorfall siehe Gynäkologische Beschwerden

Gynäkologische Beschwerden

1 Amenorrhoe
Supta baddha koṇāsana (S. 81); Baddha koṇāsana (S. 57); Upaviṣṭa koṇāsana (S. 65), aufsitzen; Adho mukha śvānāsana (S. 90); Śīrṣāsana (S. 98); Baddha koṇāsana und Upaviṣṭa koṇāsana in Śīrṣāsana (S. 104); Vorwärtsbeugen (S. 59 ff., S. 64, S. 66); Sarvāṅgāsana auf einem Stuhl (S. 118); Ardha halāsana (S. 110); Setu bandha sarvāṅgāsana auf einer Bank (S. 120).

2 Gebärmuttervorfall
Liegen auf Polsterrollen (S. 80); Supta baddha koṇāsana (S. 81); Adho mukha śvānāsana (S. 90); Śīrṣāsana (S. 98); Baddha koṇāsana und Upaviṣṭa koṇāsana in Śīrṣāsana (S. 104); Sarvāṅgāsana auf einem Stuhl (S. 118); Ardha halāsana (S. 110); Setu bandha sarvāṅgāsana auf einer Bank (S. 120); Viparīta karaṇī (S. 122).

3 Prämenstruelles Syndrom (PMS)
Baddha koṇāsana (S. 57) und Supta baddha koṇāsana (S. 81); Supta vīrāsana (S. 82); Adho mukha śvānāsana (S. 90); Śīrṣāsana (S. 98) und Pārśva śīrṣāsana (S. 102); Sarvāṅgāsana auf einem Stuhl (S. 118); Ardha halāsana (S. 110); Setu bandha sarvāṅgāsana auf einer Bank (S. 120).

Hernie (Eingeweidebruch)

1 Hiatushernie
Vīrāsana und Parvatāsana (S. 50); Supta vīrāsana (S. 82), unterstützt; Mātsyāsana (S. 83), unterstützt; Viparīta daṇḍāsana auf einem Stuhl (S. 136); Uṣṭrāsana (S. 134f.), unterstützt; Bharadvājāsana I (S. 72), zweimal; Śavāsana II (S. 152).

2 Leistenbruch
Vīrāsana (S. 50); Śīrṣāsana (S. 100); Ardha nāvāsana und Paripūrṇa nāvāsana (S. 58), mit Gürtel oder Fuß auf einem Stuhl; Sarvāṅgāsana (S. 108); Halāsana (S. 110); Supta koṇāsana (S. 113); Karṇapīḍāsana (S. 112); Viparīta karaṇī (S. 122); Ujjāyī prāṇāyāma im Liegen 1 (S. 158).

Ischiasbeschwerden
Nicht in die Standpositionen hineinspringen.

Utthita hasta pādāṅguṣṭhasana I und II (S. 20); Übungen im Stehen (S. 22 bis S. 42), vorderes Bein um zehn bis 20 Grad stärker gedreht als angegeben; Uttānāsana I (S. 44), Hände auf einem Sims, Zehen nach innen, Fersen nach außen gedreht; Vīrāsana (S. 50); Śīrṣāsana (S. 100), Zehen nach innen, Fersen nach außen; Supta pādāṅguṣṭhāsana (S. 88), speziell mit gestütztem Bein; Ardha halāsana (S. 110) oder Supta koṇāsana (S. 113); Oberschenkel auf zwei Hokker gestützt.

Knie *Bänder-Knorpel-Probleme*
Śīrṣāsana (S. 98); Sarvāṅgāsana (S. 108) und Ardha halāsana (S. 110) dienen der Entspannung der Knie. Als Überlastungsschutz sollte in den Standpositionen besonders auf eine korrekte Ausrichtung der Knie geachtet werden. Bei Sitzstellungen gewinkeltes Bein sehr behutsam positionieren, um Schmerzen zu verhindern (siehe »Arbeiten in der Stellung« und »Fokus«, S. 50 und S. 54).

Bei akuten Schmerzen Stellungen mit gebeugten Beinen vermeiden und medizinischen Rat einholen.

Konzentrationsmangel

A Adho mukha śvānāsana (S. 90); Ūrdhva mukha śvānāsana (S. 91); Śīrṣāsana und Reihe (S. 98 bis S. 106); Sarvāṅgāsana und Reihe (S. 108 bis S. 115); Setu bandha sarvāṅgāsana (S. 116); Śavāsana II (S. 152).

B Adho mukha vṛkṣāsana (S. 96); Piñca mayūrāsana (S. 97); Viparīta daṇḍāsana auf einem Stuhl (S. 136); Ūrdhva dhanurāsana (S. 138); Ardha halāsana (S. 110).

Kopfschmerzen

A Liegen auf Polsterrollen (S. 80); Bharadvājāsana auf einem Stuhl (S. 71); Marīcyāsana im Stehen (S. 70); Bharadvājāsana I (S. 72); Marīcyāsana I, mit Drehung (S. 63); Maricyasana III (S. 73); Ardha matsyendrāsana I (S. 74); Supta vīrāsana (S. 82); Supta baddha koṇāsana (S. 81); Śavāsana II (S. 152).

B Jānu śīrṣāsana (S. 59) und andere Vorwärtsbeugen (S. 60 f., S. 64), Kopf bandagiert und unterstützt.

Ujjāyī prāṇāyāma 2 (S. 159); Viloma prāṇāyāma 2 (S. 162).

Umkehrhaltungen, besonders Ardha halāsana (S. 110), helfen oft gegen die Schmerzen.

Krampfadern
Vīrāsana (S. 50); Supta vīrāsana (S. 82); Bhekāsana (S. 86); Śīrṣāsana und Reihe (S. 98 bis S. 106); Sarvāṅgāsana und Reihe (S. 108 bis S. 115); Vorwärtsbeugen (S. 59 bis S. 63).

Krämpfe
Bei Auftreten von Krämpfen während der Übungen Körperteil entspannen und tief atmen, bis die Krämpfe nachlassen.

Menstruation
Baddha koṇāsana (S. 57) und Upaviṣṭa koṇāsana (S. 65), gegen eine Wand, jeweils fünf Minuten; Vorwärtsbeugen (S. 59 ff.), drei Minuten pro Seite; Paścimottānāsana (S. 64), fünf Minuten; Supta baddha koṇāsana (S. 81); Setu bandha sarvāṅgāsana auf einer Bank (S. 120).

Ujjāyī prāṇāyāma im Liegen 1, 2 und 3 (S. 158).

Migräne siehe Kopfschmerzen

Ohren

1 Ohrendruck bei Umkehrhaltungen
Siehe Vorsichtsmaßregeln bei Śīrṣāsana (S. 98) und Sarvāṅgāsana (S. 108).

2 Ohrengeräusche; Flüssigkeit in den Ohren
Adho mukha śvānāsana (S. 90); Śīrṣāsana (S. 100); Viparīta daṇḍāsana auf einem Stuhl (S. 136); Sarvāṅgāsana (S. 108); Ardha halāsana (S. 110); Jānu śīrṣāsana (S. 59), Kopf unterstützt; Paścimottānāsana (S. 64), Kopf unterstützt; Liegen auf Polsterrollen (S. 80).

Kopf und Ohren müssen vorsichtig ausgerichtet werden.

Osteoarthritis siehe Arthritis und Rheumatismus

Prämenstruelles Syndrom siehe Gynäkologische Beschwerden

Regeneration
Liegen auf Polsterrollen (S. 80); Supta vīrāsana (S. 82), unterstützt; Jānu śīrṣāsana (S. 59) und Paścimottānāsana (S. 64), Kopf unterstützt; Setu bandha sarvāṅgāsana auf einer Bank (S. 120); Viparīta karaṇī (S. 122); Śavāsana I oder II (S. 150 oder S. 152).

Normale Atmung, im Liegen (S. 156).

Rheumatismus siehe Arthritis und Rheumatismus

Rückenschmerzen

A Marīcyāsana im Stehen (S. 70), dreimal; Bharadvājāsana auf einem Stuhl (S. 71), dreimal; Trikoṇāsana (S. 22); Pārśvakoṇāsana (S. 24); Ardha candrāsana (S. 30), je zweimal; Uttānāsana (S. 44), mit den Händen auf einem Sims; Jaṭhara parivartanāsana (S. 85); Knie gebeugt; Ardha halāsana (S. 110), Viparīta karaṇī (S. 122).

B Utthita hasta pādāṅguṣṭhāsana I und II (S. 20), je zweimal; Trikoṇāsana und Parivṛtta trikoṇāsana (S. 22, S. 34); Pārśvakoṇāsana und Parivṛtta pārśvakoṇāsana (S. 24, S. 36); Ardha candrāsana und Parivṛtta ardha candrāsana (S. 30, S. 38); Supta pādāṅguṣṭhāsana (S. 88), mit Gürtel oder gegen Säule, zweimal; Ardha halāsana (S. 110); Śavāsana I (S. 150), Beine angewinkelt auf einem Stuhl.

Schlaflosigkeit

A Adho mukha śvānāsana (S. 90); Viparīta daṇḍāsana auf einem Stuhl (S. 136); Śīrṣāsana (S. 98); Sarvāṅgāsana auf einem Stuhl (S. 118); Ardha halāsana (S. 110); Setu bandha sarvāṅgāsana auf einer Bank (S. 120); Ujjāyī prāṇāyāma im Liegen 1 und 2 (S. 158).

B Vīrāsana mit anschließender Vorwärtsbeuge (S. 50f.); Jānu śīrṣāsana (S. 59), Kopf unterstützt; Ardha baddha padma paścimottānāsana (S. 60); Tryaṅga mukhaikapāda paścimottānāsana (S. 61); Paścimottānāsana (S. 64); Ardha halāsana (S. 110); Supta baddha koṇāsana (S. 81).

Schleudertrauma

A Übungen im Stehen (S. 22 bis S. 40), an einer Wand, besonders Ardha candrāsana (S. 30) und Parivṛtta ardha candrāsana (S. 38), auf die Innenwölbung der Brustwirbelsäule achten; Drehübungen (S. 70 bis S. 77).

B Adho mukha śvānāsana (S. 90); Adho mukha vṛkṣāsana (S. 96); Piñca mayūrāsana (S. 97); Viparīta daṇḍāsana auf einem Stuhl (S. 136); Ūrdhva dhanurāsana (S. 138); Marīcyāsana III (S. 73); Ardha halāsana (S. 110).

Falls Śīrṣāsana (S. 100) geübt wird, Kopf in Stirnnähe aufsetzen.

Schwangerschaft

Wenn Sie schwanger sind, informieren Sie Ihren Yogalehrer über frühere Fehlgeburten oder Krankheiten. Ziehen Sie, wenn nötig, einen Arzt zu Rate. Ohne einen Lehrer sollte während der Schwangerschaft nicht mit Yoga begonnen werden.

Das folgende Programm muß von Woche zu Woche dem Stand der Schwangerschaft angepaßt werden. In der 11. bis 13. Woche sollte Anstrengung unbedingt vermieden werden; verzichten Sie daher ganz auf Yoga.

Der Bauch sollte in allen Stellungen offen sein, damit das Baby genügend Platz hat. Die Positionen sollten angenehm sein und ohne Anstrengung ausgeführt werden.

Umkehrhaltungen nur mit einem Partner üben, um ruckartige Bewegungen beim Hochnehmen der Beine zu vermeiden.

A Viparīta karaṇī (S. 122); Baddha koṇāsana (S. 57) und Upaviṣṭa koṇāsana (S. 65) gegen eine Wand; Vīrāsana (S. 50); Śīrṣāsana (S. 100, wenn bereits geübt); Sarvāṅgāsana mit einem Stuhl (S. 118); Ardha halāsana (S. 110); Śavāsana II (S. 152), auf treppenförmig gestapelten Decken, Beine in Baddha koṇāsana.

Ujjāyī prāṇāyāma im Liegen 1 und 2 (S. 158).

B Viparīta karaṇī (S. 122); Supta vīrāsana (S. 82), unterstützt; Jānu śīrṣāsana (S. 59), Tryaṅga mukhaikapāda paścimottānāsana (S. 61), Ardha baddha padma paścimottānāsana (S. 60) und Paścimottānāsana (S. 64), alle mit gewölbtem Rücken und Gürtel; Setu bandha sarvāṅgāsana auf einer Bank (S. 120) oder Liegen auf Polsterrollen (S. 80); Śavāsana II (S. 152), auf treppenförmig gestapelten Decken, Beine in Baddha koṇāsana; Śavāsana II (S. 152).

Schwindel

A Vorwärtsbeugen (S. 59 ff., S. 64, S. 66), Kopf unterstützt.

B Śavāsana II (S. 152).

Skoliose

Parvatāsana in Sukhāsana oder Vīrāsana (S. 53 oder S. 51); alle Übungen im Stehen (S. 22 bis S. 42); Adho mukha śvānāsana (S. 90); Śīrṣāsana und Pārśva śīrṣāsana (S. 100, S. 102); Drehübungen (S. 72 bis S. 76), vor einer Wand oder einem Sims; Sarvāṅgāsana (S. 108) und Halāsana (S. 110).

Spondylitis siehe Arthritis und Rheumatismus

Streß

Adho mukha śvānāsana (S. 90), Kopf unterstützt; Viparīta daṇḍāsana auf einem Stuhl (S. 136), Kopf unterstützt; Sarvāṅgāsana auf einem Stuhl (S. 118); Ardha halāsana (S. 110); Jānu śīrṣāsana (S. 59) und Paścimottānāsana (S. 64); Augen verbunden und Kopf unterstützt, bis zu fünf Minuten jeweils; Viparīta karaṇī (S. 122).

Viloma prāṇāyāma 2 (S. 162).

Verdauungsbeschwerden/Sodbrennen

Supta vīrāsana (S. 82); Matsyāsana (S. 83); Supta baddha koṇāsana (S. 81).

Verstopfung

A Trikoṇāsana (S. 22); Pārśvakoṇāsana (S. 24); Vīrabhadrāsana I und II (S. 26, S. 28); Parivṛtta trikoṇāsana (S. 34) und Parivṛtta pārśvakoṇāsana (S. 36); Pārśvottānāsana (S. 40); Drehübungen (S. 70 bis S. 78); Sarvāṅgāsana und Reihe (S. 108 bis S. 115).

B (Für regelmäßig Übende)
Śīrṣāsana und Reihe (S. 98 bis S. 106), besonders Piṇḍāsana (S. 106); Sarvāṅgāsana und Reihe (S. 108 bis S. 115), besonders Piṇḍāsana (S. 114) und Pārśva piṇḍāsana (S. 116).

Register

Fett gedruckte Seitenzahlen verweisen auf Hauptstellen.

G

H

I

J

K

L

M

N

O

P

R

S

T

U

V

W

Y

Z

DANKSAGUNG

Unser besonderer Dank gilt unserem Guru, Yogacharya Sri B.K.S. Iyengar, der uns alles lehrte, was wir über Yoga wissen, und uns zu diesem Buch ermutigte. Auf seine großzügige Unterstützung und seinen Rat konnten wir jederzeit vertrauen; darüber hinaus hat er auch das Manuskript gelesen.

Wir danken auch seinem Sohn Prashant, der uns geduldig die Yogaphilosophie erläuterte und ebenfalls das Manuskript prüfte, und seiner Tochter Geeta für ihre Erklärungen zur Yogapraxis.

Wir sind Dorling Kindersley zu Dank verpflichtet für die Veröffentlichung dieses Buches und dem gesamten Team für die Freundlichkeit und viele Arbeit, besonders Daphne Razazan, Susan Berry, Steven Wooster, Claudine Meissner und Claire le Bas; den Schriftsetzern Vic Chambers und Tony Wallace sowie dem Fotografen Jeff Veitch.

Daneben danken wir Shyams Frau Rukmini für ihre Unterstützung und ihr Verständnis und unserer Freundin Eugenie Hammond für ihre Hilfe und Beratung. Herrn Tendulkar danken wir für das Tippen des ersten Manuskripts und Herrn Madan Arora für die Erlaubnis, das Foto von B. K. S. Iyengar in Naṭarajāsana benutzen zu dürfen. Noelle Perez-Christiaens danken wir für die Iyengar-Zitate aus ihrer Sammlung *Sparks of Divinity*.

Schließlich bedanken wir uns bei allen unseren Kollegen und Schülern am Iyengar-Institut für ihre Unterstützung und ihr Interesse.

Dorling Kindersley richtet seinen Dank an Tina Vaughan für ihre Mithilfe beim Entwurf, Rosemary Grossman für die Sanskrit-Kalligraphie, Sue Sian für das Make-up und Beverley von »Splitz« für die Gymnastikanzüge.

Im deutschsprachigen Raum existiert seit 1989 der ARBEITSKREIS IYENGAR-YOGA. Über den Arbeitskreis ist u. a. eine *Liste von Iyengar-Lehrern und Kontaktpersonen* erhältlich. Bei Interesse wenden Sie sich bitte an

Michael Forbes
Maistraße 31, 8000 München 2
Telefon (0 89) 53 71 70

LITERATURHINWEISE

Bäumer, Bettine (Hrsg. u. Übers.), *Patañjali: Die Wurzel des Yoga*, kommentiert von P.Y. Deshpande, München 1982.

Eliade, Mircea, *Yoga. Unsterblichkeit und Freiheit*, Frankfurt a. M. 1984.

Iyengar: His Life and Work, Palo Alto/CA 1987.

Iyengar, B.K.S., *Licht auf Pranayama. Das grundlegende Lehrbuch der Atemschule des Yoga*, München 1984.

–, *Licht auf Yoga*, München 1983.

–, *The Concise Light on Yoga*, New York/N.Y. 1987.

–, *Tree of Yoga*, Boston/MA 1989.

Iyengar, Geeta S., *Yoga: A Gem for Women*, Palo Alto/CA 1986.

Zimmer, Heinrich, *Philosophie und Religion Indiens*, Frankfurt a. M. 1976.

HINWEIS

Es ist selbstverständlich, daß nicht alle Übungen für alle Personen gleichermaßen geeignet sind. Je nach Konstitution und Disposition möge jede/jeder entscheiden, welche Übungen dem eigenen körperlichen Wohlbefinden am besten dienen. Der Verlag und die von ihm beauftragten Mitarbeiter haften nicht, falls beim Training der im Buch beschriebenen Positionen Schäden entstehen.